全国食品药品监管人员培训规划教材

医疗器械部分

医疗器械质量检测与评价

YI LIAO QI XIE ZHI LIANG JIAN CE YU PING JIA

国家食品药品监督管理局人事司
国家食品药品监督管理局高级研修学院 组织编写

中国医药科技出版社

内容提要

本书是全国食品药品监管人员培训规划教材之一。分 8 章比较全面系统地介绍了已经得到证实的、公认的并且已广泛在医疗器械质量检测和评价中使用的技术及方法，如医用电气设备及医用电气系统安全性要求与检测、医疗器械的电磁兼容、无菌医疗器械洁净间（区）控制及检测、医疗器械的常见理化性能要求及检测、医疗器械生物学评价、临床诊断试剂及临床检验仪器、标准物质等。

本教材将理论知识与实践技术相结合，突出实用与监管要点，适合医疗器械监管人员、检测技术人员培训使用，也可作为医药行业从业人员培训和自学使用。

图书在版编目（CIP）数据

医疗器械质量检测与评价/国家食品药品监督管理局人事司，国家食品药品监督管理局高级研修学院组织编写．—北京：中国医药科技出版社，2013.1

全国食品药品监管人员培训规划教材

ISBN 978 -7 -5067 -6062 -1

Ⅰ.①医… Ⅱ.①国… ②国… Ⅲ.①医疗器械 - 质量管理 - 技术培训 - 教材
Ⅳ.①R197.39

中国版本图书馆 CIP 数据核字（2013）第 062270 号

美术编辑 陈君杞
版式设计 郭小平

出版 中国医药科技出版社
地址 北京市海淀区文慧园北路甲 22 号
邮编 100082
电话 发行：010 -62227427 邮购：010 -62236938
网址 www.cmstp.com
规格 787×1092mm $^1/_{16}$
印张 21 $^3/_4$
字数 298 千字
版次 2013 年 1 月第 1 版
印次 2014 年 1 月第 2 次印刷
印刷 北京市密东印刷有限公司
经销 全国各地新华书店
书号 ISBN 978 -7 -5067 -6062 -1
定价 59.00 元

全国食品药品监管人员培训规划教材建设指导委员会

《医疗器械质量检测与评价》编委会

主　　编　杜惠琴　张　华

执行主编　白东亭　杨　振

编　　者　（按姓氏笔画排序）

王　军　王云山　王伟明
王春仁　王昭旭　冯晓明
邢红所　任海萍　毕春雷
刘　培　刘京林　李晓亮
肖　潇　吴　平　吴建刚
何　骏　张　金　陈宇恩
陈献花　苑富强　林　红
卓　越　孟志平　段乔峰
侯　丽　施燕平　徐丽明
徐敏风　曹丽梅　蒋时霖
虞海蓉　樊　铂　魏王越

编者的话

我国食品药品监管队伍是政府履行监管职能、保障公众饮食用药安全的主要力量。监管人员直面社会公众，处理与人民群众健康和生命安全息息相关的公共事务，任务艰巨，责任重大。这支队伍的能力和素质，直接关系到社会的和谐稳定，关系党和国家威信和执政能力。

党中央高度重视食品药品监管队伍建设，2010年，《国家中长期人才发展规划纲要(2010－2020年)》将食品药品监管人才列为要加强培养的急需紧缺专门型人才。国务院在《国家药品安全“十二五”规划》又明确提出要形成一支规模适当、结构合理、素质优良的药品监管队伍。为落实党中央、国务院的战略部署，国家局颁布了《全国食品药品监管中长期人才发展规划（2011－2020年)》，对食品药品监管队伍建设做了全面的部署，今后十年，将是全系统教育培训科学发展的大好时期。

国家局始终高度重视监管队伍的教育培训，并对教育培训体系建设做出系统规划，把教材建设作为教育培训体系建设的重要内容之一。为此，成立了培训规划教材建设指导委员会，并于2010年，出版了药品、医疗器械监管培训规划教材（基础知识）共13本。即将出版的药品、医疗器械、餐饮服务食品安全监管规划教材（监管实务类）15本，则是紧密围绕提升监管人员能力和素质这一主题，在内容上，突出了针对性和实用性，力求将一线监管实践经验与专家学者的专业化理论知识有机结合，与食品药品行业发展和科技进步相适应。在形式上，力求体例新颖、操作性强，着重加强读者思考和解决问题能力的训练，突出案例分析，增强可读性，引导建立科学的思想、工作与学习方法。

教材建设是食品药品监管教育培训事业发展的永恒课题，也是食品药品监管理论和实践经验的结晶。这套教材的出版，必将对监管队伍能力建设起到积极的促进作用，希望广大食品药品监管人员认真学习，不断提高监管能力和水平。这套教材是食品药品监管系统成立以来，首次编写的规划教材，还需要在监管实践中不断地加以完善、丰富和提高。国家食品药品监督管理局将继续汲取各方面意见和建议，使这套教材更好地服务于食品药品监管事业发展。

国家食品药品监督管理局人事司
国家食品药品监督管理局高级研修学院
2013年1月

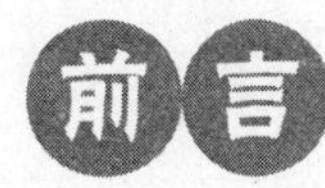

前言

医疗器械涉及机械、电子、材料、生命科学等众多学科。随着现代科学技术的飞速发展，医疗器械新技术、新产品不断涌现，医疗器械产业呈现出快速发展的态势，已成为我国的朝阳产业。随着我国近年来加快调整产业机构，提升产业技术水平，医疗器械产业必将有更大的发展，也必将为我国人民的健康事业做出更大的贡献。

医疗器械监管是食品药品监管的重要组成部分，为加强医疗器械监管人员能力建设，提升医疗器械监管水平，国家食品药品监督管理局组织编撰了《医疗器械质量检测和评价》这本涉及医疗器械检测技术和方法的教材，具有非常重要的指导意义。国家食品药品监督管理局要求在本书的编写过程中，力争体现国家级检测机构的检测水平、科学理念和严谨精神，同时希望这项工作能有比较大的突破，成为医疗器械实务系列教材编写的样板，为从事该领域的监管、检测人员奠定理论与实践基础。

本书的编委会由国家食品药品监督管理局医疗器械司有关领导挂帅，并由从事医疗器械一线检测的十个国家级检测机构、一家地方机构和一家军队机构的专家及教授组成。编写过程中，编者尽可能介绍已经得到证实的、比较公认的，并且已广泛在医疗器械质量检测和评价中使用的技术及方法，深入浅出地将理论知识与实践技术相结合，突出“全面”和“实用”的特点，使读者了解医疗器械质量检测和评价的基本知识、方法特点和监管要点。

编写针对监管人员医疗器械实务系列教材是创新的尝试，难免会挂一漏万、有所疏漏，欢迎学员和培训老师在使用过程中发现问题，提出宝贵意见。

编　者

2013 年 1 月

目录

第一章

绪 论

第一节 有源医疗器械质量检测技术要点

学习要点

了解有源医疗器械质量检测的基本概念、技术特点。

近年来，随着电子、信息等相关基础领域的快速发展，有源医疗器械已在医疗实践中占据越来越重要的位置。与此同时，行业的快速发展也对质量监督提出了更高的要求。由于医疗器械的特殊性，其自身在设计、制造过程中的缺陷，日常维护和保养的不充分，甚至医疗器械使用说明书不完整都可能导致患者健康状况的恶化。有源医疗器械质量检测技术成为医疗器械监管中的重要工具。

医疗器械检测技术有别于一般的检测技术，其关键不仅在于一般检测，确定被测量与显示量两者间的定性、定量关系，还必须考虑医疗器械独特的使用环境影响，以确定是否满足了安全性要求。因此对医用电气设备或医用电气系统的检测主要分为两大部分的测试：性能安全测试和电气安全测试，以针对不同的风险。常见的有源医疗器械特殊风险如下：

（1）患者或操作者不能觉察存在着某些潜在危险，如电离或高频辐射等。

（2）患者可能因生病、不省人事、被麻醉、不能活动等原因而无正常反应。

（3）当患者皮肤因被穿刺或接受治疗而使皮肤电阻变得很低时，患者皮肤对电流无正常防护能力。

（4）生命功能的维持或替代可能取决于设备的可靠性。

（5）患者同时与设备的多个部分相连接。

（6）高功率设备和灵敏的小信号设备经常是特定的组合。

（7）通过与皮肤接触和（或）向内部器官插入探头，将电路直接应用于人体。

（8）环境条件，特别是在手术室里，可能同时存在着湿气、水分和（或）由空气、氧或氧化亚氮与麻醉剂或清洁剂组合的混合气，所引起火灾或爆炸危险。

在充分考虑这些风险的前提下，首先，应熟悉被测产品，了解其功能和安全风险。其次，熟悉相关的检测标准，理解标准要求的意义及需要控制的安全。最后，要选择合适的测试设备，特别要注意测试的范围和精度，以期达到器械安全的核心目标。

需要注意的是，目前控制医疗器械风险的主要依据是现行的国家和行业标准，以这些标准作为制造商对医疗器械使用相关的风险进行有效管理的框架。然而，相关标准主要是针对产品设计及其制造阶段的风险管理，通常就是通过制造商进行一些上市前风险管理活动来实现，并结合有限的临床使用经验形成。受上市前研究认知水平和研究对象的限制，在实际使用中仍可能发现新的风险。

特别需要提到的是，几乎在所有情况下，通常有一个区域被认为是安全的，有一个区域被认为是不安全的，而两者中有一个较大“未知”区域。有源医疗器械质量检测的主要目的是评价有源医疗器械设备是否在被认为是安全的区域内。（图 1－1－1）

图 1－1－1 风险与安全区域关系

标准中许多的限度和要求是基于有一个简单的方法来证明某一设备是安全的，避免潜在的试验和不确定的结果。通常证明一个设备是安全的比证明他是不安全的要简单得多。通常在证明设备安全时，倾向于使用具有严格限制的，较简单、低廉的可重复试验来代替那些较复杂、较昂贵、结论少却有较宽松限制的试验。

下面通过三个部分综述医用电气设备或医用电气系统检测技术的要求和关键技术，简要介绍检测的基本概念知识。第一部分（第二章第一节、第二节、第三节）介绍了医用电气设备的基本知识、质量要求及检测要求，分标记、随机文件、接地检测、机械防护检测、超温防护检测、辐射防护检测、结构安全检查六个方面详细介绍了电气设备检测的要求，并例举了部分具体应用的实例，直观地帮助理解各项检测要求。由于电击防护的复杂性和重要性，特别以单独的一节详细介绍了其中电击防护检测的要求与方法。第二部分（第二章第四节、第五节）介绍了医用电气系统的基本概念与测试要求。医用电气系统是由传统的单一的医用电气设备或其他设备组成相对复杂的系统。本部分侧重于介绍系统中各设备连接所产生的影响。第三部分（第三章）为医疗器械的电磁兼容介绍。电磁兼容是相对独立的领域，近年来已在各安全检测领域有了较成熟的发展和应用。随着我国电子技术的高速发展，和医用电子设备、医用电气系统技术的电子化。人们已越来越意识到电磁兼容的重要性。本部分从基本概念入手、结合具体标准要求介绍了电磁兼容在医用检测领域的应用。以帮助非电磁兼容领域的读者了解基本知识。

一、有源医疗器械的电气安全

有源医疗器械的电气安全是总体安全的一个部分，包括设备安全、医疗器械的医用房间内的设施安全和使用安全。在正常使用和正常状态及单一故障状态下，都要求设备安全。对于生命维持设备以及中断检查或治疗会对患者造成安全方面危险的设备，其运行可靠性被认为是一个安全因素。一般来说，设备总是由有资格的人员来操作的，操作者有专门的医疗应用技能，并按使用说明书操作。

设备的总体安全可包括：①与设备连成一体的防护措施（无条件安全）；②附加的防护措施，如使用防护屏蔽或防护罩（有条件安全）；③使用说明书中对运输、安装和（或）定位、连接、投入运行、操作以及操作者和助手使用设备时的相应位置作出的限制（说明性安全）。

一般情况，安全防护措施假定是按这里说的顺序实行的。它们可以利用可靠的工程学（包括生产方法的知识以及制造、运输、贮存和使用时的环境条件知识），通过采用冗余技术和（或）机械的或电气原理的防护装置来实现。

从电气安全的历史来看，1970 年之前，电气设备的标准主要是针对火和电击防护以及早期医疗设备中常见的危险。自 IEC 标准引入以来，电击的事故及特殊的火灾已显著减少。后来，热、机械、辐射危险被应用于电气设备标准的要求中。电击、火、热、机械、辐射对于大部分医疗设备仍旧是 IEC 标准涉及的主要危险。IEC 60601－1（医用电气安全系列）标准也是最初基于五方面的危险。由于电气安全的高理论风险取决于医疗设备和患者的接触程度（包括可能直接作用于心脏，图 1－1－2），所以在 IEC 系列的电气设备中，医用电气安全标准成为了较严格的标准之一。图 1－1－3 是目前医用电气安全标准 IEC 60601 系列结构图。表 1－1－1 列出了目前 IEC 601－2 系列的部分标准目录。

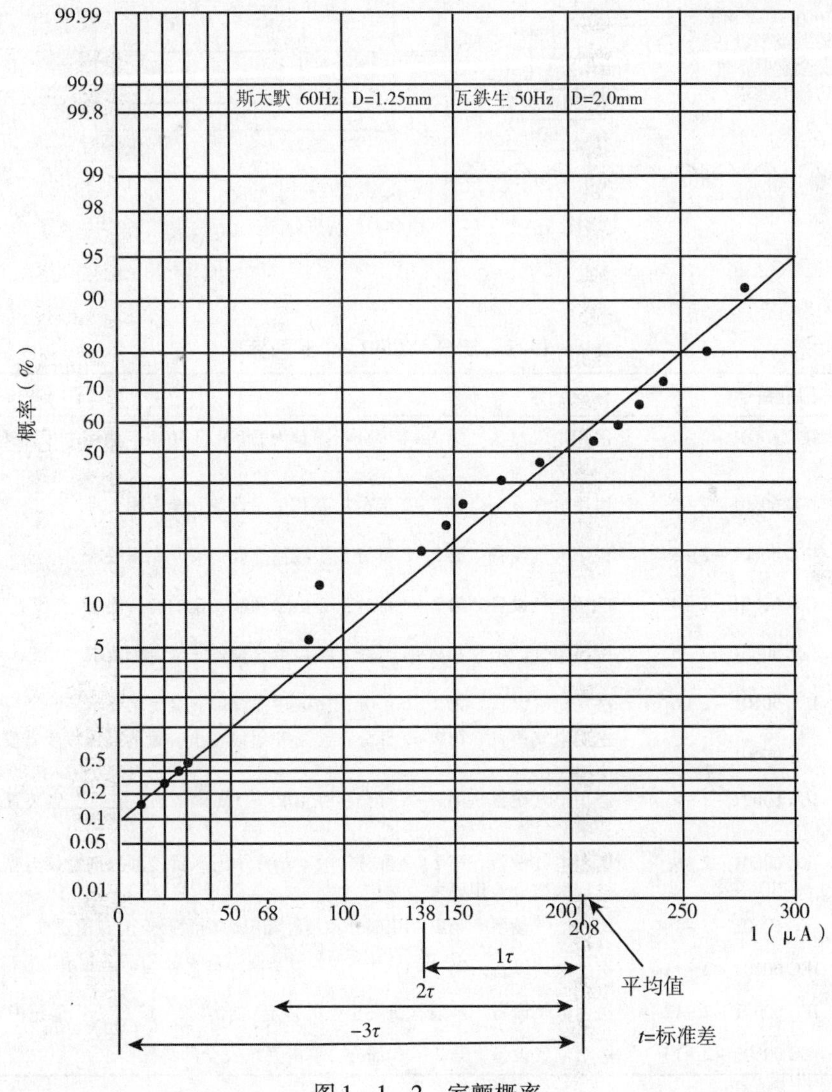

图 1－1－2 室颤概率

斯太默和瓦铁生提供了 50Hz 和 60Hz 电流直接用于心脏患者群的心脏引起室颤的数据。室颤概率是作为电极直径（*D*）和电流幅值的函数获得的。对于直径为 1.25mm

和2mm 的电极，电流直至0.3mA 时，室颤的分布呈正态。于是，将此分布外推到包括为评估患者危险而通常使用的值（数值注明在图1-1-2中）。从这一推论可以看出：任何电流值，即使很小，仍有引起室颤的可能性，常用值概率比较低，为0.002~0.01。

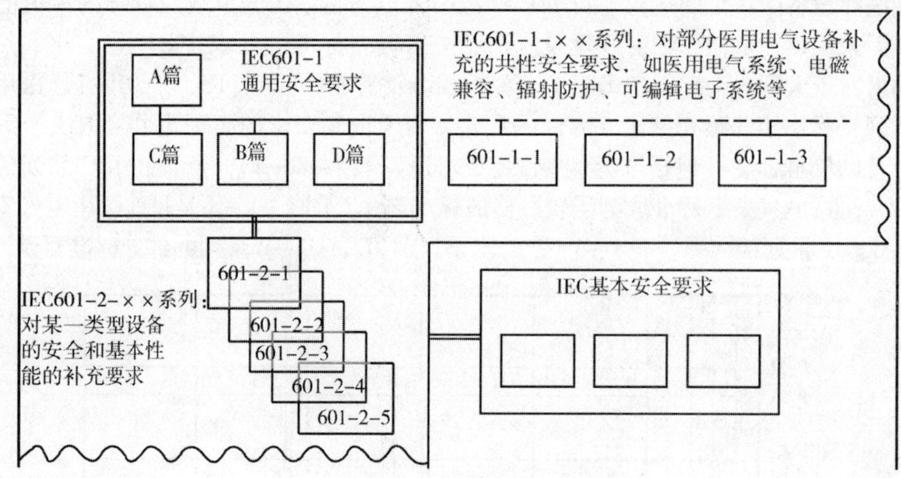

图1-1-3 IEC60601 系列结构

表1-1-1 部分IEC601-2系列标准

序号	标准编号	标准名称
1	IEC 60601-2-1	医用电气设备 第2-1部分：能量为1MeV至50MeV医用电子加速器安全专用要求
2	IEC 60601-2-2	医用电气设备 第2-2部分：高频手术设备安全专用要求
3	IEC 60601-2-3	医用电气设备 第2-3部分：短波治疗设备安全专用要求
4	IEC 60601-2-4	医用电气设备 第2-4部分：心脏除颤器安全的特殊要求
5	IEC 60601-2-5	医用电气设备 第2-5部分：超声治疗设备安全专用要求
6	IEC 60601-2-6	医用电气设备 第2-6部分：微波治疗设备安全专用要求
7	IEC 60601-2-7	医用电气设备 第2-7部分：诊断X射线发生装置的高压发生器安全专用要求
8	IEC 60601-2-8	医用电气设备 第2-8部分：在10kV~1MV治疗X射线发生装置安全专用要求
9	IEC 60601-2-9	医用电气设备 第2-9部分：放射治疗中与患者接触的剂量仪与辐射探测器连接的安全专用要求
10	IEC 60601-2-10	医用电气设备 第2-10部分：神经和肌肉刺激器安全专用要求
11	IEC 60601-2-11	医用电气设备 第2-11部分：γ射束治疗设备安全专用要求
12	IEC 60601-2-12	医用电气设备 肺通气机安全性的特定要求 第2-12部分：危急护理通气机
13	IEC 60601-2-13	医用电气设备 第2-13部分：麻醉系统安全的特殊要求

续表

序号	标准编号	标准名称
14	IEC 60601-2-15	医用电气设备　第2-15部分：电容放电式X射线发生器安全专用要求
15	IEC 60601-2-16	医用电气设备　第2-16部分：血液透析、血液滤过设备安全专用要求
16	IEC 60601-2-17	医用电气设备　第2-17部分：自动控制近距放射治疗后装设备安全的特殊要求
17	IEC 60601-2-18	医用电气设备　第2-18部分：内窥镜设备安全专用要求
18	IEC 60601-2-19	医用电气设备　第2-19部分：婴儿培养箱安全专用要求
19	IEC 60601-2-20	医用电气设备　第2-20部分：运输培养箱安全专用要求
20	IEC 60601-2-21	医用电气设备　第2-21部分：婴儿辐射保暖箱安全专用要求
21	IEC 60601-2-22	医用电气设备　第2-22部分：诊断和治疗用激光设备安全的特殊要求
22	IEC 60601-2-23	医用电气设备　第2-23部分：经皮分压监护设备安全专用要求
23	IEC 60601-2-24	医用电气设备　第2-24部分：输液泵及其控制器的安全专用要求
24	IEC 60601-2-25	医用电气设备　第2-25部分：心电图机安全专用要求
25	IEC 60601-2-26	医用电气设备　第2-26部分：脑电图机安全的特殊要求
26	IEC 60601-2-27	医用电气设备　第2-27部分：心电图监护设备安全专用要求
27	IEC 60601-2-28	医用电气设备　第2-28部分：医疗诊断用X射线源组件和X射线管组件安全专用要求
28	IEC 60601-2-29	医用电气设备　第2-29部分：放射治疗模拟机安全专用要求
29	IEC 60601-2-30	医用电气设备　第2-30部分：自动循环间接血压监护设备安全专用要求
30	IEC 60601-2-31	医用电气设备　第2-31部分：带内部能源的体外心脏起搏器安全专用要求
31	IEC 60601-2-32	医用电气设备　第2-32部分：X射线设备附属设备安全专用要求
32	IEC 60601-2-33	医用电气设备　第2-33部分：医疗诊断用磁共振设备安全的特殊要求
33	IEC 60601-2-34	医用电气设备　第2-34部分：直接血压监护设备安全专用要求
34	IEC 60601-2-35	医用电气设备　第2-35部分：医用电热毯、褥和垫安全专用要求
35	IEC 60601-2-36	医用电气设备　第2-36部分：体外碎石机安全专用要求
36	IEC 60601-2-37	医用电气设备　第2-37部分：超声医疗诊断和监护设备安全的特殊要求
37	IEC 60601-2-38	医用电气设备　第2-38部分：医院电动床安全专用要求
38	IEC 60601-2-39	医用电气设备　第2-39部分：腹膜透析仪安全的特殊要求
39	IEC 60601-2-40	医用电气设备　第2-40部分：电子肌动描记器及诱发反应设备安全专用要求
40	IEC 60601-2-41	医用电气设备　第2-41部分：外科手术灯和诊断用灯的安全专用要求
41	IEC 60601-2-43	医用电气设备　第2-43部分：介入过程用X射线设备安全专用要求
42	IEC 60601-2-44	医用电气设备　第2-44部分：X射线计算机断层摄影设备安全的特殊要求
43	IEC 60601-2-45	医用电气设备　第2-45部分：乳腺X射线摄影设备和乳腺摄影立体定位器安全的特殊要求
44	IEC 60601-2-46	医用电气设备　第2-46部分：手术台安全专用要求
45	IEC 60601-2-47	医用电气设备　第2-47部分：移动式心电描记系统安全（包括主要性能）的特殊要求
46	IEC 60601-2-49	医用电气设备　第2-49部分：多功能患者监护设备安全的特殊要求
47	IEC 60601-2-50	医用电气设备　第2-50部分：婴儿光治疗设备安全专用要求

续表

序号	标准编号	标准名称
48	IEC 60601 - 2 - 51	医用电气设备　第 2 - 51 部分：单道和多道心电描记器记录和分析的安全性的特殊要求
49	IEC 60601 - 2 - 52	医用电气设备　第 2 - 52 部分：医院电动床安全专用要求
50	IEC 60601 - 2 - 54	医用电气设备　第 2 - 54 部分：拍片和透视用 X 射线设备安全专用要求
51	IEC 60601 - 2 - 58	医用电气设备　第 2 - 58 部分：用于眼科手术的晶状体移除和玻璃体切除设备基本安全和主要性能专用要求
52	IEC 60601 - 2 - 59	医用电气设备　第 2 - 59 部分：筛选人体发烧温度的热像仪基本安全和主要性能专用要求

需要注意的是，电气设备的安全问题，不仅仅限于电气危险，它还包括：机械危险、辐射危险、超温、起火、爆炸等，但电气危险是电气设备安全的一个主要问题。对于电气安全的评估主要基于依照标准的检测来证明其满足安全性，实现对于风险的控制。除此之外，由于使用不当等原因造成的电气安全风险通常并不在标准规定之列。如图 1 - 1 - 4 所示，使用欧洲标准设计的插头在国内配用没有地线的二芯插头时产生了电气安全风险。而医用电气设备本身可能完全符合电气安全标准。或如图 1 - 1 - 5 所示，当医院使用多台带电极插口的设备时，错误的连接可能导致电气安全风险，而每一单台设备本身可能是符合电气安全标准要求的。

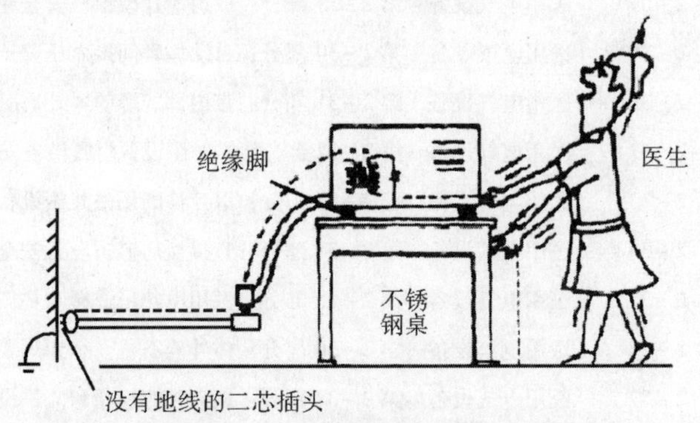

图 1 - 1 - 4　设备使用不当的风险

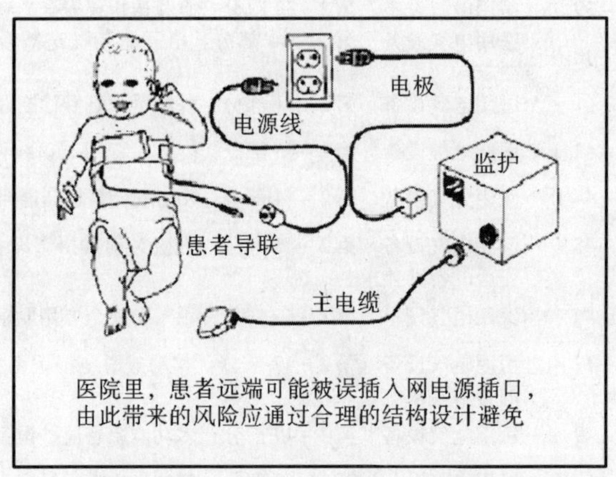

图 1 - 1 - 5　电极错误连接的风险

二、有源医疗器械的性能安全

性能测试主要是对产品主要功能的试验（包括环境试验），性能测试主要依据产品的行业标准或企业注册产品标准进行，视不同产品而制订。其目的是为了验证产品的功能与特征参数及耐用性而进行试验。这些性能不一定对患者的健康状况有直接的影响，然而对于设备的可靠性、易用性、稳定性有着标志性的意义。

与电气安全不同，很多有源医疗器械性能安全要求是由企业自愿制定的，或在相关的行标指导下制定的。一个典型的例子是 GB/T 14710《医用电器环境要求及试验方法》。如表 1－1－2 所规定的环境条件并非是强制的。依据企业声明的预期使用环境，选择适当的试验分组进行规定的性能试验。

表 1－1－2　环境试验条件分组

<table>
<tr><th colspan="2" rowspan="2">试验项目</th><th rowspan="2">试验条件</th><th colspan="3">试验分组</th></tr>
<tr><th>Ⅰ组</th><th>Ⅱ组</th><th>Ⅲ组</th></tr>
<tr><td rowspan="8">气候环境条件</td><td>额定工作高温试验</td><td rowspan="4">温度（℃）</td><td>10</td><td>5</td><td>－10</td></tr>
<tr><td>低温储存试验</td><td colspan="3">－40</td></tr>
<tr><td>额定工作高温试验</td><td>30</td><td>40</td><td>50</td></tr>
<tr><td>高温储存试验</td><td colspan="2">55</td><td>70</td></tr>
<tr><td rowspan="2">额定工作湿热试验</td><td>温度（℃）</td><td>30</td><td>40</td><td>50</td></tr>
<tr><td>相对湿度（%）</td><td>70 ±3</td><td>80 ±3</td><td>93 ±3</td></tr>
<tr><td rowspan="2">湿热储存试验</td><td>温度（℃）</td><td colspan="2">40</td><td>60</td></tr>
<tr><td>相对湿度（%）</td><td colspan="2">93 ±3</td><td>93 ±3</td></tr>
<tr><td rowspan="11">机械环境条件</td><td rowspan="5">振动试验</td><td>频率循环范围（Hz）</td><td>5 ~20 ~5</td><td>5 ~35 ~5</td><td>5 ~55 ~5</td></tr>
<tr><td>振幅值（mm）</td><td>0. 15</td><td>0. 35</td><td>0. 35</td></tr>
<tr><td>扫频循环次数（次）</td><td>10</td><td>15</td><td>20</td></tr>
<tr><td>扫频速率</td><td colspan="3">≤1 倍频程/分</td></tr>
<tr><td>工作状态</td><td colspan="3">非工作状态</td></tr>
<tr><td rowspan="6">碰撞试验</td><td>加速度（m/s^2）</td><td rowspan="6">由产品标准规定</td><td>50</td><td>100</td></tr>
<tr><td>脉冲持续时间（ms）</td><td>11 ±2</td><td>11 ±2</td></tr>
<tr><td>碰撞次数（次）</td><td>1000 ±10</td><td>1000 ±10</td></tr>
<tr><td>脉冲重复频率（Hz）</td><td colspan="2">1. 0 ~1. 7</td></tr>
<tr><td>脉冲波形</td><td colspan="2">半个正弦波</td></tr>
<tr><td>工作状态</td><td colspan="2">非工作状态</td></tr>
</table>

在表 1－1－3 所规定的基准试验条件下，评价有源医疗器械设备的性能。

表1-1-3 基准试验条件

影响量	准试验条件	允差
环境温度（℃）	23	±2
环境湿度	45%~75%	
大气压力（hPa）	860~1060	
交流供电电压（V）	额定值	±2%
交流供电频率（Hz）	额定值	±1%
交流供电波形	正弦波	$\beta^{①}=0.05$
直流供电电压	额定值	±1%
直流供电电压的纹波		$\Delta V/V_0^{②}\leqslant 0.1$
外电磁场干扰	应避免	
通风	良好	
阳光照射	避免直射	
工作位置	按制造商规定	±1°

注：①β为失真因子，即交流供电电压的波形失真应保持在 $(1+\beta)A\sin\omega t$ 与 $(1-\beta)A\sin\omega t$ 所形成的包络之间。

②ΔV 为纹波电压峰值；V_0 为直流供电电压的额定值。

（上海市医疗器械检测所　何骏　卓越）

第二节　无源医疗器械质量检测技术要点

学习要点

掌握无源医疗器械检验的技术路线，医疗器械检测的主要理化指标，医疗器械检测生物相容性检测和评价要求，医疗器械终产品出厂检验指标。

无源医疗器械是指不依靠电源、也不依靠重力产生的能源来发挥其功能的医疗器械，涉及各种不同类型、不同结构和不同用途的医疗器械，主要有输注器械、植入器械、介入器械、牙科器械、体外循环和血液透析器械、外科手术器械、外用敷料等医疗器械。因此，无源医疗器械的检测和评价也是十分复杂的。但是，无论无源医疗器械怎样复杂，都主要包括物理、化学和生物三大方面，其检测和评价技术的路线和要点主要有以下几个方面，按顺序介绍如下。

一、使用条件和用途

医疗器械安全性评价应首先明确医疗器械或用于医疗器械材料的预期用途，确定和机体接触的类型、潜在的风险和适用的法规以及可能导致的误用。

根据医疗器械的用途，可以确定和患者的接触方式（皮肤/体表接触、间接和体液接触等）以及接触时间的长短。医疗器械和机体接触类型在国家标准 GB/T16886.1 中已经根据接触部位和时间有详细的分类，需要指出的是对于一个器械应尽可能明确具体的接触部位（例如和体腔接触的是口腔、鼻腔、阴道、直肠等）。

对于某些医疗器械应确定累计接触时间，而不是只考虑一次使用接触的时间。例如一个医疗器械每天接触2h，连续使用2 周，那么累计接触时间就是28h，在试验选择时就应该按照长期接触器械，而不是按照短期接触器械。在无源医疗器械中有许多器械存在累计使用的问题，例如注射器、输液器、透析器、外科敷料、医用手套、避孕套等。

另外，需要考虑的一个问题就是医疗器械超出预期用途以外的使用或误用。例如弹性绷带预期不用于覆盖创口，如果用于覆盖创口并且用于儿童和老人，就极易引起不良反应。再就是一次性使用的医疗器械，重复使用的问题。

二、材料和部件及产品

最终销售或临床使用的产品是政府管理的目标，因此应对最终产品（灭菌或未灭菌）的安全性和有效性按照标准和法规进行检测和评价。

产品通常是由部件构成的，例如注射器是由注射针、针筒、推杆、滑润剂、胶塞构成。产品部件的变化会导致产品性能的改变。某些产品的部件，由于其化学结构的特性以及和患者接触，容易引起生物相容性问题，例如注射器最容易出现问题的部件就是胶塞，胶塞通常用天然橡胶制成，并且和进入体内的液体直接接触，因此是注射器最常引起问题的部件。

部件当然是由材料制成的，材料（高分子、弹性体、不锈钢等）是医疗器械生产的基础原料，并且材料通常情况下不是医疗器械的生产商自己生产，而是有外部供应商提供。几乎所有的器械生物相容性问题（无菌、热原、灭菌和清洗除外）都是由于器械的材料引起的。表 1－2－1 列出了原材料质量控制的理化性能要求。

表 1－2－1　原材料的理化性能

化学性能	物理性能
各种原料的化学组成	硬度
材料的各种提取物或萃取物	表面特性
理化试验，水和异丙醇提取法	颜色、透明度或浊度
药典试验	强度
红外分析鉴别	抗张强度/拉伸强度
色谱表征分子量分布、添加剂和（或）提取物分析	弯曲强度
重金属分析	压缩强度
比重	热分析
含水量	黏度、熔点、折射率

三、物理和化学性能

（一）物理性能

物理性能是医疗器械发挥其功能的基础，用于医疗器械材料的重要方面首先考虑其物理性能是否满足设计要求。毒理学家通常认为器械的安全性取决于材料的化学性能，但也必须熟悉用于器械材料的物理性能，物理和机械性能对于生物相容性也是十分重要的。

机械性损伤是发生在器械和接触的组织之间局部的、非特异性的、有害的反应，通过摩擦、挤压、栓塞、牵拉和穿透组织引起。摩擦可以导致组织之间的相互分离，形成皮下水泡或皮层裸露；挤压可以引起无弹性器械下方的组织肿胀；栓塞性材料可以导致水分和细菌的蓄积；当黏附性材料去除时会牵拉组织，将表皮从皮肤上撕裂下来；由于切割或穿刺而穿透组织损伤细胞和细胞的分离；不能消化的颗粒物质可以引起肉芽肿或包裹在组织中。

机械性损伤的显微表现和化学性损伤一样，主要表现为炎症反应。这种损伤反映了组织和材料界面的相互作用，器械表面的特性起到了非常重要的作用。机械性损伤的大体表现通常都很明显，并且包括皮肤病、硬结、肉芽肿和囊腔。机械性损伤的组织学反应包括吞噬细胞和异物巨细胞的组织浸润以及成纤维细胞产生胶原将材料包裹在囊腔内。由于毒性物质渗出的化学性损伤的组织反应通常对称性地分布在样品的周围，而由于材料的几何结构的物理性损伤的组织反应通常是呈非对称性的。

机械性失效包括导致机体损伤或支持生命机制的器械失效，尽管机械性失效是器械的安全性问题，通常认为不是生物相容性问题。

医疗器械的大部分部件是由为数不多的几种材料制成的，常用的这些材料有水、不锈钢、高分子、弹性体、硅胶和天然纤维，另外，生物来源的材料在医疗器械的使用也在逐渐增加。这些材料将在本节后面的内容中叙述。

（二）化学性能

1. 降解途径 用于器械的材料和机体接触发生相互作用，不仅引起机体的局部和全身生物学反应，机体也会对生物材料产生作用导致材料降解，降解会导致材料物理和化学性能的改变，引起材料降解的途径有以下几种方式：①水解（酸、碱、中性液体介质）；②氧化（腐蚀、链断裂）；③热解；④光氧化；⑤特异性酶催化的水解或氧化；⑥复杂介质的作用（培养基、血清、血液、胃酸、尿液等）；⑦由于机械断裂导致的链断裂。

材料的毒性和生物相容性问题的化学基础与这些降解过程有密切的关系。从理论上来讲，材料的生物相容性可以通过对化学组成的分析进行评价，但事实上由于知识产权的保密和未知因素很难确定其化学组成。正如大家所知道的那样没有一种塑料材料是纯的高分子，几乎所有的材料都因为无意的污染和有意的添加而被进行了改性。来自纺织产业的纤维含有各种表面修饰剂，天然材料通常都不是纯品并且不同批次间差异较大，合成材料通常含有有机残留物，合金含有可滤出的微量元素。

由于这些变化因素，通常采用不同的试验方法确定材料的生物相容性。材料和活体组织的相互作用通过体内试验评价：如果材料对机体的作用很小或几乎没有不良作用，则认为材料具有生物相容性；如果有明显的反应则认为材料不具有生物相容性。三个因素非常重要：一是添加剂或污染物从材料中滤出的速度；二是添加剂丢失对材料的影响；添加剂或污染物的毒性。当出现阳性反应时，应进行化学分析确定其原因，并通过一定的加工过程或改变配方消除这种不良反应。

2. 毒性物质 医疗器械材料中可能的毒性物质有：残留单体、残留溶剂、降解产物、辐射产物、灭菌残留物、配方添加剂、无意污染物和细菌内毒素。

（1）残留单体 聚合反应可产生不同分子量的聚合物，尽管单体是有毒性的，聚合物的毒性通常随着聚合度的增加而降低。残留单体通常是因为聚合不完全的结果，可以通过调节聚合条件控制残留单体的浓度。例如聚氯乙烯中的残留氯乙烯单体可以按照 GB/T4615 聚氯乙烯树脂中残留氯乙烯单体含量测定方法测定，残留量应不超过 1μg/g。

（2）残留溶剂 溶剂通常是医疗器械生产过程中的一部分。体外循环类产品是一次性使用的无菌医疗器械，是由几种、甚至十几种塑料部件经黏合剂粘结组装而成，要求各粘结处要有一定的强度和良好的密封性能。体外循环类产品常用的化学溶剂主要有：二氯乙烷、二甲苯、四氢呋喃、环已酮甚至三氯甲烷等。化学黏合剂主要是高分子材料的溶剂，例如二氯乙烷是聚碳酸酯（PC）塑料的溶剂；二甲苯是聚苯乙烯塑料（PS）的溶剂；环已酮、四氢呋喃是聚氯乙烯（PVC）塑料的溶剂，因此这些溶剂对相应高分子材料具有较高的亲和性，通过对被粘结部位的溶解性起到粘结作用，采用这些化学黏合剂连接，部分黏合剂挥发，还有一些黏合剂结合到这些产品的内外表面，残留在产品中。在使用时这些物质从管道表面脱落进入体内，在很少量的情况下，经体内代谢排除体外，如果进入体内的量达到一程度或蓄积，可导致器官损伤，引起不良反应，特别是对体质虚弱、妊娠妇女或婴幼儿的危害会更大。

（3）降解产物 材料在生产过程、灭菌、储存、使用过程和植入体内可能会发生降解。在生产过程中，加热可引起材料的热降解，聚氯乙烯对热特别敏感并释放盐酸，导致自催化解链反应。在灭菌过程中，聚四氟乙烯对辐照敏感，导致释放氢氟酸。储存的材料暴露在光线和氧气中可导致紫外降解或氧化。植入的材料特别是金属材料可发生腐蚀或生物降解。

（4）辐照产物 γ 辐照是医疗器械常用的灭菌方法，常用剂量是 2～3Mrad，也用于某些配方的交联，例如聚乙烯醇凝胶可采用辐照达到交联的目的，因此辐照可导致材料的降解。常用于生产缝合线的聚乙醇酸极易被辐照破坏。大部分医用高分子由于链断裂导致分子量的下降，聚丙烯和其他聚合物可发生链断裂、交联和氧化，因此应采用辐照后的材料进行生物相容性试验。

（5）灭菌残留物 环氧乙烷化学灭菌已经有很长的使用历史。环氧乙烷灭菌的优点是在低温条件进行，并且灭菌设备不需要处理辐射源。环氧乙烷本身有毒，其降解产物 2－氯乙醇和乙二醇也有毒性。有时经过长时间的解吸，有些材料也不能将吸附的有毒环氧乙烷完全释放出去。因此采用环氧乙烷灭菌的医疗器械必须进行残留量检测，试验可按照 GB/T16886.7 医疗器械生物学评价 第 7 部分：环氧乙烷灭菌残留量的要求进行检测和评价。

（6）配方添加剂　配方添加剂包括增塑剂、稳定剂、抗氧化剂、充填剂、催化剂、脱模剂、色素、抗静电剂、防腐剂、阻燃剂。对于合成和天然纤维含有各种表面修饰剂。增塑剂可以使塑料中高分子链之间相互滑动，使材料具有柔顺性；稳定剂可以保护塑料对热、氧和光线的损坏；抗氧化剂保护材料避免氧化；充填剂可以增加塑料的体积，并且有时可以改变机械特性；催化剂是促进聚合反应的小分子物质；脱模剂使用的制品容易从模具中分离出来；色素是为了使产品美观；抗静电剂是为了消除静电；防腐剂是避免微生物的降解；阻燃剂是为了在极度高温和燃烧时减缓有毒烟雾的释放；涂层可以改善纤维的各种性能，例如可以抵抗霉变或吸附性。

任何这些添加剂都有可能导致不良的生物相容性。事实上医疗器械产业使用的塑料材料占工业塑料的很少一部分，也只有很少的企业生产医用级的塑料材料。因此，医疗器械生产企业应对采用的塑料进行评价，以获得机械和化学性能符合要求的材料。

和其他皮肤接触的产品一样，含纤维的器械必须进行生物相容性评价。纤维表面涂层有的具有致癌性，有的可能引起过敏反应或皮肤刺激，有些是水溶性的容易去除，有的是脂溶性的不宜去除。

（7）无意污染物　材料在生产过程中可能无意引入污染物或颗粒。金属采用设备加工中摩擦碎宵以及塑料加工过程中的碎片都会影响器械的产品质量和性能。

（8）细菌内毒素　材料可能会受到细菌的污染，通常在生产过程中通过水引入污染。细菌内毒素可以通过使用无细菌内毒素水清洗去处。对于用于生产医疗器械的材料应控制细菌内毒素的污染，采用热原试验或细菌内毒素检测评价器械满足无热原的要求。

四、主要材料性能

1. 水　是医疗器械生产中最常用的一种材料。水主要用于医疗器械及其部件的清洗，也可以是医疗器械的组成部分。纯净水可以通过蒸馏、离子交换、反渗和其他适当技术获得。水是医疗器械生产过程中影响产品质量的重要因素，因此水应满足医疗器械生产工艺用水的要求。作为器械的组成成分，水应符合《中华人民共和国药典》（以下简称《中国药典》）规定的注射用水的要求。作为清洗用水应符合《中国药典》规定的纯化水的要求。

2. 金属材料　金属材料由于优良的力学强度已广泛应用于各种生物医学领域，主要用于外科器械、缝合线、骨科植入物、缝合针等医疗器械。常用的金属材料有不锈钢、钴合金、钛和钛基合金、镍钛合金。金属材料的质量控制指标主要有金属材料的化学成分、密度、力学强度、硬度、表面粗糙度、表面缺陷、金相结构和耐腐蚀性能等指标。

3. 高分子材料　所谓高分子材料是有 5 个或 5 个以上相同的单体通过化学键形成的大分子。用于医疗器械的高分子材料有合成材料，如聚氯乙烯、聚乙烯、聚丙烯、聚苯乙烯、聚四氟乙烯、聚氨酯等；天然材料如多糖、橡胶、纤维素、透明质酸等，半合成材料如甲基纤维素、壳聚糖等。影响高分子材料生物相容性的主要物质是添加剂、残留单体和污染物。高分子材料本身具有很低的毒性，见表 1－2－2。特别是大分子量的聚合物不能被人体吸收、无刺激性，也无致敏性。

表 1-2-2 常用高分子材料的半数致死量

高分子	LD_{50}（g/kg BW）
聚乙烯	>8
聚丙烯	>8
氯丁胶乳	>40
氯磺化聚乙烯	>20
聚乙酸乙烯酯	>25
聚丙烯腈	>3
聚丙烯酰胺	>8.2
芳香族聚酰胺	>7.5

残留单体是高分子材料合成过程中没有结合到聚合物上的单体上，通常也包括二聚体、三聚体和短链的片段，残留的单体可以从高分子材料中迁移出来，引起不良的生物毒性，因此残留的单体是高分子材料质量控制的重要指标。例如丙烯腈和氯乙烯是致癌物，可以导致肝癌。

为了达到高分子材料某种结构、性能和容易加工的目的，需要在高分子中加入各种添加剂，塑料中的添加剂有：增塑剂、滑润剂、抗氧化剂、色素、乳化剂、稳定剂、固化剂、紫外线吸收剂、发泡剂、脱模剂、阻燃剂、催化剂和抗静电剂。某些添加剂具有明显的生物学效应。最著名的例子就是 DEHP 增塑剂，DEHP 可以从血袋和管道中进入血液和输液中进入人体。大量研究表明，DEHP 对男性特别是男性胎儿、新生儿的生殖系统具有毒性。

高分子材料的添加剂和污染物可以从高分子材料中迁移出来，表现出不同程度的毒性。高分子材料中确认的毒性物质有：铝、丙烯腈、砷、苯、过氧化苯、双酚、镉、四氯化碳、二丁基锡、环氧树脂固化剂、二氯化乙烯、氧化乙烯、甲醛、酮类和烃类、铅、硫醇基苯并噻唑、甲基氯、二氯甲烷、二氨基二苯甲烷、镍、碳黑上的多环芳烃、芘、锡、磷酸三甲酚酯、磷酸三苯酯。因此应对高分子材料中的添加剂和污染物进行检测控制。

在医疗器械的设计、研究和生产中，材料的物理性能是确定是否满足设计要求的关键因素，高分子材料的物理性能指标有：抗张强度、耐磨性、伸长率、模量、拉伸永久变形、抗撕裂性、磨损和硬度。

材料表面的表征包括：孔隙率、表面张力、红外光谱、扫描电镜、表面电荷（zeta 电位）、能量色散 X 射线分析和纹理能量分析。

4. 陶瓷材料 包括氧化物陶瓷、磷酸盐陶瓷、生物玻璃、碳素等，按其性质可分为三类：一类为生物惰性陶瓷，如氧化铝、氧化锆、碳素等；另一类为生物活性陶瓷，指可通过体内发生的生物化学反应，与组织形成牢固的化学键性结合的陶瓷，如羟基磷灰石陶瓷、生物玻璃陶瓷等；另外，还有可在体内降解和吸收的可生物降解生物陶瓷，如磷酸三钙生物陶瓷等。在骨科、牙科等领域均有广泛应用。陶瓷材料的主要理化指标有化学成分、密度、结晶粒度、硬度、机械强度等指标。

5. 生物源性材料　主要有同种异体材料和动物来源的材料，由于这些天然来源的生物材料具有相对较好的生物相容性，因此用于组织修复以及组织工程产品越来越广泛。对于这类材料的主要问题是潜在的感染，例如朊病毒和其他病原体。这类材料的另一个问题是引起组织之间相互作用的免疫反应，因此应对生物源材料进行病毒灭活验证和免疫毒性评价的特殊要求。

五、安全性评价试验

用于医疗器械的安全性评价试验的选择应根据器械和预期用途及材料的特性确定。根据确定的试验，首先应制定试验方案，试验方案的制定应明确试验的目的、试验依据、材料和样品制备、试验过程、评价标准、结果分析和结论。以下是主要的医疗器械生物学试验及其意义。

1. 细胞毒性试验　评价医疗器械和材料潜在的细胞毒性反应，并预测最终生物体应用时的组织细胞反应。通过体外细胞培养技术，可检测供试品接触细胞后细胞发生生长抑制、功能改变、溶解、死亡或其他毒性反应。可在短期内较经济、简便地筛选出批量供试品的细胞毒性，它为体内法（动物试验）的进行与否提供了先决条件，对新型医疗器械和生物材料的研制及应用提供了重要保证。

2. 眼刺激试验　通过将一定量的生物材料和医疗器械的浸提液滴入眼内，观察角膜、虹膜和结膜的反应，评价生物材料和医疗器械是否产生对眼的刺激性。

3. 阴道刺激试验　将一定量的生物材料和医疗器械的浸提液注入动物的阴道内，观察对阴道黏膜的反应，评价生物材料和医疗器械是否产生对阴道产生刺激性。

4. 皮内反应性试验　将生物材料和医疗器械的浸提液注射到皮下在规定的时间内接触，评价对局部皮肤的刺激作用。

5. 肌肉植入试验　将一定大小和形状的供试品采用手术或注射法植入动物体内，观察植入后不同时间试样周围组织反应的程度，应评价供试品对组织的刺激性和相容性。

6. 皮肤致敏试验　通过皮内注射诱导、斑贴激发的方式将试验材料或其浸提液作用于豚鼠，在规定时间内观察豚鼠激发部位皮肤反应，应评价产品是否具有引起迟发型超敏反应的潜能。

7. 热原或细菌内毒素试验　热原试验是将一定剂量的医疗器械浸提液直接注入家兔体内，在规定的时间内观察动物体温变化情况，以判定该医疗器械是否具有潜在的发热反应。细菌内毒素试验是检测医疗器械细菌内毒素的水平。

8. 全身急性毒性试验　将一定剂量的医疗器械浸提液直接注入小鼠体内，在规定的时间内观察小鼠体重、运动、呼吸、死亡等情况，以判定该医疗器械是否具有潜在的急性全身毒性反应。

9. 遗传毒性试验　遗传毒性是这中间必不可少的一项内容。它的目的是通过直接检测原发性遗传学终点或检测导致某一终点的DNA损伤过程伴随的现象，来确定医疗器械、材料或其浸体液等物理、化学和生物因素产生遗传物质损伤并导致遗传性改变的能力。

10. 亚急性和亚慢性毒性试验　全身毒性试验是将生物材料和医疗器械的浸提液重复通过动物静脉或腹腔或其他给药途径注射到动物体内，观察动物的生物学反应，以判断生物材料和医疗器械的慢性作用。

六、生产过程和终产品的质量控制

从保证产品质量的角度看，上市前的各项检验在最低程度上满足了法规的要求。产品的批准上市并不意味着生物相容性试验的结束，为了保障上市产品的持续安全、有效，还必须进行一些检验。所要进行的这些检验在医疗器械产品标准中都有规定，检测项目和频率通常由生产企业判定。这些试验通常是根据质量合格测试和产品验证以及生产过程验证的结果确定。应对生产过程中这些因素和变量进行统计学分析，确定在生产过程中不宜控制的因素可能引起产品质量问题的测试指标。例如原材料供应商的变化可能引起的产品质量变化。数据统计分析可以明确抽样的方法和检测的频率。这些可以作为确定出厂检验项目。

（一）产品和生产过程验证

通过一系列质量合格研究充分显示生产过程的控制能有效地保证产品的质量，并通过测试验证这些过程控制的有效性。

1. 生产环境控制 包括环境监控、微生物检测、环境颗粒检测。

2. 生产过程控制 包括原材料检测、红外分析、细胞毒性、理化分析、其他材料的检测、生物负载、生产用水系统验证、纯化水检测（药典）、注射用水检测（药典）、细菌内毒素浓度检测、器械清洗过程检验、包装合格检验。

3. 灭菌 包括生物负载和微生物鉴别、生物指示剂研究、灭菌周期研究、灭菌周期的验证和定期验证计划、灭菌剂量确定研究、环氧乙烷析出曲线和限量评价、包装验证。

4. 终产品合格检验

（1）一次性使用产品 ①功能和性能稳定性的物理测试；②化学残留；③热原试验［含细菌内毒素测试（体外鲎试剂法）、体内家兔法］；④生物相容性（含细胞毒性、血液相容性）。

（2）特殊材料和器械测试，包括化学试验、微生物试验、毒理学试验。

（3）颗粒分析。

（4）其他产品的特殊试验。

（5）货架有效期和稳定性，包括加速老化试验、实时老化试验。

（二）产品出厂检验和定期检验

应通过常规出厂检验满足医疗器械质量生产规范的要求，并保证每批生产上市的医疗器械满足医疗器械产品标准的要求。另外，在医疗器械生产质量保证审核内容中增加定期检测原材料和终产品的测试项目，以保证材料和产品持续满足产品标准的要求。必要时，例如出现不良事件时，应进行标准规定全项目的型式检验。

1. 出厂检验 包括细菌内毒素试验、热原试验、安全试验（如输注器械组合性能）、无菌试验、微生物限度、细胞毒性、材料性能。

2. 定期检验 包括细菌内毒素检验、热原试验、细胞毒性（原材料和终产品）和血液接触产品的溶血试验、环氧乙烷残留量、材料性能、物理试验、颗粒检测、生物负载检测。

（中国食品药品检定研究院 王春仁）

第三节 体外诊断医疗器械质量检测技术要点

学习要点

了解体外诊断医疗器械、体外诊断试剂、体外诊断仪器的定义，定量检验和定性检验体外诊断产品的区别。理解定量检验和定性检验在性能评估上的主要评价指标。

一、体外诊断医疗器械的定义与用途

体外诊断医疗器械被大量应用于临床实验室，甚至在家庭中也有越来越多的自我监测用体外诊断产品出现。体外诊断医疗器械（*in vitro* diagnostic medical device）的定义为：单独或组合使用，被制造商预期用于人体标本体外检验的器械，检验单纯或主要以提供诊断、监测或相容性信息为目的，包括试剂、校准物、控制物质、样品容器、软件和相关的仪器或装置或其他物品。此定义已经被全球协调工作组（GHTF）采用，它与2009年前体外诊断医疗器械定义表达上有所不同。由定义可以看出，其用途为预期用于人体标本（从人体提取的样品，如血液、尿液、脑脊液、组织液等），预期目的为提供诊断、监测或相容性信息，涵盖范围包括试剂、校准物、控制物质、样品容器、软件和相关的仪器或装置或其他物品。

体外诊断医疗器械中最主要的产品为体外诊断试剂和体外诊断仪器。体外诊断试剂（*in vitro* diagnostic reagent）是指被制造商预期用作体外诊断医疗器械的化学、生物学或免疫学组分、溶液或制备物，常见的产品如各种检测试剂盒、早早孕试纸等。体外诊断仪器（*in vitro* diagnostic instrument）是指被制造商预期用作体外诊断医疗器械的设备或装置，常见的产品如生化分析仪、酶标仪、家庭中自测的血糖仪等。

二、体外诊断医疗器械的重要检测指标

体外诊断医疗器械按照使用目的大致上可分为定量检验和定性检验两类。定量检验指的是测量分析物的量或浓度，并以适当测量单位的数字量值表达的一组操作。例如，测定血清中胆固醇含量，测定毛发样品中微量元素的含量，最终以量或浓度报告结果，这样的产品都属于定量检验产品。定性检验指的是基于物质的化学或物理特性将其识别或分类的一组操作。例如早早孕试纸可以检验是否怀孕，乙肝表面抗原试剂盒可以检验血样是否为“澳抗阳性”，这样的检验产品都属于定性检验产品。定性试验可用于筛查、诊断、确认或监测为目的的测定。试验的敏感性、特异性、预测值和效率等，决定了其在临床应用的范围。从临床应用的角度讲，定性实验又可分为筛查实验、诊断实验和确证实验。

定量检验和定性检验在性能评估的方法上有不同的评价指标。定量试验的主要评

价指标有正确度、准确度、精密度（包括重复性、再现性等）、线性、稳定性、检出限、定量限等。定性试验的主要评价指标有重复性、阳性符合率、阴性符合率、稳定性、诊断灵敏度、诊断特异性、临界值等。

以下简单介绍以上一些主要指标与相关概念。

1. 正确度或测量正确度（trueness） 无穷多次重复测量所得量值的平均值与一个参考量值间的一致程度。

测量正确度不是一个量，且因而不能以数字来表达；测量正确度与系统测量误差反相关，但与随机测量误差不相关；测量准确度不应用于测量正确度，且反之亦然。

测量正确度是代表在一个均匀样品的一系列测量结果中没有系统测量误差的性能特征。正确度是一个定性概念，但测量偏倚是可以被评估的，它是一个与正确度反义的可测量的量。评估偏倚需要可用于确定被测量参考量值的适当参考物质或参考测量程序。

正确度评估的信息可以参见美国临床实验室标准化研究院（CLSI）的指南文件 EP 9《用患者标本进行方法学比较和偏倚评估》。该指南的目的及用途是引进新方法前或用一种方法替代另一种方法时进行偏倚分析，或评价同一分析项目的两种分析方法间的偏倚。通过每天分别用两种方法进行测定，至少测定5d，共40个样本。样本要求来源于健康人或患者，无干扰，尽量避免储存；测定物浓度范围应在医学决定水平范围内均匀分布。然后将实验结果根据规定的统计方法计算，给出实验室当前所用方法与生产声称的方法或公认的参考方法进行比较的评价结果。

2. 准确度或测量准确度（accuracy） 一个测得量值与被测量的一个真量值间的一致程度。

“测量准确度”概念不是一个量，并且不给它数字量值。当一个测量给出较小的测量误差时说它较准确；“测量准确度”术语不应用于测量正确度，并且“测量精密度”术语不应用于测量准确度，然而测量准确度与两概念都有关；测量准确度有时候被理解为被赋予被测量的测得量值间的一致程度。

测量准确度在历史上以两个不同含义在使用。此概念不但被应用于单一测量结果，而且也用于测量系统。由此双重用法产生了模糊与混淆。

在第一种用法中，和单一测量结果相关的测量误差是测量结果与赋予样品的真实量值之间的差异。这个测量误差包括由测量偏倚估计的系统测量误差分量和由标准差估计的随机测量误差分量。这样一个测量结果的准确度是正确度和精密度的组合。

在第二种用法中，与测量系统相关的测量误差是同一均一物质的大量测量平均值与赋予该物质的真值间的差异。与测量结果平均值有关的误差只包括系统误差分量（偏倚），因此它只和正确度相关。

3. 精密度（precision） 在规定条件下，对同一或相似被测对象重复测量得到测量示值或测得量值间的一致程度。

测量精密度通常由不精密度的量度以数字表达，如规定测量条件下的标准差、方差和变异系数；规定的条件可以是，例如测量的重复性条件、测量的中间精密度条件或测量的再现性条件；测量精密度用于定义测量重复性、中间测量精密度和测量再现性；重复测量指在同一或相似样品上以不受以前结果影响的方式得到的结果。

测量精密度代表对一个均一样品的一系列测量结果的随机测量误差的性能特征。精密度是一个定性概念。对于其数字表达，使用术语不精密度。后者是在规定条件下得到的测量结果分散性，以标准差和（或）变异系数表达。

测量结果的标准差变化幅度依赖于允许哪些因素变化并因此影响测量。精密度的两种极端情况为：当主要可控因素保持恒定时定义为重复性，当主要可控因素允许变化时定义为再现性。

分析者或操作者、测量仪器、测量方法、试剂批号、校准物质、地点、环境条件和时间是可以变化的因素并影响测量不精密度。

界于极端情况重复性和再现性之间的精密度被称为中间测量精密度。因为中间精密度标准差依赖于影响测量结果的因素或条件，中间精密度只有在这些因素和条件规定后才是一个有意义的性能特征。

关于测量程序精密度评估的信息可参考 CLSI EP5。该指南把精密度分为批内不精密度、批间不精密度、日内不精密度、日间不精密度和总不精密度。实验方法采用同一批号试剂和校准物对基质与临床样本相似的 2 个以上浓度（参考医学决定水平）样本在 20d 以上，每天 2 批，每批 2 个样本，每个样本重复 2 次进行测试，然后通过专用计算公式计算所得精密度与目标精密度比较。

4. 重复性（repeatability） 在一组测量条件下的测量精密度，包括相同测量程序、相同操作者、相同测量系统、相同操作条件和相同地点，并且在短时间段内对同一或相似被测对象重复测量。

在临床化学上，术语批内或序列内精密度有时用于指此概念；在评估体外诊断医疗器械时，通常选择重复性条件来代表基本不变的测量条件（被称为重复性条件），此条件产生测量结果的最小变异。重复性信息可对故障排除目的有用处；重复性可以用结果分散性特征术语定量表达，如重复性标准差、重复性方差和重复性变异系数。

5. 再现性（reproducibility） 在包括了不同地点、不同操作者、不同测量系统的测量条件下对同一或相似被测对象重复测量的测量精密度。

在临床化学上，术语室间精密度有时用于指此概念；在评估体外诊断医疗器械时，通常选择再现性条件来代表最大改变的条件（被称为再现性条件），此条件产生独立实验室间比较结果时遇到的测量结果变异，如发生在室间比对计划中（例如，能力比对、外部质量保证或实验室标准化试验）；再现性可以用结果分散性特征术语定量表达，如再现性标准差、再现性方差和再现性变异系数；不同测量系统可使用不同测量程序；描述再现性时应该在实际程度上给出改变或不改变条件的说明。

6. 线性（linearity） 给出与样品中被测量的值直接成比例的测得量值的能力。

对于体外诊断医疗器械，线性与测量示值校正或线性化后给定测量区间内的测量结果有关；线性通过测量包含配方已知或的相对关系已知（不必绝对知道）的被测量样品来评估。当测量结果相对被测量绝对或相对数值作图时，所划曲线对直线的符合程度即线性度的量度。

测量系统的线性描述测量示值或测量结果相关于样品的指定值符合直线的能力。体外诊断检验程序得到测量结果的线性通常在任意直线化数学运算已应用于测量示值后评价。

非线性是系统性测量偏倚的贡献因素。没有单一统计量代表非线性可接受程度。

测量程序线性的确定和验证程序信息在 CLSI EP6 中有详细描述。EP6 指南的主旨是利用多项式回归分析方法判定线性。多项式回归分析是研究一个因变量与一个自变量间的多项式的方法，即比较一阶（直线）、二阶（抛物线）和三阶（S 形线）多项式的回归分析方法。使用与患者样本相似的样本或注明基质类型样本，经过低浓度与高浓度样本混合得到线性范围内的 5 ~7 个浓度水平样本，每个浓度水平测定 2 ~4 次，通过特定程序进行统计学判断和评价。

7. 检出限（detection limit） 由给定测量程序得到的测得量值，对于此值，在给定声称物质中存在某成分的误判概率为 α 时，声称不存在该成分的误判概率为 β。

国际纯粹与应用化学联合会（IUPAC）建议 α 和 β 默认值等于 0.05；术语“分析灵敏度”有时被用于代表检出限，但这样的用法现在不鼓励。

8. 诊断灵敏度（diagnostic sensitivity） 体外诊断检验程序可以识别与特定疾病或状态相关的目标标志物存在的能力。

在目标标志物已知存在的样品中也定义为阳性百分数，诊断灵敏度以百分数表达（数值分数乘以 100）。以 100 × 真阳性值数（TP）除以真阳性值数（TP）加上假阴性值数（FN）的和来计算，或 100 × TP/（TP + FN）。此计算基于从每个对象中只取一个样品的研究设计。

诊断灵敏度指示一个检验方法能准确地识别有特定疾病或状态的有效性。诊断灵敏度取决于用于检验的临界值选择。

9. 诊断特异性（diagnostic specificity） 体外诊断检验程序可以识别特定疾病或状态相关的目标标志物不存在的能力。

在目标标志物已知不存在的样品中也定义为阴性百分数；诊断特异性以百分分数表达（数值分数乘以 100）。以 100 × 真阴性值数（TN）除以真阴性值数（TN）加上假阳性值数（FP）的和来计算，或 100 × TN/（TN + FP）。此计算基于从每个对象中只取出一个样品的研究设计。

诊断特异性指示一个检验方法能准确地将没有特定疾病或状态的患者归类的有效性。诊断特异性取决于用于检验的临界值选择。

10. 临界值（cut – off value） 鉴别样品，作为判断特定疾病、状态或被测量存在或不存在的界限的量值。

测量结果高于临界值被认为是阳性，而低于临界值被认为是阴性。有时候可将接近临界值测量结果划为非确定性结果，临界值的选择决定检验的诊断特异性和诊断灵敏度。

11. 稳定性（stability） 体外诊断医疗器械在制造商规定界限内保持其性能特性的能力。

稳定性适用于：① 当体外诊断试剂、校准物或控制物在制造商规定的条件下储存、运输和使用时；② 按照制造商使用说明制备、使用和贮存的复溶后冻干材料、工作液和从密闭容器中取出的材料；③ 校准后的测量仪器或测量系统。

体外诊断试剂或测量系统的稳定性通常用时间量化：① 以计量学性能特征发生一定量变化的时间间隔长度；②一定的时间间隔内特征的变化。

可参考 EN 13640《体外诊断医疗器械稳定性试验》（EN 13640：2002 Stability testing of *in vitro* diagnostic medical devices）。实际贮藏条件下的稳定性研究包括：① 在长期稳定性研究期间，应按预期的贮藏条件，例如温度、湿度等进行稳定性研究。② 运输条件的模拟应当基于对运输条件的了解（如运输时间、预计温度和湿度）。如果必要，可以通过调查来确定实际的运输条件以作为模拟的基础。③ 为确定使用过程中的稳定性，如打开真空包装后测试条的稳定性和重新配制溶液的稳定性等，应充分考虑到产品在使用过程中可能遇到的各种环境因素，设置稳定性研究的试验条件，考察产品在一定时间内的稳定性；加速稳定性研究是指采用过度的条件来增加产品的化学或物理降解的速度，从而预测其有效期。加速稳定性研究试验的设计应包括升高温度、升高湿度、光照和震动等。

（北京市医疗器械检验所　王军　毕春雷）

思考题

1. 电气安全与性能安全的主要区别是什么？
2. 试举出至少三份 IEC 专用安全要求标准。
3. 试列举电气设备所涉及的安全门类。
4. 无源医疗器械质量检验和评价的技术路线是什么？
5. 原材料质量控制的指标有哪些？
6. 高分子材料的添加剂有哪些？
7. 金属材料的理化检测指标有哪些？
8. 产品和生产过程验证的指标有哪些？
9. 医疗器械终产品出厂检验项目有哪些？
10. 无源医疗器械生物学试验的项目和意义？
11. 高分子材料中确认的毒性物质有哪些？
12. 定量检验体外诊断产品的主要评价指标有哪些？定性检验体外诊断产品的主要评价指标主要有哪些？
13. 反映测量精密度的统计量有哪些？
14. 如何理解定性检验的临界值。

第二章

医用电气设备及医用电气系统安全性要求与检测

第一节　医用电气设备的基本概念与质量要求

学习要点

掌握医用电气设备的概念。
熟悉医用电气设备的质量要求。
了解医用电气设备的危险来源、安全防护原则以及防护措施。

医用电气设备的出现，大大丰富了人类的医疗手段。随着电子、生物、材料和医学等科技的进步，医用电气设备的应用范围越来越广，它能够实现：①对疾病的预防、诊断、治疗、监护和缓解；②对损伤或残疾者进行补偿或缓解伤痛等；③对解剖或生理过程的研究、替代或调节；④对妊娠进行监护或控制。医用电气设备提升了我们的健康水平，我们应该感激。然而，很多人看到的只是医用电气设备得益方面，却没有看到医用电气设备在实现医疗功能的同时，会附带一些潜在的危害，这些危害甚至是灾难性的，医用电气设备的安全性已经越来越引起人们的高度重视。

一、医用电气设备的基本概念

医用电气设备是与某一专门供电网有不多于一个的连接，对在医疗监督下的患者进行诊断、治疗或监护，与患者有身体的或电气的接触，和（或）向患者传送或取得能量，和（或）检测这些所传送或取得的能量的电气设备。医用电气设备包括那些由制造商指定的，能使设备正常使用所必需的附件。

医用电气设备范围极广，小如助听器，大到直线加速器等形式各不相同，同时涉及多个应用学科，包括电子、计算机、机电、材料、通讯、卫生、生物等各个学科，医疗方法的多样性造就了医用电气设备的安全防护质量要求的复杂性。同时，其应用对象于体质上属弱势群体，更需要提高医用电气设备的安全防护质量要求。综合各方面信息，要实现医疗的安全，必须实现：①设备自身能提供充分安全；②使用者能正确使用设备，即人是符合安全要求；③设备使用场所环境能保障设备的安全使用。这些就涉及人员培训和提示、电击防护、机械危险防护、辐射危险防护、超温防护、结构安全、生物材料的兼容性、软件系统和功能安全等。

安全是指远离危险或者风险。根据这一理念，安全是绝对性的，因为人员完全远离了可能导致损害的条件和环境。例如医院用的X射线机会使人受到辐照的危害，但患者在家里，没有暴露于X射线所能达到的环境中，对X射线辐射的防护自然实现了安全。现实的情况中，患者、操作者和医用电气设备极可能在同一个环境下，达不到绝对安全所要求的远离危险。所以，安全通常是指远离令人难以接受的风险。在医用电气设备的安全理念中，“安全”是指在由于设计或者使用不恰当，或者设备出现故障而产生的，对患者、操作者、设备或者环境造成的物理损害条件下，与“直接”风险相关的“基本”安全。即有风险，但在人的认知能力范围内，经过评价，认为危险概率和严重度的乘积小到可以接受的程度，收益大于伤害，这就是医用电气设备安全的准则。

（一）危险来源

要实现医用电气设备的安全，应知道其危险源来自哪里？从源头采取措施，才能实现最根本的安全。

1. 危险成因 影响医用电气设备安全的因素有许多，主要可以概括为：

（1）医用电气设备在设计之始未能进行充分论证，以及未采取积极的防范措施来避免危险的发生，以致达不到基本安全防护的要求。

（2）在开始进行医用电气设备生产之前，未对包括硬件和软件在内设计的有效性进行充分评估。

（3）在医用电气设备生产过程中，未能保障良好的加工工艺有效实施。

（4）操作者对医用电气设备原理及其使用方法的了解程度不足，操作者的了解可能取决于培训、设备标识和制造商提供的随机文件。

（5）未能充分考虑医用电气设备附件的兼容性。

（6）医用电气设备电源的连接情况出现意外，例如Ⅰ类设备使用了德国标准的电源插头，使设备不能与保护接地系统连接。

（7）医用电气设备预防性维修未能有效实施，例如不按计划进行周期检查等。

（8）医用电气设备维修过程中使用了规定之外的零部件等情况，例如Y_1电容使用X电容进行替代，降低了绝缘等级。

上述危险成因贯穿设备的论证、设计、评估、生产和使用各环节，所以，医用电气设备需要靠每一个环节都实现安全才能实现有效的安全防护。

2. 情景举例 医用电气设备的类别众多，功能和结构千差万别，以下举例说明医用电气设备产生的较为常见的一些危险。

（1）医用电气设备出现零部件故障 例如：①漏电过大、爆炸、零部件飞脱；②由于设备功能异常、泄漏或者暴露时间过长而导致的电离或非电离辐射过量；③接触表面温度过高，发生燃烧；④在正常和故障条件下，出现了机械故障。

（2）医用电气设备使用了易燃材料，由于该材料被点燃而发生火灾或者爆炸。

（3）医用电气设备的不正确安装 例如：①Ⅰ类结构的医用电气设备未能充分保护接地；②存在可导致危险的粗糙表面、锐边、尖角；③物理状态不稳定。

（4）医用电气设备的选择不正确 例如进行心内手术时，使用了BF型或者B型应用部分的医用电气设备。

（5）医用电气设备的使用方法不正确 例如在使用植入式心脏除颤器的过程中，选择了不正确的能量测量装。

（6）医用电气设备执行预期功能时出现故障 例如呼吸机出现患者通气故障，呼吸暂停，监测器出现报警故障等。

（7）性能参数不准确 例如婴儿培养箱温度高于设定值、生理参数测量不准确。

（8）在正常工作需要提供能量的情况下 例如：①心脏除颤器或者高频手术设备产生了漏电，或非预期的功能电流流过患者或者操作员等；②患者或操作者暴露在非预期辐射环境下，患者和操作者根本没有能力感知到这些危险的存在。

（9）电磁干扰 例如心电图机的显示器受到高频手术设备的干扰，显示器产生的强磁场对附近的医用电气设备产生干扰。

（10）产生腐蚀性、有毒或者灼热的液体或者气体，或者接触到可导致生物学危害的材料。

（11）暴露于由于使用医用电气设备而接触到的材料和副产品面前 例如暴露在核医疗所使用的放射性材料面前。

（二）安全防护原则

设备从开始使用到报废的长时间里，要实现其安全，是系统的问题，通常需要整体考虑制造商和使用者所采取的措施，包括：①如果可能，规定能消除、减小危险或对危险进行防护的设计原则；②如果实行以上原则将削弱设备的功能，那么应使用独立于设备的防护措施，例如安装要求等；③如果上述方案均不可行，那么应对残留的危险采取标识和说明的措施。在使用某些医用电气设备或者进行某些手术的过程中，要求操作者了解有关注意事项要求的特殊措施，例如，在进行血液透析治疗时，中心静脉插管要求血液透析装置附加保护接地措施的说明。

为了获得全面的安全效果，应该在上述每个领域中考虑是否都需要提供充分的安全保障。

（三）主要防护措施

安全防护的措施很多，可以采取以下的一些防护理念来实施，排前的优先选择。

1. 避免危险源的存在 在安全防护设计当中，避免危险源的存在是实现安全的最好方式。例如使用真空加速电子来显示的显示器，会产生X射线辐射，为了避免辐射的出现，可以采用液晶显示，这是一种有效的避免危险源的设计方法。

2. 危险源的存在不可避免，但应采用有效防护措施 在技术或经济等因素的制约下，危险源的出现不可避免，只能把危险源进行有效隔离。

（1）对危险电压的防护 图2－1－1中，对使用了危险电压的部件，应使用双重防护措施进行隔离，其中一层为基本绝缘，一层为辅助绝缘，即便出现一层防护层受损，还有一防护层来实现安全。

图2－1－1 危险电压标志

电击防护类型见表2－1－1。

表2－1－1　电击防护类型

防护类型	防护能力（层）	注释
功能接地	0	作参考电位部件用，不实现电气安全防护
保护接地	1	通过保护接地的低阻抗特性实现瞬间大电流来切断保护导体，从而实现电源供应的中断
功能绝缘	0	为实现功能目的而需要的绝缘，例如变压器绕组铜丝上的绝缘漆，绝缘能力<基本绝缘
相反极性	1	熔断器之前的网电源电路绝缘
基本绝缘	1	在正常状态下使用，带电部分对电击起基本防护作用的绝缘
辅助绝缘	1	当基本绝缘失效时由辅助绝缘来提供对电击的防护，绝缘能力高于基本绝缘
双重绝缘	2	基本绝缘 + 辅助绝缘
加强绝缘	2	单层防护 = 双重

（2）对高温部件的防护（图2－1－2）　在正常工作条件下可能导致高温的部件，可以使用如下的一些来实现防护：①使用隔离措施来避免触及零部件产生的高温；②避免使温度高于引燃点；③如果不可避免触及高温部件，提供警告标识来告诫使用人员。

图2－1－2　使用隔离措施避免触及高温部件

（3）对危险带电部件的电流限制　图2－1－3中，对于一些可能触及的部件，其电流可以用高阻抗组合进行限制，但要实现即使在某个阻抗出现短路的情况下也不会产生任何危险。

3. 在接触危险源之前切断能量的来源　某些部件，因技术能力或实际情况的需要，不可避免会触及某些危险源，那么就应采取措施，实现在接触到危险源前中断能量的来源。例如使用紫外线来进行消毒的生物工作台，操作人员由于防护罩的保护，不会暴露于紫外线的辐射环境中，人员是安全的；在使用过程中，样品的进出，防护罩会被打开，人员就暴露于紫外线的辐射中。这就需要有相应的联锁机构，在门、盖被打开之前，切断紫外线灯的电源。

4. 限制危险源的能量和接触时间　对于某些部件，可以用限制能量或接触时间的方式来实现安全。很多情况下，最终导致的危害由能量来决定，能量的高低和时间呈正比，当接触到的部件能量低到不足以使人产生生理效应时，就实现了安全，例如下图2－1－4。

图2－1－3　能量限制

图2－1－4　人触及到的设备外壳的湿度与隔离电压值

图2－1－4左边表示人能触及到的设备外壳不超过50℃，当人的皮肤触及设备的任何材料不超过55℃时，短时接触不会产生生理效应；右边表示人接触到隔离低压电

时，由于电压较低，而且和大地不成回路，即使触摸到也不会导致危险。

5. 使用警示性标记 对于仅允许专业人员维护的特殊情况下，由于这些专业人员受到过专业的培训，有一定的自我防护意识及专业技术知识，对于能触摸的危险部件的防护可以适当放宽要求，但至少应采取一层防护措施，前提是即使产生了危险也不会造成永久性伤残情况的出现。

另外，由于技术和经济因素不能实现的安全防护，可以提供明确的警示来满足安全需要，就如给路人一个明确的指示（图2-1-5）。

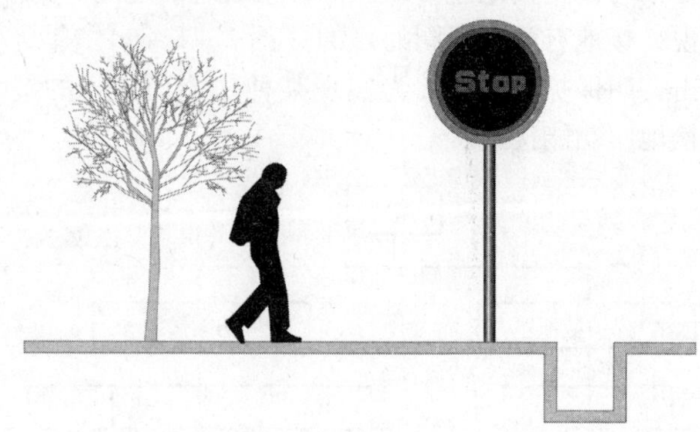

图2-1-5 警示示意

图2-1-5中，路上有一个大坑，暂时没有能力去填充或建立防护栏的时候，至少应给出一个警示，让人绕路走。

使用警示性标记可参考IEC60417-1中的相关标记。

二、医用电气设备的质量要求

（一）标记和随机文件

标记和随机文件是设备的重要组成部分。标记对操作者和维护人能起到指示和警示等作用，而随机文件则能对设备全方位进行介绍。

1. 标记 标记对医用电气设备的合理使用和安全来说是非常重要的。因此，在设备上使用一些经过国际协调的、能表达共同信息的或特殊信息的标记，作为设备上或包装上的一部分，可以对使用人员提供信息。尤其是图形信息，可以超越语言准确性的障碍，达到统一的要求。对于一些特殊的信息，没有通用的国际符号，制造商可以根据需要进行创造及定义。

2. 随机文件 欧盟、美国关于医疗设备不良事件的统计中，超过60%不良事件是由于操作错误与培训不足导致，操作错误及培训不足的根源在于随机文件要求的齐全性及可读性。关于安全的相关部分，随机文件至少提及以下内容：①制造商或进口商的全名及地址；②产品型号；③使用目的；④产品的相关分类；⑤所有符号及警告说明的描述；⑥所有控制装置及符号的描述；⑦设备附件；⑧信号输入/输出端口相关信息的描述；⑨特定电源的描述；⑩电池的种类及使用方式；⑪与患者接触部件的清洗/消毒和灭菌要求；⑫所有治疗模式和功能要求；⑬有关设备运行的所有特性参数（环境要求）；⑭安装和保养方面的资料；⑮示意性的图表和元器件清单，或者是获得它们的途径；⑯仅由授权人员才能维护设备时，可不向使用者提供技术说明书。

注：这些要求仅仅为 GB9706.1 中的要求，使用说明术还应符合相关标准和法规的要求。

（二）接地

“地”是电气工程中的电位参考点（常作为零电位）。“接地”是在系统中提供一个零电位的基础上为电路或系统与“地”之间建立一个低阻抗通路。接地在电气工程学发展的初级阶段是指与真正大地连接以提供雷击放电的通路。

对电气设备来说，接地有两种不同的目的（图 2－1－6）：①为实现电气安全防护的接地，例如防电击，叫保护接地；②为实现某种功能而进行的接地，例如减少电磁干扰，这种目的的接地叫功能接地。

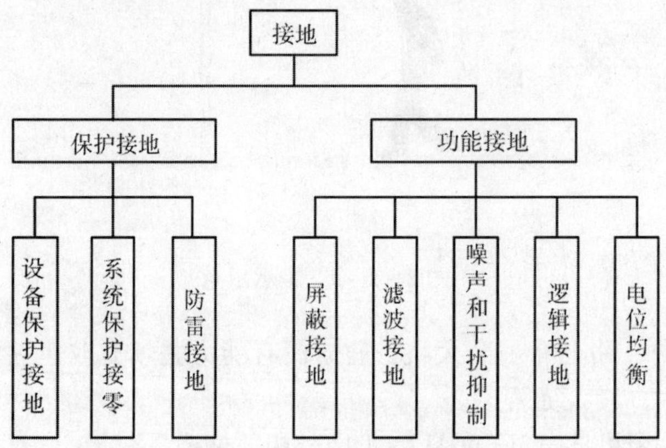

图 2－1－6 接地的分类

1. 设备保护接地 保护接地是为了实现防电击目的而把可触及的导体部件与建筑物接地系统或大地相导通的一种系统结构。当电气设备绝缘损坏或产生漏电流时，保护接地能引起所配置的过流保护装置切断发生故障部分的供电，使人接触到外露的可导电部件时能免受到电击危险。另外保护接地还能将静电荷导入大地，防止由于静电荷的积聚造成对设备或人员的伤害。

在图 2－1－7 中，所用的医用电气设备为使用网电源的单相 I 类设备，图 2－1－7 保护接地示意图的等效电路图见图 2－1－8。

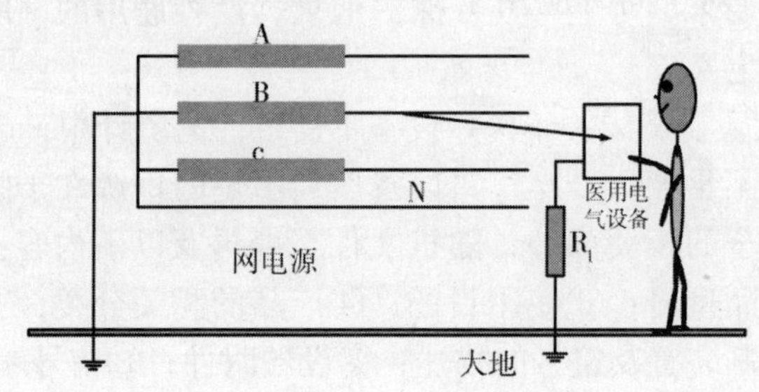

图 2－1－7 保护接地示意

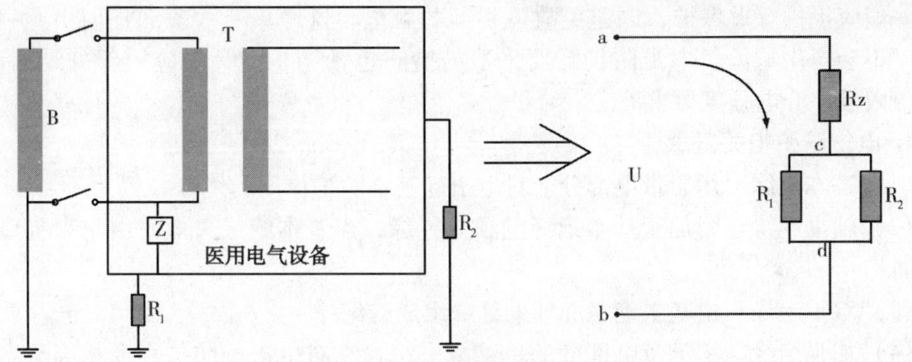

图 2-1-8 保护接地等效电路

B. 网电源 T. 医用电气设备网电源部分 Z. 设备电源和保护接地外壳之间的绝缘网络

R1. 保护接地阻抗 R2. 人体等效阻抗 Rz. 设备电源和保护接地外壳之间的绝缘阻抗

在保护接地等效电路的图 2-1-8 中，由于 Z 的绝缘阻抗需满足基本绝缘的需要，至少要达到 0.5MΩ；正常情况下外壳能接触到的电流为毫安级以下，人体阻抗是保护接地阻抗的万倍以上，即流过人体电流在微安级以下。

当出现单一故障情况时，假设 Rz 被绝缘击穿，绝缘完全失效，由于 a-b 之间的阻抗只有 0.1Ω，能够产生极大的电流，这个电流会导致电路中的过流保护器动作，切断电源供应，从而实现电击安全防护。在保护接地系统中出现了故障电流，不论接触电压大小，切断过流保护装置的时间不能超过 5s。

从上分析可知，保护接地理论上能起到对人的防电击作用。

2. 功能接地 功能接地是为了实现电气设备正常运行的接地，主要作用包括以下几种。

（1）屏蔽接地 为减少电磁信号的干扰或抑制干扰信号往外传播，避免电子设备受到骚扰，所使用的隔离或屏蔽措施。

（2）滤波接地 为了实现对电源电路和信号电路的清除杂波作用，滤波器的旁路接地。

（3）噪声和干扰抑制 为实现对内部噪声或干扰信号提供最低阻抗通道，在设备进行多点与功能地相连。

（4）逻辑接地 为了得到一个稳定的参考电位，将设备中的合适金属部件作为“逻辑地”，一般采用金属底板等大面积金属部件作为“逻辑地”。

（5）电位均衡 对于同时应用于同一个系统，例如同时作用于患者身上时，不同的设备其电位差会有不同。通常情况下，这些不同电位差所产生的电流不足以造成电击危害，但对于一些采集低信号的设备，例如心电图机，这些电位差会影响采集信号的质量。为了减少这些干扰，需要在不同设备之间实现统一的电位，这就是电位均衡。

（三）电击防护

触电是由于电流通过人体而造成的。毫安级的电流就能在健康人体内产生反应，对于虚弱的患者或者直接通过心脏部位的电流，微安级的电流亦可能造成伤害。在特定条件下，低于特定限值的电流被认为不会产生危害。为了对可以接触或操作的部件上有可能出现的较高电流提供防护，应将这样的部件接地或充分绝缘。对可触及的部件，一般应提供双重保护，以避免故障引起的触电，这样单一故障和任何由此引起的故障都不会产生危险。电击防护需要采取的措施包括结构设计、应用部分结构设计、漏电流限制、介电强度要求等。

1. 电击防护相关概念

（1）基本绝缘　用于带电部分上对电击起基本防护作用的绝缘。

（2）辅助绝缘　附加于基本绝缘的独立绝缘，当基本绝缘失效时由它来提供对电击的防护。

（3）双重绝缘　由基本绝缘和辅助绝缘组成的绝缘。

（4）加强绝缘　用于带电部分的单绝缘系统，它对电击的防护程度相当于本标准规定条件下的双重绝缘。

2. 防电击类型分类　医用电气设备根据产品自身特殊的应用对象和使用环境，防电击类型分类有Ⅰ类、Ⅱ类和使用电池的内部电源类。

（1）Ⅰ类设备　Ⅰ类设备结构对电击的防护不仅依靠基本绝缘，而且还提供了与固定布线的保护接地导线设施连接的附加安全预防措施，使设备在可触及金属部分即使在基本绝缘失效时也不会带电，即使用基本绝缘＋保护接地＝双重防护 来实现安全防护（图2－1－9）。

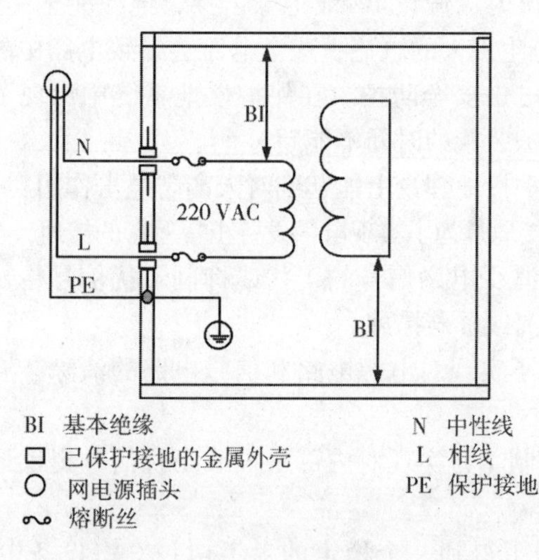

图2－1－9　Ⅰ类设备结构示意

（2）Ⅱ类设备　Ⅱ类设备对电击的防护不仅依靠基本绝缘，而且还有如双重绝缘或加强绝缘那样的附加安全防护措施，但没有保护接地措施，也不依赖于安装条件的设备，即设备的结构为基本绝缘＋辅助绝缘，或者使用加强绝缘来实现（图2－1－10）。

图2－1－10中，设备的所有危险带电部件均被外壳严密地防护着，带电部件和外壳之间的爬电距离和电气间隙能达到双重绝缘或加强绝缘的要求。在基本绝缘失效的时侯，辅助绝缘能提供有效的电击防护能力，所以，在非极端的情况下，设备的外壳不存在接触到危险带电的情况，也就是人受到电击的概率非常低。

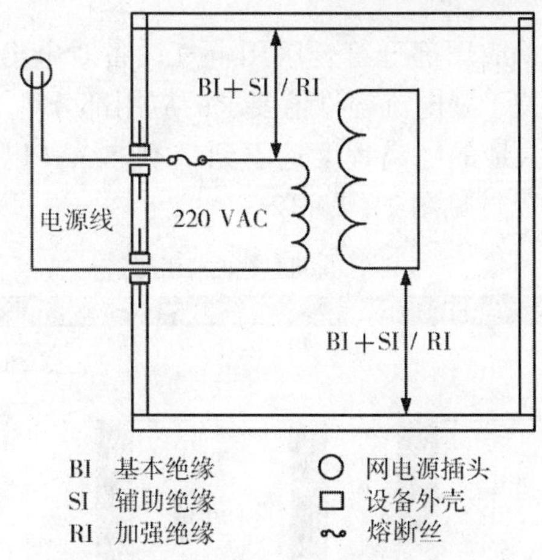

图 2－1－10 Ⅱ类设备电气结构

（3）内部电源类设备 内部电源类设备的防触电保护依靠安全特低电压（SELV）供电，且设备内可能出现的电压不会高于安全特低电压值。内部电源类设备不能够与保护接地系统相连接，除非因为其他原因（非保护自身，例如为满足功能需要），所采用的保护接地手段不会导致内部电源类设备的安全受到损害。

注：保护接地系统可能为内部电源类设备带来风险，例如保护接地引来干扰信号，保护接地系统中的漏电流导到设备的外壳。

3. 应用部分防电击程度的分类 医用电气设备作用于患者时，可能会与人体产生接触，由于与人体接触的部位及接触的程度不同，其可能带来的危害也有很大的差异。为了建立一个简单的、统一的标准来区别应用部分对电击危害的防护能力，引进了应用部分防电击程度的分类方法。

一些非接触式的医用电气设备，例如光学成像和红外热疗等，患者可以在距离设备较远处进行信息和能量传输，这种非接触式的可以认为不具有应用部分。

如图 2－1－11 所示，应用部分为使用中需要与人体接触的部分和很有可能触及的部分，为了区分应用部分和可能被触及的外壳部分，需要对这些部件进行风险分析，认为患者不一定需要触及，或触及的频率和时间远低于操作者的，可以认为是设备的外壳部件，反之为应用部分。

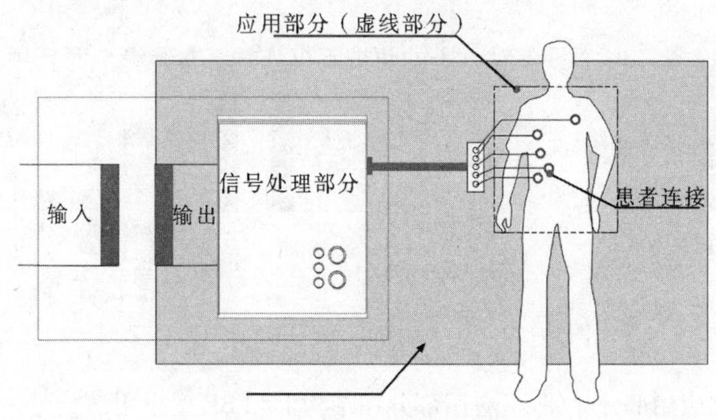

图 2－1－11 应用部分示意

（1）B 型应用部分 应用部分符合医用电气设备对电击防护能力的要求，即具有双重防护措施，尤其是关于漏电流容许值要求的应用部分。

具有保护接地或与大地的隔离程度达不到基本绝缘（以网电源为基准）的应用部分均可看作 B 型应用部分，见图 2－1－12。

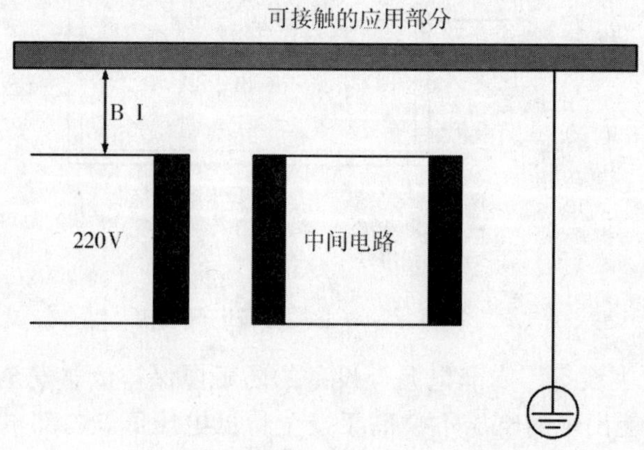

图 2－1－12 B 型应用部分结构示意

图 2－1－12 所适用的例子有Ⅰ类电动病床，当金属床架全部采用保护接地结构时，其应用部分的防电击类型应为 B 型应用部分。

注：B 型应用部分不适合用于心脏部位，也不适合用于有信号或能量传输的应用部分。

（2）BF 型应用部分 应用部分对电击防护能力和漏电流的允许值均不低于 B 型应用部分，而且应用部分和其他带电电路及大地进行 F 型浮动隔离。

BF 型应用部分和 B 型应用部分主要的区别在于进行了 F 型浮动隔离，而且与网电压电路进行了双重绝缘。F 型浮动隔离是指与设备其他部分相隔离的应用部分，其绝缘应达到，当来自外部的非预期电压与患者相连并因此施加于应用部分与地之间时，通过其间的电流不超过单一故障状态时的患者漏电流的容许值，见图 2－1－13。

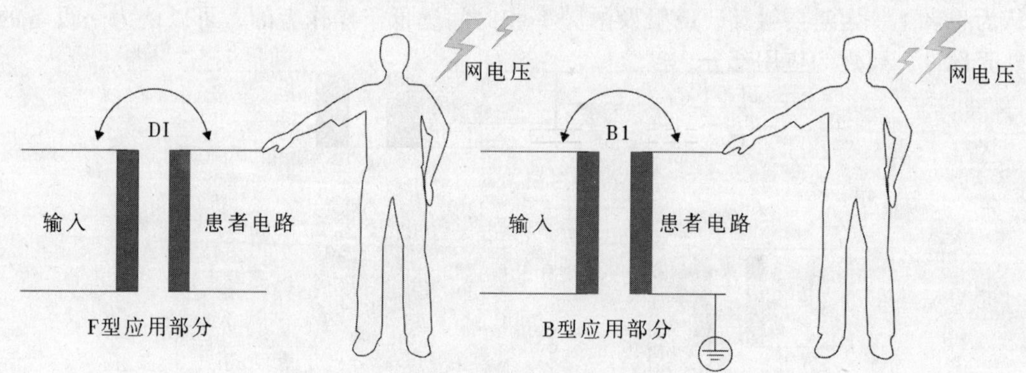

图 2－1－13 F 型和 B 型应用部分电路示意

（3）CF 型应用部分 CF 型应用部分在结构上和 BF 型应用部分是一致的，由于其可以直接接触到心脏部位，要求能够提供更高防电击程度等级，例如容许流过心脏部位的交流漏电流为 BF 应用部分的 1/10。

4. 漏电流 人体的体液富含电解质，是良好的导电性物质，当人体构成电路中的一部分时，电流就会通过人体，引起人身的电击危险。例如电流流过人体肌肉时会使人觉得全身发热、发麻，肌肉发生不由自主的抽搐，触电时间长时甚至会失去知觉；如果电流经过心脏，将使触电者的心脏、呼吸功能和神经系统受伤，导致心脏停跳和呼吸停止等效应，从而导致死亡。一些高频率的电流，因为其特性，虽然不会危害人体心脏等部位，但会对人体出现电灼伤现象，造成人体表面皮肤的局部烧伤。并不是所有电流都会造成严重后果，电流的强度、频率、作用时间、流过部位、电极的接触面积和人的体质（如湿润度、压力和温度）等不同所造成的后果亦大不相同。

根据漏电流的流经途径和作用形式的不同，可分为对地漏电流、接触电流和患者流电流三种形式。由于医用电气设备的特殊性，患者同时接触到多个应用部分时，在应用部分间形成一个电流回路，这个电流不属于漏电流，这里叫患者辅助电流。

（1）对地漏电流　对地漏电流是经接地导线流向大地的电流，人触及保护接地的部件，因人的阻抗远大于保护接地阻抗，漏电流不会流过人体，所以不会使人受到电击的危险，为何对地漏电流在安全方面还是那么重要呢?

确实，对地漏电流与上面所说的摆脱电流、感知电流和电灼伤关系不大，但它同样会引起极大的伤害，使患者的诊断或治疗陷入困境。IEC60364 - 7 - 710 建筑物电气装置医疗场所的特殊要求里规定：在医疗场所中，额定电流不大于 30A 的终端回路，应采用最大剩余动作电流为 30mA 的剩余电流动作保护器作为附加防护。假设某个终端医疗场所有 10 台设备在工作，只要一台设备因故障使对地漏电流超过 30mA，就会导致剩余电流动作保护器动作。后果是整个医疗场所的所有设备因为供电中断而停止工作，在做身体检查的检查不下去了，在做心脏手术的设备停止工作了，如此等等，扰乱了正常的医疗秩序。医护人员很可能因突而其来的事件而失去冷静的判断，患者更可能因此失去生命。

对地漏电流的形成（图 2 - 1 - 14）。图 2 - 1 - 14 中的 Y_1 和 Y_2 表示滤波电容，C_1 和 C_2 表示分布电容。

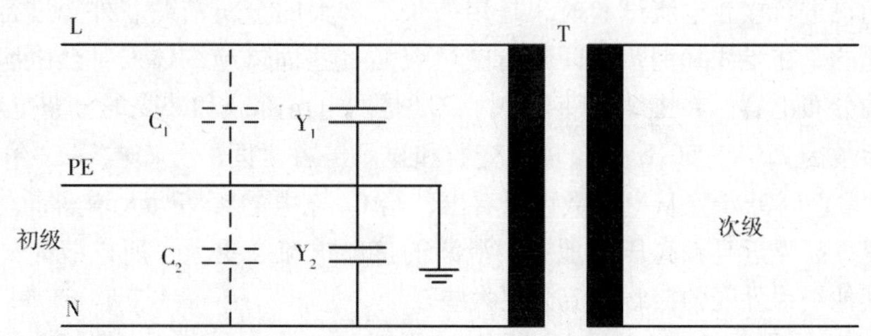

图 2 - 1 - 14　对地漏电流的等效电路

在设备通电的时候，相线 L 和保护接地线 PE 之间存在着电压差，这个电压是一个按正弦波形式周期变化的电压，中性线 N 与地线 PE 之间的电压差为零，反相时的情况即相反。根据公式，其中 $C = C_1 + Y_1$ 或 $C = C_2 + Y_2$ 的大者，可以计算出电流来。电网的频率是相对固定的，为了减少漏电流，只能把电容量降下来。为了同时满足对地漏电流和电磁兼容能力的要求，在符合对地漏电流限值的情况下尽量把 Y 电容的值取得更大。

（2）接触电流　顾名思义，就是在设备正常使用的情况下，从设备能触及的部件（应用部分另作要求）所产生的电流经外部导电连接（即患者或操作者）而不是保护接地流入大地或其他能触及的部件的电流，或经操作者到患者身上甚至心腔内。其风险根据以下考虑：①接触电流主要接触的人员为操作者或其他相关人员，CF 型、BF 型和 B 型应用部分的设备对操作者来说，风险是一样的，所以接触电流要求一样；②接触的部位主要是手，接触时间不会太长；③患者意外接触的概率不大，即使接触，时间也会很短，接触部位为皮肤或隔着衣物的接触；④可能出现电流从操作者流向患者的情况，但概率很小，而且经过操作者的人体阻抗后，电流值会下降。

接触电流也是可以按容性电流来分析，下图 2－1－15 是一个接触电流等效电路图。

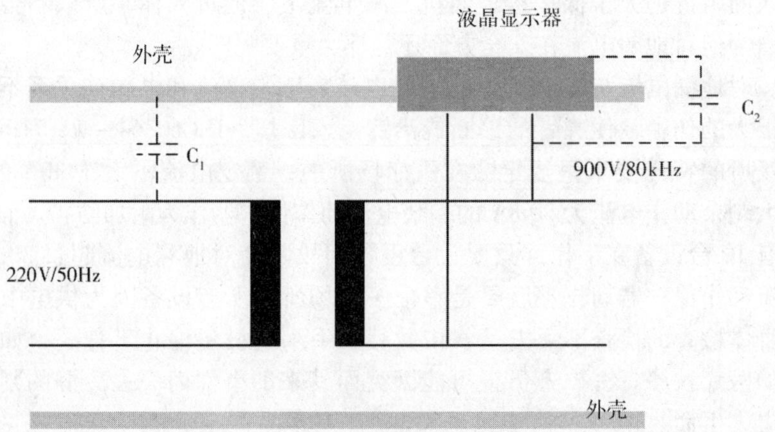

图 2－1－15　接触电流等效电路

我们在进行接触电流试验时，是用一张手掌大的金属箔贴着外壳进行试验的，铜箔是接地的。在导线和铜箔之间隔着空气或是一些固体绝缘体，符合电容的结构，这也是一种分布电容。在图 2－1－15 中，C_1 是网电源部分和外壳的分布电容，给 C_1 充电的电参数为 220V、50Hz。C_2 是逆变器和显示屏幕之间的分布电容，给 C_2 充电的电参数为 900V、80kHz。从电参数可以看出，给 C_2 充电的频率大大增加了。一般设备的接触电流，越靠近高频高压的地方，泄漏的接触电流会更大，所以液晶显示屏的接触电流比其他绝缘外壳的接触电流会更大些。

（3）患者漏电流　患者漏电流是与应用部分相关的电流。应用部分是医用电气设备正常使用时和患者接触的部件，例如进行有创手术或长时间进行监护等设备，患者漏电流的风险性要比接触电流要高。

患者与医用电气设备接触构成回路的途径主要有三种：一是通过设备的应用部分与患者接触构成回路；二是患者无意或有意接触到设备外壳而构成回路；三是操作者

同时接触到设备和患者，操作者和设备都在设备回路中。

患者漏电流按流经途径有两种，一是从患者电路经人体流到大地；二是来自外部的电压从已浮地的患者经应用部分跨过绝缘层到达保护接地（图2－1－16）。图2－1－16a中中间电路和患者电路虽然是隔离的，但因为隔离部分存在的分布电容，在分布电容充放电的时候，使得电容的电流经患者流向大地（患者保护接地是常见现象）。即使患者和大地是隔离的，但患者电路和保护接地线路还是存在着一些分布电容，假如意外情况下，患者碰到一个非直流的电流，这个电流也会有部分通过这个分布电容而流向大地（图2－1－16b）。图2－1－16c表示这样的一种结构，应用部分为达到因治疗或诊断的需要，不可避免地向患者输出一些电流，这种结构的应用部分可以和上一级回路没有隔离，但应用部分的输出端用可靠的限流电阻使输出的电流限值在某个范围以内，这个限流阻抗不能是一个，必须有多个组合，因这种情况下的患者漏电要靠限流阻抗来保证，就必须要求在某一个限流电阻失效的情况下还能把漏电流限制在合理范围之内。

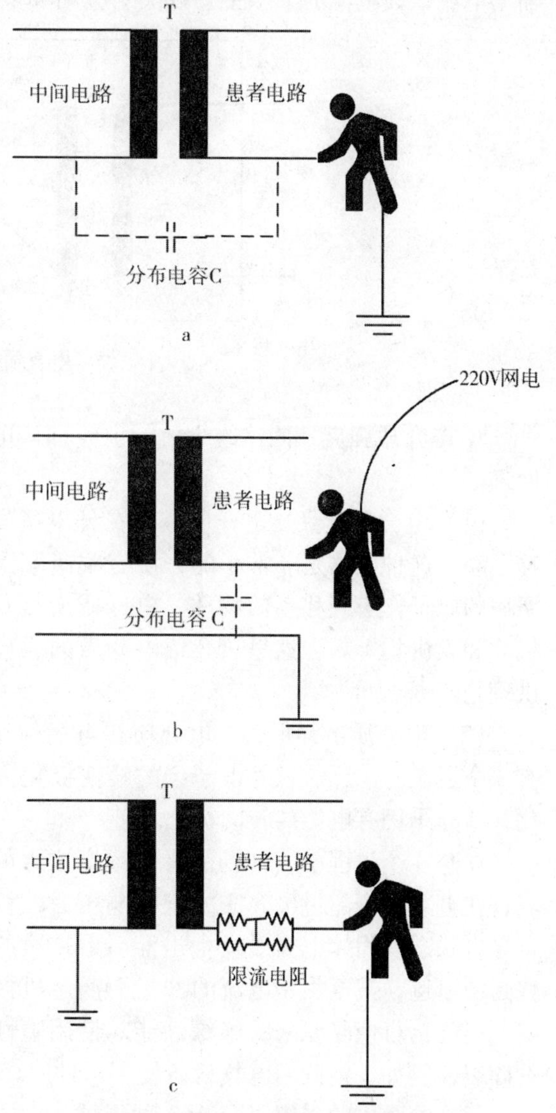

图2－1－16 患者漏电流原理图

a. 患者电路与上级电路的绝缘

b. 患者电路与保护接地的绝缘

c. 限流

（4）患者辅助电流 患者辅助电流是同一设备的不同应用部分同时应用于患者时，应用部分间存在电位差，从而造成电流流过患者，此电流预期不产生生理效应。例如心电图机的呼吸导联，导联间存在数十微安的直流恒流源。患者辅助电流和患者漏电流都是流过患者的电流，其产生的生理效应都是相同的，所以和患者漏电流限值的要求相一致。

前面提到，患者辅助电流是应用于患者身上的同一设备不同患者连接之间的电流，见图2－1－17。

图2－1－17中，患者连接A和患者连接B为同一个应用部分中的不同连接，当A和B之间存在电位差，就有电流从患者身上流过，这个电流如果预期不产生生理效应，例如测量生理参数所需要的电路，即为患者辅助电流。对于不用应用部分之间的患者

辅助电流，其电流的大小主要取决于应用部分之间的隔离程度。

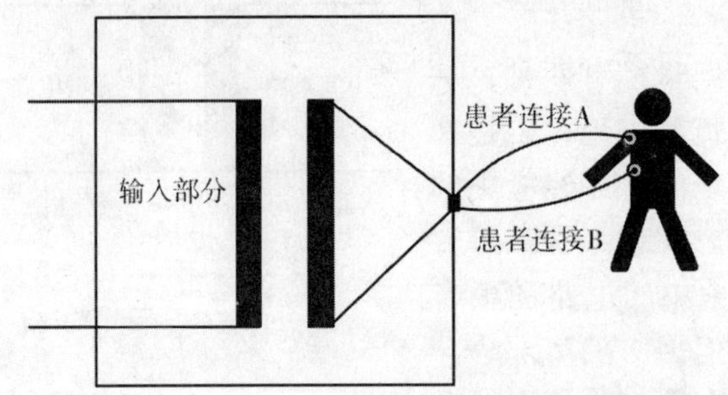

图 2-1-17　患者辅助电流形成示意

5. 电介质强度　固体绝缘材料也叫固体电介质，这里主要介绍固体电介质击穿的原理。

（1）电介质含义　电介质是指在外电场的作用下，电介质中被束缚的电荷产生位移运动，这种位移是非常小的，没有脱离原子范围，不像导体中的自由电子那样脱离所属的原子作宏观移动的物质。电介质所涉及的物质种类很广泛，包括生命物质、有机物和无机物等。在这里只介绍电介质的原理和击穿过程，为我们如何实现电绝缘提供理论依据。

（2）电介质击穿形式　电介质在电场的作用下会产生电极化，电极化的基本过程有 3 个层次：①原子核外电子云的畸变极化；②分子中正、负离子的（相对）位移极化；③分子固有电矩的转向极化。

在这 3 个过程中，电场能级是逐渐增强的，在电介质的内部，会产生不均匀的电场，在电场强度超过电介质的击穿电压后，就会使固体电介质丧失电绝缘能力突变为良导电状态。固体电介质发生击穿后，流过的电流迅速增大，电介质中会出现熔化或烧焦的痕迹，甚至由于电流的冲击而产生机械损伤。固体电介质的这些变化是不可逆的，不能自行恢复原来的绝缘性能。使用脆性材料作为电介质，击穿时常会伴随材料的碎裂，例如一些医用电气设备使用这种原理来实现人体内的微爆破来进行碎石。

固体电介质的击穿可分为 3 种形式：电击穿、热击穿和电化学击穿。同一种电介质中发生何种形式的击穿，取决于不同的外界因素。随着击穿过程中固体电介质材料的物理变化，击穿过程也可以从一种形式转变为另一种形式或同时存在着多种形式。

（3）击穿的影响因素　影响固体电介质击穿电压的主要因素有：电场的不均匀程度，作用电压的种类及施加的时间，温度，固体电介质性能、结构，电压作用次数，机械负荷，受潮等。

（四）机械危险的防护

在医用电气设备中，触电等危险固然重要，但机械性方面所造成的危害却是最常见的，从划破手指到致命等级的伤害都有可能存在，所以机械危险的防护是不能忽视的内容之一。

1. 机械危险的来源　在医用电气设备中，能够造成机械危险的包括运动部件、粗糙的设备表面、锐边及尖角、设备的物理性质不稳定、飞溅物、噪声和振动、断裂的患者支承件和悬挂系统等，这些危险源在防护措施工作不足或出现故障时就会导致相应的危险。按危险源所导致的危害不同表现形式，可以总结出以下的一些不同危害：①固体破碎所造成的危险；②剪切危险；③可能导致的绞缠危险；④设备部件间可能导致的卡、夹危险；⑤摩擦或磨损所导致的危险；⑥高压流体喷射出来导致的危险；⑦飞溅物所导致的危险；⑧设备或设备部件跌落所导致的危险；⑨设备的机械不稳定性所带来的危险；⑩冲击危险；⑪设备的振动和产生的噪声可能会带来的影响。

2. 机械危险防护的理念 机械危险会导致如此多的危害，对其进行防护设计无疑是必要的。在设计制造医用电气设备时，应该有这么一个概念，机械风险不仅仅存在于患者，还应该包括操作者、维护人员和患者家属等其他相关的人员。机械危险的防护途径有多种，例如：①在危险源和人所能达到的位置之间提供充分的空间距离；②把可能出现的机械性危害限制在规定的空间里面；③在人和危险源之间，提供一个机械性或非机械性的屏障来隔离危害；④确保操作者的操控能力来降低机械危险的出现；⑤在控制系统失效时，通过提供独立于控制系统的安全防护措施来达到实现安全。

对危险源逐个进行有效的防护，使总体风险达到可以接受水平，这种方式是有效的。以下是对危险源所可能导致的危害、防护措施和检验等方面进行分析。

3. 运动部件的防护 运动部件所导致的危害是机械性危害中常见的和风险较高的一种，对于有运动部件的医用电气设备，前提要确保在正确的安装、正常使用以及在可以预见到的误操作情况下都不能发生不能接受的风险。例如电动病床的电机运动超程，使电动病床的背板和腿板的角度过小，从而折断患者的腰椎；又如人工心肺机的血泵在高速运转时，打开泵盖时如果没有连锁装置使血泵停转，很容易把人的手指等伸进去的物体碾碎或把衣物拖到血泵的内部，从而导致不可接受的风险。

对运动部件的防护，要考虑多方面的因素，例如防护措施实现的方便性，医用电气设备功能的实现，运动部件的形状、能量和速度以及患者的利益等，在综合评价了这些因素后，才可以得出合理的防护方案。

（1）卡、夹区域 在医用电气设备的机械部件中，部件与部件之间可能存在着一些间隙，当人的手指、脚和头等灵活的肢体伸进这些间隙时，间隙的部件运动会使人的肢体部位受压，从而造成卡、夹等危险。例如对电动病床的床栏等间隙的尺寸作出的严格规定，其目的就是为了限制边栏中或周围的开口不会对患者的身体部位造成卡、夹等风险。

（2）对卡、夹的防护 对卡、夹的防护方式有多种，主要的方式为以下几种。

①限制间隙距离 使用合理的间隙来实现卡、夹的防护，对可能用于不同部位的卡、夹间隙要求，符合这些距离要求的间隙不会对与其接触的人造成危害。

②提供充分的安全距离 在医用电气设备正常使用时或出现合理可预见到的误操作等情况下，操作者、患者和其他人员不会出现在预定以外的位置，不能触及会产生卡、夹的区域。

③提供防护层或保护装置 对可能产生卡、夹区域的防护，可以依靠外壳或保护装置来实现安全防护。这些防护外壳可能是固定安装的，也可能不用工具即可移除，对非固定安装的防护层，需要配备联锁装置，当防护层被移开时，联锁装置会自动停止运动部件的工作。

对使用防护层进行防护时，下面的防护形式是有效的：只有使用工具才能打开防护层；在维修或更换零部件时才需要打开；防护层的刚度和强度等符合外壳的要求。

对卡、夹的区域防护也可以采用其他的保护形式，例如当人或人体部位进入卡、夹的区域前，使用光反馈，设备接收到反馈信号后，立即停止运动。

④设计成连续控制　有些情况下，容易造成卡、夹的区域和人活动区域无法隔离，这种情况下，就需要把运动部件的工作过程完全受操作人员的监控。最简单的方式就是利用瞬时开关等技术来控制设备的运行，如果操作者离开岗位或没有持续控制，设备就不能运动。在科学技术实现不了时，这种把安全寄托于操作者身上的设计也是解决问题的方式之一，当然，对操作者的培训和资格认可是必要的。

某些情况下，偶然的触发或误操作可能会造成很大的危险，为了避免这些风险的产生，可以配合一些控制技术来解决，例如控制需要一个确认过程。

⑤运动部件速度的控制　对可能触及患者和操作者的运动部件的速度进行限制，在身体部位被压紧前有足够的时间离开卡、夹区域。

4. 不稳定性的防护　医用电气设备的机械不稳定性可能会造成设备跌落，危害到操作者、患者或其他人，也可能导致医用电气设备跌落后的基本安全（例如外壳破裂导致触及危险电压和降低了爬电距离等）和基本性能（不能正常开机、输出精度达不到要求或者检测不到正确信号等）达不到要求。不稳定性的防护包括平面放置、受力、脚轮和提拎装置等四方面的要求。

（1）位置的不稳定性　位置的不稳定性包括运输过程中的不稳定性和除运输位置外的不稳定性。

①运输的不稳定性　设备在搬运的过程中，会因为搬运时临时放置的位置存在很多不确定因素，容易导致失衡。

②运输位置外的不稳定性　运输位置外的情况就很多了，例如有医生在使用设备时的位置，有不用时放置的位置，有从一个房间搬到另一个房间时的位置，这些情况我们都需要考虑其可能造成的危害。

（2）与脚轮相关的不稳定性　设备的脚轮是方便人员搬运设备的关键部件，要注意其性能和所带来的安全隐患。设备水平面上运送，除非是需要多人推动的设备，否则推动力过大容易使设备倾倒。

（3）把手和提拎装置　很多医用电气设备装有提拎用的把手等装置，这些装置应该有一定的强度，以免在搬运中把手脱离导致设备坠落，出现摔坏设备甚至摔伤搬运者的脚等意外。

5. 支承和悬挂系统的防护　支承和悬挂系统在使用过程中，因承载的重量非恒定，承载的次数也不能确定，材料老化是必然的，支承患者的系统如发生断裂，会令患者处于不可接受的风险当中。由于支承和悬挂系统的概念很广，并不仅仅只支承患者的台面，总体可包括以下内容。

（1）一个用来悬挂物体的悬挂装置，包括正常使用时承载患者和操作者重量的装置，例如连续性血液净化装置的置换液悬挂装置。

（2）用来悬吊或固定物体的柔性物体，包括绳索、电缆、链条和弹簧等。

（3）用来传动的驱动系统，包括气动或液动执行器、电动机、传动轴等驱动系统的所有部件，例如牙科综合治疗台的电动机传动系统。

（4）支承系统，用来承载物体或人的系统，例如病床和 CT 机的患者放置台等。

上述的部件如果发生断裂等机械故障，会出现危害患者等不可接受的风险，应采用一定强度的设计要求，例如下面提到的一些具体要求：①支承、悬挂和传动机构的符合总负荷和拉伸安全系数要求；②用来悬挂设备附件的装置，要避免不可接受风险的出现；③在设计过程中，要考虑因制造工艺的过度偏移、材料变形、材料断裂、磨损、腐蚀和老化等因素的影响，例如机械加工、装配、焊接、热处理或表面喷涂都会影响到其安全要求。

人的重量相差甚远，部分肥胖的成年人可能会超过 300kg，设备的支承和悬挂系统，考虑到成本和现实因素，能满足多数患者或操作者的需要就可以了。经数据统计，135kg 的额定重量可以覆盖 99% 人群，针对特定人群和专用设备，可以有特殊规定，例如专为儿童设计的设备，可以降低支承或悬挂的强度要求；预期长期负载重量的，则应要求有更高的强度系数，例如电动病床的额定负载为规定 175kg 等。

6. 其他机械危险的防护

（1）与设备表面相关的防护　与设备表面相关的危险主要来自设备表面的粗糙度、锐边和尖角造成的对皮肤的磨、割伤或刺伤等。对粗糙度、锐边和尖角的要求和检验都比较主观，对存在争议的锐边可以使用利边测试仪进行检验，试验方法可以参考 UL1439 标准。医用电气设备要求在专业人员或受培训后的人员使用，发生这样的风险较低，这里不进行详细讨论。

注：对设备表面相关危险的防护，儿童玩具产品要求相对完善，因为这些不光滑的表面很容易刺破没有防护意识的幼儿皮肤。

（2）飞溅物的防护　设备的飞溅物可以是设备高速运转的物料，也可以是设备部件的碎片，例如炸裂的真空显像管的碎片，脱离限制的机械弹簧，喷射出来的高压气体，高速旋转的飞轮或爆炸的锂电池等都是飞溅物，这些情况如果产生，危害的程度会非常高。

对这些飞溅物的防护主要参考其飞溅出来的概率和危害程度。保护方式多用外壳防护、隔离或在电路设计上实现，例如对锂电池的防爆，可以采取冗余电路来实现。

（3）噪声与振动　噪声很少会导致不良的医疗事故，但并不意味着噪声就属于细枝末节的问题，强度过高的噪声会使人感觉到疲劳，干扰了医、患之间的信息交流，高强度的噪声也会损害人的听力等。

医疗设备中，直接会损害人的听力的并不多见，在国际上通用的看法是，只有 85dB（A）以上的噪声才会导致听力上器质性的损伤，而且前提还需要长时间暴露噪声之中，医疗设备较高噪声的例子有磁共振的扫描声和碎石机的冲击声等。

与患者处于同一环境的，而且每次治疗时间较长的设备，特别需要关注噪声问题。例如夜间血液净化设备，患者需要睡眠的，但设备的电磁阀的开、关声不断，频率和声压级都很高，会导致患者睡眠质量差甚至神经衰弱。与血液相关的病好转了，但导致了神经衰弱，这是需要极其关注的。另外，噪声不能掩盖了报警的声音，使医护人员不能清晰地听到报警声，没有及时处理出现的故障，从而导致危险的产生。

考虑到患者因素，IEC 标准推荐不超过 80dB(A) 的噪声是可以接受的。长期与患者共处的设备，应有更好的静音环境。

对噪声的防护措施可以采用耦合更好的器件，尽量避免机械冲击和摩擦；使用吸音材料进行屏蔽等。

（五）超温防护

设备部件超温会导致较高的危害，主要的危害有以下几个方面：①设备能触及的表面温度过高会灼伤人体组织或使操作者感到不适；②加速绝缘体老化，降低电气绝缘能力；③超过材料的燃点，导致冒毒烟或着火；④超过元件规定的工作温度（例如CPU，温度过高会导致失控或者死机），从而产生不可接受的风险。

1. 设备表面超温 医用电气设备通电运行时，设备表面可能会产生比常温更高的温度，当人员接触到这些热表面时，就存在着烧伤的危险。这些接触可能是有意识的，例如设备的操作人员操控设备；也可能是无意识的，例如应用部分作用于失去知觉后的患者。在医用电气设备中，因患者无意识而导致烧伤的风险，远高于有意识触及设备外表面而出现的风险。

为了评价设备热表面所引起烧伤的危险，应了解人体皮肤与热表面接触时所导致烧伤的生理因素，主要的因素有以下几点：①设备表面的温度；②与皮肤接触表面的材料；③皮肤与热表面接触的时间；④其他因素，接触点的皮肤厚度、皮肤表面的湿度（出汗）、皮肤的沾染物（例如润滑油）和接触力等。

（1）外壳和控制部件的超温 外壳和控制部件的温度限制主要是为保护医护人员有意识或无意识的接触，这些人员都是健康的成年人。对于无意识的触及，一般接触时间小于1s，热传导充分性不高，允许的接触的温度点可以稍高；对于有意识的接触，例如操控部件，接触时间较长，一般认为，有意识接触的时间应大于4s，温度要求稍严格一些。根据热传导性的理念，金属、玻璃和塑料的差异性很大，其在短时的接触需要考虑热传导因素。

（2）应用部分的超温 应用部分是外壳部分的一种特殊形式，因为其接触的是患者。当接触时间、接触部位和接触材料与外壳一样时，温度限值应与外壳一致。但由于功能需要，应用部分与患者接触的时间是长期的，即使较低的温度也能导致低温烫伤的可能。

2. 设备内部部件超温 设备内部部件温升过高，会导致设备的电气性能、机械性能、运行可靠性和使用寿命降低，甚至会引起爆炸或火灾等灾难性的风险。

（1）电源线组件超温 电源线在导电过程中，不可避免会产生热量，这些热量会加速导线的绝缘材料老化。为了避免导线的绝缘材料由于超温而导致老化，对其进行了温度限制。①设备电源输入插口的插脚，由于其接触面积及接触程度的原因，会产生较高的温升，但不能超过65℃。②电源软电线在使用过程中，很可能会被弯曲或有可能弯曲的，其绝缘表面温度不能超过60℃，因为在弯曲动作和热化学的双重作用下，绝缘材料破裂的概率增大。③电源软电线在使用过程中，造成弯曲或有弯曲的可能性很小时，其绝缘表面温度可以适当放宽，但不能超过75℃。④医用电气设备的外部具有温度较高的部件时，如果电源线可能触及，即电源线绝缘材料的耐热性应不低于发热部件的温度。

综合上述因素，在选取电源线时，其绝缘材料的耐热性是必须考虑的问题之一。

现在的电源线多使用聚四氟乙烯－乙烯共聚物作为绝缘材料，它具有良好的高低温特性，高弯折寿命，强的介电强度和良好的抗辐射性等。而硅橡胶在低温情况下具有优异的柔软性以及优异的高压电晕阻抗能力，但承受高温能力不足，通不过燃烧试验。

(2) 电源变压器超温　电源变压器是设备电源部分中的关键部件，设备整体的安全性很大程度需要电源变压器来保证，其温升是体现电源变压器安全性能的主要指标之一。

变压器由绕组、铁芯和绝缘材料组成。工作中的变压器铁芯在交变磁场会产生铁损，绕组在通电后会产生铜损，加上其他的一些功率损耗，使得变压器发热量较高。这些热量长期作用于绕组间和绕组与铁芯的绝缘材料时，其热化学作用逐渐使其老化，降低绝缘性能。当出现短路或过载等情况时，变压器高温会在较短时间内完全破坏绝缘材料，从而产生不可接受的风险。

(3) 其他部件的超温　在设备当中，还会存在很多会产生高温的部件，选择一些比较典型的部件进行描述。

①电解电容　电解电容由于较其他型式的电容器具有电容量大，单位体积电容量大，价格便宜，酸化皮膜具有自身修复等特点，是电气设备中常见的电器元件。其结构见图2－1－18。

电解电容在工作过程中，由于温度升高，会出现以下的一些安全问题：引起电特性的较大变化；缩短使用寿命，通常工作温度每升高10℃，寿命缩短一半；当出现纹波电流或纹波电压超过额定值时，造成内压增大，会导致爆炸或喷出有毒浓烟等危险。

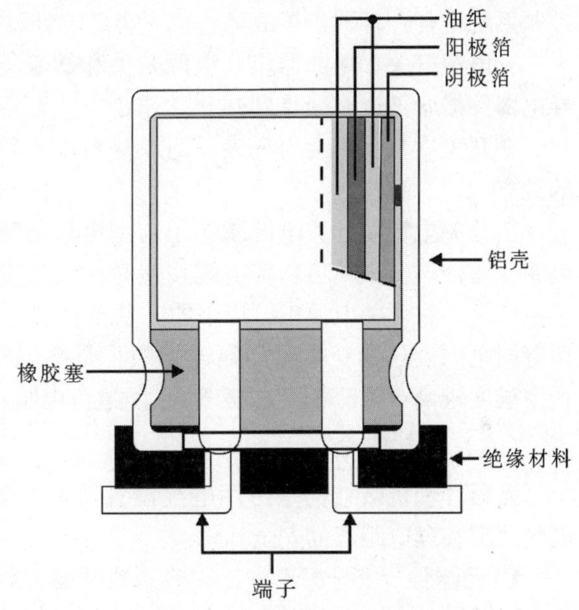

图2－1－18　电解电容器结构

为了避免电解电容超温情况的出现，在设计中可以按以下的一些建议进行：不可超过电容器使用的最高温度；不可超过额定纹波电流的电流通过，特殊情况下，可使用耐高纹波电流的电容器；不可有超过额定电压的电压通过电容器；电容器需要有防爆槽；选用与设备相符的电容器；需要进行急速充放电的电容器，请选着参数相符的电容器；电容器的外壳、辅助引出端子与正、负极以及电路板间必须完全隔离。

②电池　电池是储能部件，储能较大的电池，可以认为具有网电源的部分风险。在日常生活中，因电池爆炸或起火使人受伤或丧命的事例非常多，概括电池的主要风险包括：过电流、电压；发热量过大，甚至发热爆炸；释放出有毒气体；泄漏出液体，导致电路短路。

为了防止电池释放能量过快所造成的元器件损坏和自身的发热量过大，可以在电池放电回路设置过流防护装置，对于可由操作者更换的电池，更应考虑更换不同类型电池带来的不确定风险。对于可充电的电池，在进行充电的时侯，可能存在电池电压超过额定值的情况，必须设计一个过电压检测电路，当电池电压达到额定值时，中断充电电路。

③电动机 电动机对温度的防护类同于电源变压器。

④启动电容 单相电机流过的单相电流不能产生旋转磁场，需要采取电容用来分相，目的是使两个绕组中的电流产生近于90°的相位差，以产生旋转磁场。

启动电容的温升和电解电容类似，当启动电容发生了短路，会使电机出现类似堵转的情况，从而使发热量过大。

对于自愈式电容器，可在击穿后迅速恢复两极的绝缘性能，可以免除短路试验。

⑤加热器 如设备内部使用了加热器部件，需要考虑加热器超温等情况出现。例如牙科综合治疗台，如果加热器失控，会烫伤患者口腔，也容易导致失火等危险。对于和患者治疗相关的加热装置，应配备独立于温度控制系统的防护系统，即使在温度控制系统中任一环节出了故障，也不会影响到温度防护系统的正常工作。

⑥电源开关和熔断器座 电源开关和熔断器座是接触网电源的部件，这些部件在导电部件接触不良时会受到热化学作用，从而降低了其使用寿命。例如电源开关因老化，在开关次数多时会出现表面绝缘材料破碎等情况，使带电部件暴露于人容易触及的地方。

⑦开关电源 开关电源承担了与网电源隔离、调压和整流等作用，其作用等同于电源变压器。实现单位功率电能转化时比线性变压器的效率高及价钱便宜，其使用越来越广泛。在开关电源中，以下的一些部件需要考虑温升带来风险：高频变压器，作用等同电源变压器；电源印制电路板，是高温部件的载体；场效应管，高频工作下，产生温度较高；整流桥（二极管）；防过流电阻；大容量电解电容。

（六）结构安全

元器件和机械结构是医用电气设备持续有效使用的基础，本节主要讨论元器件、电气间隙和爬电距离的安全知识。

1. 元器件 安全标准中，一些元器件的失效容易导致安全方面危险的，我们称之为安全关键件，这些器件可以是个体，也可以是部件的组合。在 GB 9706.1 中，规定了设计和制造所用的一些元器件和结构要求，以达到安全的目的。需要特别关注的元器件和组件项目包括：①承受应力元器件的标记；②连接，包括电气、液压和气体连接器；设备内部导线连接和应用部分的连接器；③电容器的连接；④保护装置；⑤温度和过载控制装置；⑥电池；⑦指示器；⑧控制器和操作部件；⑨有导线连接的手持式和脚踏式控制装置；⑩电源组件。

2. 电气间隙和爬电距离 电气间隙是指两个导体部件之间的最短空气路径。爬电距离是指在两个导体部件之间绝缘材料表面的最短路径。在电气产品的安全设计中，电气间隙和爬电距离是最基础内容之一。

（1）电气间隙和爬电距离的意义 电气间隙是为使绝缘承受可能在电路中出现的，由外部事件（例如雷击或开关过渡过程）引起的，或者由设备运行引起的最大瞬态过电压。如果瞬态过电压不可能发生，则电气间隙按最大工作电压来规定。

爬电距离是考核绝缘在给定的工作电压和污染等级下的耐受能力。

（2）电气间隙和爬电距离的量值 电气间隙和爬电距离的量值是由多种因素决定

的，主要影响量值的因素有如下几种。

①绝缘类型　绝缘类型是确定电气间隙和爬电距离数值的重要因素，隔离措施所采用的绝缘类型单层防护或双重防护结构。在其他参数相同的情况下，双重绝缘的数值是单层绝缘的两倍（见 IEC 60601－1：2005）。

②环境污染等级的影响　环境污染等级会造成爬电距离和电气间隙的要求不同。

③大气压力　大气压力的变化所造成的绝缘能力的影响前面已经提过了，在一些基础的电气安全标准中，给出了海拔变化时电气间隙所乘的系数，在 GB 9706.1 医用电气安全标准中，没有提到大气压力的影响，在 IEC 60601－1：2005 中对这种情况进行修正，增加了大气压力的影响因素。

④材料组别　材料组别是针对爬电距离来说的，当绝缘材料受到污染的表面由于干燥而使泄漏电流分断时，其闪烁过程集中释放出来的能量使绝缘材料受到损伤，根据绝缘性能从不衰变到形成导电通路的损伤等程度的不同，分成四组Ⅰ组、Ⅱ组、Ⅲa组和Ⅲb 组，不同组别的材料在相同的工作电压和绝缘等级的爬电距离是不同的。

⑤工作电压　工作电压是决定电气间隙和爬电距离的重要因素，原因等同于电介质强度。

⑥电路类型　不同的电路类型其安全性相差很大，例如网电源电路的风险最高，患者电路次之，之后为操作者电路、通信电路和次级电路等。

（广东省医疗器械质量监督检验所　陈宇恩
中国食品药品检定研究院　苑富强）

第二节　医用电气设备安全性检测

学习要点

掌握医用电气设备有关标记和随机文件的要求和检查方法。

了解医用电气设备对接地、机械防护、超温防护的要求和检测方法、检测仪器。

一、标记与随机文件检查

（一）标记要求

为保证医用电气设备的安全和合理使用，设备要有相关的说明、警告。同时为避免语言上的差异和便于理解，标注在有限面积内的标记和指示，往往优先采用符号。符号优先使用通用符号。合格的标记应当满足以下要求。

1. 永久贴牢　只能用工具（机械方式固定的，如铆接的铭牌）或用较大的力（大于正常使用时的力：操作时的摩擦力、清洁时的擦拭力、消毒时的侵蚀力等）才能去除。

2. 清楚易认 处在显著的位置，在操作者位置和设备正常使用位置能看清；可移动设备从正常使用位置移动或转向后、从机架上拆下可拆单元后，均能看清。

3. 主件标记 对于设备内、外表面上的警告性说明应标在控制面板上或其附近，或标在有关部件上或其附近；对于型式标记和与供电网有关的所有标记（如输入功率、电压 、电流、频率、分类、运行模式等)，通常标在包括供电网连接的部件外表上，最好靠近连接点。

4. 文字规范 根据国家食品药品监督管理局第10号令《医疗器械说明书、标签和包装标识管理规定》文件第六条“医疗器械说明书、标签和包装标识文字内容必须使用中文，可以附加其他文种。中文的使用应当符合国家通用的语言文字规范。”

（二）外部标记

在设备的外部应具有下列外部标记（表2-2-1)，但其中部分标记需根据设备的实际情况确定。如果由于设备的尺寸或外壳特征的限制，不能将规定的标记全部标上时，应至少标上1、2、3、6和10所规定的标记，其余需要的标记应在随机文件中完整说明，但此情况仅限于由于设备条件限制的情况下。对于内部电源设备、特定电源供电设备，3、4、5项可以不标；对于永久性安装设备3、4项可以标在设备内部。

1. 制造商、供应者 指对医用电气设备符合标准要求负责的制造商、供应者的名称或商标。

表2-2-1 标记用的符号

序号	符号	GB编号	含义
1	～	5465	交流电
2	3～	4706.1	三相交流电
3	3N～	4706.1	带中性线的三相交流电
4	⎓	5465	直流电
5	⏦	5465	交、直流电
6	⏚（圆圈内）	5465	保护接地（大地）
7	⏚	5465	接地（大地）
8	N	4026	永久性安装设备的中性线连接点
9	▽（带引线）	5465	等电位
10	⧈	5465	Ⅱ类设备
11	⚠	—	注意！查阅随机文件
12	|	5465	接通（总电源）
13	○	5465	断开（总电源）

续表

序号	符号	GB 编号	含义
14		5465	B 型应用部分
15		5465	BF 型应用部分
16		5465	CF 型应用部分
17		5465	防除颤 B 型应用部分
18		5465	防除颤 BF 应用部分
19		5465	防除颤 CF 型应用部分
20	AP	5465	AP 型设备
21	AP	5465	APG 型设备
22		5465	危险电压
23		5465	非电离辐射

2. 型式标记 型式标记是可以用来识别设备的用数字、文字或两者兼有的一种组合。

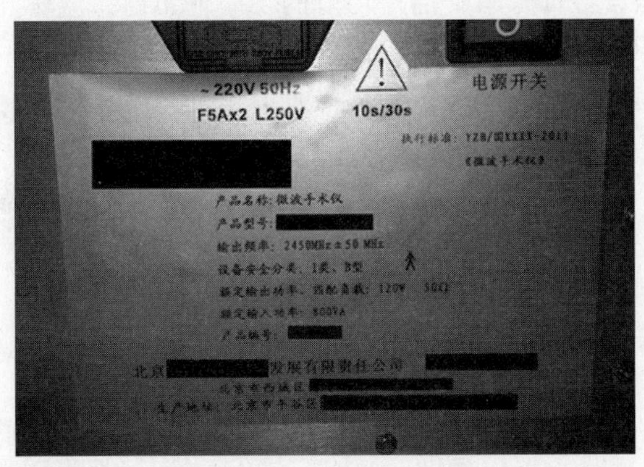

图 2-2-1 设备铭牌

3. 供电电源要求 包括额定供电电压或电压范围、电源类别、电源频率。如："100~120/220~240VAC"、"100~240VAC"、"220VAC"、"12VDC"、"50Hz"、"50Hz/60Hz"、"50~60Hz"，电源类别符号见表 2-2-1 符号 1~符号 5。

4. 输入功率 额定输入功率用安或伏安表示，或当功率因素大于 0.9 时用瓦表示。如果设备同时具有长期的和瞬时的电流或伏安值，要同时标记。如："2A"、"150W"、"160VA"。

5. 电源输出 如果设备带有辅助网电源插座时应标明最大容许输出值。如："220VAC/1A"。

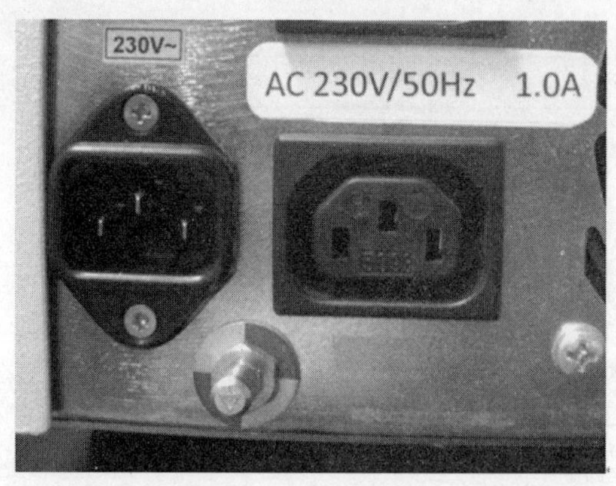

图 2-2-2　网电源输入插口和辅助网电源输出插口

6. 设备分类　Ⅱ类设备、应用部分和防除颤应用部分应标注表 2-2-1 符号 10、符号 14～符号 19。防进液设备应标注说明，形式如“IPX（0-8）”。

7. 运行模式　如果设备具有短时运行的，或短时加载连续运行的、或间歇运行的、或间歇加载连续运行的模式，应标记运行周期。如：“MAX ON：30s；MIN OFF：90s”。连续运行模式不需标记。

8. 熔断器　如果在设备外部具有可触及的熔断器，应在熔断器座附近标明熔断器的型号、数量。型号内容要完整，要包括表示熔断器熔化时间快慢（TT、T、M、F、FF）和分断能力（H、L）的说明。如：“F1.25A H250V”、“T315mA L250V ×2”。

9. 能量输出　当设备具有用于治疗功能的功率输出时，应标注输出电压、电流或功率、频率。如：“RFOUT：40W/100Ω，200～450Hz”。

10. 警告性声明和警告性符号　应优先根据医用电气设备相对应的专用标准的要求标注警告性声明和警告性符号。对特殊危险符号，应采用 GB/T 5465.2《电气设备用图形符号　第 2 部分：图形符号》所规定的符号，对非电离辐射设备（如微波设备、高频设备）应标注表 2-2-1 符号 23，如果涉及安全但没有规定符号可用，应标注表 2-2-1 符号 11，提示使用者注意查阅随机文件。

11. AP/APG 标记　当设备被允许在与空气混合的易燃麻醉气、与氧或氧化亚氮混合的麻醉气中使用时，应标注表 2-2-1 符号 20、符号 21。

12. 高电压　当设备具有外部可触及的高电压端子装置时，应标注表 2-2-1 符号 22。

13. 冷却装置　具有冷却装置的设备应标记冷却装置的要求，如供水或供气要求。

14. 稳定性　具有有限机械稳定性的设备，应有警告性标志或图例说明，宜仅在某一位置时进行搬运（图 2-2-3）。

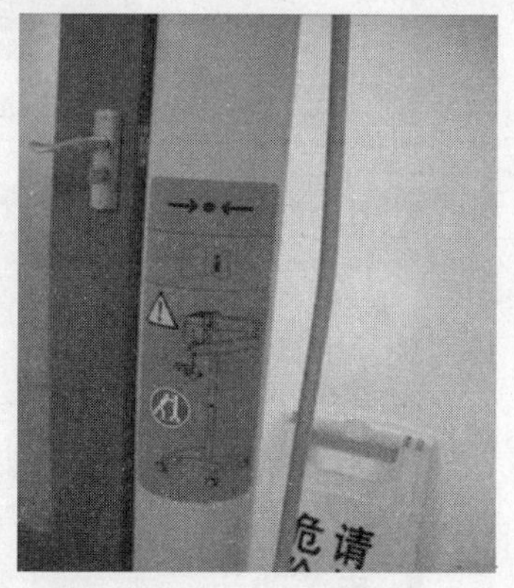

图 2-2-3　搬运标记

15. 包装标记　如果设备在运输、贮存过程中要采取特别措施，或在使用前需要注意、检查，如无菌、一次性使用等特殊的设备、设备部件，应在包装上做出相应的标记（图 2-2-4，图 2-2-5）。

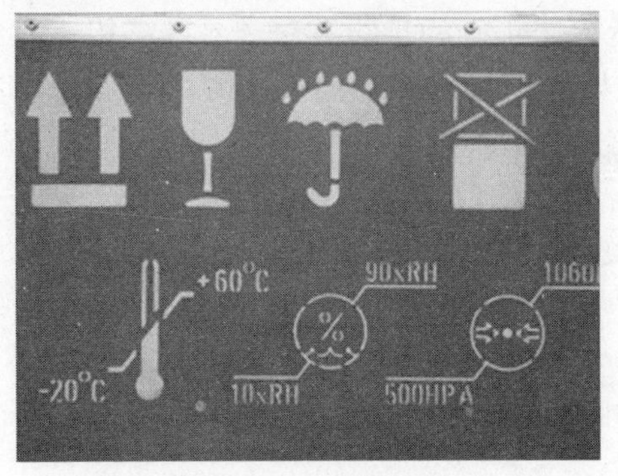

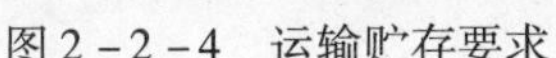
图 2-2-4 运输贮存要求

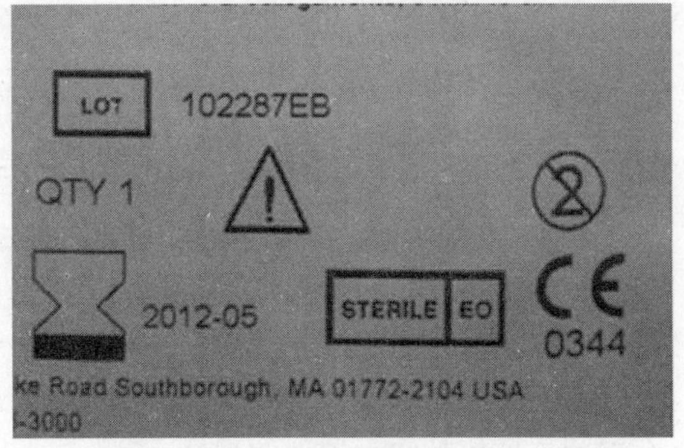

图 2-2-5 一次性使用无菌产品标记

16. 接地端子 设备外部可触及的保护接地端子、功能接地端子应标注表 2-2-1 符号 6、符号 7。

17. 保护装置 如果设备需拆掉保护装置才能启动某些功能，应在该保护装置上标有标记，说明当该功能不用时要将保护装置还原的标记。若有联锁装置时则不需要标记。

（三）内部标记

设备或部件内涉及安全的零部件也应有标记。

1. 永久性安装设备 永久性安装设备的供电电源要求、输入功率，可以标在设备的外部或内部，最好在电源接线端子附近。

2. 电热元件或加热灯 电热元件或加热灯的最大负载功率，应在相应器件附近作出标记。

3. 高电压部件 高电压部件应标以表 2-2-1 符号 22。如液晶屏的高压部件。

4. 电池 如果设备装有不用工具即可更换的作为设备动力的电池，应标明电池的型号及其装入方法。如果电池是需要使用工具打开设备外壳才能更换，需要用一个在随机文件中带有说明的符号进行标记。设备中仅仅为了存储、保持数据用的微型电池不在本项要求范围内。

5. 熔断器 设备内部安装的熔断器应在熔断器附近标示其型号和标称值，如果条件不允许，至少要标上一个与随机文件相参照的标记，以便用户查阅随机文件后获得正确的信息。

6. 电容器 正常使用时，在设备外部使用工具通过调节孔就可触及的内部电容器及其相连的电路，应在其附近加以标识。

7. 接地端子 设备内部的接地端子、功能接地端子应标注表 2-2-1 符号 6、符号 7。

8. 接线端子 设备内部的接线端子应对以下项目进行标注，而且不应标在接线时要拆动的零件上。

（1）要连接保护接地导线的接线端子，应标注表 2-2-1 符号 6。

（2）在永久性安装设备中专门用来连接电源中性线的端子，应标注表 2-2-1 符号 8。

（3）连接电源导线的接线端子，应在附近标记正确的接线方法。要接三相电源的电源导线的端子标记，应符合 GB/T 4026《人机界面标志标识的基本方法和安全规则 设备端子和特定导体终端标识及字母数字系统的应用通则》的要求，即“U”、“V”、“W”。

（4）对永久性连接的设备，如果任一连接点（含导线）在超温试验时达 75℃以上，应在该连接点附近标注说明需使用能耐受该温度的导线，并在完成接线后仍能够清楚识别。

9. 元器件 设备或部件内需要 3C 强制认证的元器件、产生能量的元器件和输出能量的元器件应标注元器件的型号。

（四）控制器和仪表的标记

1. 电源开关 电源开关应能清楚无误地被识别。对于符合分断装置的开关（符合 GB 15092.1《器具开关 第1部分：通用要求》的要求且同时断开每一供电导线的电源开关），其“通”、“断”位置可以标注表 2-2-1 符号 12、符号 13，符号禁止横置。开关动作方向要符合“上开下关”、“左关右开”。（图 2-2-6）

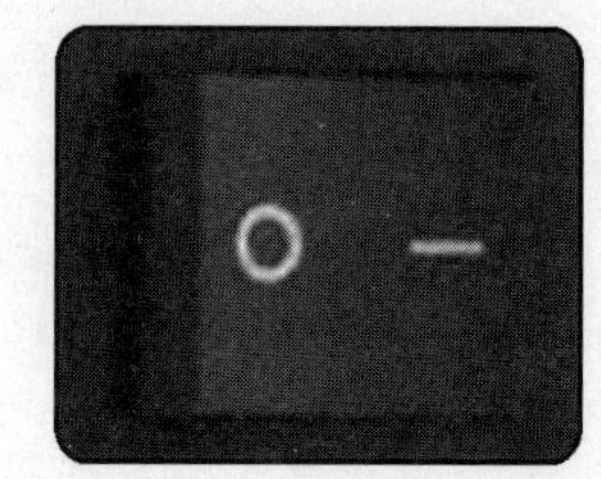

图 2-2-6 方向正确符号错误的电源开关标记

除此之外的电源开关，其“通”、“断”位置或状态，可以用文字表示或用一个邻近的指示灯，或其他明显的方法（如声音、屏幕显示）来表示。

2. 控制器、指示器 控制器和指示器的功能应能清楚地识别。设备上控制装置和开关的各档位置，应以数字、文字或其他直观方法（如灯光的亮灭）表明。如果控制器的设定值会对患者造成安全方面的危险，应配备相应的档位、幅值指示装置或量值变化方向的指示。

控制器、指示器参数的数值指示，应采用 GB 3100《国际单位制及其应用》中的国际单位制及规定的补充单位来表示。

（五）指定颜色

对于上述标记的识别只是要求清楚易认，并无颜色方面的要求。但对于以下项目，基于设备安全、方便识别的考虑，要使用指定的颜色。

1. 导线 保护接地导线的整个长度都应以绿/黄色的绝缘为识别标志。对于为满足保护接地阻抗的要求而将保护接地导线与其他导线并联使用的情况，则应在并联导线的末端标以绿/黄色。

电位均衡导线、Ⅱ类设备中与保护接地相连的用作内部屏蔽的功能接地导线，应以绿/黄色的绝缘为识别标志。

电源软电线中导线绝缘的颜色，应符合 GB 5013.1《额定电压 450/750V 及以下橡皮绝缘电缆 第1部分：一般要求》或 GB 5023.1《额定电压 450/750V 及以下聚氯乙烯绝缘电缆 第1部分：一般要求》的规定。三芯电源软电线应为：绿/黄、蓝、棕色；四芯电源软电线应为：绿/黄、棕、黑、灰色；五芯电源软电线应为：绿/黄、蓝、棕色、黑、灰色。但对两芯电源软电线无绝缘颜色的要求。

三芯和五芯电源软电线中要同电源系统中性线相连的导线应是绝缘且为浅蓝色的导线。

2. 气瓶 医用气瓶作为医用电气设备的一部分时，指示瓶内气体种类的颜色应符合 GB 7144《气瓶颜色标志》。

3. 指示灯和不带灯按钮

（1）强制性要求 红色。红色指示灯仅用于指示危险的警告和（或）要求紧急行动。红色按钮只能作为紧急时用来中断功能的按钮。

（2）推荐性要求 黄色指示灯指示需要小心或注意，绿色指示灯指示准备运行，其他颜色指示灯指示除上述红或黄色含义外的其他含义。

（六）标记检验

1. 试验要求 按上述要求对医用电气设备进行检查，检验标记和颜色是否完备、正确。检查范围不仅限于医用电气设备的主体或铭牌，还应包括组成设备的各个独立、分离的部件以及它们之间的连接导线、结构。

对于触摸屏触摸控制的医用电气设备，触摸屏显示的相关内容也要符合标记、颜色的相关要求。

2. 试验方法

（1）标记耐久性 对于医用电气设备的外部标记、控制器和仪表的标记，还需要检验标记的牢固度、耐久性。检验方法根据 GB 9706.1－2007《医用电气设备 第1部分：安全通用要求》标准要求的方法进行。

用手工不施过大压力摩擦标记。先用蒸馏水浸过的布擦 15s，再用甲基化乙醇浸过的布在室温下擦 15s，最后用异丙醇浸过的布擦 15s。试验完成后，标记应清楚易认，粘贴的标记不应松动或卷角。在评定耐久性时，还应考虑到正常使用对标记的影响。

（2）输入功率 对于医用电气设备的输入功率还需进行验证检验，检验方法根据 GB9706.1－2007 标准要求的方法进行，仪器一般可使用电参数测量仪。（图 2－2－7）

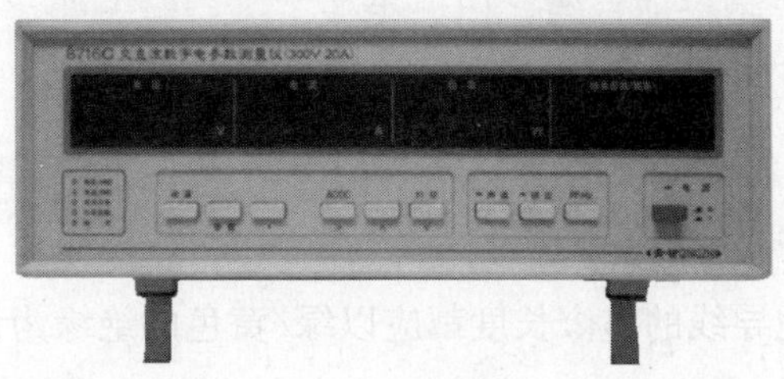

图 2－2－7 电参数测量仪

（七）随机文件

随机文件被视为医用电气设备的组成部分，随机文件的完整性、准确性对设备的安全使用具有不可替代的作用。一般随机文件应具有使用说明书、技术说明书或两者合一的文件。

使用说明书一般主要介绍医用电气设备的用途、安装、操作、日常维护以及必要的警告性说明。标在医用电气设备上的警告性符号的解释也应在使用说明书中给出。

技术说明书主要说明医用电气设备的技术参数、设备维修、运输和贮存要求。如果制造商没有把设备应具有的所有标记永久贴牢在设备上，也应完整无缺地包含在技术说明书中。

随机文件内容还应包括与医用电气设备相对应的安全专用标准所要求的、需要提供的说明和警示内容。如激光产品要有激光分类的说明和警告，心电类产品应该有防除颤应用的要求说明和警告等。相关内容见与医用电气设备相对应的安全专用标准。

随机文件的内容要求见第二章第一节。若使用说明书和技术说明书是分开的，则有关设备的分类说明都应同时包含在两种说明书中。

注意，随机文件也可以是电子档文件，例如随机光盘。

二、接地检测

（一）保护接地

Ⅰ类医用电气设备的安全防护除基本绝缘外，还应具有独立的保护接地导线。保护接地导线将设备的可触及金属部分以足够低的阻抗、永久性地与设备的保护接地端子连接，进而连接到供电设施中的保护导线，从而起到保护作用。

这里的可触及金属部分不仅指裸露的金属，如金属底板、连接器外壳、螺钉等，还包括表面覆盖有漆层的设备金属外壳（漆层有可能因破损而露出金属结构层）、未能通过机械强度试验的装饰层覆盖下的金属部件。

保护接地需要满足一定的要求才能起到安全保护作用。

1. 外部连接 设备的保护接地端子通过电源软电线中的保护接地导线和电源插头或固定的永久性安装的保护接地导线，与供电设施中的保护导线相连。

对于使用电源插头形式的保护接地连接，要求保护接地应在电源接通前先接通，在电源断开后再断开。这样的设计一般体现为：电源插头中保护接地插脚要长于其他插脚。

2. 内部连接 当保护接地导线使用接线端子时，紧固件在夹紧和松开接线时，应使保护接地导线不会受到应力，也不会使爬电距离和电气间隙降低到满足基本绝缘要求的规定值以下。同时不借助工具应不可能将它松动。检验方法是用设备所规定的最大截面积的导线在接线端子上夹紧或松开10次，之后进行测量爬电距离和电气间隙，检验是否符合要求。

设备内部保护接地连接点的连接方式，允许使用螺钉、钳压、缠绕、熔焊或可靠的压力接触。连接用的螺钉应完全盖住或防止从医用电气设备外部意外地使它松动。连接导线应是绝缘为绿/黄色的导线，连接点应标注表2-2-1符号6。

保护接地端子不能用作与保护接地功能无关的任何用途，如固定其他元器件，或用作设备各部件之间的机械连接固定，这将严重地降低保护接地的可靠性。

3. 阻抗要求 只有当保护接地连接满足下列的阻抗要求，保护接地才能起到安全防护作用。

（1）不用电源软电线的设备，保护接地端子与已保护接地的所有可触及金属部分之间的阻抗≤0.1Ω。

（2）使用电源输入插口的设备，该插口中的保护接地连接点与已保护接地的所有可触及金属部分之间的阻抗≤0.1Ω。

（3）使用不可拆卸电源软电线的设备，网电源插头中的保护接地脚通过不可拆卸电源软电线和已保护接地的所有可触及金属部分之间的阻抗≤0.2Ω。

对于保护接地阻抗测量，按照 GB 9706.1－2007 标准要求的方法进行。使用要求具有 50Hz 或 60Hz、空载电压不超过 6V 的电源，能产生 25A 或 1.5 倍于设备额定电流（两者取较大的一个）的，测量保护接地通路有关部分之间的电压降。根据电流和电压降确定的被测设备保护接地阻抗。（图 2－2－8）

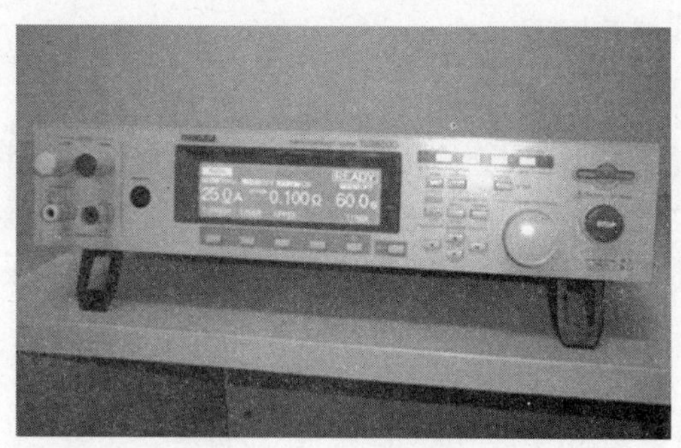

图 2－2－8　接地导通测试仪

（二）功能接地

对于功能接地，应检查以下项目：

（1）功能接地端子不应当作保护接地使用，不可连接保护接地导线。同时，功能接地端子应标注表 2－2－1 符号 7。

（2）在功能接地导线中，只有Ⅱ类设备中与网电源插头的保护接地点相连的、用作内部屏蔽的功能接地导线，才能以绿/黄色的绝缘为识别标志。

（3）对于电位均衡端子除需要标注表 2－2－1 符号 9 外，还应该满足：容易接触；防止电位均衡导线意外断开；使用工具才可拆下电位均衡导线；电位均衡导线不能包含在电源软电线中；见图 2－2－2。

三、电击防护检测

医用电气设备应设计成尽可能避免在正常使用和单一故障状态时对使用者、患者发生电击危险。电击危险防护包括电压和能量的限制、外壳和防护罩、隔离、漏电流、电介质强度。

其中隔离、漏电流、电介质强度的检测见第二章第三节。

（一）电压和能量的限制

1. 电压限制　用插头与供电网连接的设备，当拔断插头之后 1s 时，各电源插脚之间以及每一电源插脚与外壳之间的电压不应超过 60V。

此项限制是为了防止操作人员在设备断电后受到意外的电击和灼伤。

检验方法是在额定电压或额定电压范围上限的电压上运行设备，然后拔掉电源插头使设备与供电网断开，同时将设备电源开关置于“通”或“断”中最不利的位置上。在断开电源后1s时，用一个内阻抗不影响测量值的仪表分别测量插头各电源插脚间及电源插脚与外壳间电压。一般可使用示波器进行测量。

2. 能量限制 正常使用时通过调节孔盖就可触及的电容器或与其相连的电路带电部分，剩余电压不应超过60V，若超过此值，则剩余能量不应超过2mJ。

此项限制是为了防止维修人员在维修设备时受到意外的电击和灼伤。

检验方法是在额定电压或额定电压范围上限的电压上运行设备，然后断开电源，以正常情况下尽可能快的速度打开调节孔盖，立即测量可触及的电容器或电路部件上的剩余电压，并计算残留的电能。

（二）外壳和防护罩

1. 结构防护 设备应具有防止使用者与带电部分或保护绝缘故障后可能带电的部分发生接触的防护。这些部分包括：设备正常运行时所有的可触及部位、不用工具或按使用说明书打开盖子和门以及拆卸部件之后所有的可触及部位、外壳顶盖上任何的孔、不用工具就能更换的灯泡的带电部分、利用工具调节的孔。

检验方法是使用标准试验指（模拟人的手指）（图2－2－9）、试验针（模拟拿在手里的笔）、试验棒（模拟项链或类似物体以及操作者的工具）对设备的各个可能位置进行插入检验。必要时还需要用试验直指施加30N的力进行插入检验以及使用试验钩以20N的垂直力拉10s后进行爬电距离和电气间隙的检验。

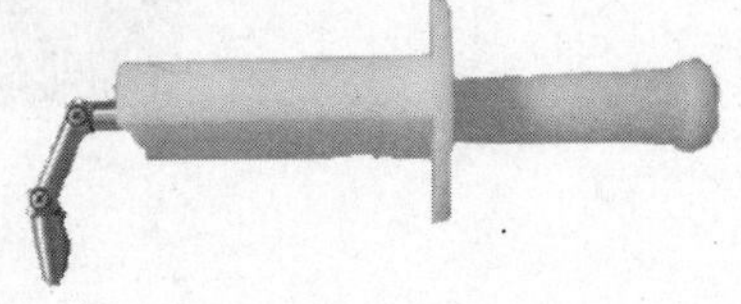

图2－2－9 试验指

2. 隔离防护 当取下手柄、旋钮、控制杆等之后就能触及控制器操作机构的导体部件时，要求导体部件与保护接地的电阻值不应大于0.2Ω，或与带电部分隔离。

检验方法是用最大试验电压交流50V，最小试验电流1A，对导体部件至设备保护接地端子进行检测。使用与保护接地阻抗不同的电压、电流值进行检测，是由于操作机构一般不能承受25A的试验电流，且控制器一般处于二次回路，流经的故障电流较小。

3. 附加防护 医用电气设备用于防止与带电部分接触的外壳，应使用工具才能移开，否则要用一个自动装置在打开或移开外壳时，使这些部件不带电。

如果设备外壳内具有超过安全特低电压运行的部件，不能由外部电源开关或插头装置与电源断开，应采用附加罩盖防护，或做“带电”标记。

检验方法是通过对所要求的外壳或警告标志进行检查，如有必要试验自动断电装置或放电装置的有效性进行试验。

四、机械防护检测

医用电气设备的机械防护也是安全防护的一个重要部分。随着技术的发展，机电一体设备复杂程度提高，机械危险不仅有可能对人员造成伤害，也会对电气系统形成潜在的威胁。

（一）运动部件的防护

对运动部件防护的要求主要是从设备结构、控制方式进行考虑。

1. 防护装置

（1）对于在运行时不需敞露，但一旦敞露后可能造成安全方面危险的运动部件，设备应配备足够的防护件，这些防护件应是形成设备整体的一个部分或在技术说明书中说明另外配备。防护件不仅防止人员意外地进入运动部件的活动区域，也具有对设备内部意外产生的飞溅物进行防护的作用。例弹簧冲击锤（图2－2－10）。

这些防护件应能通过刚度和强度的检验，且仅用工具才可移开。在进行刚度和强度的检验时，设备要牢固地支撑，并对外壳、防护件上可能的每个薄弱点撞击3次。

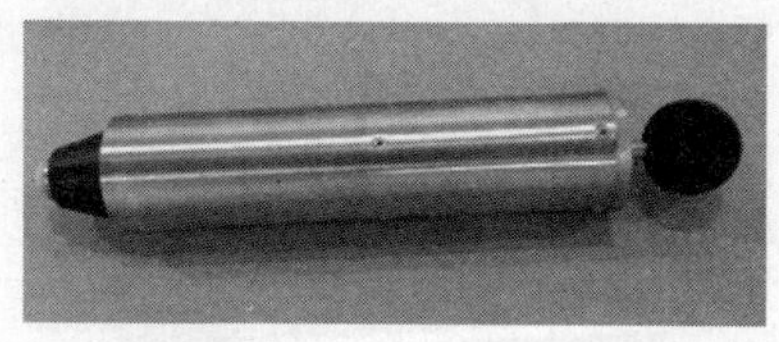

图2－2－10　弹簧冲击锤

（2）缆绳（绳索）、链条和皮带类的运动部件应被限制，不会脱离或跳出其导引装置，或有其他方法防止危险，如防护罩。为此保护目的而采用的机械装置仅用工具才能移开。此项要求是为防止预期的运动过程、运动速度失控造成伤害，以及运动部件的蹦出危险。

对这些防护装置应检查，并检验刚度和强度。

2. 操作防护　如果设备或设备部件的运动可能伤害患者，应只能通过操作者的控制使运动持续进行。通过这种控制方式，操作者可以保持对运动状态的有效控制。对可能会造成安全方面危险的电动运动，要有容易识别和易于接触的安全措施，对设备有关部分紧急切断，如红色的紧急停止装置。并且此紧急措施应一个动作就起作用，能切断有关电路的满载电流且不会引起其他安全方面危险。

（二）不稳定性的防护

对设备不稳定性的防护主要是从规定稳定位置、规定搬运方式进行的。

1. 稳定性位置　设备应保证倾斜到10°不失衡，如果受设备结构、形式的限制达不到10°的要求，应提出警告性说明（在设备和随机文件中体现，如图2－2－3），并且提供解决措施，以保证在搬运时10°不失衡，正常使用状态下5°不失衡。

检验按GB 9706.1－2007规定的方法进行。在检验时要将设备所有的连接线（电源软电线和互连线）、可能拆卸的部件、附件、设备的脚轮（如有）按最不利的情况组合，带有液体容器的设备取容器装满或装一部分或不装液体中最不利的状态，应把门和抽屉及其类似物放在最不利的位置上。

2. 提拎装置　质量超过20kg且正常使用时要搬动的设备或设备部件，或被制造厂规定为可携带式设备，应有合适的提拎装置（如把手、起重环等），或在随机文件中应指明设备可以安全起吊的位置或安装时宜如何搬运。可携带式设备上的提拎把手或手柄，应能承受设备重量4倍的力。

以上这些要求主要为提高设备在移动时的安全性，保护搬运人员的安全和设备的安全。对提拎把手或手柄的检验按GB 9706.1－2007规定的方法进行。

3. 坠落和粗鲁搬运的防护 对于正常使用时手持的设备或设备部件，试验方法是从1m高处以3个不同起始姿态自由坠落到平放于硬质基础上的50mm厚的硬木板上各1次。

对于可携带式设备，根据设备的质量按表2－2－2的规定，在50mm厚的硬木板上方以正常使用可能放置的每种姿态坠落3次。

表2－2－2 可携带式设备坠落高度

设备质量（kg）	坠落高度（cm）
$m \leqslant 10$	5
$10 < m \leqslant 50$	3
$m > 50$	2

对于移动式设备的检验方法是：在尽可能接近地面的一点上用力推动设备，使设备以0.4m/s ±0.1m/s的速度按正常运动方向，从梯级高度为20mm的斜坡上推下。对自动推进式设备采用其最大速度来推动。

（三）支承和悬挂系统的防护

1. 支承系统的防护 医用电气设备中用于支承成年患者的部件应按患者有135kg的质量（正常载荷）设计。当制造商规定用于特殊情况，例如儿童用时，正常载荷应减少。

检验按GB 9706.1－2007规定的方法进行。检验过程中患者支撑系统水平放置并处于最不利位置，加载重量均匀分布，荷重应逐渐加到所要求的载荷为止。

脚踏板和椅子，也按相同程序试验，但试验力应为所规定的最大正常载荷的两倍。

2. 悬挂系统的防护 悬挂系统可分为有安全装置的悬挂系统和无安全装置的金属悬挂系统。

对于有安全装置的悬挂系统，悬挂装置失效和安全装置启用后，要向操作者指示此时安全装置已被启用。

对于无安全装置的金属悬挂系统，应满足：①总载荷应不超过安全工作载荷；②磨损、腐蚀、材料疲劳和老化不可能损害支承的性能时，所有支承件的安全系数应不低于4；③当预计到磨损、腐蚀、材料疲劳和老化可能损害支承的性能时，有关的支承部件安全系数应不低于8；④当使用断裂延伸率低于5%的金属作支承零件时，则上述②和③中所述的安全系数应乘以1.5；⑤滑轮、链轮、皮带轮和导向装置，应确保悬挂系统能保持本条规定的安全系数，并在规定更换的最短寿命期内维持不变。

通过对设计数据和全部维护说明书的检查来检验是否符合要求。

（四）其他机械防护

1. 设备表面的防护 设备表面不能有可能造成损伤的粗糙表面、尖角及锐边。

2. 飞溅物的防护 如果设备产生的飞溅物可能引起安全方面危险，应采取防护措施，如防护罩。

对于尺寸大于16cm的CRT显像管，应选用对内爆和机械冲击具有安全性的产品，或使用设备外壳提供足够的防护。如果为非上述显像管，应具有仅用工具才能拆除的有效防护屏。

3. 噪声与振动　限值参见设备相对应的标准要求。

一般使用声级计在操作者的位置或距设备1m左右的距离从4个方向进行测量，结果取所有测量值中的最大值。（图2－2－11）

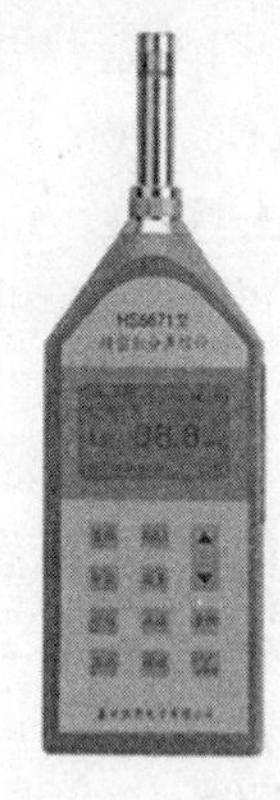

图2－2－11　声级计

五、超温防护检测

温度的防护是医用电气设备防护的一个重要组成部分，超温检测也是考察设备安全性的一个重要手段，如使用温度巡检仪（图2－2－12）。

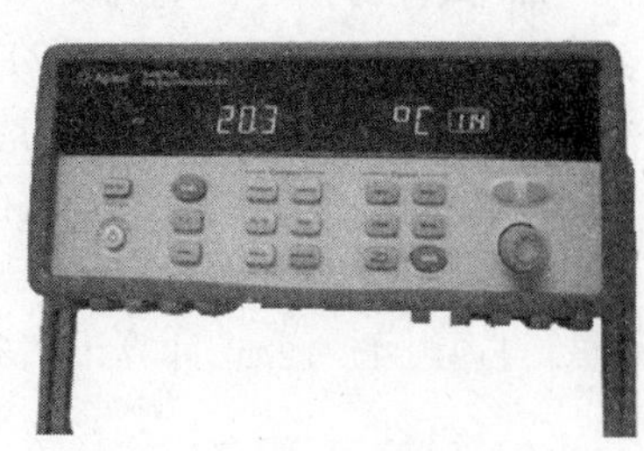

图2－2－12　温度巡检仪

（一）设备的超温

1. 设备超温的主要考察内容

（1）具有安全功能的设备部件，包括与操作者、患者接触的设备表面，设备供电电池，设备内部本身标有温度限值的元器件。目的是保障人员的安全、防止元器件不当使用造成设备安全方面危险。

（2）设备内、外部的电气绝缘材料，隔热材料以及本身未标定温度限值的关键元器件，如电源组件、接线端子、电容器等，防止设计和制造过程中由于选材不当造成设备安全方面危险。

2. 对设备的温度限制要求

（1）在正常使用和正常状态下，并在规定的环境温度范围内（一般为40℃），具有安全功能的设备部件及其周围的温度不应超过GB 9706.1－2007中表10a）给定值。

（2）当设备在正常使用和25℃环境温度的正常状态下运行时，设备部件及其周围的温度不应超过GB 9706.1－2007中表10 b）给定值。

（3）不向患者提供热量的应用部分，除专用标准规定外，其表面温度在40℃环境温度条件下，不应超过41℃。

（4）具有防止与可触及热表面接触的功能的防护件，应使用工具才能拆下。

检验按GB 9706.1－2007规定的方法进行，检验时要按正常使用时的状态布置在温度试验角内，按照额定电压或额定电压范围的±10%中最不利于设备的情况供电。试验时环境温度按专用标准的规定或随机文件规定或在正常条件（温度10～40℃、湿度30%～70%）进行。如果设备相对应的专用标准对温度限值和试验运行时间另有要求，按专用标准执行。

由于不同项目的温度限制要求是在40℃或25℃条件下规定的，因此试验结果要根据试验时记录的环境温度，将测量值按测量项目对应的温度要求进行换算，将换算后的温度值再与限值相比较。

（二）网电源变压器的超温

网电源变压器作为医用电气设备关键元件，对于设备的工作状态、电气隔离起着关键作用。对网电源变压器除在正常工作状态考察超温情况外，还要对其在任何输出绕组短路或过载时的温度表现进行考察。变压器绕组过载和短路状态下容许的最高温度见 GB 9706.1－2007 中的表19。该表中的温度限值指的是在环境温度25℃条件下。

1. 短路　短路试验是：将带温度保护装置的网电源变压器，接到额定电压110%或90%的最不利电压上，轮流短路每一个次级绕组，此时除初级绕组外的其他各绕组均按正常使用加载。

要求：次级绕组的所有保护装置应动作，或在最高温度（见 GB 9706.1－2007 表19）被超出前，保护装置动作，或到达热稳态后，虽然保护装置未动作但温度不超过要求。

2. 过载　过载试验是：将网电源变压器，接到额定电压110%或90%的最不利电压上，轮流对每一个绕组进行过载，此时其他各绕组均按正常使用加载。过载电流见 GB 9706.1－2007 表20。

要求：温度不超过要求。

3. 试验方法　网电源变压器的超温一般采用电阻法测定绕组温度，也可以使用绕组温升测试仪进行测量（图2－2－13）。

试验时，让变压器绕组与室温达到平衡再开始试验，短路过载试验结束后尽快地测量试验刚结束时绕组的电阻值（通过直流低电阻测试仪，见图2－2－14），然后每间隔一短时间再测，这样就能绘出电阻值与时间关系曲线，以确定切断电源瞬时的电阻值。再通过下列公式计算出实验结束时绕组的温升。

铜绕组温升值按公式计算：$\Delta t=\frac{R_2-R_1}{R_1}(234.5+t_1)-(t_2-t_1)$

式中，温升 Δt（℃）；R_1 试验开始时绕组的电阻值（Ω）；R_2 试验结束时绕组的电阻值（Ω）；t_1 试验开始时室温（℃）；t_2 试验结束时室温（℃）。

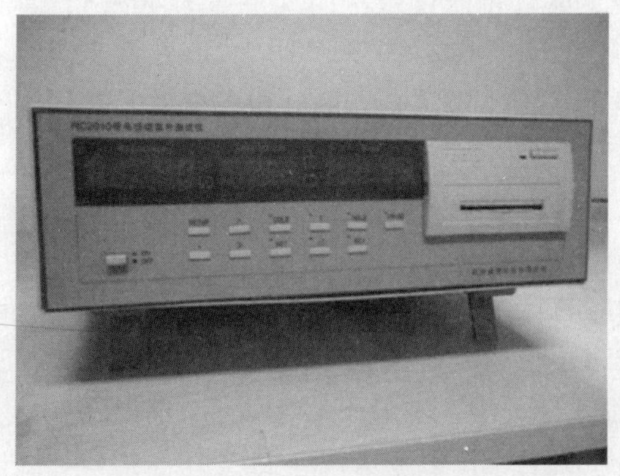

图2－2－13　绕组温升测试仪

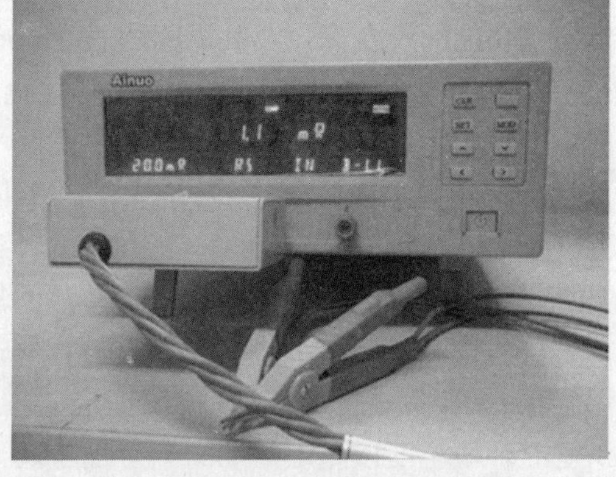

图2－2－14　直流低电阻测试仪

六、结构安全检查

为方便制造商从满足医用电气设备安全防护要求的目的出发来进行设计和选择元器件，通用安全标准和专用标准都对有关设备安全的电气和机械结构的细节进行了规定。

（一）元器件

元器件涉及安全的一系列要求如下。

1. 元器件的标记　元器件的额定工作条件要与实际使用条件相符。网电源部分和应用部分中的所有元器件，应有标记或能识别，如标在元器件上或在参考结构图、零件表及随机文件中作出标记。

2. 部件的连接 电气、液压、气动和气体的连接装置应能防止不正确连接，设备各部分之间互连用的可拆卸软电线在连接装置松动或连接中断时，可触及金属部分仍不会带电。不同医用气体的连接头不得互换。患者电路导线连接用的插头，应插不进同一设备上其他用途的插座，同时结构尺寸上也不应接地或接触危险电压，如插头大小可以掉进电源插座。错误的患者电路导线连接用插头是图2-2-15。

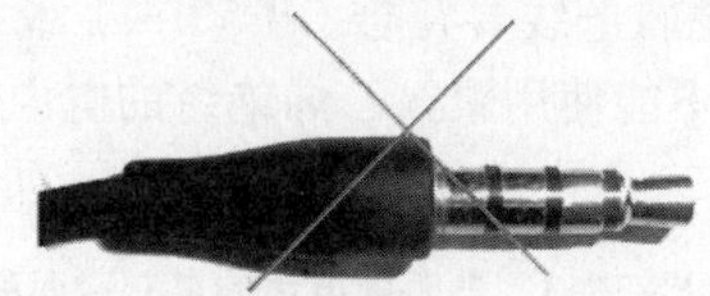

图2-2-15 错误的患者电路导线连接用插头

3. 电容器 电容器不应接在带电部分和未保护接地的可触及部分之间，网电源部分的电容器不应接在未保护接地的可触及金属部分上。电容器或其他火花抑制器，不应接在热断路器的触点之间。接在网电源部分和保护接地的可触及金属部件之间的电容器应符合GB/T 14472《电子设备用固定电容器 第14部分：分规范 抑制电源电磁干扰用固定电容器》的要求。

4. 保护装置 保护装置不能靠短路电流才动作。

5. 温度和过载控制装置 当设备和设备部件在单一故障下会产生超温时应配备热安全装置。不能使用通过焊接才能复位的热断路器，热断路器动作时应发出音响警报，热断路器的动作温度应清楚地表明。如果恒温器的故障会形成安全方面危险时，应另外配备一个独立的非自动复位热断路器，并且恒温器温度可调时，温度设定应清楚地表明。

6. 电池 使用电池作为动力的设备应配备防止电池极性接错的装置。电池罩壳应能防止电池充电或放电时逸出气体的积聚和点燃。

7. 指示器 设备应具有显而易见的指示或指示灯，用于指示设备的通电状态、电热器工作状态、输出状态、充电装置的充电状态。指示灯的颜色见本节“标记与文件检查”中指定颜色的要求。注意数码管显示不算指示灯。

8. 控制器和操作部件 电气控制器的可触及部件与设备保护接地端子的电阻值不应大于0.2Ω，或与带电部分隔离。所有操作部件正常使用时不能被拔出或松动，控制器与所指示的刻度始终对应，可拆下的指示器应防止不正确连接。转动或移动的零部件应配备机械强度足够的定位器，带旋钮的控制器应能通过GB 9706.1-2007规定的扭矩试验，按钮受到的轴向力不应引起安全方面危险。

9. 有导线连接的手持式和脚踏式控制装置 控制装置使用的电压交流不超过25V，直流及峰值不超过60V；控制装置当疏忽地放在非正常使用位置时也不能改变控制设定。手持式控制装置应通过抗坠落试验，脚踏式控制装置应能承受一个成人的重量。脚踏式控制装置应至少达到GB 4208《外壳防护等级（IP代码）》的IPX1的要求，用于手术室时应达到IPX8的要求。

10. 电源组件

（1）分断装置 设备应有一个能使所有各极同时与供电网在电气上分断的装置，如电源开关或网电源连接装置。如果电源开关作为分断装置时应符合 GB 15092.1、GB/T 4205 的要求。

（2）网电源连接器 非永久性安装设备上的辅助网电源输出插座，应插不进普通网电源插头，并标明最大容许输出值。Ⅰ类设备的电源输入插头不应用于Ⅱ类设备。

（3）电源软电线 设备与特定供电网之间不应有一个以上的连接。一个网电源插头只配一根电源软电线。电源软电线要符合 GB 5013.1 或 GB 5023.1 的要求。设备外表金属部件温度超过 75℃时不能使用聚氯乙烯绝缘的电源软电线。电源软电线导线的名义截面积，不应小于表 2－2－3 中的规定。

表 2－2－3 电源软电线的名义截面积

设备名义电流（A）	名义截面积（铜）（mm^2）	设备名义电流（A）	名义截面积（铜）（mm^2）
$I \leq 6$	0.75	$25 < I \leq 32$	4
$6 < I \leq 10$	1	$32 < I \leq 40$	6
$10 < I \leq 16$	1.5	$40 < I \leq 63$	10
$16 < I \leq 25$	2.5		

（4）电源软电线的连接 固定电线用的零件，不能用螺钉直接压在软电线的绝缘上，同时不应用来固定其他元器件。电源软电线中的保护接地导线不应受应力作用，在设备进线口处有防护套加以保护。设备内部空间允许导线方便地引入和接线，并能在盖上盖子前对导线进行检查。Ⅱ类设备常见的错误和正确的电源软电线连接见图 2－2－16。

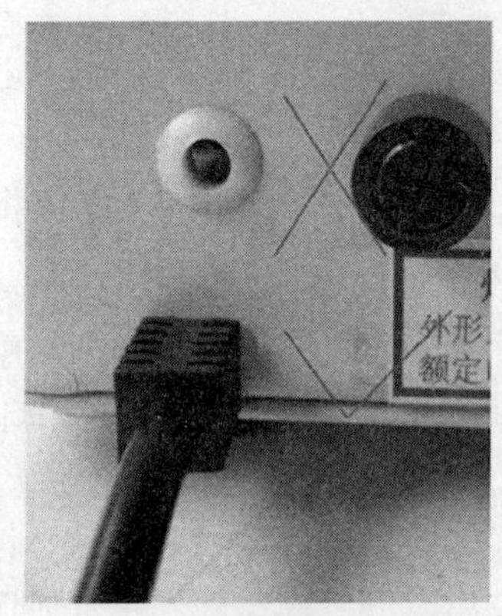

图 2－2－16 Ⅱ类设备常见的错误和正确的电源软电线连接

（5）网电源接线端子装置 永久性连接的设备、不可拆卸电源软电线连接的设备，应具有网电源接线端子装置。接线端子应有正确标记和有必要的防护，并且不能用来固定其他任何元器件。接线端子和保护接地端子应排列得尽量靠近。

（6）熔断器 Ⅰ类设备和有功能接地的Ⅱ类设备，每根导线都应配有熔断器或过电流释放器，其他单相Ⅱ类设备要至少有一根导线配备。保护接地导线、永久性安装设备的中性导线不应装熔断器。

(7) 导线 网电源部分中的导线应符合 GB 5023.1 或 GB 5013.1，内部布线的截面积不应小于表 2-2-3 中的要求。其他布线的截面积以及所有印刷电路应能防止发生着火危险。

(8) 网电源变压器 网电源变压器的基本绝缘、辅助绝缘和加强绝缘在任何输出绕组短路或过载时应能防止过热，并能通过潮湿预处理后的匝间耐压试验（图 2-2-17）。变压器的初级和次级绕组要以一定结构隔离，初级和次级绕组间的爬电距离应符合加强绝缘的要求。其初级和次级绕组之间的绝缘应是：总厚度至少为 1mm 的绝缘层，或总厚度至少不低于 0.3mm 的两层绝缘，或三层绝缘但每两层的组合能承受加强绝缘的电介质强度试验。

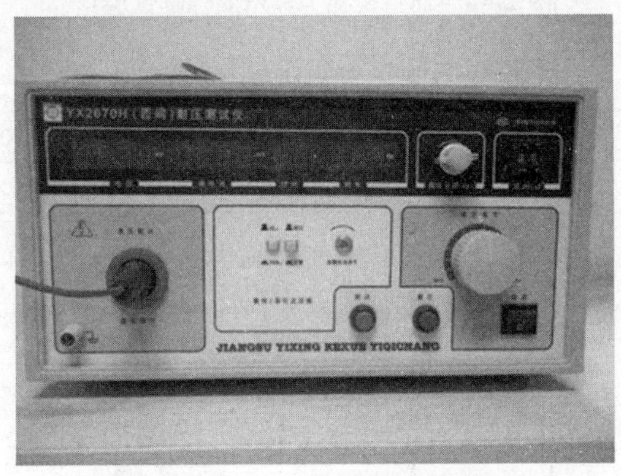

图 2-2-17 匝间耐压测试仪

(二) 电气间隙和爬电距离

爬电距离和电气间隙对设备的绝缘能力影响很大，考察设备的爬电距离和电气间隙是医用电气设备安全检测的一个主要项目。

电气间隙是指两个导体部件之间的最短空气路径，爬电距离是指沿两个导体部件之间绝缘材料表面的最短路径。两者的检测方法略有不同，电气间隙检测的是导体部件间的最短、最直接的直线距离；而爬电距离则要考虑绝缘材料表面的一些沟槽、突起等，对此的检测原则是：任何宽度不足 1mm 的槽或空气隙的爬电距离，应只考虑其宽度，只有大于等于 1mm 时才按照材料表面的路径计算爬电距离。

1. 数值要求

(1) 爬电距离和电气间隙应至少符合表 2-2-4 所规定的值。基准电压的值见第二章第三节。

(2) 如果基准电压值在表 2-2-4 所规定的两个数值之间，应采用两者中的较高值。

(3) 在防除颤应用部分和其他部分之间，爬电距离和电气间隙应不小于 4mm。

2. 测量要求

(1) 对具有设备电源输入插口的设备，用一个合适的连接器插入进行测量。对配有电源软电线的其他设备，要接上所规定的最大截面积的电源导线进行测量，还要不接导线进行测量。

(2) 活动部件置于最不利的位置，螺母和非圆头螺钉拧紧到最不利的位置。

（3）接线端子和可触及部分之间的电气间隙和爬电距离，也是把螺钉或螺母尽可能旋松后进行测量；此时电气间隙应不低于表2-2-4所示值的50%。

（4）通过外部部件的槽或开口的爬电距离和电气间隙标准试验指来测量。

（5）如有必要，在裸导线的任一点上以及在金属外壳的外面用标准试验指指尖加力，以便尽量减小测量时的爬电距离和电气间隙（图2-2-18）。加力值为：对裸导线2N；对外壳30N。

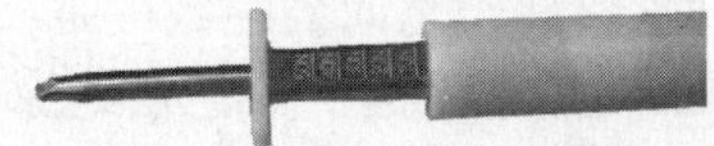

图2-2-18　带加力显示的标准试验指

表2-2-4　爬电距离和电气间隙

	DC/V	15	36	75	150	300	450	600	800	900	1200	
	AC/V	12	30	60	125	250	400	500	660	750	1000	
相反极性部分之间	A-f	0.4	0.5	0.7	1	1.6	2.4	3	4	4.5	6	电气间隙
		0.8	1	1.3	2	3	4	5.5	7	8	11	爬电距离
基本绝缘或辅助绝缘	$A-a_1$,A-b A-c,A-j B-d,B-c	0.8	1	1.2	1.6	2.5	3.5	4.5	6	6.5	9	电气间隙
		1.7	2	2.3	3	4	6	8	10.5	12	16	爬电距离
双重绝缘或加强绝缘	$A-a_2$,A-e A-k,B-a B-e	1.6	2	2.4	3.2	5	7	9	12	13	18	电气间隙
		3.4	4	4.6	6	8	12	16	21	24	32	爬电距离

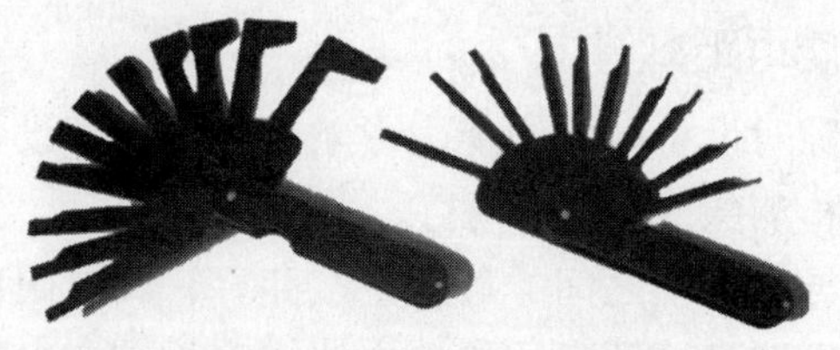

图2-2-19　爬电距离量规

（中国食品药品检定研究院　苏宗文 任海萍）

第三节　电击防护的检测

学习要点

掌握漏电流和电介质强度试验的方法。

了解常见的漏电流和电介质强度试验用设备。

所有的医用电气设备都会产生漏电流，人体对漏电流的感知也根据接触类型、持续时间、年龄、性别、身体素质等会有所不同。一般来说，心脏停止跳动的极限值是1A；不可逆心脏纤维性颤动极限值是75mA；呼吸麻痹极限值是30mA；肌肉收缩极限值是10mA；0.5mA及以下对人体基本无感觉。所以漏电流小到一定限制以下，则认为此风险是可以接受的，因为不会对患者或操作者产生危害。

漏电流过大的另一个现象是容易引起火灾，当漏电流≥500mA时，在负载电流的联合作用下，就有可能造成火灾。漏电流造成火灾的原理——在导体上产生过载电流并发热，使绝缘层熔化或剥落，绝缘损坏处产生电弧，引发高温，导致火灾。

为了防止漏电流对患者和操作者产生电击的危险以及防止产生火灾，对漏电流的限值必须加以限制。

一、连续漏电流和患者辅助电流的容许值

1. 连续漏电流 在表2-3-1中给出了直流、交流及复合波形的连续漏电流和患者辅助电流的容许值。除非另有说明，其值均为直流或有效值。

2. 患者辅助电流容许值 表2-3-1所列的容许值适用于流经图2-3-6网络并按该图示（或按图2-3-6测量电流频率特性的装置）进行测量的电流。

另外，在正常状态或单一故障状态下，不论何种波形和频率，漏电流有效值不应超过10mA。

表2-3-1 连续漏电流和患者辅助电流的容许值 单位（mA）

电流		B型		BF型		CF型	
		正常状态	单一故障状态	正常状态	单一故障状态	正常状态	单一故障状态
对地漏电流（一般设备）		0.5	1①	0.5	1①	0.5	1①
按注②、注④的设备对地漏电流		2.5	5①	2.5	5①	2.5	5①
按注③的设备对地漏电流		5	10①	5	10①	5	10①
外壳漏电流		0.1	0.5	0.1	0.5	0.1	0.5
按注⑤的患者漏电流	DC	0.01	0.05	0.01	0.05	0.1	0.05
	AC	0.01	0.5	0.1	0.5	0.01	0.05
患者漏电流（在信号输入部分或信号加电源网电压）			5				
患者漏电流（应用部分加网电源电压）					5		0.05
按注⑤患者辅助电流	DC	0.01	0.05	0.01	0.05	0.01	0.05
	AC	0.01	0.5	0.1	0.5	0.1	0.05

注：① 对地漏电流的惟一单一故障状态，就是每次有一根电源导线断开。

②设备的可触及部分未保护接地，也没有供其他设备保护接地用的装置，且外壳漏电流和患者漏电流（如适用）符合要求，例某些带有屏蔽的网电源部分的计算机。

③规定是永久性安装的设备，其保护接地导线的电气连接只有使用工具才能松开，且紧固或机械固定在规定位置，只有使用工具才能被移动。

这类设备的例子是：X射线设备的主件，例如X射线发生器、检查床或治疗床；有矿物绝缘电热器的设备；由于符合抑制无线电干扰的要求，其对地漏电流超过表2-3-1第一行规定值的设备。

④移动式X射线设备和有矿物绝缘的移动式设备。

⑤表2-3-1中规定的患者漏电流和患者辅助电流的交流分量的最大值仅是指电流的交流分量。

二、连续漏电流和患者辅助电流的测量设备

医用电气设备测量漏电流时，首先需要一个输出电压可调的隔离变压器或者逆变电源，输出电压可调的隔离变压器是由自耦调压器和隔离变压器组成，通过自耦调压器对隔离变压器的电压进行调节。逆变电源的工作原理是对网电源电压进行整流滤波，变成直流电，然后再通过逆变电路进行逆变，将直流电变成所需的交流电，逆变电路接隔离变压器，隔离变压器输出的电压提供给用户。所以输出电压可调的隔离变压器不能对频率进行调节，而逆变电源可以输出50/60Hz的交流电。隔离变压器或者逆变电源的输出电压应符合GB 9706.1－2007中10.2.2的要求，并且将输出电压升高到额定电压的10%，此电源作为被测医用电气设备的输入电源。图2－3－1为逆变电源的外形图，选用变频电源的一般原则是，功率为被测设备功率的1.5倍以上，频率50/60Hz可调，电压调节范围至少为被测设备电源输入电压额定值＋10%以上，输出波形满足GB 9706.1－2007中10.2.2的要求。

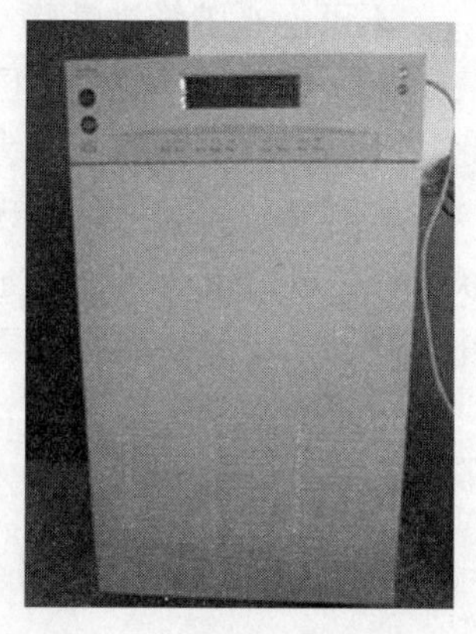

图2－3－1 逆变电源外形

检测医用电气设备的连续漏电流和患者辅助电流常用的仪器为漏电流检测仪，图2－3－2a为GRB－LP－C型医用电气设备漏电流和输入功率检测仪。GRB－LP－C型医用电气设备漏电流和输入功率检测仪主要的技术指标如下。

（1）泄漏电流范围 0～0.5mA，0～5mA，0～50mA自动切换。

（2）精度 1μA。

（3）频响范围 DC到1MHz。

（4）输入阻抗 ≥1MΩ。

（5）显示方式 触摸屏控制显示、菜单引导操作。

图2－3－2为GRB－LP－C型医用电气设备漏电流和输入功率检测仪的面板显示和控制窗口，面板完全根据GB 9706.1－2007中漏电流的测试图例设计，操作起来非常直观，在漏电流检测仪的面板上有医用电气设备所需要的各种端子，根据需要进行选择。

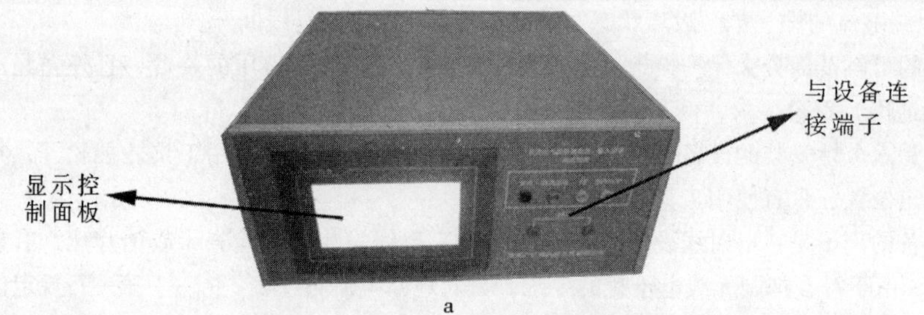

a

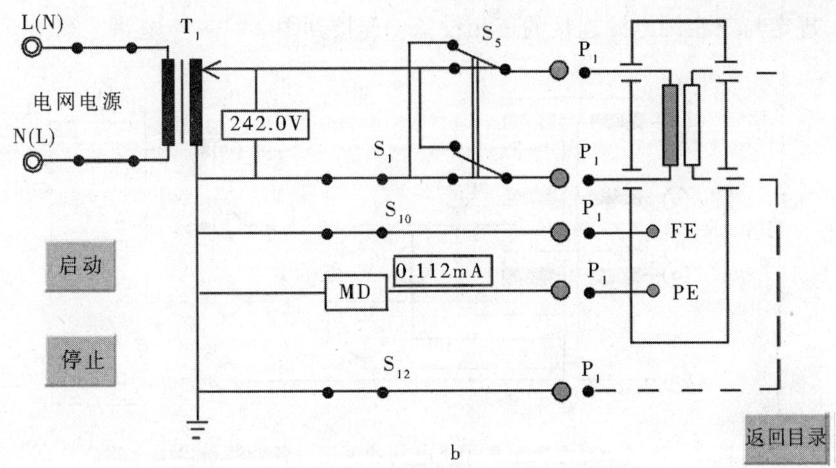

图 2-3-2　漏电流和输入功率检测仪显示外形及控制面板

a. 漏电流和输入功率检测仪外形

b. 漏电流和输入功率检测仪控制面板

三、连续漏电流和患者辅助电流试验

1. 概述

（1）在设备达到超温所要求的工作温度之后和在规定的潮湿预处理之后对地漏电流、外壳漏电流、患者漏电流及患者辅助电流的测量。

将设备置于温度约等于 t℃（t 为潮湿箱内的温度），相对湿度在 45% ~65% 的环境里，并应在潮湿处理之后 1h 才开始测量。应先进行设备不通电的测量。

（2）设备接到电压为最高额定网电源电压的 110% 的电源上。

（3）能适用单相电源试验的三相设备，将其三相电路并联起来作为单相设备来试验。

（4）对设备的电路排列、元器件布置和所用材料的检查表明，无任何安全方面危险可能性时，试验次数可减少。

2. 测量供电电路

（1）规定与有一端大约为地电位的供电网相连的设备以及对电源类别未予规定的设备，连接到图 2-3-3 所示电路。

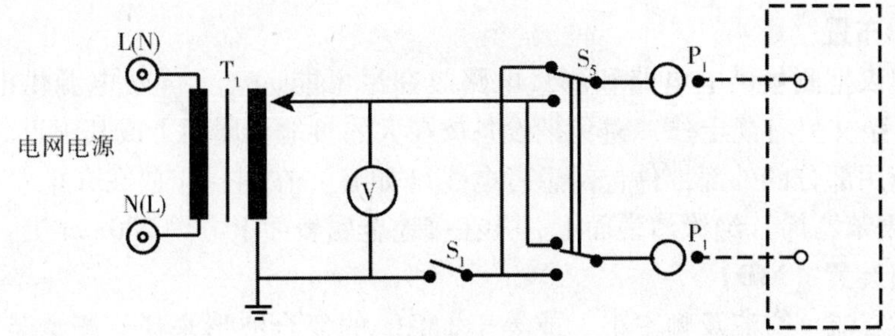

图 2-3-3　供电网的一端近似地电位时的测量供电电路

（2）规定与三相网电源连接的三相设备，连接到图2－3－4电路。

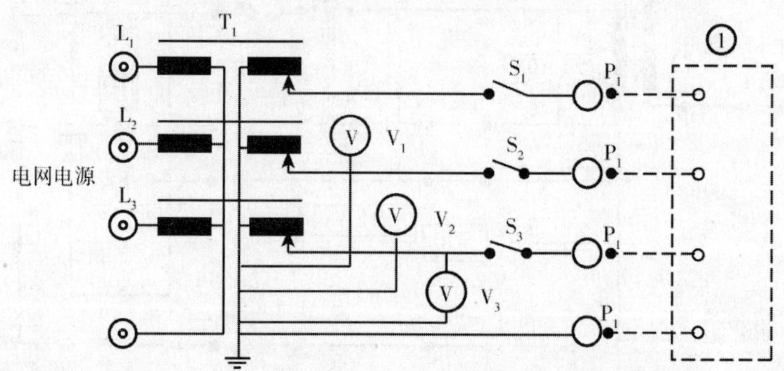

图2－3－4 规定接至多相供电网的多相设备的测量供电电路

（3）规定按Ⅰ类或Ⅱ类单相电源供电设备的测量供电电路（图2－3－5）。

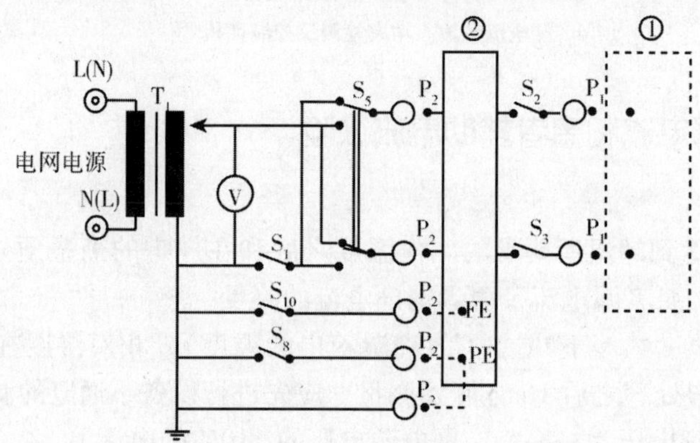

图2－3－5 规定按Ⅰ类或Ⅱ类单相电源供电的设备的测量供电电路

3. 设备与测量供电电路的连接

（1）配有电源软电线的设备用该软电线进行试验。

（2）具有设备电源输入插口的设备，用3m长或长度和型号由制造商规定的可拆卸电源软电线连接到测量供电电路上进行试验。

（3）规定要永久性安装的设备，用尽可能短的连线和测量供电电路相连来进行试验。

4. 测量布置

（1）建议把测量供电电路和测量电路放在尽可能远离无屏蔽电源供电线的地方，并（除以下条文另有规定外）避免把设备放在大的接地金属面上或其附近。

（2）应用部分的外部部件包括患者电线（如有）在内，应放在介电常数约为1的（例如泡沫聚苯乙烯）绝缘体表面上，并在接地金属表面上方约200mm处。

5. 测量装置（MD）

（1）对直流、交流及频率小于或等于1MHz的复合波形来说，测量装置应给漏电流或患者辅助电流源加上约1000Ω的阻性阻抗。

（2）一般按图2－3－6或具有相同频率特性的类似电路作测量装置。

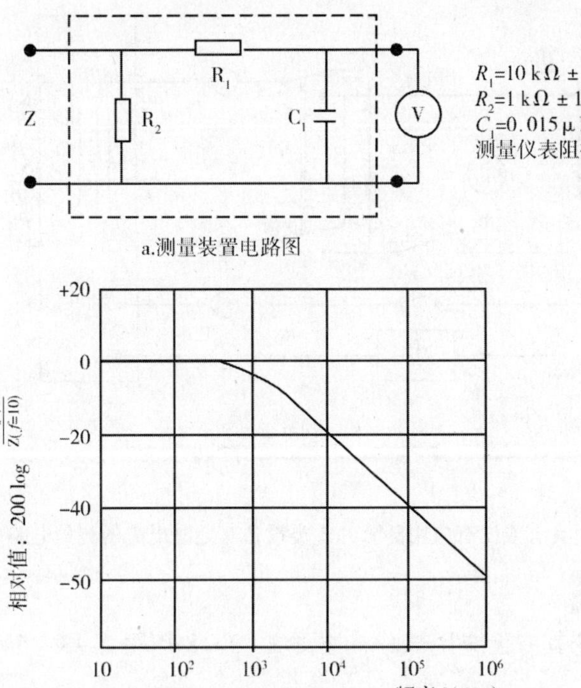

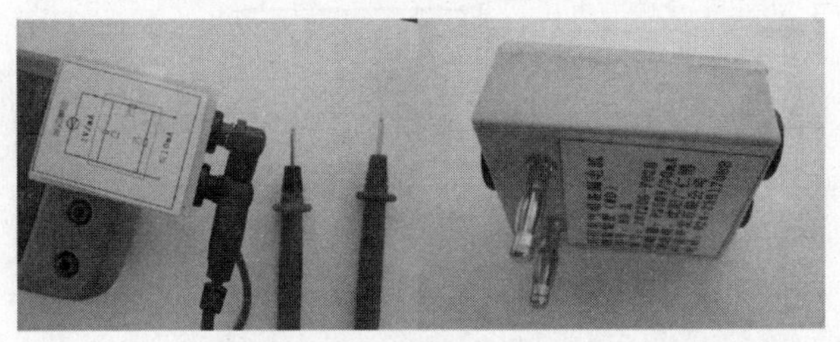

c.测量装置与测量仪表的连接

图 2－3－6 测量装置的图例及其频率特性

（3）图 2－3－6c 所示的测量仪表对从直流到小于或等于 1MHz 频率的交流都应有一约 1MΩ 或更高的阻抗。它应指示测量阻抗两端的直流，或交流，或有频率从直流或交流或有频率从小于或等于 1MHz 频率分量的复合波形电压的真有效值，指示的误差不超过指示值的 ±5%。其刻度可指示通过测量装置的电流，包括对 1kHz 以上频率分量的自动测定，以便能将读数直接与表 2－3－1 比较。如能证实（例如用示波器）在所测的电流中，不会出现高于上限的频率，则对百分指示误差的要求和校准要求可限于其上限低于 1MHz 的范围。目前市场上有一些高端的仪表测试带宽可以达到 1MHz。测量时最好选用这种仪表，方便快捷。

6. 对地漏电流的测量

（1）Ⅰ类设备，不论其有无应用部分，按图 2－3－7 用图 2－3－3、图 2－3－4 中相应的测量供电电路试验。

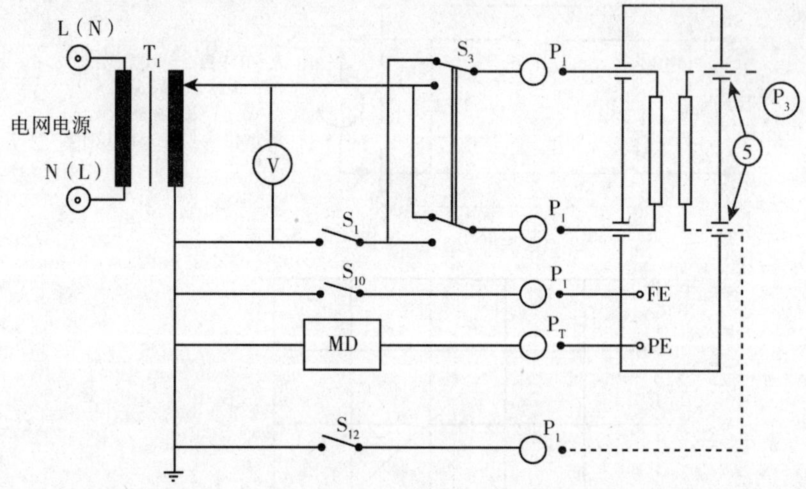

图2-3-7　具有或没有应用部分的Ⅰ类设备对地漏电流的测量电路

7. 外壳漏电流的测量

（1）Ⅰ类设备，不论其有无应用部分，按图2-3-8用图2-3-5中相应的测量供电电路试验。

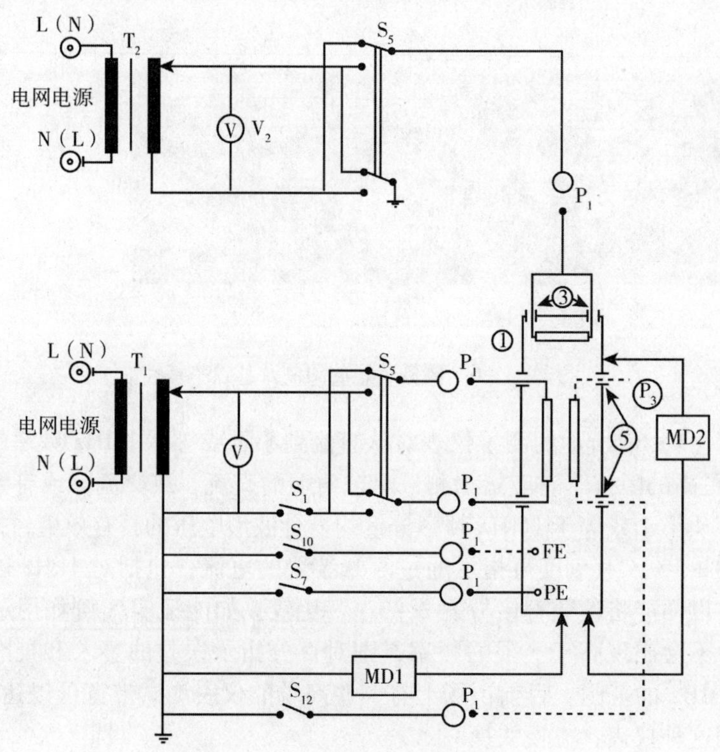

图2-3-8　外壳漏电流的测量电路

用 MD1 在地和未保护接地外壳的每个部分之间测量。用 MD2 在未保护接地外壳的各部分之间测量。

（2）Ⅱ类设备，不论其有无应用部分，按图 2－3－8 用图 2－3－5 中相应的测量供电电路试验，但不使用保护接地连接和 S_7。用 MD1 在外壳和地之间或当外壳有几个部分时，在外壳每一部分与地之间测量。用 MD2 在外壳的各部分之间或当不止有一个外壳时，在任意两个外壳之间测量。

（3）规定与 SELV 电源相连的设备及内部电源设备，流过外壳不同部分之间的外壳漏电流用图 2－3－8 中测量装置 MD2 试验。

规定使用指定的Ⅱ类单相供电电源的设备，不论其有无应用部分，应按图 2－3－8 用图 2－3－5 的测量供电电路试验，但不使用保护接地连接和 S_8。

仅当设备本身是Ⅰ类设备时，才使用设备的保护接地连接和 S_8。

（4）若设备外壳或外壳的一部分是用绝缘材料制成的，应将最大面积为 20cm × 10 cm 的金属箔紧贴在绝缘外壳或外壳的绝缘部分上。为此，可用约 0.5N/cm^2 的力压在绝缘材料上。如有可能，移动金属箔以确定外壳漏电流的最大值。应注意，金属箔不要接触到可能已保护接地的任何外壳金属部件；然而，未保护接地的外壳金属部件，可用金属箔部分地或全部地覆盖。要测量单一故障状态下的外壳漏电流时，金属箔可布置得与外壳的金属部件相接触。当患者或操作者与外壳表面接触的面积可能大于正常人手的尺寸时，金属箔的尺寸按接触面积相应增加。

8. 患者漏电流的测量

（1）测量患者漏电流时应用部分连接

①带 B 型应用部分的设备患者漏电流的测量连接，从连在一起的所有患者连接线测量，见图 2－3－9。

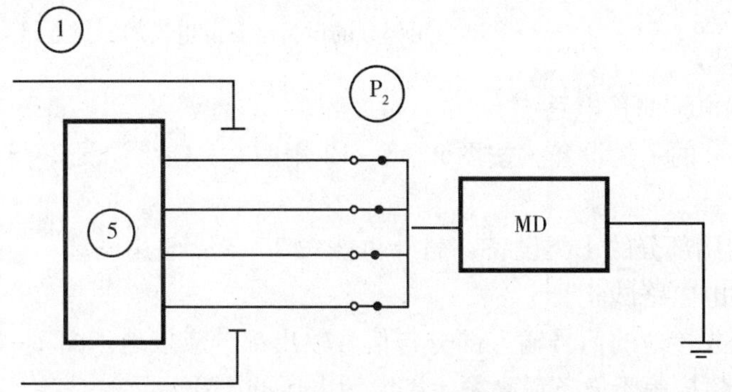

图 2－3－9　带 B 型应用部分的设备患者漏电流的测量连接

②带 BF 型应用部分的设备患者漏电流的测量连接，轮流地从应用部分的同一功能连在一起的所有患者连接线测量，见图 2－3－10。

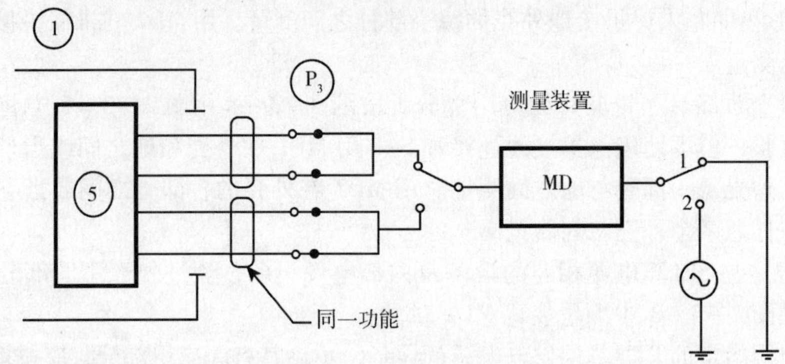

图 2－3－10 带 BF 型应用部分的设备患者漏电流的测量连接

③带 CF 型应用部分的设备患者漏电流的测量连接，轮流地从每一患者连接线测量。见图 2－3－11。

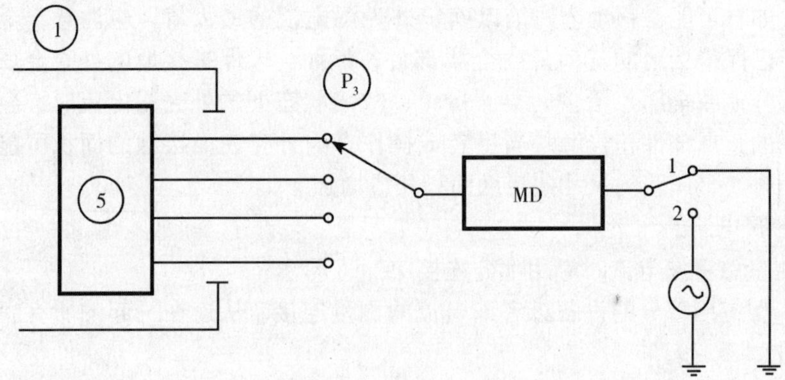

图 2－3－11 带 CF 型应用部分的设备患者漏电流的测量连接

（2）患者漏电流测量电路

①有应用部分的 I 类设备，按图 2－3－12 用图 2－3－3、图 2－3－4 中相应的测量供电电路试验。

②有 F 型应用部分的 I 类设备，另外再按图 2－3－13 用图 2－3－3、图 2－3－4 中相应的测量供电电路试验。

设备中未永久接地的信号输入部分与信号输出部分应接地。图 2－3－13 中变压器 T_2 所设定的电压值应等于设备最高额定网电源电压的 110%。

③有应用部分和信号输入部分和（或）信号输出部分的 I 类设备，需要时，还应按图 2－3－14 用图 2－3－3、图 2－3－4 中相应的测量供电电路试验。

变压器 T_2 所设定的电压值应等于设备最高额定网电源电压的 110%。除非制造商规定要接负载，信号输入部分和信号输出部分要短接。在接负载的情况下，试验电压依次加到信号输入部分和信号输出部分的所有各极上。

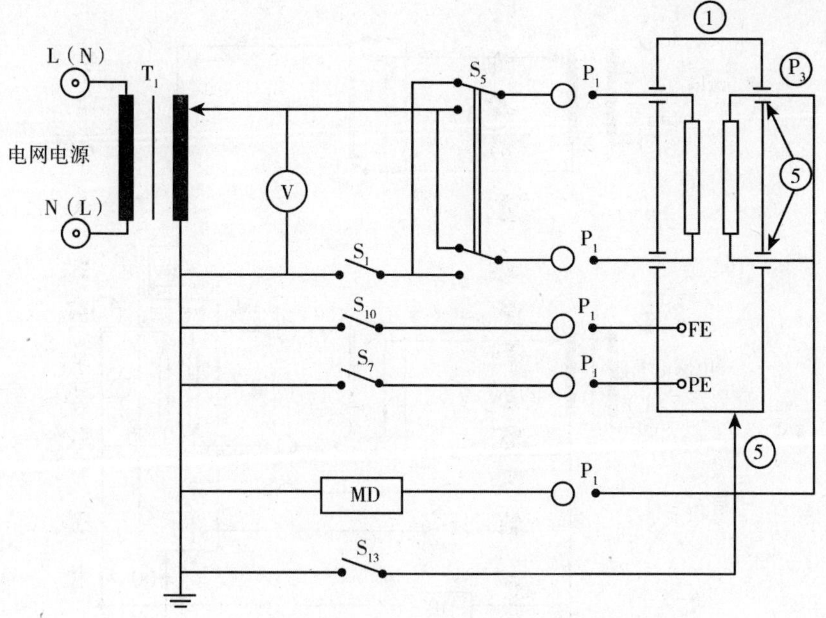

图 2-3-12 从应用部分至地的患者漏电流的测量电路

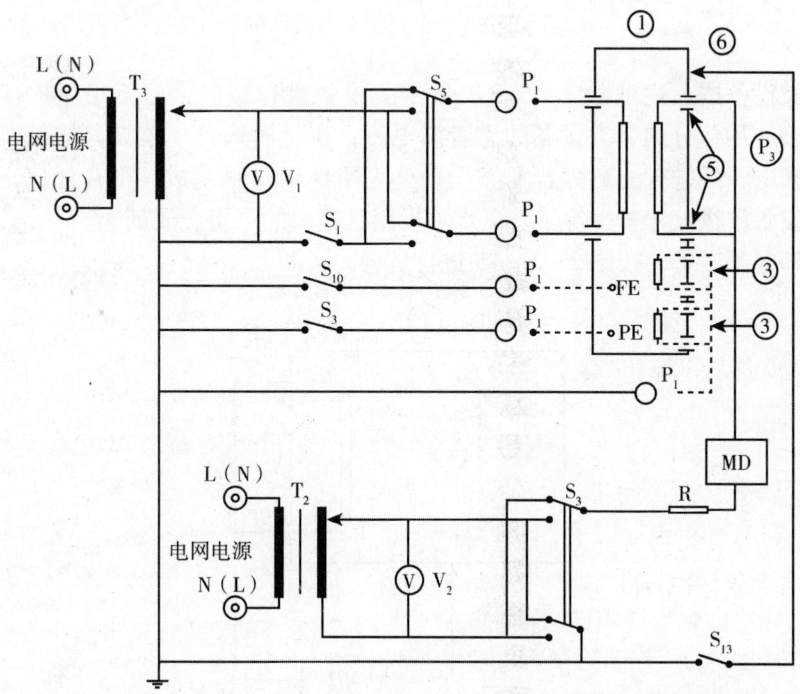

图 2-3-13 由应用部分上的外来电压所引起的从 F 型应用部分至地的患者漏电流的测量电路

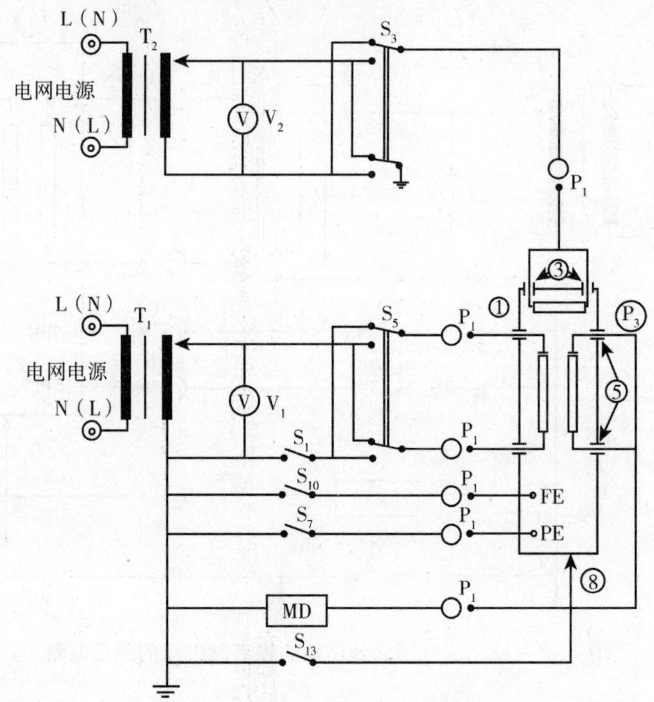

图 2－3－14 由信号输入部分或信号输出部分上的外来电压引起的从应用部分至地的患者漏电流的测量电路

④Ⅱ类设备按上述试验 1）～3）做Ⅰ类设备进行试验，但不用保护接地连接和 S_7。有 F 型应用部分的Ⅱ类设备的患者漏电流，在金属外壳（若有）接地并在应用部分加上外来电压后进行测量。若Ⅱ类设备外壳用绝缘材料制成，则在任何正常使用位置时，将设备放在尺寸至少等于外壳水平投影且接地的平坦金属面上。

⑤内部电源设备，按图 2－3－15 进行试验。

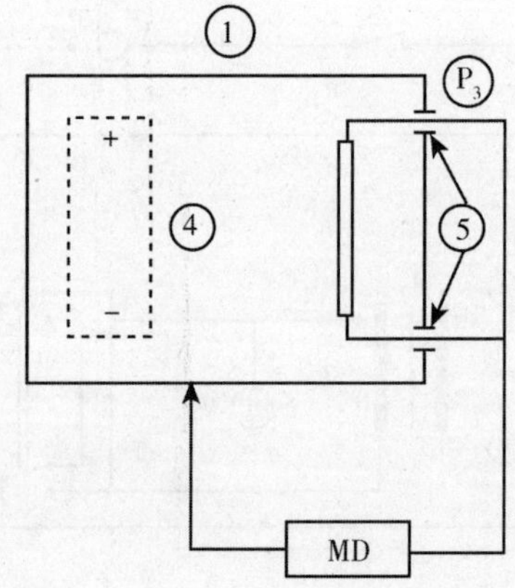

图 2－3－15 内部电源供电设备从应用部分至外壳的患者漏电流的测量电路

外壳用绝缘材料制成的，试验时，绝缘材料表面应附上金属箔。

⑥有 F 型应用部分的内部电源设备，还要按图 2－3－16 进行试验。变压器 T_2 所设

定的电压值应为供电频率下的250V。

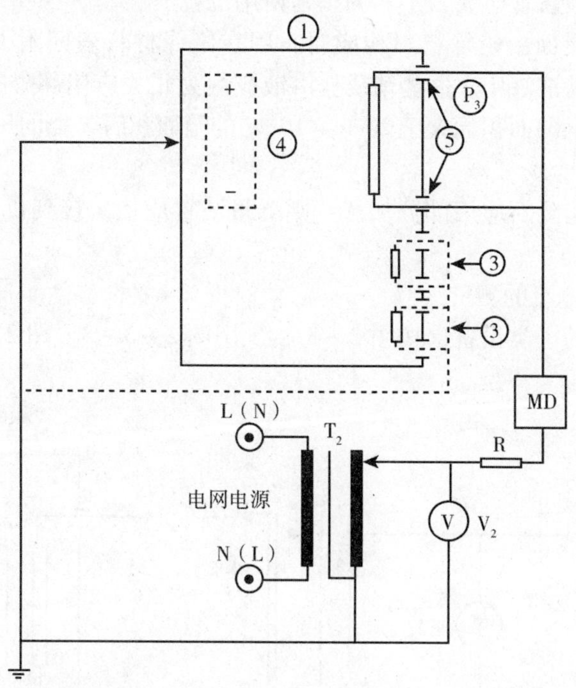

图2－3－16　内部电源供电设备从F型应用部分至外壳的患者漏电流的测量电路

做此试验时，设备金属外壳和信号输入部分及信号输出部分要接地。外壳用绝缘材料制成的设备，在任何正常使用位置时，将设备放在尺寸至少等于外壳水平投影且接地的平坦金属面上。

⑦有应用部分和信号输入部分和（或）信号输出部分的内部电源设备，如适用，再按图2－3－17进行试验。变压器T_1所设定的电压值应是供电频率下的250V。

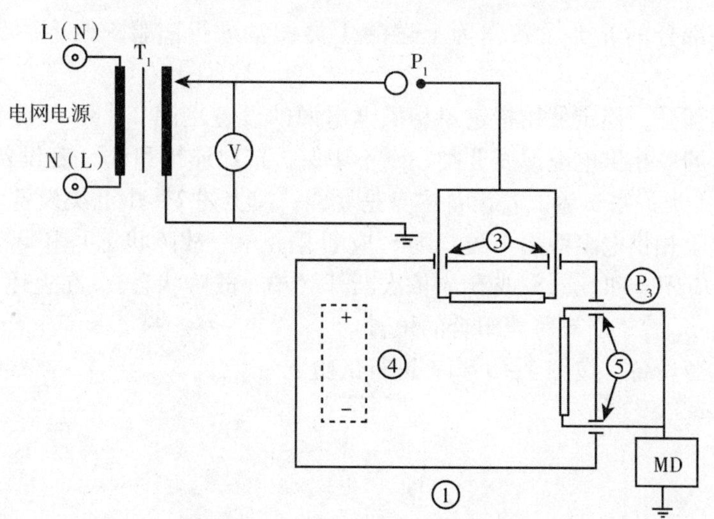

图2－3－17　内部电源设备由信号输入部分或信号输出部分上的外来电压引起的从应用部分至地的患者漏电流的测量电路

做此试验时，设备置于较为不利的正常使用位置上。

⑧应用部分的表面由绝缘材料构成时，用在绝缘材料表面附上金属箔进行试验。或将应用部分浸于盐溶液中。这些箔或盐溶液应视为相关应用部分的惟一的患者连接。应用部分与患者接触的面积远大于20cm×10cm 的箔面积时，箔的尺寸增至相应的接触面积。

⑨若制造商规定要对应用部分加载，则测量装置应依次接到负载（应用部分）的所有极上。

（3）患者辅助电流的测量

①有应用部分的Ⅰ类设备，按图2－3－18 用图2－3－3、图2－3－4 中相应的测量供电电路试验。

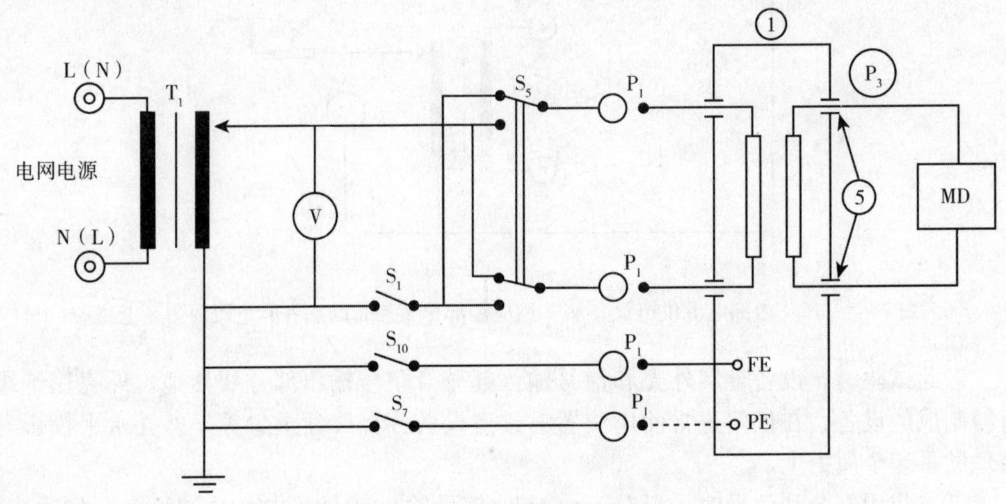

图2－3－18 患者辅助电流的测量电路

②有应用部分的Ⅱ类设备作为上述的Ⅰ类设备进行试验，但不用保护接地连接和S_7。

③有应用部分，规定使用指定单相供电电源的设备用图2－3－5 测量供电电路试验，若所指定的单相供电电源属Ⅱ类，则不用保护接地连接和S_8。若设备本身是Ⅰ类，按上述1）中Ⅰ类设备试验。若设备本身是Ⅱ类，按上述2）中Ⅱ类设备试验。

若所指定单相供电电源属Ⅰ类，则S_8应断开（单一故障状态）和S_1、S_2及S_3应闭合；另外，S_8应闭合和S_1、S_2或S_3应依次断开（单一故障状态）。在上述三项测量过程中，应将S_5和S_{10}置于所有可能组合的位置。

④内部电源设备，按图2－3－19 进行试验。

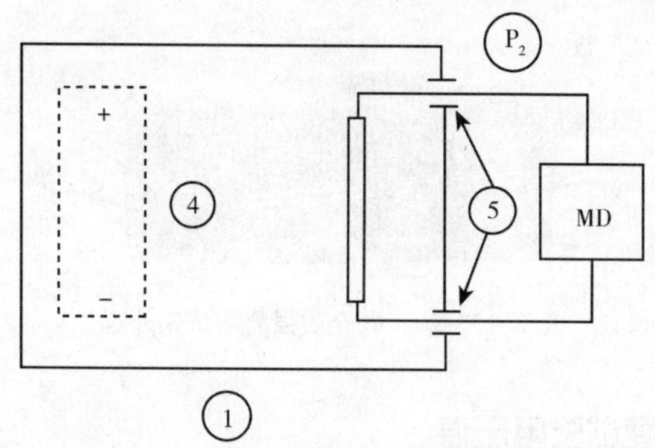

图2-3-19 内部电源供电设备的患者辅助电流的测量电路

四、电介质强度试验所要求的仪器

电介质强度试验是验证隔离是否达到规定要求的一种重要手段，电介质试验所用的试验设备为电介质强度测试仪，也可以称为耐压测试仪。电介质强度测试仪的工作原理主要有两种；一种是通过隔离变压器直接升压得到所需的高压；一种是通过逆变的原理后接升压隔离变压器得到高压，通过逆变原理制造的电介质强度测试仪频率可以在50Hz和60Hz之间切换，操作也更方便。电介质强度测试仪的一般要求是交直流的输出电压不低于5000V，输出电流不小于100mA，输出的交流波形应符合GB 9706.1-2007中10.2.2的要求，直流波形的纹波系数应不大于5%，为了防止绝缘部件被击穿损坏设备，电介质强度测试仪应有报警电流的设置功能。

图2-3-20为TOS 5050型耐压测试仪，在开机进行测试前，必须首先检查低压输出端子（黑色）是否有破损，连接是否正确、完好。如果破损或者连接不正确，可能会对被测设备产生危险的电压，而危害测试者的安全；在把电压输出端子连接到被测设备上时，必须先连接低压端子，后连接高压端子；在进行测试时，高压端子附近应无金属、设备或其他与测试无关的东西。开机后，先观察电压调节旋钮是否在无输出位置，电压指针显示屏显示电压是否为零，数字显示屏里显示的参数：最大输出电压、高低漏电流报警限值、测试时间、倒计时开关是否正确，如果与测试条件不符合，则通过设置按钮进行更改。不连接红色高压输出线，把低压输出线的夹子连接到被测设备绝缘路径的一头，按电压输出开关输出电压，此时红色高压指示灯会亮起。通过调节旋钮，把输出电压调节至略低于测试电压的一半左右，按“STOP”按钮停止输出电压。把红色高压输出线插入高压输出端子，把高压输出线的夹子连接到测试绝缘路径的另一头，按电压输出开关输出电压，在10s内将电压逐渐增加到规定值，保持1min。当到达测试时间后，耐压测试仪会自动停止测试。当试验停止后，观察红色高压指示灯是否熄灭，电压指针指示屏显示电压输出是否为零。按“STOP”键确保无电压输出后，把电压调节旋钮调节至无输出位置，拔出红色高压输出线，断开与被测设备的连接。

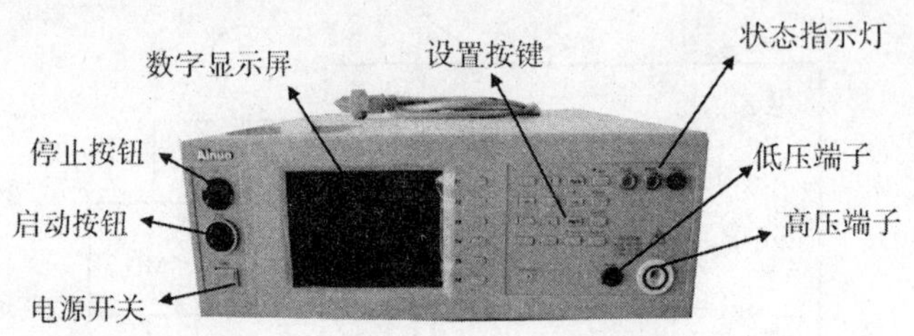

图 2-3-20 电介质强度测试仪外观

五、电介质强度试验电压值

在工作温度和经潮湿预处理及所要求的消毒步骤后，电气绝缘的电介质强度应足以承受在表 2-3-2 中所规定的试验电压。表 2-3-2 中所用基准电压 (U)，是在正常使用时当设备施加额定供电电压或制造商所规定的电压两者中较高电压时，设备有关绝缘可能受到的电压。双重绝缘中每一绝缘的基准电压，等于该双重绝缘在正常使用、正常状态和额定供电电压时。对两个隔离部分之间或一个隔离部分与接地部分之间的绝缘，其基准电压等于两个部分的任何两点间最高电压的算术和。F 型应用部分和外壳之间绝缘的基准电压，取包括应用部分中任何部位接地的正常使用状态时，该绝缘上出现的最高电压。然而，基准电压应不低于最高额定供电电压，或在多相设备时不低于相对中线的电压，或内部电源设备时不低于 250V。对防除颤应用部分，基准电压的确定不考虑可能出现的除颤电压。

表 2-3-2 电介质强度试验电压

被试绝缘	基准电压相应的试验电压					
	$U \leqslant 50$	$50 < U \leqslant 150$	$150 < U \leqslant 250$	$250 < U \leqslant 1000$	$1000 < U \leqslant 10000$	$10000 < U$
基本绝缘	500	1000	1500	$2U+1000$	$U+2000$	如有必要，由专用标准规定
辅助绝缘	500	2000	2500	$2U+2000$	$U+3000$	
加强绝缘和双重绝缘	500	3000	4000	$2(2U+1500)$	$2(U+2500)$	

注：正常使用中相应绝缘所受电压是非正弦交流电时，可用 50Hz 正弦试验电压进行试验，在这种情况下，试验电压值由表 2-3-2 来确定，基准电压等于测得的电压峰-峰值除以 1.414。

六、电介质强度试验

（1）单相设备和按单相设备来试验的三相设备的试验电压，应按表 2-3-2 规定施加在相应的绝缘部分上历时 1min：在设备升温至工作温度后，立即用接入线路已闭合的电源开关断开设备电源后，或对于电热元件，当升温至工作温度后使用图 2-3-21 的电路使设备保持在工作状态下，和在规定的潮湿预处理之后，让设备保留在潮湿箱内，在不通电的情况下立即进行，和设备不通电并在所有要求的消毒程序之后。

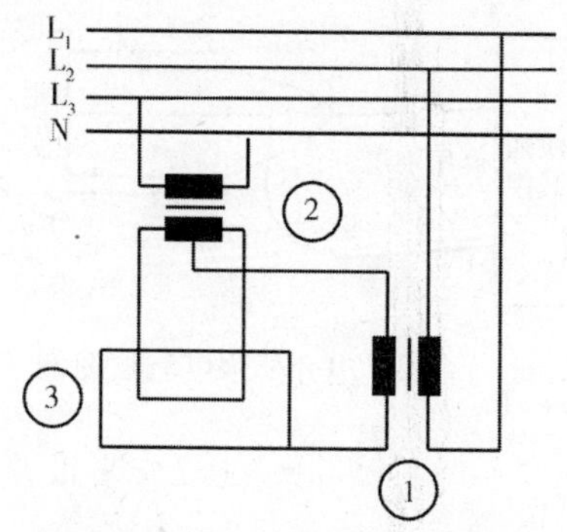

①试验用变压器 ②隔离变压器 ③受试设备

图 2－3－21 热元件在工作温度下电介质强度试验电路

开始，应施加不超过一半规定值的电压，然后应在 10s 期间将电压逐渐增加到规定值，应保持此值达 1min，之后应在 10s 期间将电压逐渐降至一半规定值以下。

(2) 试验电压的波形和频率，应使绝缘体上受的电介质应力至少等于在正常使用时以相同波形和频率的电压施加于各部分上时所产生的电介质应力。

(3) 试验时不应发生闪络或击穿。如发生轻微的电晕放电，但当试验电压暂时降到必须高于基准电压（U）的较低值时，放电现象停止，且这种放电现象不会引起试验电压的下降，则这种电晕放电可不考虑。

(4) 注意施加于加强绝缘上的电压不使设备中的基本绝缘或辅助绝缘受到过分的应力。

(5) 使用金属箔时，注意要适当放置金属箔，以免绝缘内衬边缘产生闪络。若适用，移动金属箔以使表面的各个部位都受到试验。

(6) 与被试绝缘并联的功率消耗和电压限制器件，从电路的接地侧断开。进行试验时，若有需要，可把灯泡、电子管、半导体器件或其他自动调节器取下，或使其停止工作。接在 F 型应用部分和外壳间的保护装置，如在试验电压时或低于试验电压时有动作，则断开。

(7) 配有电容器且可能在电动机绕组和电容器的连接点与对外接线的任一端子之间产生谐振电压 U_c 的电动机，应在绕组和电容器连接点与外壳或仅用基本绝缘隔离的导体部件之间，加 $2U_c+1000$V 的试验电压。试验中，上面没有提到的其他部件要断开，电容器应短接。

电介质强度测试图例如下：

图 2－3－22 为电介质强度测试的图例，右侧为电源插头，左侧为电介质强度测试仪，本图例是按照 GB9706.1－2007 中 20A－a_1 中单相 I 类设备的电介质强度试验，首先将电源插头的相线 L 和中性线 N 连接起来，然后再连接到电介质强度测试仪的高压端，将电源插头的保护地 PE 连接到电介质强度测试仪的低压端，按照前面介绍的电介质强度测试仪的使用方法进行试验，特别注意，在试验过程中注意安全!!!

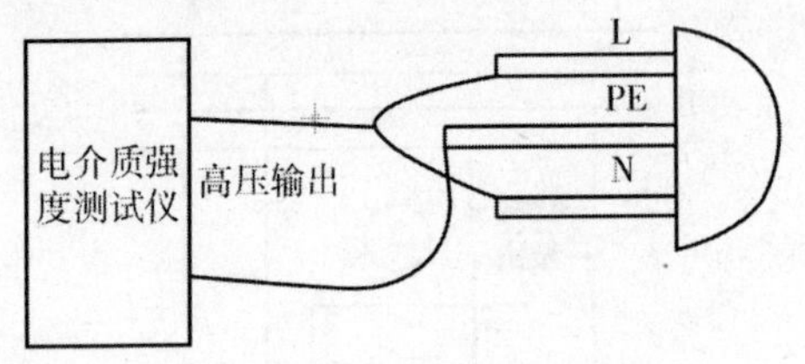

图2-3-22 电介质强度测试图例

（辽宁省医疗器械检验所 王云山）

第四节 医用电气系统的基本概念与质量要求

学习要点

掌握医用电气系统的基本概念，医用电气系统和医用电气设备的区别。

熟悉医用电气系统的总体质量要求和如何判定什么医疗器械属于医用电气系统的范畴。

了解一些医用电气系统的组合方式。

现代电子技术和生物医学技术在医学实践中的应用和快速发展，使现在的医用电气设备日趋复杂，由传统的单一的医用电气设备或其他设备组成相对复杂的系统，取代单台医用电气设备对患者进行诊断、治疗或监护越来越普遍。

越来越多的这种系统由应用于不同领域（不仅限于医学领域）内的设备直接或间接相连组成。符合GB 9706.1－2007《医用电气设备 第1部分：安全通用要求》标准的医用电气设备可以和其他非医用电气设备连接。每台非医用电气设备可能都符合了其专业领域的安全标准中规定的要求，通常它们并不符合医用电气设备安全标准要求，因而，可能影响整个系统的安全。

为了规范医疗器械范围内的“医用电气系统”，制定了国家标准GB 9706.15－2008《医用电气设备 第1-1部分：安全通用要求 并列标准 医用电气系统安全要求》，本节的内容主要依据该标准。该标准规定了为保护患者、操作者以及环境所必须提供的安全要求。

一、医用电气系统的基本概念

1. 医用电气设备（medical electrical equipment） 与某一专门供电网有不多于一个的连接，对在医疗监督下的患者进行诊断、治疗或监护，与患者有身体的或电气的接触，和（或）向患者传送或从患者取得能量，和（或）检测这些所传送或取得的能量的电气设备。设备包括那些由制造商指定的，能使设备正常使用所必需的附件（GB 9706.1－2007 2.2.15）。

2. 医用电气系统（medical electrical system） 多台设备的组合，其中至少一台为医

用电气设备，并通过功能连接或使用可移式多孔插座互连。(GB 9706.15－2008 2.201)

从“医用电气系统”的定义中，可以看到，在“医用电气系统”的概念里，“医用电气设备”是“医用电气系统”的一部分。

医用电气系统可以是独立的各个部分或是在一个外壳之内或是前二者情况的组合(表2－4－1)。

3. 患者环境（patient environment） 患者与系统的部件或患者与触及系统部件的其他人之间可能发生有意或无意接触的任何空间（GB 9706.15－2008 2.202)。

参见图2－4－1和图2－4－2。两图中的尺寸是非限定的，图示的患者环境范围在实践中已得到验证，但很难对诊断、监测和治疗的空间规定惟一的尺寸范围。

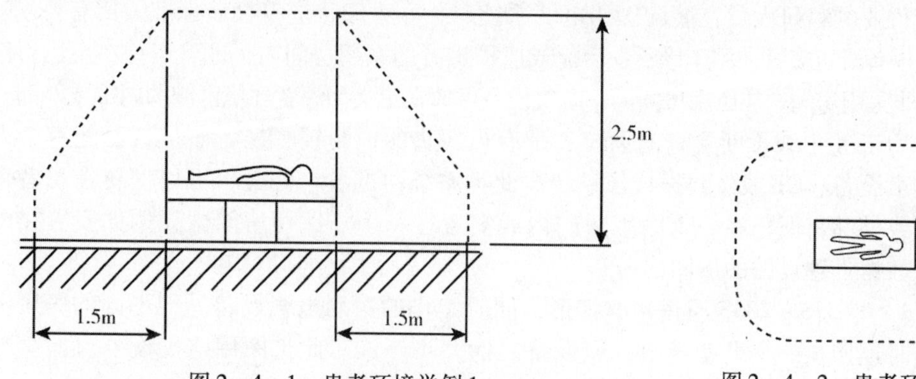

图2－4－1 患者环境举例1　　图2－4－2 患者环境举例2

4. 隔离装置（separation device） 出于安全原因，以防止系统部件之间传输不需要的电压或电流，且带有输入和输出部分的部件或部件组合。（GB 9706.15－2008 2.203)

将设备组合成系统时，可能涉及电源和（或）信号传输线路的连接。此类连接也具有同样的隔离要求。

5. 可移式多孔插座 有两个或两个以上插孔的插座，打算与软电线或电线相连或组成一体，与网电源连接时，可以方便地从一处移到另一处。(GB 9706.15－2008 2.204)

可移式多孔插座可作为独立部分或医用、非医用设备的组成部分。

应使用工具才能将医疗用设备接入可移式多孔插座，否则可移式多孔插座应由隔离变压器供电。

6. 功能连接（functional connection） 电气或其他连接，包括用来传递信号和（或）电能和（或）其他物质的连接。(GB 9706.15－2008 2.205)

在医用电气系统的定义中，允许非医用电气设备可通过功能连接向医用电气设备供电。这种特定电源应符合 GB 9706.1 的要求或证明其具有同等的安全等级。

“其他”这一短语可能包括机械连接、光学连接或者无线连接等多种情况。

二、医用电气系统的总体质量要求

1. 总体质量要求 总体来说，医用电气系统安装或后续的修改后，不应造成安全方面危险。

在患者环境内，医用电气设备应达到 GB 9706.1 要求的医用电气设备同等的安全水平，以及在患者环境外，达到其他的国家安全标准（或 IEC 或 ISO 安全标准）要求的非医用电气设备相应的安全水平。

对医用电气设备，应符合 GB 9706.1 及其相关专用标准的要求；对非医用电气设备应符合与该设备相关的安全标准（参见 GB 9706.15 附录 DDD），仅以基本绝缘来防止电击的设备不应用于医用电气系统中；对特定电源，应符合 GB 9706.1 的要求或证明具有同等的安全等级；对整个医用电气系统，应符合 GB 9706.15 第六章至第五十九章的要求。

有关标准符合性的相关文件可以是制造商的符合性声明，或是测试机构颁发的证书。

2. GB 9706.15－2008 的适用情形 顾名思义，GB 9706.15－2008 适用于医用电气系统的安全。

医疗行业的科研人员在装配医用电气系统时，其系统也应符合该标准的所有要求。

电气设备既可安置在用于诊断、治疗或监护患者的医用房间内，也可安置在不进行医疗实践的非医用房间。在医用房间内，电气设备可放在定义为患者环境区域的内部或外部。

例如用于 X 射线诊断检查的系统、配有摄像头的内窥镜、患者监护仪、配有个人电脑的超声设备、CT 或磁共振成像系统。此类系统内的各个部分，可以安置在患者环境的内部或外部，但仍在一个医用房间内或安置在一个非医用房间内，例如安置在配电间或有数据处理设备的房间内。

3. GB 9706.15－2008 不适用的情形 同时工作的医用电气设备，即不同的医用电气设备同时连接在一个患者身上，但设备之间并不互连。此类医用电气设备可能会相互产生干扰，例如手术室内的高频手术设备可能影响对患者进行监护的设备。

在患者环境中，没有和医用电气设备有电气相连的其他电气设备。

三、其他说明

1. 可移式多孔插座 医用电气系统里有一个很关键的概念，即“可移式多孔插座”，GB 9706.15－2008 给出了示例，参见图 2－4－3 至图 2－4－6。

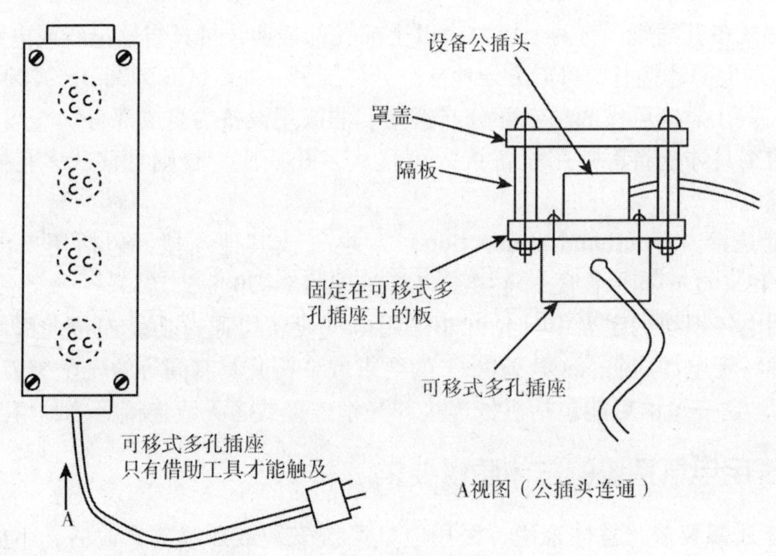

图 2－4－3 可移式多孔插座例 1

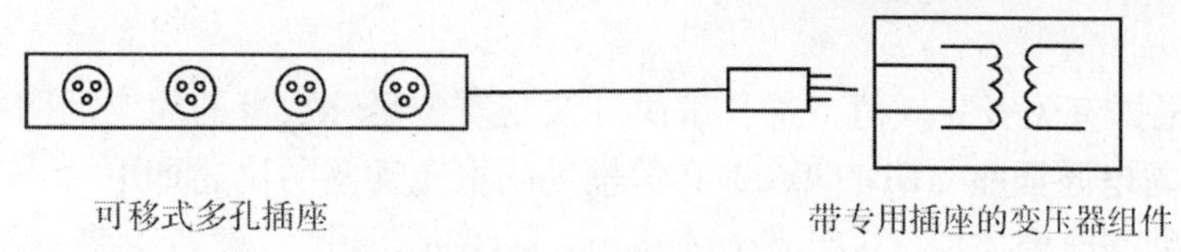

图 2-4-4 可移式多孔插座例 2

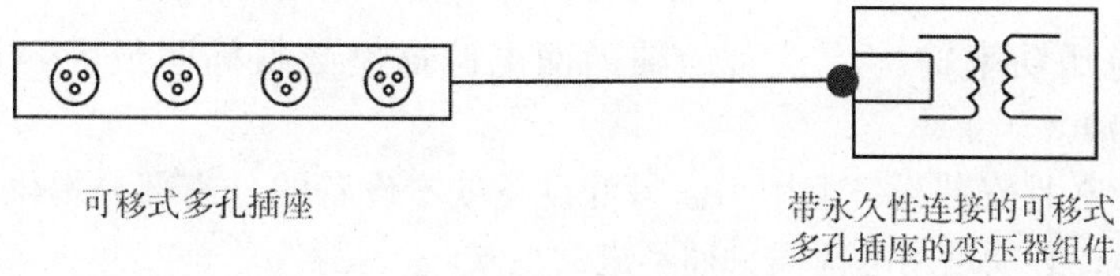

图 2-4-5 可移式多孔插座例 3

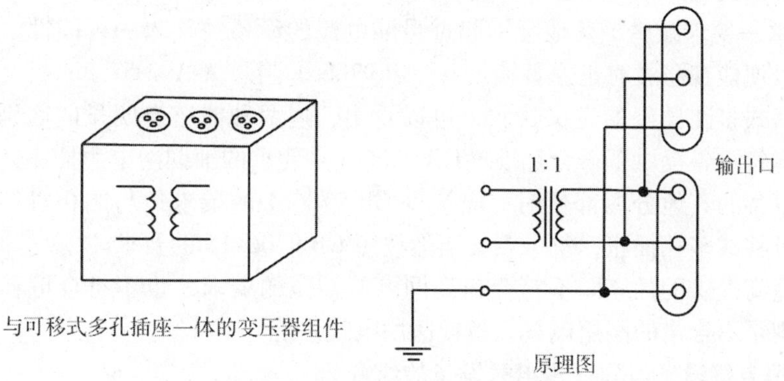

图 2-4-6 可移式多孔插座例 4

可移式多孔插座定义来自 GB 2099.1-2008《家用和类似用途插头插座 第 1 部分：通用要求》，其相关的定义如下。

(1) 插座 具有设计用于插头插销插合的插套，并且装有用于连接软缆的端子的电器附件。

(2) 移动式插座 打算连接到软缆上或与软缆构成整体的、而且在与电源连接时易于从一地移动到另一地的插座。

(3) 多位插座 两个或多个插座的组合体。

鉴于以下原因，使用可移式多孔插座有时是必要的：①尽量减少地板上的电源软电线的数量；②即使固定的网电源插座数量不足，但仍可供所有治疗或诊断设备使用；③提高装有多种设备于同一手推车的机动性；④降低保护性接地线的电位差，使其低于某些固定装置的电位差。

鉴于以下原因，应尽量避免使用可移式多孔插座：①对地漏电流的组合可能导致在正常状态下对地漏电流过大，在可移式多孔插座的保护接地导线中断而导致外壳漏电流过大；②供电网是否可用，取决于单个固定的网电源插座的可靠性；③供电可能完全中断，可能需要较长的时间让整套系统重新启动；④电气设备上只有单一的保护性接地连接，与系统中每个设备都直接接地的可靠性相比相对较差；⑤保护性接地阻抗增大。

显然，根据有关安装规范，最佳解决办法是安装足够数量的固定的网电源插座。

2. 辅助网电源插座 GB 9706.1 有关辅助网电源插座的论述如下。

(1) 辅助网电源插座（auxiliary mains socket - outlet） 设备上带有网电源电压的插座，不使用工具即可以向另外设备或向本设备的其他分离部件提供电能(GB 9706.1 2.7.4)。

(2) 网电源功率输出 设备的辅助网电源插座必须标明最大容许输出值(GB 9706.1 6.1 k))。

(3) 非永久性安装设备上用来向另外设备或本设备的分离部分提供电源的辅助网电源输出插座，必须是网电源插头插不进的型式。

本要求不适用于急救车，在急救车上这种插座数的限值是4个。

这些辅助网电源输出插座必须有专用标记（GB 9706.1 57.2e)）。

(4) 这一要求减少了其他会引起过量漏电流的设备被接入的可能性 急救车不受此约束，以便能在急救时迅速替换设备(GB 9706.1 附录 A A.2 57.2e))。

和可移式多孔插座的定义比较，可以看出，这两种插座有明显的区别。因此，如一个医用电气设备提供了符合标准（GB 9706.1）要求的辅助网电源插座，在考虑另外设备或本设备的其他分离部件时，应按照 GB 9706.1 的要求；与之相对的是，如制造商提供了可移式多孔插座，整个系统当然按照 GB 9706.15 的要求。

如制造商提供的插座既不符合辅助网电源插座的要求，也不符合可移式多孔插座的要求，则是不合格的医用电气设备或医用电气系统。

3. 医用电气设备与非医用电气设备的组合

(1) 基本原则 ①患者只能与符合 GB 9706.1 设备的应用部分相连，其他设备应符合相关国家标准（或 IEC 标准或 ISO 标准）；②在故障状态下，容许的外壳漏电流值为0.5mA；③若非医用电气设备符合该设备原意用途的安全标准，并置于患者环境中，如果外壳漏电流超出 GB9706.15 19.201.1 所规定的值，则需要采取措施限制外壳漏电流。

(2) 场所 可以预见医用电气系统出现在以下场所：①作为医用房间一部分的患者环境；②医用房间的其余部分，但不包含患者环境；③非医用房间（即不用于医疗的房间，如办公室或贮藏室）。

每个场所可有专用保护接地，因为在不同场所的保护接地之间可能存在电位差。如果患者环境中某一设备的保护接地发生中断，这个电位差就可能出现在设备外壳上。若操作者同时接触该设备和患者，就会对操作者或患者带来安全方面的危险。若设备是B型的，则可对患者带来安全方面的危险。

(3) 医用电气设备与非医用电气设备组合举例 表2-4-1 给出了在不同医疗环境中各种医用电气系统的组合，每种情况所使用的设备不超过两台（A 和 B)。

表 2-4-1 医用电气系统的组合举例

编号		医用房间：患者环境内	医用房间：患者环境外	非医用房间
1	1a 设备A和B均在患者环境内	A GB 9706.1 — B GB 9706.1		
	1b 设备A和B均在患者环境内	A GB 9706.1 — B GB ****		
	1b 由设备B的特定电源供电的设备A在患者环境内	A GB 9706.1（位于 B GB **** 框内）		
2	2a 设备A是在患者环境内，设备B是在医用房间内	A GB 9706.1 —	— B GB 9706.1	
	2b 设备A是在患者环境内，设备B是在医用房间内	A GB 9706.1 —	— B GB ****	
3	3a 设备A是在患者环境内，设备B是在非医用房间内	A GB 9706.1 — 公共保护接地	—	— B GB 9706.1 或GB **** （公共保护接地）
	3b 设备A是在患者环境内，设备B是在非医用房间内	A GB 9706.1 — 保护接地	—	— B GB 9706.1 或GB **** 有电位差的保护接地

注：表中的方框代表设备，方框内的标准号表示方框代表的设备符合该项标准。

这台牙科专用椅和牙科设备通过功能连接或使用可移式多孔插座互连，组合成为医用电气系统图 2-4-7（属于表 2-4-1 编号 1a）。

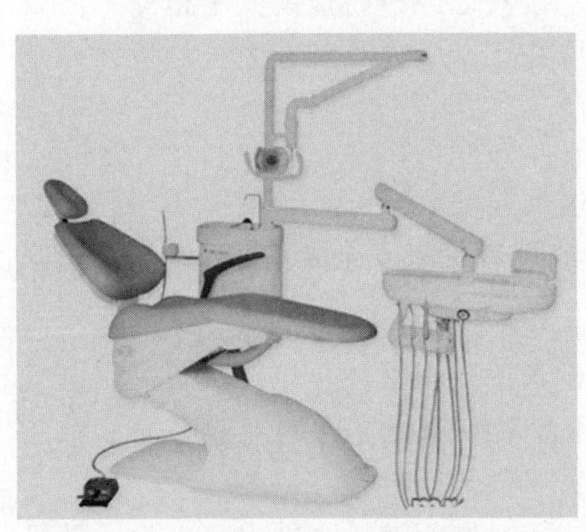

图 2-4-7 医用电气系统的组合实例

（湖北医疗器械质量监督检验中心 蒋时霖）

第五节 医用电气系统安全性检测

学习要点

掌握医用电气系统的概念，医用电气系统不同要求的目的。

一、通用要求及检测

标准要求医用电气系统在安装及后续修改后，不应造成安全方面的危险，所以系统安全性的评估应在医用电气系统安装及修改后都应进行评估。对于一些组成简单的系统，如某些由计算机与患者监护设备组成的简单监护系统，可以在检测机构实验室进行检测及评估，但是对于某些大型系统，如X线诊断、肿瘤热疗系统等，由于系统组成相对复杂，系统的安装也往往依赖于安装环境，这时对于该医用电气系统的安全性检测则应在设备安装现场进行评估。

一个医用电气系统应在患者环境内，达到GB 9706.1要求的医用电气设备同等的安全水平以及在患者环境外，达到其他的国家安全标准（或IEC或ISO安全标准）要求的非医用电气设备的相应安全水平。

对于组成系统的设备及部件，应通过检查相应的文件或证书来检验是否符合安全要求。医用电气设备应有医疗器械注册证或提供GB 9706.1（或IEC 60601-1）的符合性检验报告，非医用电气设备应提供相应国家安全标准（或IEC或ISO安全标准）的认证证书或符合性检验报告。而仅以基本绝缘对电击危险进行防护的非医用电气设备不得用于医用电气系统。

对于组成系统后带来的新的安全要求的检测，应仅考虑由于组合不同设备生成系统所带来的危险。根据相关标准对组成系统的独立设备已经进行过的安全检测不需要重复进行。除非另有规定，对于系统进行的试验应在正常条件下和在系统制造商规定的条件下进行。

二、随机文件要求及检测

医用电气系统应随系统提供随机文件，随机文件应包含所有与安全及预期使用相关的必要数据。随机文件应被看作系统的组成部分，给予充分重视。

医用电气系统随机文件应包括系统中的每台设备的随机文件，包括所有医用电气设备及非医用电气设备。每台设备的随机文件都是系统随机文件的组成部分，不能缺失。

系统随机文件还应包括下面介绍的信息，应该通过查阅随机文件内容来验证随机文件是否已经包含了这些内容。

随机文件应包括组成系统的每台设备的部件的清洗说明，如果需要对其进行消毒及灭菌，也应在随机文件中进行说明。

在系统安装期间，如果需要采取附加的安全措施，以减少安全风险，应在随机文件中对这些安全措施进行说明，以提醒及指导设备安装人员正确采取这些安全措施。

由于在患者环境内的设备可能会与患者直接或间接接触，只有当设备满足了医用电气设备安全要求才可以用于患者环境内，而非医用电气设备必须通过采用附加安全措施，使其达到医用电气设备的安全要求才可以用于患者环境内。不同医用电气系统由于设计不同，其生产商必须在随机文件中声明系统的哪些部分是适合在患者环境中使用的，以防止未达到医用电气设备安全要求的部分用于患者环境，带来危险。

由于某些系统在预防性维护时不能断开或不能完全断开系统电源，在维护期间可能对维护人员带来安全危险，可能需要采取附加的安全措施，这些安全措施应在系统随机文件中进行说明。

如果系统使用了可移式多孔插座进行系统互连，为了防止在使用中液体进入插座及插座机械损坏而带来使用风险，系统随机文件中应有不要把可移式多孔插座放在地上的警告。

由于一个系统的安全是需要在安装后或修改后通过检验来验证的。一个已证明安全的系统其组成是固定的，任何未经系统制造商确认的改变都可能带来未知的风险，所以系统随机文件中应警告不可把附加的可移式多孔插座或延长线接入系统，因为这可能造成使用人员把未经确认的设备意外接入系统，从而改变系统组成，带来额外的安全风险。

同样，系统随机文件中也应给出警告信息，警告使用者不要把系统部件中未规定的组件接入系统，因为系统组成的改变可能带来额外的安全风险。

系统随机文件应说明系统中使用的所有可移式多孔插座的最大允许负载。

由系统提供的可移式多孔插座，如果向非系统组成部分的设备供电，则改变了系统的组成结构，可能带来额外风险，系统随机文件应有系统提供的多孔插座，应仅向组成系统的设备供电点说明。

当组成系统的非医用电气设备预期由带隔离变压器的可移式多孔插座供电时，如果直接同墙壁插座连接，就改变了系统预期结构，该设备与网电源之间就少了一层隔离防护，减少了系统的安全措施。所以说明书中应对系统安装及使用人员说明这种连接的风险，以避免实际使用中这种风险的出现。

不是医用电气系统组成部件的设备如接入可移式多孔插座，会改变系统组成，系统的随机文件应说明这种连接所带来的风险。

在 GB 9706.1《医用电气设备安全通用要求标准》第十章中规定了医用电气设备的使用环境，而非医用电气设备的相关安全标准要求的使用环境可能窄于医用电气设备的要求，如果这种非医用电气设备在医用电气设备安全标准规定的范围更宽的环境下运行，可能带来额外的使用风险，所以系统随机文件中应该对于系统的使用环境进行限制，以确保系统的安全运行。

对于患者环境内的非医用电气设备，如果有不使用工具即可触及的工作电压不超过交流 25V，直流或峰值 60V 的部件，系统随机文件中应有操作者不应同时接触这些部件及患者的说明，以防止有超过漏电流限值的电流流过患者而产生风险。

由于医用电气系统的安装，尤其是复杂系统的安装，其安装位置、结构、配置等均会对其使用产生影响，系统的随机文件应对系统的安装者给出系统以何种方式安装才能为使用者提供最佳使用效果的建议。

系统的随机文件还应对使用者给出执行清洗、调节、消毒和灭菌程序的建议。

三、供电电源要求及检测

医用电气系统中的设备可能以多种方式来供电，可能直接连接网电源或通过隔离变压器供电，也可能通过系统中其他设备来提供电源，这取决系统的结构设计。为了使系统在系统级别达到医用电气设备安全通用要求规定的安全水平，从其他设备获得电源的设备，可能其电气安全也会在一定程度上依赖于供电设备，所以系统中如果有设备的供电电源来自于另外的设备，制造商应该作出规定，并在医用电气系统的随机文件中进行说明。

我们可以通过查阅医用电气系统的随机文件，来验证是否符合要求。

四、外壳要求及检测

标准要求在患者环境内的非医用电气设备的部件，在不使用工具将罩盖、连接器等移开后，可能被进行日常保养和校准等工作的操作者触及时，该部件的工作电压不应超过交流25V，直流或峰值60V，并由按下述方法之一与供电网隔离的电源供电。

（1）可触及部分仅用基本绝缘与带电部分隔离，但要保护接地。

（2）可触及部分用保护接地的金属部件与带电部分隔离，此金属部件可以是全封闭的导体屏蔽。

（3）可触及部分未保护接地，但用一任何绝缘失效都不会导致外壳漏电流超过容许值的保护接地中间电路与带电部分隔离。

（4）可触及部分用双重绝缘或加强绝缘与带电部分隔离。

（5）用元件的阻抗防止超过容许值的外壳漏电流流到可触及部分。

因为在患者环境内的医用电气设备已经按GB 9706.1中的外壳及隔离要求进行设计，但非医用电气设备可能由于按相应国家安全标准（或IEC或ISO安全标准）进行设计，其防护达不到与医用电气设备同等的安全要求水平，所以医用电气系统标准对于患者环境内使用的非医用电气设备提出附加要求，使其能够达到与医用电气设备相同的安全等级。

首先根据医用电气系统随机文件中界定，确定可以在患者环境内使用的非医用电气设备，移除不用工具即可移除的罩盖、连接器，判断是否具有在日常保养和校准等工作时可以触及的带电部件，必要时使用图2－5－1所示的标准试验指判断这些部件是否可触及。例如最常见的一种情况即设备上的连接器使用公头，连接线上使用母头进行连接，当连接线移除后，连接器的接头中的插脚就会变为可触及。在这种情况下，可触及部件的工作电压不应超过交流25V，直流或峰值60V，通过使用电压表测量或检查该设备的设计文档来确认。

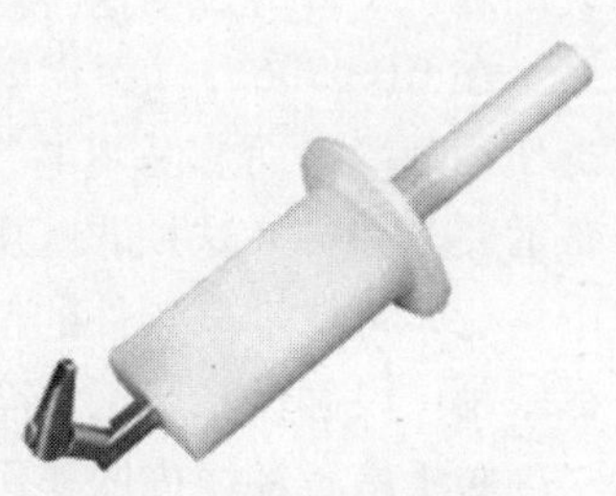

图2－5－1　标准试验指

其次通过检查设备及系统的设计文档，必要时应与系统生产商的技术人员沟通，确认该部件的供电电路与供电网的隔离方式及隔离部位，因为该设备按相应国家安全标准（或IEC或ISO安全标准）进行设计，在不满足医用电气设备隔离要求的情况下，系统生产商可能会采取额外隔离措施，如果这些隔离措施已经随设备进行试验验证并能提供相关证明，则不用重复进行试验。

五、隔离要求及检测

某些医用电气设备的设计，使其安全依赖于这样的前提，即该设备的任何信号输入及输出部分只能与规定的设备进行连接，否则，就会有非预期的电流流过信号电缆而导致漏电流增加，从而带来风险。

如果医用电气设备的信号输入或信号输出部分可与医用房间外的设备或者与另一建筑物内的设备相连，如与系统控制计算机，或者医院的紧急呼叫系统，或者数据处理系统相连，并因此造成与另一个网电源支路相连，就可能会出现危险情况，如电位不均衡而出现电势差，从而产生非预期电流流动，导致漏电流增加。

在前述情况下，系统互连应采取额外的安全措施，即用隔离装置进行隔离，常见隔离装置如信号隔离变压器、互感器（图2－5－2）、光电耦合器（图2－5－3）、继电器、隔离放大器等。实际应用的系统中医用电气设备与其他设备及系统的连接是否需要隔离器件，取决与系统的结构设计。

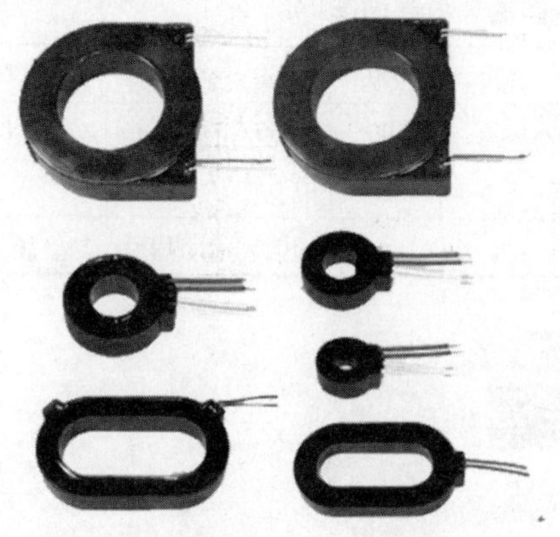

图2－5－2 互感器

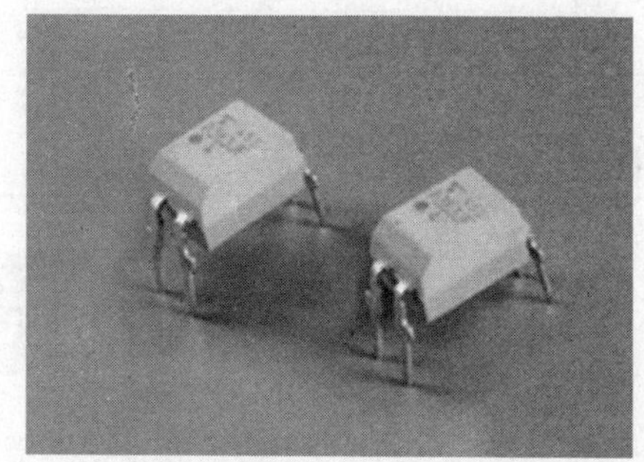

图2－5－3 光电耦合器

如果采用了隔离装置作为安全措施，则隔离装置的电介质强度、爬电距离和电气间隙要求应与在故障状态下出现在隔离装置上的最高电压相适应。

通过对隔离装置进行电介质强度试验及测量隔离装置的爬电距离和电气间隙来验证隔离的有效性。

检查系统设计文档或通过测量故障状态时隔离部件上的最高电压，必要时可以通过与系统生产商的技术人员沟通，确定隔离装置的进行耐压试验的基准电压。并通过查询表2－5－1确定电介质强度试验的试验电压。基准电压（U）为最高额定供电电压或对于多相设备为相线对中性线的供电电压。对于内部电源设备，基准电压为交流250V。

试验电压选择时，隔离装置的绝缘应按基本绝缘来要求。

表 2-5-1 试验电压

试验电压	对基准电压（U）相应的试验电压（V）					
	$U \leq 50$	$50 < U \leq 150$	$150 < U \leq 250$	$250 < U \leq 1000$	$1000 < U \leq 10000$	$10000 < U$
基本绝缘	500	1000	1500	$2U + 2000$	$U + 2000$	如必要由专标规定

试验时，使用如图 2-5-4 所示例的耐压试验装置把试验电压施加于隔离装置的输入部分与输出部分之间，试验时每一部分的端子均应短接在一起进行试验。开始时，应施加不超过一半规定值的电压，然后应在 10s 期间将电压逐渐增加到规定值，应保持此值达 1min，之后应在 10s 期间将电压逐渐降至规定值一半以下。试验电压的波形和频率，应使隔离装置上受的电介质应力至少等于在正常使用及故障状态时以相同波形和频率的电压施加于隔离装置输入部分与输出部分上所产生的电介质应力。

试验时不应发生闪络或击穿。如发生轻微的电晕放电，当试验电压暂时降到较低的值，但必须高于基准电压时，放电现象停止，且这种放电现象不会引起试验电压的下降，则这种电晕放电可不考虑。

隔离装置的爬电距离和电气间隙要求限值应根据前述耐压要求时确定的基准电压，通过查询表 2-5-2 来确定。

通过使用卡尺测量隔离装置输入部分与输出部分之间的爬电距离及电气间隙，并与限值进行比较，来验证隔离装置的符合性。

表 2-5-2 隔离装置的爬电距离和电气间隙

U V	DC	15	36	75	150	300	450	600	800	900	1200
	AC	12	30	60	125	250	400	500	660	750	1000
电气间隙（mm）		0.8	1	1.2	1.6	2.5	3.5	4.5	6	6.5	9
爬电距离（mm）		1.7	2	2.3	3	4	6	8	10.5	12	16

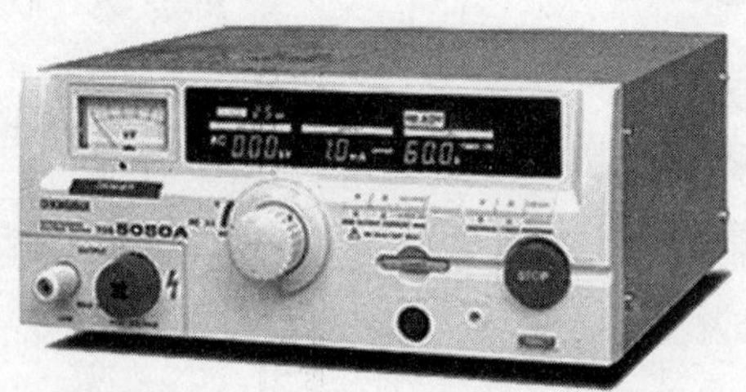

图 2-5-4 耐压试验装置

六、漏电流要求及检测

医用电气系统对于漏电流的要求与医用电气设备相似，同样包括对地漏电流、外壳漏电流与患者漏电流要求，只有当医用电气系统的一部分或全部电源由可移式多孔插座提供时，才考虑对地漏电流的要求，此时可移式多孔插座的保护接地导线中的漏电流不应超过 0.5mA。而在 IEC 60601 最新版中该限值已经放大到了 5mA。对于外壳漏电流要求，仅考虑患者环境内外壳漏电流的要求，正常状态下，患者环境内外壳到地及外壳部件之间的漏电流不超过0.1mA，而在断开任何非永久性安装的保护接地导线，采用可移式多孔插座或设备的保护接地导线的情况下，患者环境内外壳到地及外壳部件之间的漏电流不超过0.5mA。患者漏电流仅考虑正常状态时的要求，B型或BF型应用部分的患者漏电流不超过0.1mA，CF型应用部分的患者漏电流应不超过0.01mA。

对于对地漏电流、外壳漏电流、患者漏电流要求的符合性，应使用GB 9706.1《医用电气设备 第1部分：安全通用要求》规定的MD组件进行测量，测量方法参照医用电气设备漏电流的测量方法，但是要注意如下条件。

（1）应在医用电气系统按照随机文件进行组装后，并在系统达到工作温度的情况下测量。对于连续工作的系统，应使系统连续工作直到达到热稳定状态；对于非连续工作的系统，应先使系统在待机模式运行到热稳定状态，然后使系统按制造商规定的工作、间歇周期循环运行直到达到热稳定状态或工作7h，选择其中较短时间作为试验时间（新版IEC 60601规定），再进行漏电流测量。

（2）应把医用电气系统连接到最高额定网电压进行漏电流测量，如果医用电气系统的特征决定只有系统安装到责任方的使用场所后才能正确测量，则应在临床使用前，连接本地电网进行测量。

按照GB 9706.1通用安全要求，测量供电电路应使用隔离变压器隔离，但是对于医用电气系统进行漏电流测量时，由于经常是现场测量，系统的输入功率往往比较高，测量经常不使用隔离变压器，这时要注意测量电路的参考地应与供电网的保护地相连接；并且注意测量电路应尽量放置于远离未屏蔽供电线路的地方，避免把医用电气系统置于大的金属接地表面上，或靠近大的金属接地表面。应用部分，包括患者电缆（如提供），应放置在绝缘常数接近1（如泡沫聚苯乙烯）且高于接地金属表面约200mm的绝缘表面上测量。

七、机械危险防护及检测

一个医用电气系统中可能存在运动部件，患者环境内的医用电气设备已达到相关安全标准的要求，但非医用电气设备用于患者环境时，其运动部件非预期的活动，也可能给患者带来危害，所以也需要达到医用电气设备对于机械危险的防护要求，这时应该为设备提供防护装置，如紧急制动装置。

紧急制动装置应满足医用电气设备的安全要求，包括以下方面。

（1）若电动的机械运动会造成安全方面危险，应提供容易识别和易于接触的安全措施，使设备有关部分紧急切断。

如果对操作者出现明显的紧急形势，并考虑到操作者的反应时间，则这些措施应只能被认为是安全装置。

（2）紧急开关或停止装置的启动，应不会引起其他安全方面危险，也不应影响为排除原来安全方面危险所必需的全部工作。

（3）紧急装置应能切断有关电路的满载电流，包括可能堵转的电动机电流等。

（4）制动装置应一个动作就起作用。

通过按上面所述要求，逐项检查系统中紧急开关的功能来验证是否符合要求。

八、电源中断要求及检测

一个医用电气系统的设计，应确保在系统中的任何医用电气设备或非医用电气设备的电源中断及再恢复时，除了中断或停止系统的预期功能外，不应产生安全方面的危险。

如医用电气系统中的控制主机电源在突然中断及再恢复的情况下，热疗系统不应出现治疗功率失控而产生危险，X 射线机等设备也不会造成 X 射线输出失控。施加在患者身上的机械压力无法消除，或当危险情况出现时，无法把患者从患者环境中转移等。

通过每次断开及再恢复系统中一个相关的供电源，来检验是否有危险情况产生。如果可能产生危险，则需要对系统进行重新设计或整改。

九、结构要求及检测

（一）连接

医用电气系统中，不同部分之间的电气、液压、气动及气体连接如果连接错误或不用工具即可拆卸的情况下可能产生安全危险，则这些电气、液压、气动及气体连接端子及连接器的设计及其构造，应能防止错误连接的发生及不用工具进行的拆卸。这通常是通过采用专用连接器进行连接，不同连接采用结构形式不同的连接器，并且通常需要使用工具才能进行拆卸。

连接器应与系统中的带电部分进行隔离，使得漏电流不超过标准要求的允许值。

除非能够证明不会引起安全方面危险，否则患者电路导线连接用插头，应设计成插不进同一系统中可能位于患者环境内的其他插座上。

检验时通过检查各连接器的结构及形式，并检查其与带电部件的隔离来确定是否符合要求，如连接器作为设备组成部件进行了隔离的检测，则不需要进行再次检测。

如果连接器可以互换，或插头可插入患者环境内的其他插座上，应通过试验模拟各种可能的使用情况，以确认没有安全方面危险产生，例如漏电流超过正常状态时的限值，产生危险移动、温度上升超过限值、辐射超标等。

（二）网电源部分

1. 可移式多孔插座 可移式多孔插座可以是一个独立的部件，也可以是系统中的医用电气设备或者非医用电气设备的一个组成部件。这里要注意，常见的通用多孔插座不可以直接用作医用电气系统的可移式多孔插座，必须把通用多孔插座与隔离变压器配合使用或对其提供附加防护措施，使得不用工具无法将医疗实践使用的设备接入多孔插座。

配合隔离变压器使用的情况可以是图 2 -4 -4 及图 2 -4 -6 方式，可移式多孔插座可以与变压器封装在不同的外壳中，中间用专用插座连接或做永久性连接；也可以把可移式多孔插座与变压器封装在同一个外壳内。

此处使用的隔离变压器除了最大输出功率（1kW）和外壳防护等级（IPX4）的要求外，应符合 GB 19212. 2 的要求，并且变压器及外壳防护应组装为 I 类设备结构形式，即提供保护接地进行防护。应该根据实际应用需要，根据GB 4208为变压器组件规定进液防护等级要求。变压器组件应按照GB 9706.1中6.1及6.2的要求作标记，如安全分类、输入功率、电源电压、电源频率等。可移式多孔插座应标记最大允许输出功率。可移式多孔插座与变压器组件连接可以是永久连接，或用专用连接插座连接，这个专用插座不能是GB 1002中规定的型式。可移式多孔插座还应标记为图2-5-5所示的警示标记。

图2-5-5　警示标记

应通过检查及按相关标准进行试验验证其符合性。

可移式多孔插座如果不配合隔离变压器使用，则需要安装在医用电气设备或非医用电气设备外壳内部，作为设备部件使用，需要使用工具才能打开，或如图2-4-3所示，在通用多孔插座上提供额外防护，使得把设备接入多孔插座，必须用工具打开防护外壳才能接入。

可移式多孔插座应符合GB 2099.1《家用和类似用途用插头和插座　第1部分：一般要求》，应是Ⅰ类结构形式，且输出插座的接地点应与保护接地导线连接，此外还应符合GB 9706.1的相关要求，包括爬电距离与电气间隙要求、保护接地端子和保护接地连接要求、网电源接线端子装置和布线要求、元器件额定值要求、连接器要求、电源线要求、保护接地要求等，同时也应标记图2-5-5的符号。此外，通过检查及按相关标准要求进行试验来验证标准的符合性。

2. 保护接地　医用电气系统可以包含多个设备，每个设备对于电击的防护可以归为Ⅰ类设备、Ⅱ类设备或内部电源设备。对于系统中的Ⅰ类设备，保护接地连接作为一种对电击危险的防护方式，其连接的可靠性直接关系到患者及使用者的安全。同时在患者环境内，限制系统各不同部分之间的电位差是非常重要的，一个具有良好保护接地的系统，保护接地在限制电位差时起到重要作用，所以防止系统任何部分保护接地的中断都是非常重要的。

医用电气系统要求当系统中任意一台设备移除时，不会中断系统中任何部分的保护接地，除非同时切断该部分的供电。

对于医用电气系统，为了满足该要求，每台设备都应单独直接连接保护地，而不能通过连接到其他设备上间接接地。患者环境内的所有设备应连接到公共的保护地上，可以分别连接公共保护地，也可以一起连接到可移式多孔插座，然后通过多孔可移式插座的保护接地导线与保护地相连。不在患者环境内的设备可与系统其他部分一起连接到公共保护接地，也可与系统其他部分的公共保护接地没有连接而单独接地。如图2-5-6所示为正确的连接方式。而图2-5-7所示连接方式示例，在移除非医用电气设备时，会使医用电气设备的保护接地中断，除非同时断开医用电气设备与供电网的连接，否则这种连接方式就是错误的。

所有的保护接地导线和电源软电线应一起布线。在单一故障状态下，当外壳漏电流超过容许限值时，可使用附加保护接地。任何附加保护接地导线应与系统中非移动部件永久连接，并只有用工具才能拆卸。

注意附加保护接地对于符合医用电气设备通用安全要求的医用电气设备不是必需

的，但对于非医用电气设备，可以防止外壳漏电流超过限值。另外，断开网电源插头的连接不要求使用工具，因为在这种情况下，会同时断开设备与保护接地连接及与供电网的连接。

检测时通过对保护接地连接方式及保护接地线的布线进行检查来验证。

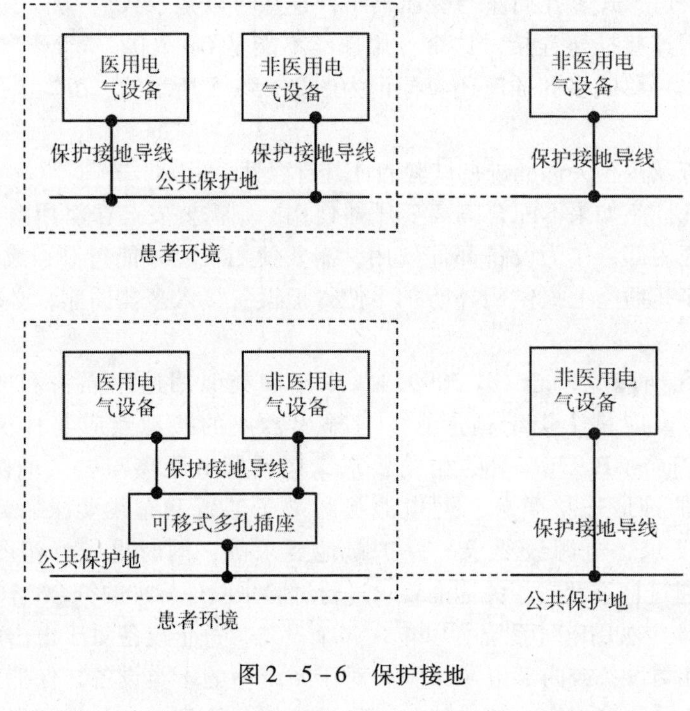

图 2-5-6　保护接地

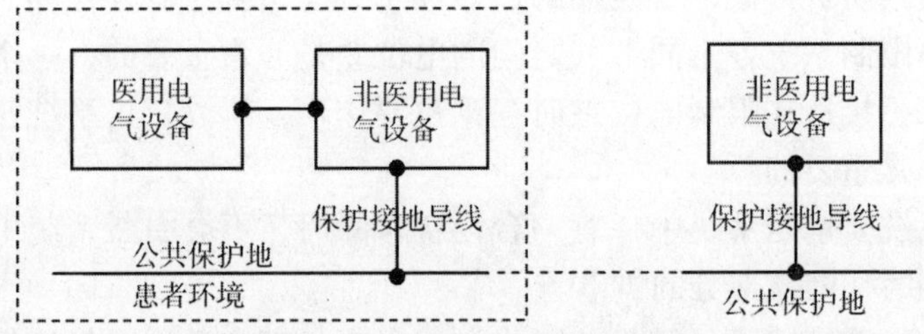

图 2-5-7　错误保护接地连接

3. 导线的防护　连接系统中不同设备的导线应具有对机械损伤的防护，例如把导线通过线槽或导管进行布线。检测时，通过检查导线的防护措施进行验证。

（天津市医疗器械质量监督检验中心　段乔峰）

思考题

1. 电池是否属于带电部件？
2. 温升试验应检测设备的哪些部位？

3. 保护接地的目的是什么？

4. 为什么要进行耐压测试？

5. 对地漏电流不会使人受到电击危害，为什么还要进行测试呢？

6. 医用电气设备的外部标记至少应包括哪些？如何对外部标记的耐久性进行检验？

7. 医用电气设备的开关、指示灯和按钮都有哪些要求？

8. 设备的外壳、罩盖等都有检查哪些方面？如何检验？

9. 如何标记保护接地、功能接地和电位均衡？对保护接地、功能接地和电位均衡要检查哪些项目？

10. 电源软电线的选择、连接都有哪些要求？

11. 请说明为什么在测量对地漏电流时，断开保护接地导线的单一故障不适用。

12. Ⅱ类单相医用电气设备需要做 GB9706.1－2007 中 20 的 A－a1 试验吗？为什么？

13. 医用电气设备与医用电气系统有何区别？是什么关系？

14. 列举几个医用电气系统的实例。

15. 医用电气系统随机文件包括哪些部分？

16. 医用电气系统检测是否一定需要进行耐压及漏电流试验？

17. 列举网电源部分可采取的保护方式。

第三章

医疗器械的电磁兼容

第一节 电磁兼容的基本概念和要求

学习要点

掌握医用电气设备及实验室设备的电磁兼容试验要求。
熟悉电磁兼容的基本概念。
了解电磁干扰对医疗器械设备的危害。

一、电磁兼容的基本概念

（一）概述

电磁兼容是20世纪初逐步发展起来的一门涉及多专业、多学科的边缘学科。其核心是电磁波，理论基础涵盖电磁场、天线、电波传输、通信、电子、电路、生物医学理论等，它与人民生活、工业、医疗、国防军事等都有着非常密切的关系。

20世纪初，由于广播通信业务已相当发达，产生了无线电干扰现象。那时，人们仅对广播通信业务中的无线电干扰现象感兴趣。随着科学技术的发展，特别是20世纪中叶电子技术和电子产业的发展，人们发现电子、电器产品在使用时，它们之间存在着严重的相互干扰现象，从而使早期对无线电干扰现象的研究逐步发展演变为对电磁兼容的研究。

1. 电磁兼容性的定义 电磁兼容性的英文为：electromagnetic compatibility，缩写为EMC，有时也译成电磁兼容。一般在学术上或泛指时不加“性”，特指或强调这个特性时要加“性”。相关国家标准中的定义是：“设备或系统在其电磁环境中能正常工作且不对环境中任何事物构成不能承受的电磁骚扰的能力。”通俗地说，就是电气设备或系统在其使用的电磁环境中能正常工作而不致相互影响而使性能降低的一门技术。定义中电磁兼容性的概念外延还可以有所扩大，它不但包括电气设备之间的电磁兼容问题，还包括电磁骚扰对其他物类的影响问题。

电磁兼容性可以简单地表示为EMC = EMI（电磁干扰）+EMS（电磁敏感度）。其含义是：电气设备要达到电磁兼容性的目的，一方面要控制设备的电磁干扰（抑制电磁骚扰），另一方面要控制设备的电磁敏感度（提高设备的电磁抗扰度）。

2. 电磁骚扰源及其传播 电磁骚扰源可分为两大类：自然骚扰源和人为骚扰源。

自然骚扰源包括地球上各处雷电产生的天电噪声，太阳黑子爆炸和活动产生的噪声以及银河系的宇宙噪声。人为骚扰源是由电器或其他用电装置产生的电磁骚扰，医疗器械所产生的电磁骚扰就是属于人为骚扰源。如图 3－1－1 所示为各类电磁骚扰源。

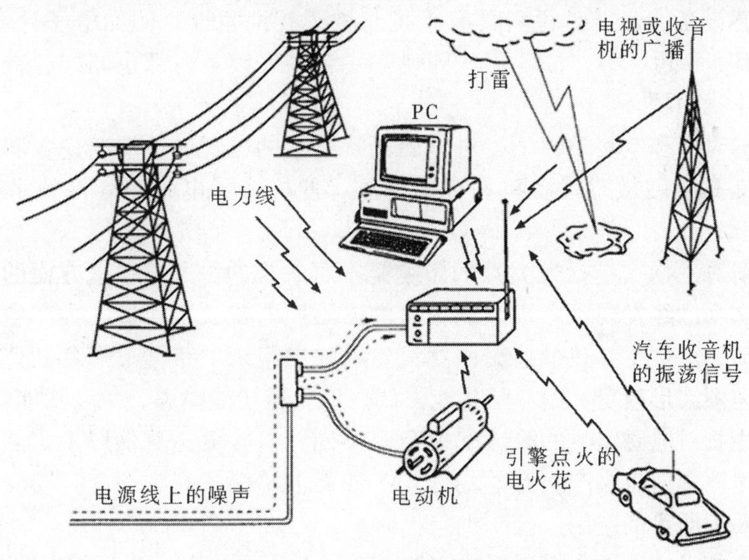

图 3－1－1　各类电磁骚扰源举例

电气设备之间主要是通过两种途径传播电磁骚扰的：一种是传导途径，它是沿着导体传播的。人们可能有这样的经历，同幢大楼中有人使用电刨、电钻装修房屋时，您正在收看或收听的电视机或收音机中就会出现烦人的光点或噪声。这些是通过电源线传播电磁干扰的现象。同样，电磁灶、电吹风、吸尘器、电熨斗等都可能产生电磁干扰。另一种传播电磁骚扰的途径是辐射，它是通过空间以电磁波形式传播的。比如工厂里为加工目的而广泛使用的电火花加工机床、高频淬火机、高频热合机等设备，它们工作时会对附近的电视机、收音机、电子计算机、医院的呼叫报警系统、患者监护仪器系统产生强烈干扰（图 3－1－2）。电磁骚扰源通过某种传播途径影响电磁敏感设备正常工作，使其性能下降的现象就叫电磁干扰。

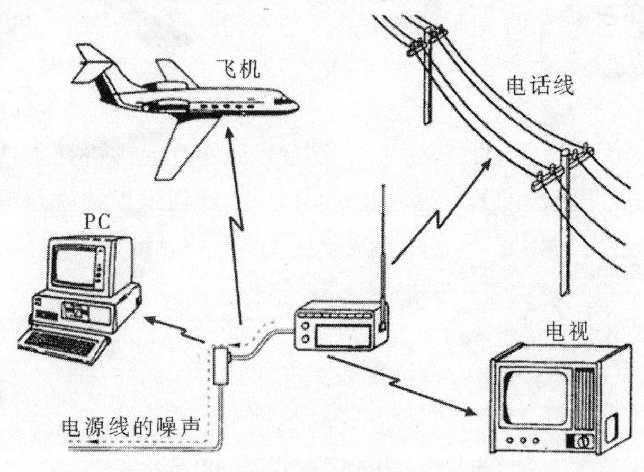

图 3－1－2　电气设备电磁骚扰传播途径示意

3. 电磁兼容性技术研究的主要内容 人们通常把电磁骚扰源、传播途径和电磁敏感设备称为电磁干扰的三要素。可以说电磁骚扰是源，传播途径是媒介，电磁敏感设备是受体，电磁干扰是它们相互作用的结果，三者缺一不可。有许多电气设备既是干扰源又是敏感设备，也就是说它具有干扰与被干扰两重性。例如电子计算机、雷达、通讯导航设备、B 超、CT、MRI 等。即使是一台电气设备内部也同样存在元件与线路之间的电磁干扰问题。

在特定的时间和空间条件下，对电磁骚扰产生的机理、传播的途径和对其有效抑制，再加上提高电磁敏感设备抗扰度的措施，便构成了电磁兼容性技术研究的核心内容。

电磁辐射对生物（包括人类）的影响是不可忽视的。人们在这方面的研究虽还不很深入，但迄今已经发现，由于电磁辐射的强烈照射或长期照射，会产生物体内感应出的导体电流，产生生物热效应，而扰乱生物体内组织的正常形态和功能。具体表现为脑电图心电图波形改变、内分泌功能失调、消化道功能障碍、免疫功能抑制等症状。当然，不同生物对电磁辐射的敏感度也会有不同，差异可达百倍以上。然而，适量地对生物进行电磁辐射也会产生有益的作用。如微波治癌、高频理疗、安瓿灭菌、实验动物组织内酶灭活等的应用。

电磁兼容技术在军事方面应用也非常广泛，而且更早于民用，这里不赘述。

（二）电磁干扰对医疗器械设备的危害

现代医疗器械中，医用电气设备和系统以及体外诊断等设备不仅使用了各种高敏感性电器、电子元件，并且与计算机、移动通讯系统等结合组成地区广泛的远程医疗诊断网络，它们在工作时向周围发射不同频率范围、不同电磁场强度的有用或无用的电磁波，影响无线电广播通讯业务和周围其他设备的工作，而且它们在共同的电磁环境中还可能受到周围电力、电子设备以及其他医疗设备的电磁干扰（图 3 -1 -3）。

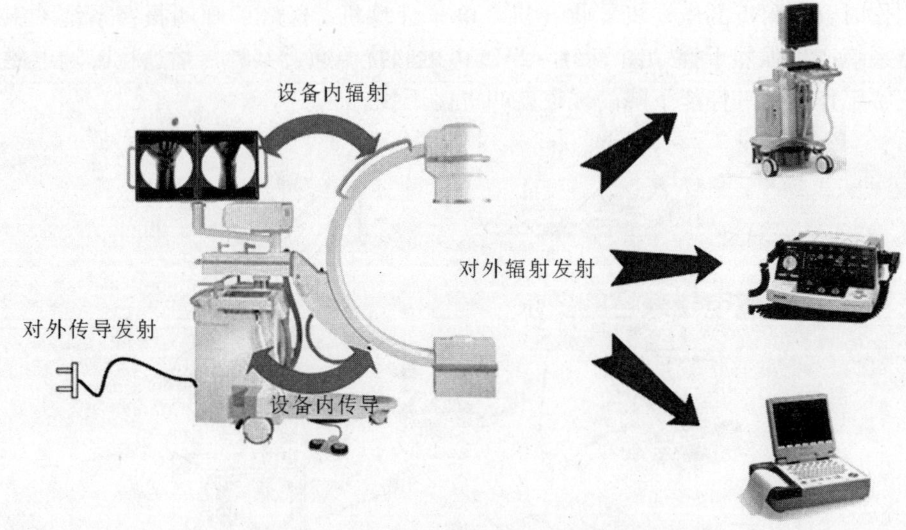

图 3 -1 -3 医疗器械设备的电磁环境

电磁干扰对医疗电气设备或系统造成的后果往往是非常严重的。国内外有关电磁干扰引起医疗事故时有发生，根据国外权威机构的报告，自1973～1993年的20年间，曾收到疑为因医疗器械受电磁干扰引发的事故报告超过100件，其中被认定为电磁干扰引起的事故约占10%。

根据国外权威机构发布的另外一份研究报告显示，从1994年1月至2005年3月，550份不良反应事件中，有73.6%是由可疑的电磁干扰造成的。而在这些可疑的电磁干扰造成的不良事件中，死亡和致伤的比例达到了10.7%。从1994～2005年间电磁干扰的不良事件报告数量显示逐年递增的趋势。我国也有类似的报道，发现多起医疗事故的罪魁祸首是源于电磁干扰。人们通过血的教训，逐步认识到了医疗行业实施电磁兼容性标准的重要性、必要性和紧迫性。

（三）我国医疗器械产品实施EMC标准的重要意义

近年来，世界上发达国家纷纷通过法令、法规的形式，强制实施了医疗器械产品的EMC标准。如欧盟1993年发布了医疗器械产品的电磁兼容指令，即MDD指令(93/42/EEC)。1998年6月14日是MDD指令（93/42/EEC）5年过渡期的最后一天，从而进入MDD的强制执行期。

我国在国家认证认可监督管理委员会的组织下开展了强制性产品认证，即3C认证。目前，我国已对许多行业（汽车、家电、高低压电器、电机、信息技术、通信、广播电视、电动工具、照明电器等）强制实施了EMC标准。

国家食品药品监督管理局2005年批准发布了YY 0505－2005《医用电气设备　第1－2部分：安全通用要求　并列标准　电磁兼容　要求和试验》行业标准，它等同采用国际标准IEC/60601－1－2：2001。2010年国家标准化管理委员会批准发布了GB/T 18268.1－2010《测量、控制和实验室用的电设备　电磁兼容性要求》。这是医疗器械产品有关电磁兼容性的通用技术要求。医疗器械产品强制实施电磁兼容性标准的工作已经迫在眉睫，势在必行！

在医疗器械行业实施电磁兼容标准的意义还在于：

（1）提高医疗器械的安全和有效性，保护公众的健康和安全，防止对患者的伤害。

（2）建立技术壁垒，防止不符合EMC标准的产品流入我国市场，保护中国市场和国内电磁环境。

（3）提高产品质量和市场竞争力，淘汰落后产品，促进产品的更新换代。

（4）与国际接轨，方便进出口贸易，服务于市场。

二、医疗器械电磁兼容的要求

有源医疗器械主要包括医用电气设备和实验室设备两大类。其中，医用电气设备的电磁兼容性要求主要依据标准YY 0505－2005《医用电气设备　第1－2部分：安全通用要求　并列标准：电磁兼容　要求和试验》，但不包括植入式医用电气设备的电磁兼容性要求以及其他特殊的医用电气设备相关标准中的电磁兼容性要求。实验室设备的电磁兼容性要求则主要依据标准GB/T 18268.1－2010《测量、控制和实验室用的电设备　电磁兼容性要求 第1部分：通用要求》，但不包括其他特殊的测量、控制和实验室用的电设备相关标准中的电磁兼容性要求。

（一）医用电气设备的电磁兼容性要求

1. 通用要求 设备和系统不应发射影响无线电业务、其他设备或其他设备和系统基本性能的电磁骚扰，而且该设备和系统的基本性能对电磁骚扰应有符合要求的抗扰度。

医用电气设备应满足 YY 0505－2005 标准的要求。作为系统的一部分提供的非医用电气设备，如果满足可适用的国家或国际电磁兼容标准，并能合理地预见其发射和抗扰度不影响系统的基本性能或不增加设备的发射，就可免予 YY 0505－2005 标准要求的电磁兼容试验。不影响系统的基本性能的合理预见的判断应基于风险分析。如果作为系统的一部分提供的非医用电气设备已根据本标准进行电磁兼容试验，那么风险分析就不需要。

2. 试验要求

（1）发射试验的要求　发射试验要求包括无线电业务的保护和公共电网的保护。其中无线电业务的保护要求，应根据设备和系统的分类符合表 3－1－1 对应的要求；公共电网的保护要求应符合表 3－1－2 对应的要求。

表 3－1－1　无线电业务的保护

类别	依据标准
简单电气器件	GB 4343.1
照明设备	GB 17743
信息技术设备（ITE）	GB 9254
其他设备和系统	GB 4824

注：

①简单电气器件只包括像电动机和开关以及不使用任何产生或使用 9kHz 以上频率的电子电路（如一些牙钻机、呼吸机和手术台）的医用电气设备。仅限于单机设备，不适用于系统或子系统。

②用于医疗用途的照明设备（如 X 线片的照明设备、手术室的照明装置）可按 GB 17743 分类，但仅限于单机设备，不适用于系统或子系统。

③与设备和系统连接的 ITE（信息技术设备）可按 GB 9254 分类，但受下列限制：GB 9254 的 B 类设备可与 GB 4824 的 A 类或 B 类系统一起使用，但是 GB 9254 的 A 类设备仅可与 GB 4824 的 A 类系统一起使用。

④对于规定仅用于屏蔽场所的设备和系统，当在试验场进行试验时，只有最低 RF 屏蔽效能或最小 RF 滤波衰减的技术要求满足 YY 0505－2005 标准 6.8.3.201c）2）中所规定的要求，GB 4824 的电磁辐射骚扰或电源端骚扰电压限值才可增加，电磁辐射骚扰限值增加值最多可达到相应最低 RF 屏蔽效能的规定值，电源端骚扰电压限值增加值对于从屏蔽场所引出的所有电缆最多可达到相应最小滤波衰减的规定值。

⑤对于含有已进行了试验的无线电设备，并认为该无线电设备符合适用的国家无线电法规的设备和系统，如果适用的国家无线电法规的发射限值小于或等于 CISPR 相对应的国家标准的电磁骚扰限值，该设备和系统可免予 CISPR 相对应的国家标准的电磁骚扰要求的试验。含有 RF 发射机的设备和系统，在发射机的专用发射频段里免予本标准的发射要求。否则 YY 0505－2005 标准的发射要求应适用，对于仅用在没有国家无线电法规的国家中的设备和系统，YY 0505－2005 标准的发射要求也应适用。

表 3－1－2　公共电网的保护

试验项目	依据标准
谐波失真	GB 17625.1
电压的波动和闪烁	GB 17625.2

注：每相额定输入电流≤16A 且预期与公共电网连接的设备和系统适用，如果设备或系统既有长期又有瞬时电流额定值，则应使用两个额定值中较高的来确定是否适用。

（2）抗扰度试验要求 设备和系统应当符合表3-1-3的试验电平要求。

表3-1-3 抗扰度试验要求

抗扰度试验	GB 9706 试验电平
静电放电（ESD） GB/T 17626.2	±6kV 接触放电 ±8kV 空气放电
电快速瞬变脉冲群 GB/T 17626.4	±2kV 对电源线 ±1kV 对输入/输出线
浪涌 GB/T 17626.5	±1kV 差模电压 ±2kV 共模电压
电源输入线上电压暂降、短时中断和电压变化 GB/T 17626.11	< 5% U_T，持续0.5周 （在 U_T 上，>95% 的暂降） 40% U_T，持续5周 （在 U_T 上，60% 的暂降） 70% U_T，持续25周 （在 U_T 上，30% 的暂降） < 5% U_T，持续5s （在 U_T 上，>95% 的暂降）
工频磁场（50/60Hz） GB/T 17626.8	3A/m
RF 传导 GB/T 17626.6 （150kHz～80MHz）	3Vrms （对非生命支持设备和系统） 3Vrms，在ISM频带外；10Vrms，在ISM频带内[a] （对生命支持设备和系统）
RF 辐射 GB/T 17626.3 （80MHz～2.5GHz）	3V/m（对非生命支持设备和系统） 10V/m（对生命支持设备和系统）

注：[a]150kHz～80MHz ISM（工科医）频带是指6.765MHz～6.795MHz、13.553MHz～13.567MHz、26.957MHz～27.283MHz和40.66MHz～40.70MHz。

3. 识别、标记和文件要求

（1）设备或设备部件的外部标记

①包含RF发射器或利用RF电磁能诊断或治疗的设备或设备部件的外部标记 包含RF发射器的设备和系统或要利用RF电磁能诊断或治疗的设备和系统，应当标记下列非电离辐射符号（IEC 60417-5140）（图3-1-4）。

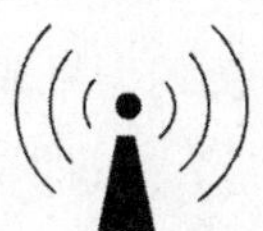

图3-1-4 非电离子辐射符号

②使用规定的免予试验的连接器的设备或设备部件的外部标记 对于设备和系统，如果使用YY 0505-2005中36.202.2 b）3）中规定的免予试验的连接器，则必须用下列表示静电放电（ESD）敏感性的符号标记（图3-1-5），且标记应靠近每个免予试验的连接器（IEC 60417—5134）。

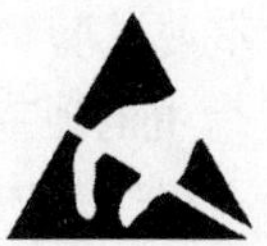

图3-1-5 静电放电敏感性符号

③规定仅用于屏蔽场所的设备和系统的外部标记 规定仅用于屏蔽场所的设备和系统应当标记警示标识，以告示其仅用于指定类型的屏蔽场所。

（2）使用说明书 使用说明书应至少包括下列信息：

①医用电气设备需要有关电磁兼容的专门提示以及需要有根据随机文件提供电磁兼容信息进行安装和使用的说明。

②便携式和移动式 RF 通信设备可能影响医用电气设备的说明。

③对于使用规定的免予试验的连接器的设备和系统，使用说明书应包括下列信息：再现 ESD 警示符号（IEC 60417 -5134，如 YY 0505 -2005 中 6.1.201.2 条款所示 ESD 敏感性的符号）；警示：不应当接触标有 ESD 警示符号的连接器的插针，并且除非使用 ESD 预防措施，否则不应该与这些连接器形成连接；有关 ESD 预防措施的规定；建议对各有关员工进行接受 ESD 警示符号的解释和 ESD 预防措施的培训；有关 ESD 预防措施培训基本内容的规定。

④对于没有手动灵敏度调节和制造商规定了患者生理信号最小幅值或最小值的设备和系统，使用说明书应包括下列信息：患者生理信号的最小幅值或最小值；警示：设备或系统以低于上述最小幅值或最小值运行可能导致不准确后果。

（3）技术说明书　对于所有设备和系统，随机文件应至少包括下列信息：

①列出设备或系统的制造商声明符合 YY 0505 -2005 中第 36.201 条和第 36.202 条要求的所有电缆、电缆的最大长度（若适用）、换能器及其他附件。不影响符合这些条款要求的附件不需列出。既可对附件、换能器和电缆作一般的规定（如屏蔽串行电缆、负载阻抗），也可对它们作特殊的规定（如制造商、型号或部件号）。

注：由设备或系统的制造商作为内部元器件的备件出售的换能器和电缆不必列出。

②警示：除设备或系统的制造商作为内部元器件的备件出售的换能器和电缆外，使用规定外的附件、换能器和电缆可能导致设备或系统发射的增加或抗扰度的降低。

③警示：设备或系统不应与其他设备接近或叠放使用，如果必须接近或叠放使用，则应观察验证在其使用的配置下能正常运行。

注：设备或系统的制造商可提供该设备或系统已经过接近或叠放试验和允许接近或叠放使用的设备的说明或清单。

④对抗扰度试验低于 GB 9706 试验电平的每个符合电平应说明理由，这些理由应仅基于物理方面、技术方面或生理方面等阻碍其符合 GB 9706 试验电平的限制。

⑤按要求填写 YY0505 -2005 标准中的表 201 至表 208。“［设备或系统］”应由设备或系统的型号或类别代替。

（二）实验室设备的电磁兼容性要求

1. 发射要求　GB 4824、GB 17625.1（或 IEC 61000 -3 -12）和 GB 17625.2（或 IEC 61000 -3 -11）给出的限值、测量方法和规定适用。

2. 抗扰度试验要求　抗扰度试验要求由表 3 -1 -4、表 3 -1 -5、表 3 -1 -6、表 3 -1 -7 给出。其中表 3 -1 -4 给出的为基本抗扰度试验要求，表 3 -1 -5 给出的为预期用于工业场所设备的特殊抗扰度要求，表 3 -1 -6 给出的为用于具有受控电磁环境的实验室或试验和测量区域设备的特殊要求，表 3 -1 -7 给出的为便携式试验和测量设备（指由电池或由被测线路供电的便携式试验和测量设备，但在充电时能进行操作的设备不包括在内）的抗扰度试验要求。

表 3 -1 -4 至表 3 -1 -7 中的性能判据 A 表示试验时，在规范限值内性能正常；性能判据 B 表示试验时，功能或性能暂时降低或丧失，但能自行恢复；性能判据 C 表示试验时，功能或性能暂时降低或丧失，但需要操作者干预或系统复位。

表 3-1-4 基本抗扰度试验要求

端口	试验项目	基础标准	试验值	性能判据
外壳	静电放电（ESD）	GB/T 17626.2	接触放电 4kV 空气放电 4kV	B
	射频电磁场	GB/T 17626.3	3V/m（80MHz～1GHz） 3V/m（1.4GHz～2GHz） 1V/m（2.0GHz～2.7GHz）	A
交流电源（包括保护接地）	电压暂降	GB/T 17626.11	0%半周期 0%1 周期 70%25/30[e] 周期	B B C
	短时中断	GB/T 17626.11	0%25/30[e] 周期	C
	脉冲群	GB/T 17626.4	1kV（5/50ns，5kHz）	B
	浪涌	GB/T 17626.5	0.5kV[a]/1kV[b]	B
	射频场感应的传导骚扰	GB/T 17626.6	3V（150kHz～80MHz）	A
直流电源[d]（包括保护接地）	脉冲群	GB/T 17626.4	1kV（5/50ns，5kHz）	B
	浪涌	GB/T 17626.5	0.5kV[a]/1kV[b]	B
	射频场感应的传导骚扰	GB/T 17626.6	3V（150kHz～80MHz）	A
I/O 信号/控制（包括功能接地端口的连接线）	脉冲群	GB/T 17626.4	0.5kV（5/50ns，5kHz）	B
	浪涌	GB/T 17626.5	1kV[b,c]	B
	射频场感应的传导骚扰	GB/T 17626.6	3V[d]（150kHz～80MHz）	A
直接与电源相连的 I/O 信号/控制	脉冲群	GB/T 17626.4	1kV（5/50ns，5kHz）	B
	浪涌	GB/T 17626.5	0.5kV[a]/1kV[b]	B
	射频场感应的传导骚扰	GB/T 17626.6	3V（150kHz～80MHz）	A

注：a 线对线；b 线对地；c 仅适用于长距离线的情况；d 仅适用于线路超过 3m 的情况；e "25/30 周期" 表示 25 周期适用于额定频率为 50Hz 的试验，30 周期适用于额定频率为 60Hz 的试验。

表 3-1-5 预期用于工业场所设备的特殊抗扰度要求

端口	试验项目	基础标准	试验值	性能判据
外壳	静电放电（ESD）	GB/T 17626.2	接触放电 4kV 空气放电 8kV	B
	射频电磁场	GB/T 17626.3	10V/m（80MHz～1GHz） 3V/m（1.4GHz～2GHz） 1V/m（2.0GHz～2.7GHz）	A
	额定工频磁场	GB/T 17626.8	30A/m[e]	A
交流电源（包括保护接地）	电压暂降	GB/T 17626.11	0%1 周期 40%10/12h 周期 70%25/30h 周期	B C C
	短时中断	GB/T 17626.11	0%250/300[h] 周期	C
	脉冲群	GB/T 17626.4	2kV（5/50ns，5kHz）	B
	浪涌	GB/T 17626.5	1kV[a]/2kV[b]	B
	射频场感应的传导骚扰	GB/T 17626.6	3V[f]（150kHz～80MHz）	A
直流电源[g]	脉冲群	GB/T 17626.4	2kV（5/50ns，5kHz）	B
	浪涌	GB/T 17626.5	1kV[a]/2kV[b]	B
	射频场感应的传导骚扰	GB/T 17626.6	3V[f]（150kHz～80MHz）	A

续表

端口	试验项目	基础标准	试验值	性能判据
I/O 信号/控制（包括功能接地端口的连接线）	脉冲群	GB/T 17626.4	1kV（5/50ns，5kHz）	B
	浪涌	GB/T 17626.5	1kV[b,c]	B
	射频场感应的传导骚扰	GB/T 17626.6	3V[d,f]（150kHz～80MHz）	A
直接与电源相连的I/O 信号/控制端口	脉冲群	GB/T 17626.4	2kV（5/50ns，5kHz）	B
	浪涌	GB/T 17626.5	1kV[a]/2kV[b]	B
	射频场感应的传导骚扰	GB/T 17626.6	3V[f]（150kHz～80MHz）	A

注：a 线对线；b 线对地；c 仅适用于长距离线的情况；d 仅适用于线路超过 3m 的情况；e 仅适用于对磁场敏感的设备。当磁场强度大于 1A/m 时，阴极射线管的显示干扰是允许的；f 传导射频试验的试验等级较辐射射频试验的试验等级低，这是由于传导射频试验在每个频率上模拟了谐振状态，因此是一种较严酷的试验；g 设备/系统各部分间的直流连接，如没有连接到直流配电网络，应当作为 I/O 信号/控制端口处理；h“25/30 周期”表示 25 周期适用于额定频率为 50Hz 的试验，30 周期适用于额定频率为 60Hz 的试验。

表 3-1-6 用于具有受控电磁环境的实验室或试验和测量区域设备的特殊要求

端口	试验项目	基础标准	试验值	性能判据
外壳	静电放电（ESD）	GB/T 17626.2	接触放电 4kV 空气放电 8kV	B
	射频电磁场	GB/T 17626.3	1V/m（80MHz～1GHz） 1V/m（1.4GHz～2GHz） 1V/m（2.0GHz～2.7GHz）	A
交流电源（包括保护接地）	电压暂降	GB/T 17626.11	0% 半周期	B
	脉冲群	GB/T 17626.4	1kV（5/50ns，5kHz）	B
	浪涌	GB/T 17626.5	0.5kV[a]/1kV[b]	B
	射频场感应的传导骚扰	GB/T 17626.6	1V（150kHz～80MHz）	A
直流电源[c,d]	脉冲群	GB/T 17626.4	1kV（5/50ns，5kHz）	B
	浪涌	GB/T 17626.5	不要求	
	射频场感应的传导骚扰	GB/T 17626.6	1V（150kHz～80MHz）	A
I/O 信号/控制（包括功能接地端口的连接线）	脉冲群	GB/T 17626.4	0.5kV[c]（5/50ns，5kHz）	B
	浪涌	GB/T 17626.5	不要求	
	射频场感应的传导骚扰	GB/T 17626.6	1V[c]（150kHz～80MHz）	A
测量 I/O[e]	脉冲群	GB/T 17626.4	X[e]	
	浪涌	GB/T 17626.5	不要求	
	射频场感应的传导骚扰	GB/T 17626.6	X[e]	

a 线对线；b 线对地；c 仅适用于线路超过 3m 的情况；d 设备/系统各部分间的直流连接，如没有连接到直流配电网络，应当作为 I/O 信号/控制端口处理；e 设定的骚扰值应在制造商的产品技术规范中说明。

表 3-1-7 便携式试验和测量设备的抗扰度试验要求

端口	试验项目	基础标准	试验值	性能判据
外壳	静电放电（ESD）	GB/T 17626.2	接触放电 4kV 空气放电 8kV	
	射频电磁场	GB/T 17626.3	3V/m（80MHz～1GHz） 3V/m（1.4GHz～2GHz） 1V/m（2.0GHz～2.7GHz）	

（上海市医疗器械检测所 刘京林 王伟明）

第二节 医疗器械的电磁兼容试验方法

学习要点

熟悉每项试验需要的试验设备、试验场地和试验布置方法。

一、医用电气设备的电磁兼容试验方法

YY 0505－2005《医用电气设备 第1－2部分：安全通用要求 并列标准：电磁兼容 要求和试验》中没有规定医用电气设备的试验方法，试验方法在YY 0505引用的基础标准中给出。

1. 发射试验 根据YY 0505－2005中对医用电气设备在发射试验中的分类要求，医用电气设备的电磁兼容发射试验方法引用的标准如表3－2－1所示。

表3－2－1 发射试验标准

YY 0505要求	引用标准编号	引用标准名称
无线电业务的保护	GB 4824	工业、科学和医疗（ISM）射频设备 电磁骚扰特性限值和测量方法
	GB 4343.1	家用电器、电动工具和类似器具的电磁兼容要求 第1部分：发射
	GB 17743	电气照明和类似设备的无线电骚扰特性的限值和测量方法
	GB 9254	信息技术设备的无线电骚扰限值和测量方法
公共电网的保护	GB 17625.1	电磁兼容限值谐波电流发射限值（设备每相输入电流≤16A）
	GB 17625.2	电磁兼容限值对每相额定电流≤16A且无条件接入的设备在公用低压供电系统中产生的变化、电压波动和闪烁的限制

表3－2－1中所列标准还会引用到电磁兼容的基础标准GB/T 6113系列《无线电骚扰和抗扰度测量设备和测量方法规范》，这套标准很详细地规范了试验所需要的测量设备的具体参数和布置方法。了解电磁兼容发射试验方法，需要把表3－2－1中的标准和GB/T 6113系列标准结合起来。

（1）GB 4824中的试验方法 GB 4824中主要有两项试验：端子骚扰电压试验和电磁辐射骚扰试验。

端子骚扰电压的试验需要在电磁屏蔽室中进行，主要试验设备包括测量接收机和人工电源网络，设备的具体参数详见GB/T 6113标准。根据被测设备的摆放方式，可以分为台式设备和落地式设备，因为篇幅有限，本文只介绍台式设备的试验布置，立式设备的试验布置详见各个标准，下同。台式设备试验布置如图3－2－1所示（GB/T 6113.201－2008图5）。

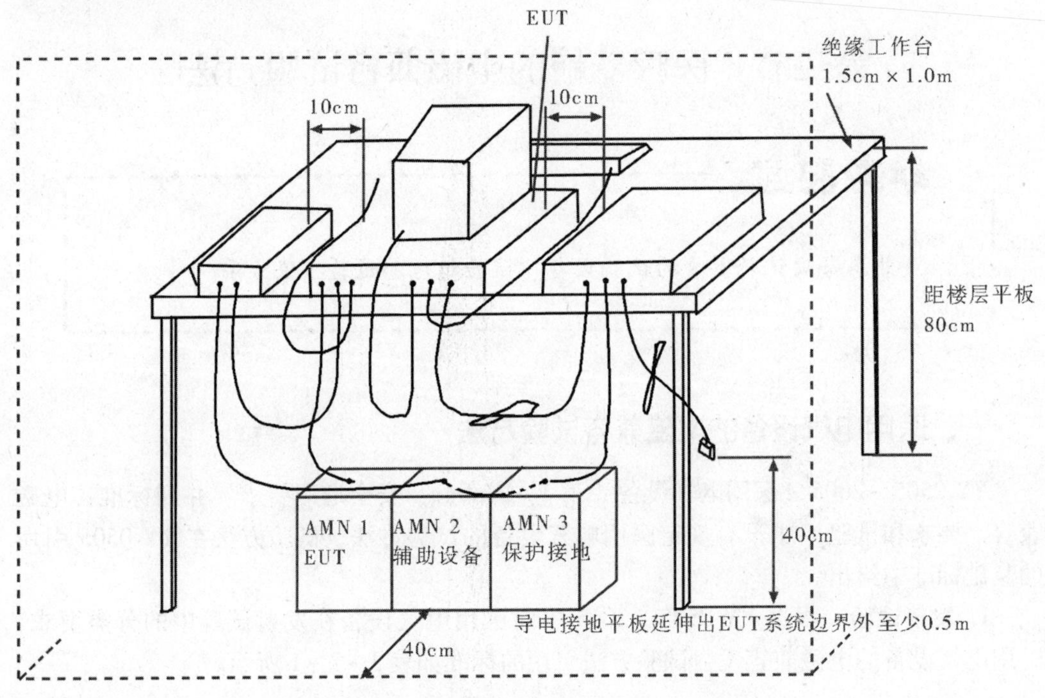

图 3－2－1　台式设备端子骚扰电压试验布置

图 3－2－1 中 EUT 表示被测设备，AMN 表示人工电源网络。EUT 放置在距水平接地平面 80cm 的绝缘支撑上，水平接地平面至少大于 EUT 边界 0.5m。EUT 连接到 AMN1，AMN 直接放置在水平接地平面上，距离垂直接地平面 40cm，EUT 的辅助设备及保护接地线连接到 AMN2 和 AMN3。EUT 及辅助设备的后部与支撑台面齐平，距垂直接地平面 40cm。测量接收机从 AMN 的输出端读取骚扰信号。

正常情况下，电磁辐射骚扰的测量是在开阔试验场中进行。开阔试验场应具有空旷的水平地势特征，避开建筑物、电力线、树木等等，并远离地下电缆、管道。但是随着科技的发展，这种开阔试验场越来越难实现。因此多用地面铺设了吸波材料的电磁屏蔽室，也就是半电波暗室来模拟开阔试验场。试验在半电波暗室中进行，主要试验设备包括测量接收机和接收天线。台式设备试验布置原理图如图 3－2－2 所示（GB/T 6113.203－2008 图 5）。

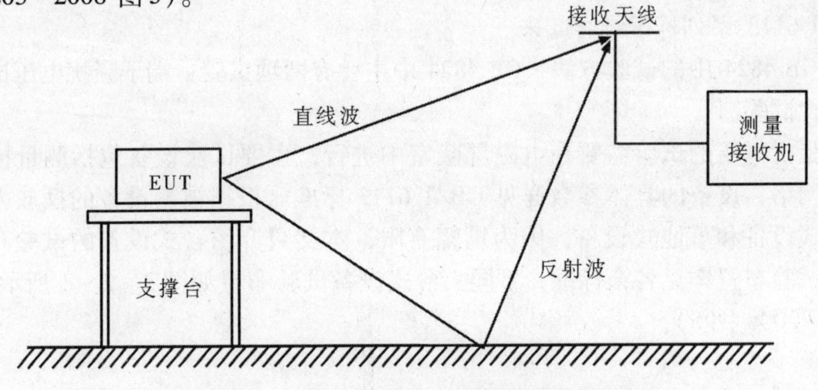

图 3－2－2　台式设备电磁辐射骚扰试验布置

最常用的30MHz～1000MHz频率的测量优先采用10m的距离，EUT放置在80cm高的绝缘支撑台上，接收天线的高度在1～4m之间变化，以便获得直射波和反射波同相位时出现的最大读数。测量接收机从天线的输出端读取数据。对有些类型的EUT，还需要进行30MHz以下和1000MHz以上频率的辐射骚扰测量，由于篇幅原因不在此进行描述，参见有关标准。

（2）GB 4343.1中的试验方法　GB 4343.1中主要有三项试验：端子电压试验，骚扰功率试验和断续骚扰试验（喀呖声）。

端子电压的试验方法与GB 4824中端子骚扰电压的试验方法类似，在此就不重复了。

骚扰功率的试验也需要在电磁屏蔽室中进行，主要试验设备包括测量接收机和功率吸收钳，台式设备试验布置如图3－2－3所示（GB/T 6113.202－2008图6）。

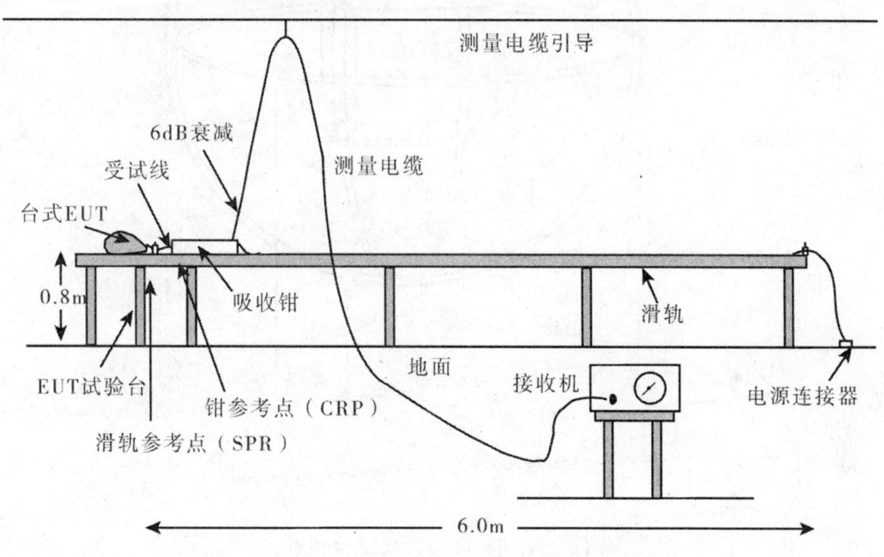

图3－2－3　台式设备骚扰功率试验布置

吸收钳滑轨的高度是80cm，EUT和吸收钳布置距任何物体的距离要大于80cm。测量时，吸收钳在滑轨上移动，寻找到EUT的最大发射，从接收机进行读数。

断续骚扰（喀呖声）试验主要试验设备是断续骚扰（喀呖声）分析仪，用分析仪记录一定时间内的喀呖声数，与标准要求进行比较。

（3）GB 17743中的试验方法　GB 17743中主要有三项试验：插入损耗试验、骚扰电压试验和辐射电磁骚扰试验。

插入损耗试验的主要试验设备包括射频发生器、平衡或不平衡转换器、测量接收机、人工电源网络和模拟灯。试验时，转换器和模拟灯之间输入端子之间无屏蔽连接导线的长度应尽可能短，不超过0.1m，灯具和测量网络之间的同轴电缆连接导线的长度不超过0.5m。插入损耗是通过比较电压U_1和U_2得到的。U_1测量时，转换器与测量网络的输入端子之间直接连接，用测量接收机测得。U_2测量时，将灯具连接到转换器和测量网络之间，最后由公式得到插入损耗的值。

骚扰电压试验的方法与GB4824中端子骚扰电压的试验方法类似，在此就不重复了。

30MHz~300MHz频率的辐射电磁骚扰试验方法与GB 4824中电磁辐射骚扰的试验方法类似。9kHz~30MHz频率的辐射电磁骚扰试验方法需要在电磁屏蔽室中进行。主要实验设备是测量接收机和环形测试天线。试验布置如图3-2-4所示（GB/T 6113.203-2008 图11）。

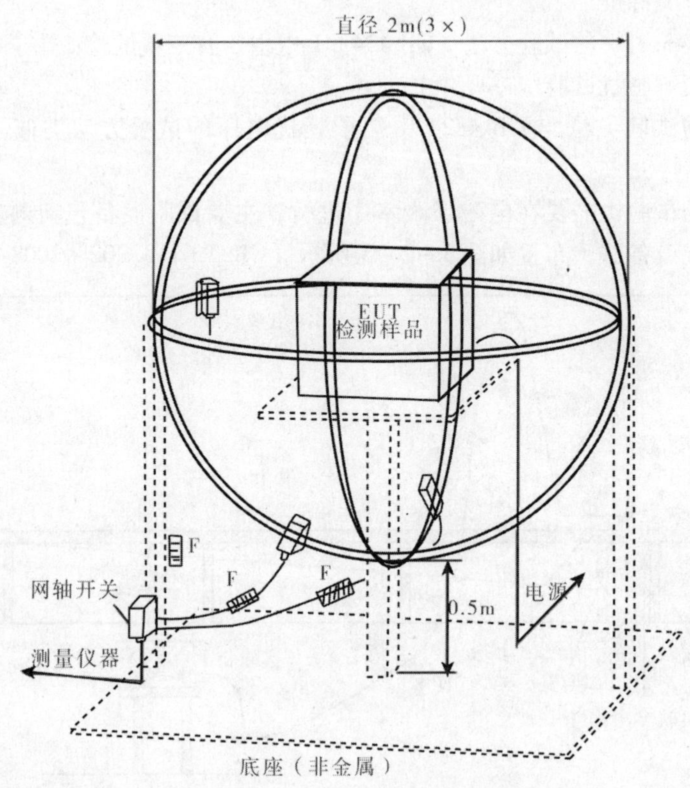

图3-2-4　环形天线试验布置

EUT放置在环形测试天线的中心位置，环形天线距离其他物体的距离要大于0.5m，接收机从环形天线接收测量数据。

（4）GB 9254中的试验方法　医用电气设备中的ITE设备可以应用GB 9254的试验方法。GB 9254中有两项试验：电源端子和电信端口的传导骚扰试验及辐射骚扰试验。电源端子的传导骚扰及辐射骚扰试验的方法与GB 4824中端子骚扰电压和电磁辐射骚扰试验的方法类似，在此就不重复了。电信端口的测量方法在医疗器械领域很少使用，由于篇幅的原因不做描述，详细内容参见GB 9254标准。

（5）GB 17625.1中的试验方法　谐波电流发射试验的主要设备是稳压电源、谐波测量仪表，用稳压电源对EUT进行供电，连接到谐波测量仪表进行读数。对测量场地和布置没有特殊的要求。

（6）GB 17625.2中的试验方法　电压波动和闪烁试验的主要设备是稳压电源、电压波动和闪烁测量仪表，用稳压电源对EUT进行供电，连接到电压波动和闪烁测量仪表进行读数。对测量场地和布置没有特殊的要求。

2. 抗扰度试验 YY 0505－2005 中医用电气设备的抗扰度试验引用的试验方法标准如表 3－2－2 所示。

表 3－2－2 抗扰度试验标准

YY0505 要求	引用标准编号	引用标准名称
静电放电（ESD）	GB/T 17626.2	电磁兼容 试验和测量技术 静电放电抗扰度试验
射频电磁场辐射	GB/T 17626.3	电磁兼容 试验和测量技术 射频电磁场辐射抗扰度试验
电快速瞬变脉冲群	GB/T 17626.4	电磁兼容 试验和测量技术 电快速瞬变脉冲群抗扰度试验
浪涌	GB/T 17626.5	电磁兼容 试验和测量技术 浪涌冲击抗扰度试验
射频场感应的传导骚扰	GB/T 17626.6	电磁兼容 试验和测量技术 射频场感应的传导骚扰抗扰度
在电源供电输入线上的电压暂降、短时中断和电压变化	GB/T 17626.11	电磁兼容 试验和测量技术 电压暂降、短时中断和电压变化抗扰度试验
工频磁场	GB/T 17626.8	电磁兼容 试验和测量技术 工频磁场抗扰度试验

（1）静电放电抗扰度试验 静电放电抗扰度试验使用的主要试验设备是静电放电发生器。静电放电发生器输出的典型波形如图 3－2－5 所示（GB/T 17626.2－2006 图 3）。

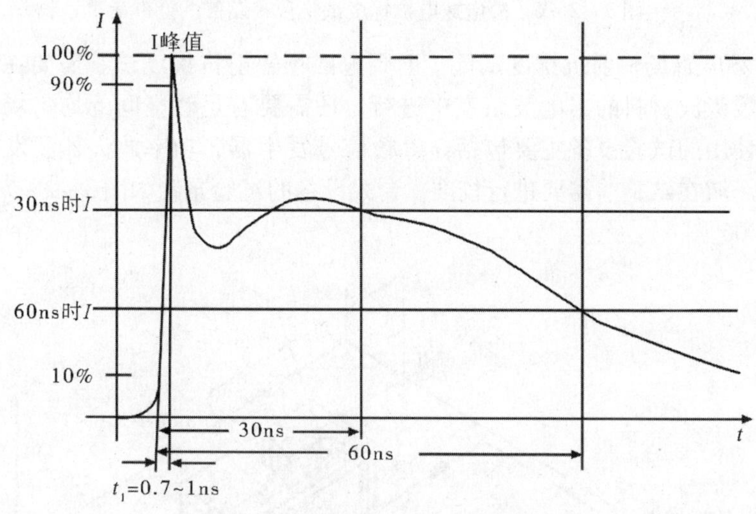

图 3－2－5 静电放电发生器的典型波形

静电放电抗扰度试验是医用电气设备涉及的抗扰度试验中对实验室环境要求最严格的一项，因为湿度对静电的影响很大，所以试验进行时实验室的相对湿度要保持在 30%～60%。

台式设备的试验布置如图 3－2－6 所示（GB/T 17626.2－2006 图 5）。

实验室的地面需要铺设接地参考平面，使用最小厚度为 0.25mm 的铜板或者铝板，接地参考平面的尺寸至少每边伸出被测设备 0.5m，并与接地系统相连。被测设备与实验室墙壁或其他金属结构之间的距离最小为 1m。静电放电发生器的放电回路电缆应该与接地参考平面相连，电缆长度一般为 2m。被测设备放置在 0.8m 高的绝缘试验台上。水平耦合板放置在桌面上，EUT 和水平耦合板之间放置厚 0.5mm 的绝缘衬垫。图 3－

2-6上标注了几个典型的放电位置。

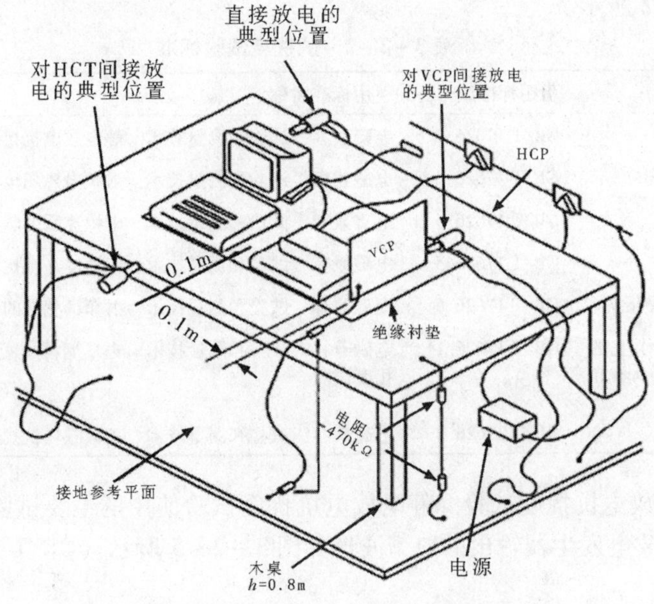

图3-2-6 静电放电抗扰度试验台式设备试验布置

（2）射频电磁场辐射抗扰度试验 射频电磁场辐射抗扰度试验需要在全电波暗室或者地面铺设吸波材料的半电波暗室中进行，还需要有足够空间的均匀场域保证试验的准确性。使用的试验设备主要包括：射频信号发生器、功率放大器、发射天线和功率计。均匀场域在试验前需要进行校准。台式设备的试验布置如图3-2-7所示（GB/T 17626.3-2006图6）。

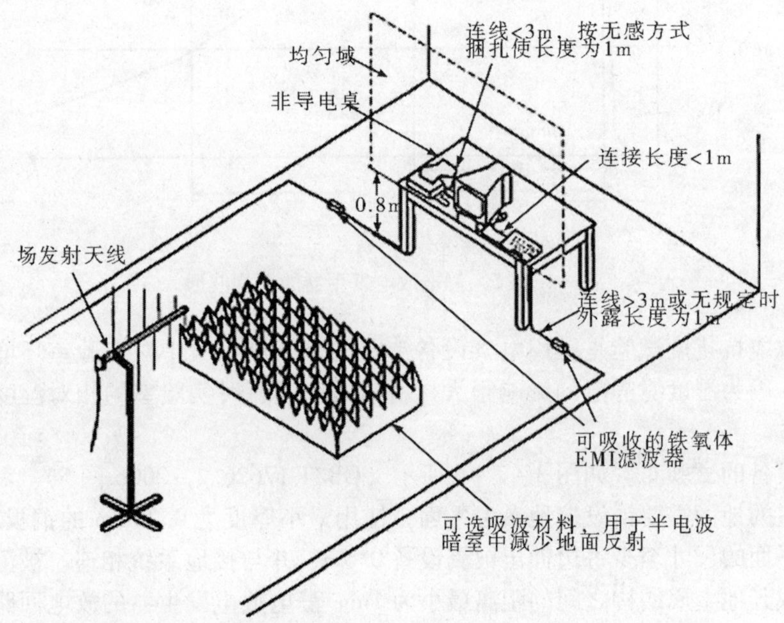

图3-2-7 射频电磁场辐射抗扰度试验台式设备试验布置

EUT 应放置在一个 0.8m 高的绝缘试验台上。EUT 的测试面需要与校准平面相重合。发射天线应该对 EUT 的每个侧面逐一进行试验，并且每一侧面需要在天线的垂直极化和水平极化下分别进行试验。由射频信号发生器产生试验波形，经过功率放大器施加给发射天线，然后观察 EUT 在辐射场中的反应，是否符合标准要求。

（3）电快速瞬变脉冲群抗扰度试验　电快速瞬变脉冲群抗扰度试验需要的试验设备包括：脉冲群发生器、电源端口耦合去耦网络和容性耦合夹。脉冲群发生器产生的波形如图 3－2－8 所示（GB/T 17626.4－2008 图 2）。

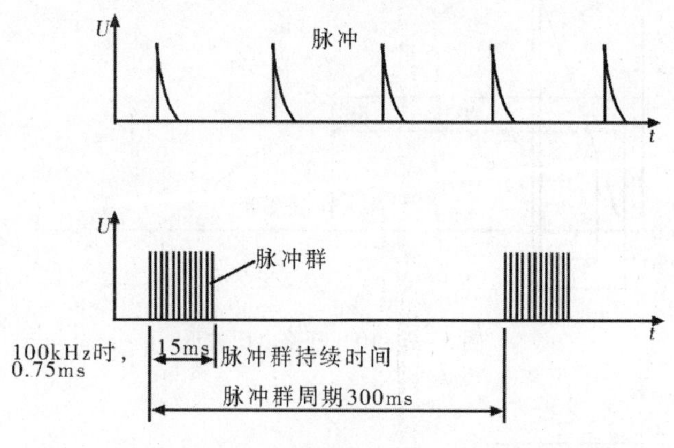

图 3－2－8　脉冲群发生器产生的波形

电快速瞬变脉冲群抗扰度试验的试验布置如图 3－2－9 所示（GB/T 17626.4－2008 图 7）。

EUT 放置在接地参考平面上方 0.1m 处，试验发生器和耦合去耦网络直接放置在接地参考平面上。接地参考平面的各边至少超出 EUT 0.1m，与保护接地相连。EUT 和其他导电性结构之间的最小距离应大于 0.5m。试验发生器产生试验波形，通过耦合去耦网络或者容性耦合夹耦合到 EUT 的各个端口，观察 EUT 的反应，是否符合标准要求。

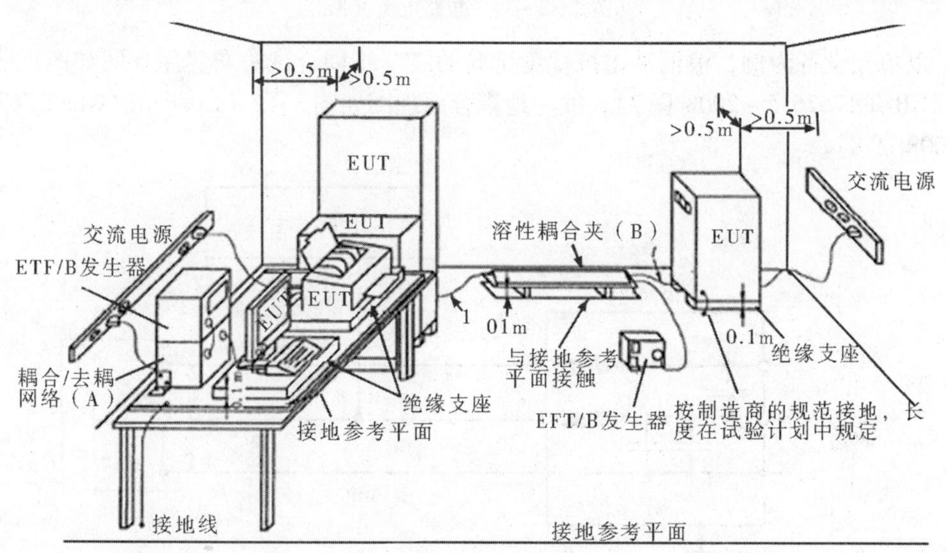

图 3－2－9　电快速瞬变脉冲群抗扰度试验的试验布置

（4）浪涌冲击抗扰度试验 浪涌冲击抗扰度试验需要的试验设备包括：浪涌组合波发生器和耦合去耦网络。1.2/50μs 浪涌组合波发生器产生的开路电压波形及短路电流波形波形如图 3－2－10（GB/T 17626.5－2008 图2）和图 3－2－11（GB/T 17626.5－2008 图3）所示。

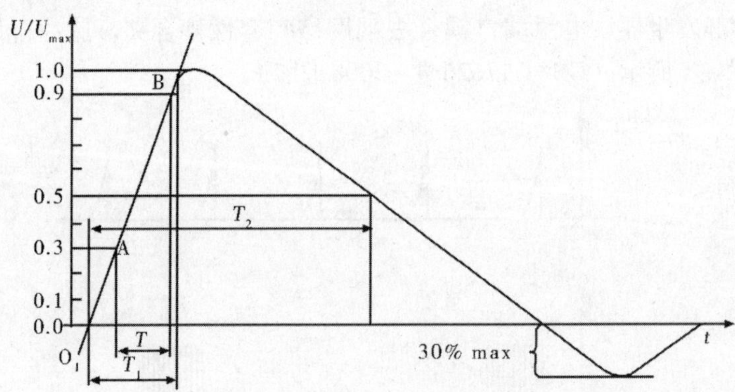

图 3－2－10 开路电压波形

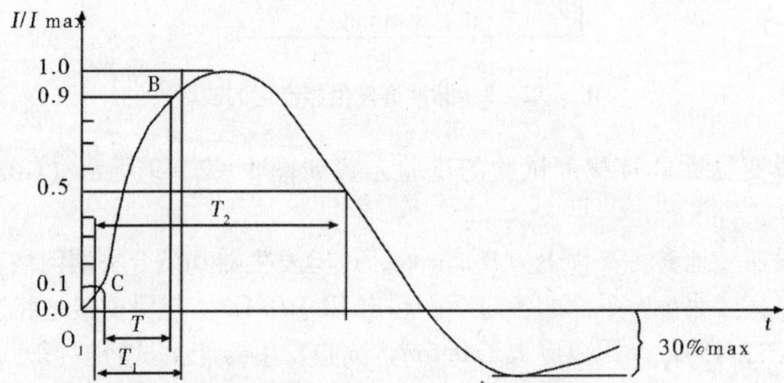

图 3－2－11 短路电流波形

以单相设备为例，浪涌冲击抗扰度试验的线－线耦合试验布置原理图如图 3－2－12（GB/T 17626.5－2008 图7），线－地耦合原理图如图 3－2－13 所示（GB/T 7626.5－2008 图8）。

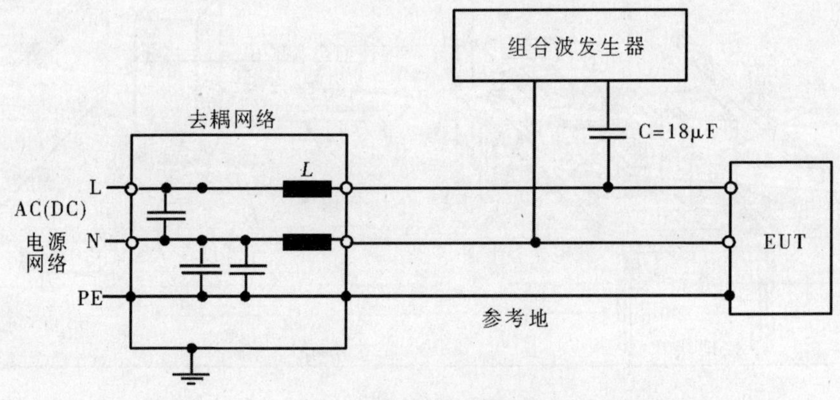

图 3－2－12 线－线耦合

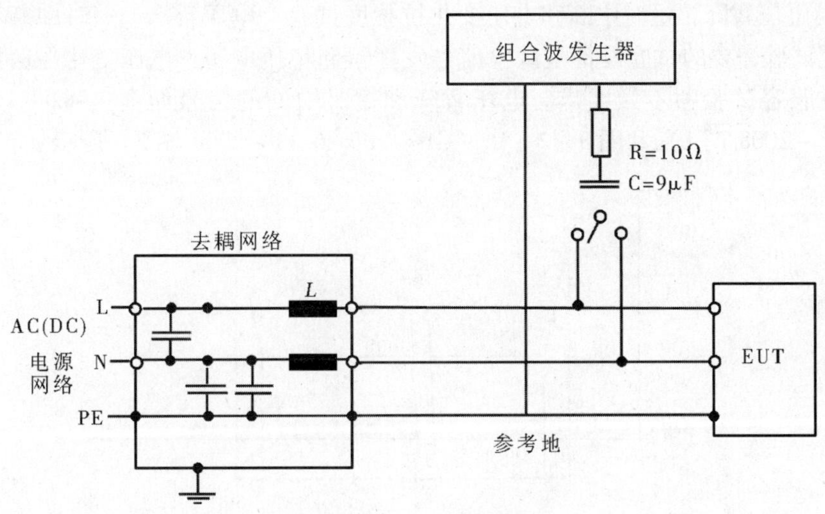

图3-2-13 线-地耦合

（5）射频场感应的传导骚扰抗扰度试验　射频场感应的传导骚扰抗扰度试验需要的试验设备包括：射频信号发生器、功率放大器、耦合去耦装置（耦合去耦网络、电流钳和电磁钳）。试验布置如图3-2-14所示（GB 17626.6-2008 图2）。

EUT放在接地参考平面上面0.1m高的绝缘支撑上，所有与EUT连接的电缆放置于接地参考平面上方30mm的高度上。耦合去耦网络与EUT之间的距离在0.1~0.3m之间。由射频信号发生器产生试验信号，经过功率放大器，通过耦合去耦装置施加到EUT。根据标准要求选择使用耦合去耦网络注入还是钳注入，然后观察EUT的反应，是否符合标准要求。

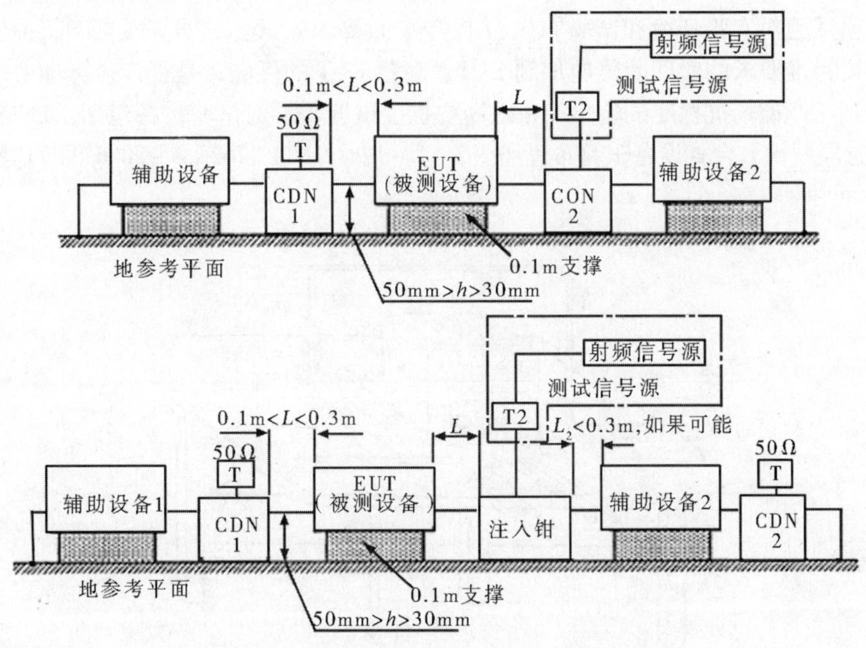

图3-2-14 射频场感应的传导骚扰抗扰度试验布置

（6）电压暂降、短时中断和电压变化抗扰度试验　电压暂降、短时中断和电压变化抗扰度试验需要的试验设备是试验信号发生器和稳压电源。电压变化在医用电气设备的电磁兼容试验中不做要求。电压暂降和短时中断的信号如图 3－2－15（GB/T 17626.11－2008 图1）和图3－2－16（GB/T 17626.11－2008 图2）所示。

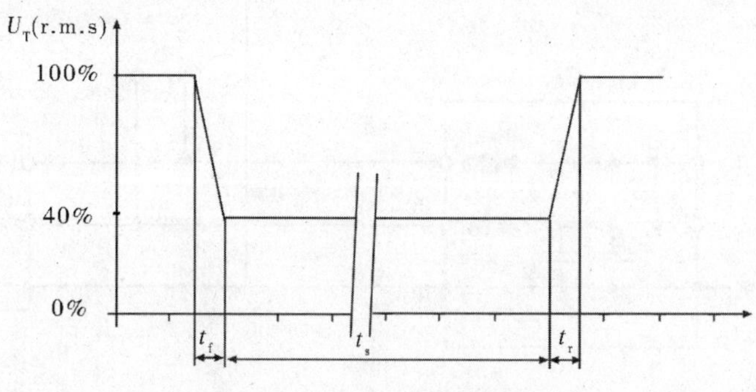

图3－2－15　电压暂降图形

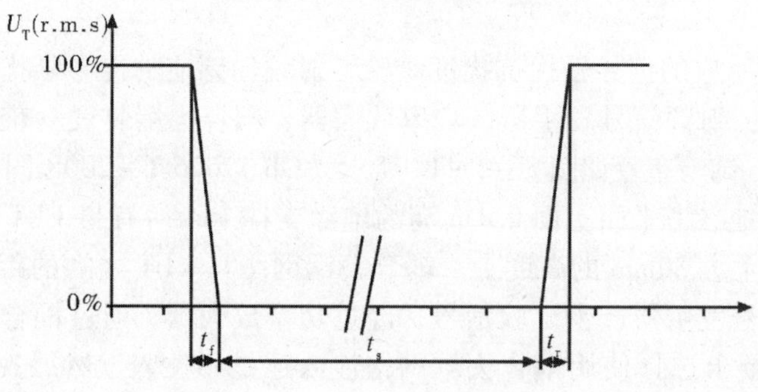

图3－2－16　电压中断图形

本项试验对实验环境和试验布置没有特殊的要求。试验信号发生器产生上述试验信号，按标准要求的时间间隔施加到 EUT，观察 EUT 的反应，是否符合标准要求。

（7）工频磁场抗扰度试验　工频磁场抗扰度试验需要的试验设备包括：试验信号发生器和感应线圈。台式设备试验布置如图3－2－17（GB/T 17626.8－2006 图3）所示。

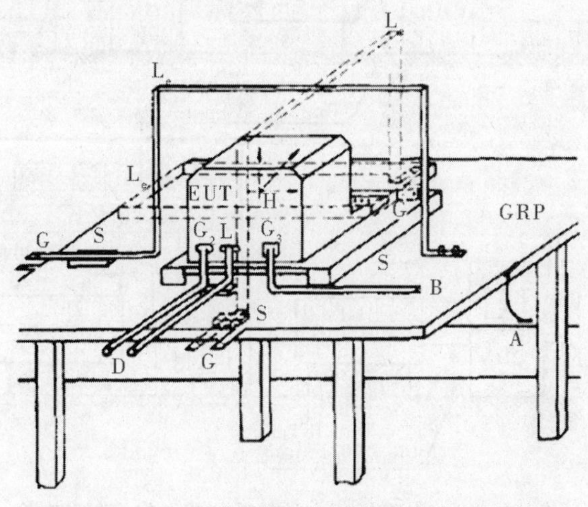

图3－2－17　台式设备工频磁场抗扰度试验布置

EUT 放置于接地参考平面上，与接地参考平面之间有 0.1m 的绝缘支撑。EUT 的所有电缆应有 1m 暴露在磁场中。EUT 位于感应线圈的中心位置。试验信号发生器产生信号施加到感应线圈，观察 EUT 在磁场中的反应，是否符合标准要求。

二、体外诊断设备的电磁兼容试验方法

体外诊断设备的电磁兼容试验要求依照 GB/T 18268.1－2010《测量、控制和实验室用的电设备　电磁兼容性要求　第1部分：通用要求》，试验方法同样是引用电磁兼容的基础标准和产品标准，如表 3－2－3 所示。

表 3－2－3　GB/T **18268** 引用的标准

GB/T 18268 要求	引用标准编号	引用标准名称
发射试验	GB 4824	工业、科学和医疗（ISM）射频设备 电磁骚扰特性限值和测量方法
	GB 17625.1	电磁兼容限值谐波电流发射限值（设备每相输入电流≤16A）
	GB 17625.2	电磁兼容限值对每相额定电流≤16A 且无条件接入的设备在公用低压供电系统中产生的变化、电压波动和闪烁的限制
静电放电（ESD）	GB/T 17626.2	电磁兼容　试验和测量技术　静电放电抗扰度试验
射频电磁场辐射	GB/T 17626.3	电磁兼容　试验和测量技术　射频电磁场辐射抗扰度试验
电快速瞬变脉冲群	GB/T 17626.4	电磁兼容　试验和测量技术　电快速瞬变脉冲群抗扰度试验
浪涌	GB/T 17626.5	电磁兼容　试验和测量技术　浪涌冲击抗扰度试验
射频场感应的传导骚扰	GB/T 17626.6	电磁兼容　试验和测量技术　射频场感应的传导骚扰抗扰度试验
在电源供电输入线上的电压暂降、短时中断和电压变化	GB/T 17626.11	电磁兼容　试验和测量技术　电压暂降、短时中断和电压变化抗扰度试验
工频磁场	GB/T 17626.8	电磁兼容　试验和测量技术　工频磁场抗扰度试验

从表3－2－3 中可以看出，GB/T 18268.1 与 YY 0505 引用的电磁兼容标准保持一致，因此体外诊断设备只是在试验要求上与医用电气设备有细微的差别，在试验方法上与医用电气设备的试验方法一致，在此就不重复说明了，参见医用电气设备的试验方法。

（北京市医疗器械检验所　肖潇　孟志平）

思考题

1. 什么是电磁兼容？
2. 电磁干扰与电磁骚扰在概念上的区别是什么？
3. 电磁骚扰通过哪些途径传播？
4. 什么是电磁干扰三要素？
5. 电磁骚扰对医疗器械有哪些危害？
6. 医用电气设备的电磁兼容要求主要依据哪个标准？
7. 实验室设备的电磁兼容要求主要依据哪个标准？
8. 性能判据 A、B、C 分别表示什么内容？
9. 哪些试验需要在暗室中进行？
10. 哪些试验需要在屏蔽室中进行？

第四章

无菌医疗器械洁净间(区)控制及检测

第一节　无菌医疗器械生产环境的标准与控制

学习要点

掌握对无菌医疗器械洁净间（区）实施控制的必要性。

了解无菌医疗器械环境控制有哪些相关标准，无菌医疗器械环境控制的基本方式。

随着现代工业的发展，对实验研究和工业生产的环境要求也越来越高，空气洁净技术已被广泛应用于医药行业的生产以及医学实验室的研究领域。该技术是创造洁净空气环境的一门技术，其原理是通过对空气的过滤达到一定的洁净度，以相应的管理保持环境控制系统的有效运转，保证无菌医疗器械生产处于符合规定的环境条件下进行。空气净化系统是无菌医疗器械生产中最重要的支持系统，该系统有利于提高产品的质量，有利于优化工艺、降低成本，同时还能增加操作人员和环境的安全保障。

由于无菌医疗器械生产的特殊性，一些工序必须在洁净环境中进行加工和处理，尤其是直接或间接与人体血液、脑脊液、神经、骨骼、损伤创面等机体组织接触的特殊产品，对其生产的各个环节、特别是关键工序的生产环境必须严格要求和控制，才能保证产品质量，防止生产环境对产品的污染。另外，无菌医疗器械洁净间（区）根据产品与人体接触情况参数设置的要求越来越高，实验表明，产品上的微粒数和空气环境中的微粒数呈正比关系，微粒也会成为微生物的载体，一定数量的微粒进入血液循环系统中，会引起多种有害症状，如脑血栓、心肌梗死、肺肉芽肿等，如加工的产品上含有任何细菌，则其产生的多糖物会引起患者的热原反应等。因此先进的无菌医疗器械工业，对于无菌医疗器械，特别是无菌加工的液体制剂预充填、分装工序以及质量检验等环节，都普遍采用了不同级别的洁净室。我国从20世纪90年代中期以后普遍推行国际上60年代开始推行的医疗器械质量体系认证制度和医疗器械生产质量管理规范，先后发布了《质量体系　医疗器械　GB/T 19001 - ISO 9001 应用的专用要求》（YY/T 0287）、《无菌医疗器具生产管理规范》（YY/T 0033）、《医疗器械生产质量管理规范》和《医疗器械生产质量管理规范无菌和植入性医疗器械实施细则（试行）》等，除了要遵循以上专用标准和规章以外，还要参照执行一些厂房、设备和设施相关的现行标准，如《洁净厂房设计规范》（GB 50073）、《医药工业洁净厂房设计规范》（GB

50457)、《建筑设计防火规范》(GBJ 16)、《工业企业照明设计规范》(GBJ 50034)、《医药工业洁净室(区)悬浮粒子的测试方法》(GB/ T 16292 - 2010)、《医药工业洁净室(区)沉降菌的测试方法》(GB/T 16294 -2010)、《医药工业洁净室(区)浮游菌的测试方法》(GB/T 16293 -2010)等。本章主要内容是根据这些标准的要求,详述无菌医疗器械洁净间(区)的参数要求和检测要点。

一、无菌医疗器械生产环境的标准

(一)规范和标准

在2000年之前,无菌医疗器械的生产环境控制尚未建立相关标准和规范,直到颁布实施了YY 0033《无菌医疗器具生产质量管理规范》以后,无菌医疗器械的环境监测和控制越来越规范。

2009年12月16日颁布了国食药监械〔2009〕833号,《医疗器械生产质量管理规范(试行)》和《医疗器械生产质量管理规范检查管理办法(试行)》,将医疗器械的生产管理和环境控制紧密联系起来。在第三章"资源管理"第七条指出:"医疗生产企业应当具备和维护产品生产所需的生产场地、生产设备、监视和测量装置、仓储场地等基础设施以及工作环境、生产环境应当符合相关法规和技术标准的要求"。"生产企业应当在产品实现全过程中实施风险管理",对无菌医疗器械来说,风险控制要求"产品生产加工过程中,不能输出不希望产生(输出)的物质(能量)",包括化学污染、物理污染和生物污染,因此,生产洁净区也应视为风险关键点之一。

为了更好地贯彻实施《医疗器械生产质量管理规范(试行)》,2009年12月16日同时颁布了国食药监械〔2009〕835号文《医疗器械生产质量管理规范无菌医疗器械实施细则(试行)》和《医疗器械生产质量管理规范无菌医疗器械检查评定标准(试行)》,规定自2011年7月1日起,生产企业申请无菌和植入类医疗器械首次注册和重新注册时,应当按要求提交经检查合格的《医疗器械生产质量管理规范检查结果通知书》。

在实施《医疗器械生产质量管理规范(试行)》和相关实施细则时,有关洁净室的环境控制均引用了YY 0033 -2000《无菌医疗器具生产质量管理规范》的内容,该标准颁布执行已逾10年,目前仍是无菌医疗器械生产环境监测的重要标准。

(二)相关测试方法标准

2010年10月1日,GB 50591 -2010《洁净室施工和验收规范》颁布,替代了原来的JGJ 71 -90标准,其中涉及到大部分洁净室检测方法的更新,该标准2011年2月1日实施;同时,GB/T 16292 ~16294 -2010《医药工业洁净室(区)悬浮粒子、浮游菌和沉降菌的测试方法》也于2011年2月1日颁布实施,替代了1996年的第一版原标准。悬浮粒子、浮游菌和沉降菌的测试方法也有所更新;以上两项标准涉及了无菌医疗器械洁净室监测的所有项目,这些项目的测试方法因标准的更新已与现行国际标准ISO14644标准完全一致。

以上标准和法规的更新,使得洁净室(区)的设计、建立、检测和确认均遵循了国际普遍认可的原则和标准，更新后的法规和标准，与 YY 0033《无菌医疗器具生产质量管理规范》作出了对照明细表，以便理解和应用，同时参考了大量国际国内标准和法规，从技术、质量保障层面和运行、操作层面上作了综合，并结合了我国的现状，目的是在洁净室（区）的检测技术、质量保障责任等方面获得共识，并通过质量风险管理的原则，使得洁净室（区）的检测路径更加科学，对推进洁净室（区）的质量保障和风险管理作出一些实用性的指导，并提供一些法规和标准的延伸内容。

（三）YY 0033《无菌医疗器具生产质量管理规范》对洁净室环境的规定

YY 0033－2000《无菌医疗器具生产质量管理规范》的第五章“生产环境、设施及布局”共6条，附录A给出了“无菌医疗器具洁净室（区）空气洁净度级别表”，附录B给出了“无菌医疗器具生产环境洁净度级别设置指南”，附录C给出了“无菌医疗器具洁净室（区）环境要求及检测”等，对各类无菌医疗器械生产洁净室的洁净级别的划分作了详细规定。作为无菌医疗器械生产最主要的外部保障，空气净化系统的建立和维持最为重要，它对无菌医疗器械生产环境控制来说是不可或缺的，没有了这个支持系统的有效保证，任何其他过程的质量保证都是缺乏说服力的。在 YY 0033－2000《无菌医疗器具生产质量管理规范》中，对洁净室（区）列出了相关的技术标准（表4－1－1）。

表4－1－1　YY 0033 中对洁净室（区）的监测项目和要求

序号	项目			标准
1	温度（℃）			18～28℃（或与生产工艺相适应）
2	相对湿度（%）			45%～65%（或与生产工艺相适应）
3	静压差（Pa）	与室外大气		≥10
		不同洁净级别		≥5
		与非洁净区		≥5
4	换气次数（次/时）	10000 级		≥20 次/时
		100000 级		≥15 次/时
		300000 级		≥12 次/时
	层流风速（m/s）	100 级		垂直≥0.3m/s，水平≥0.4m/s
5	尘粒最大允许数（粒/ m^3）（静态）	100 级	≥0.5μm	3500
			≥5μm	0
		10000 级	≥0.5μm	350000
			≥5μm	2000
		100000 级	≥0.5μm	3500000
			≥5μm	20000
		300000 级	≥0.5μm	10500000
			≥5μm	60000

续表

序号	项目			标准
6	微生物 最大允许数 （浮游菌和沉降菌任选一项）	100级	浮游菌	5（个/m^3）
			沉降菌	1（个/皿）
		10000级	浮游菌	100（个/m^3）
			沉降菌	3（个/皿）
		100000级	浮游菌	500（个/m^3）
			沉降菌	10（个/皿）
		300000级	浮游菌	
			沉降菌	15（个/皿，90mm培养皿）
7	最低照度			无具体要求，与生产工艺相适应

二、无菌医疗器械生产环境的控制

（一）空气净化的概念和基本原理

我们知道，日常生活的环境到处分布着各种各样的尘埃，存在着可见和不可见的污染，空气中约有5.7%的灰尘来自地面行驶的车辆，有34%来自采石、炼钢、水泥制造和磨粉等产生的工业性粉尘，有57%来自燃料的燃烧如汽车尾气，还有5%左右来自腐败植物、皮屑和微生物等，微粒中以0.5～25μm的飘尘和微粒对无菌医疗器械产生的影响最大。

许多研究已证明空气是污染物的携带者和传播者，空气净化系统即环境控制系统就是为无菌医疗器械等生产的特殊需要设计的，它对无菌医疗器械的生产过程有很大影响，影响程度的大小将决定最终产品的质量水平，不管是微生物粒子还是非生物性粒子都可能影响最终产品的质量。在设计无菌医疗器械生产环境的设施中，必须对可能产生微粒、尘埃的环节，如室内装修、空气、设备、设施、容器、工具等作出规定，只有在生产过程中充分应用空气洁净技术，无菌医疗器械的生产环境质量才是可控的，医疗器械产品最终达到无菌水平才成为可能。

悬浮粒子是一种气溶胶，是沉降速度可以忽略的固体粒子或液体粒子。或者说，这些固体和液体粒子是在气体介质中的悬浮体。空气中的悬浮粒子可以根据其形成方式，分成分散性微粒和聚集性微粒；按照微粒的固有形式分成无生命微粒（有机或者无机）或有生命微粒；按照微粒的尺寸分成可见微粒和显微微粒（或者超显微微粒），洁净技术通常控制的是气溶胶微粒（平均粒径在10^{-7}和10^{-1}cm范围内），通常采用“尘埃粒子”的俗称，在控制过程中，除测量被过滤的空气中悬浮粒子的浓度，也要根据所生产医疗器械情况，了解在加工过程中悬浮粒子可能的产生或形成方式，例如水蒸气、液态溶剂、固态粉尘，由于凝聚、结晶等作用产生的微粒。

从另一方面看，由于无菌医疗器械终产品的检验是一种抽样检验，通常是根据药典或国家标准来决定采样数量（1%～10%之间），而最终通常达到10^{-6}（百万分之一）存活微生物出现的可能，然而，无论采用何种方案，由这种抽样带来的局限性和检测方法本身的高风险性可能会导致误判概率的升高，对产品质量的保证程度下降，因此，只有通过空气净化系统的有效运转，才能把产品在生产过程中发生任何污染的危险度降至最低，才能有效控制生物微粒和非生物微粒的污染，同时也使无菌医疗器械生产的过程控制有了实质性的意义。

空气净化主要的过程：一是利用过滤器有效地控制从室外引入室内的全部空气的洁净度，由于微生物都会依附在微粒上，因此微粒过滤同时也滤掉了微生物；二是利用合理的气流组织排除已经发生的污染，由送风口送入的干净空气、室内产生的微粒和微生物被干净空气稀释后强迫其由回风口进入系统的回风管路，在空调设备的混合段和从室外引入的经过过滤的新风混合，在经过进一步过滤后又进入室内，通过反复的循环就可以把污染控制在一个稳定的水平上，这个水平就应该低于相应的洁净度级别，三是通过调整使不同级别洁净室室内的空气静压大于5Pa，室外大气压大于10Pa，防止外界污染或交叉污染从门或各种缝隙部位侵入室内。

（二）洁净室（区）的建立和污染物的控制

生产中的气、水、物料、设备、设施、工器具等也是产生及积聚微粒及微生物的主要污染源，都可能直接或间接污染产品，要对进入洁净间的物料（包括原材料、包装材料、压缩空气等）进行检验，其微生物限度应符合要求，对废弃物和废弃物通道要严格管理，避免污染源和交叉污染。对器具（包括工具、流动设备等）原材料包装物表面进行灭菌处理，特殊要求的洁净间（区）要定期对墙面、地面和物体表面等进行定期消毒或灭菌处理，同时，建造洁净室的内部材料要能经受各种灭菌剂的侵蚀。物料灭菌方法可采用干热法、湿热法、化学消毒法、电磁辐射法。通常是采用化学消毒或灭菌方法，对墙面、地面和物体表面等进行常规清洁后，用有效氯500mg /L含氯消毒剂喷洒，或者在设备、包装材料等表面用75%乙醇擦拭，紫外线消毒也是常用方法，紫外线消毒对暴露对象需要长时间照射，对一般细菌要求灭菌率达到99%时的照射剂量为10000～30000μW·s/cm^2，照射时不能有人员活动，另外，紫外线消毒对于处于气相对流状态下的室内空气（自然对流状态）的灭菌作用很小。

对生物安全实验室，其要求实验室内在保证一定洁净度条件下，各实验间对外保持一定的负压梯度，使室内的污染气体不泄漏，同时对污染物和气体进行处理后方可排放。

微生物日常监测中，在通过验证、确认浮游菌和沉降菌之间的对应关系后，可监测浮游菌或沉降菌中其中一种。沉降菌和浮游菌多指细菌和真菌，如果经过验证，确认相关产品的生产和指定季节中主要微生物污染是来源于细菌，可仅进行细菌的监测。

对于一些带有活性成分的产品，不能进行后期灭菌，要采取洁净控制手段避免外源性因子（包括细菌、真菌、支原体、病毒、内毒素、传染性海绵状脑病病原、寄生物等）的污染。例如组织工程医疗器械产品，其洁净环境要求除了按照无菌医疗器械洁净间（区）参数要求进行控制外，还要参考YY/T 0606（组织工程医疗器械产品）系列标准的要求进行环境控制。

无菌、微生物限度检验的洁净室应各有专用的无菌室，不得混用，以免彼此干扰或交叉污染。净化工作台采用局部百级时，其背景即无菌操作间洁净度应符合万级要求。阳性对照实验以及具危险性的毒菌、毒素等检验必须有单独使用的净化工作台，并应在具抽风外排系统的橱内进行，以便控制、防止传播。

无菌室、微生物限度检验室的洁净度除应定期（一般每月一次）检查沉降菌或浮游菌外，还应检查悬浮粒子，并符合相应洁净级别的要求。

由于生产环境等影响，产品灭菌之前会存留一些初始污染菌和微粒，对这些污染菌和微粒，应进行定期检（监）测，并与生产环境的监测结合，进行产品污染菌和微粒的趋势分析。

（中国食品药品检定研究院 冯晓明
上海市食品药品包装材料测试所 徐敏凤）

第二节 洁净室（区）的控制参数及检测

学习要点

掌握无菌医疗器械洁净间需要控制的参数及含义。

了解洁净间（区）悬浮粒子检测方法，洁净间（区）浮游菌和沉降菌检测方法。

一、术语

1. 洁净室（clean room） 对空气悬浮粒子及微生物浓度受控的房间或区域。它的建筑结构、装备和使用应具有减少室内诱入、产生及滞留污染源的功能。室内其他有关参数如温度、湿度、压力等按要求进行控制。

2. 单向流（unidirectional airflow） 沿单一方向呈平行流线并且横断面上风速一致的气流。与水平面垂直的叫垂直单向流（vertical unidirectional airflow），与水平面平行的叫水平单向流（horizontal unidirectional airflow）。

3. 非单向流（non－unidirectional airflow） 具有多个通路循环特性或气流方向不平行的气流。

4. 悬浮粒子（airborne particle） 用于空气洁净度分级的空气悬浮粒子尺寸范围在0.1～5μm的固体和液体粒子。

5. 洁净度（cleanliness） 以单位体积空气中某一粒径粒子的数量来区分的洁净程度。

6. 粒径（particle size） 由给定的粒子尺寸测定仪相应当量于被测粒子等效的球体直径。对离散粒子计数，光散射仪器采用当量光学直径。

7. 置信上限UCL（upper confidence limit） 从正态分布抽样得到的实际均值按给定的置信度（本标准为95%）计算得到的估计上限将大于此实际均值，则称计算得到的这一均值估计上限为置信上限。

8. 菌落（colony forming units） 细菌培养后，由一个或几个细菌繁殖而形成的一细菌集落，缩写为CFU，通常用个数表示。

9. 浮游菌（airborne microbe） 通过收集悬游在空气中的生物性粒子于专门的培养基，经若干时间，在适宜的生长条件下让其繁殖到可见的菌落计数。

10. 浮游菌浓度（airborne microbe concentration） 单位体积空气中含浮游菌菌落数的多少，以计数浓度表示，单位是个/m^3。

11. 沉降菌（settling microbe） 通过自然沉降原理收集在空气中的生物性粒子于专门的培养基，经若干时间，在适宜的生长条件下让其繁殖到可见的菌落计数。

12. 洁净工作区（clean working area） 指洁净室（区）内离地面高度0.8～1.5m（除工艺特殊要求外）的区域。

13. 洁净工作台（clean bench） 能够保持操作空间所需洁净度的工作台，或与之类似的一个封闭围挡工作区。

14. 洁净工作服（clean working garment） 为把工作人员产生的粒子限制在最小程度所使用的发尘量少的洁净服装。

15. 空态（as－bulit） 设施已经建成，所有动力接通并运行，但无生产设备、材料及人员。

16. 静态（as－rest） 设施已经建成，生产设备已经安装，空调净化系统已运行，但无生产人员。

17. 动态（operational） 设施以规定的状态运行，有规定的人员在场，并在规定的状况下进行工作。

18. 高效空气过滤器（high efficiency particulate air filter） 在额定的风量下，对粒径大于等于0.3μm粒子的捕集效率在99.9%以上以及气流阻力在250Pa以下的空气过滤器。

19. 检漏试验（leakage test） 检查空气过滤器及其与安装框架连接部位等的密封性试验。

20. 自净时间（cleanliness vecoverly characteristic） 洁净室被污染后，净化空调系统开始运行至恢复到稳定的规定室内洁净度等级的时间。

21. 验证（validation） 证明任何程序、生产过程、设备、物料、活动或系统确实能达到预期结果的有文件证明的一系列活动。

22. 再验证（revalidation） 为了重新确定工艺的可靠性而重复进行的一部分或全部的验证试验。

23. 纠偏限度（action levels） 对于受控的洁净室（区），由使用者自行设定微生物含量等级。当检测结果超过该等级时，应启动监测程序对该区域的微生物污染情况立即进行跟踪。

24. 报警限度（alert levels） 对于受控的洁净室（区），由使用者自行设定一个微生物含量等级，从而给定了一个与正常状态相比最早报警的偏差值。当超过该最早报警的偏差值时，应启动保证工艺或环境不受影响的程序及相关措施。

二、控制参数

空气洁净度是指空气中含悬浮粒子量多少的程度、含悬浮粒子数多则洁净度低，含悬浮粒子数少则洁净度高。悬浮粒子包括生命粒子和非生命粒子。

空气洁净度的高低可用空气洁净度级别来表示，空气洁净度级别以每立方米空气中最大允许悬浮粒子数来表示。洁净室不仅仅限于“洁净”，而是一个对换气次数、静压差、温度、湿度、照度等都有要求的综合体。

（一）悬浮粒子和微生物

主要影响产品质量、交叉污染等。微粒的大小通常以粒径表示，在与光的折射性质有关的范围内采用算术平均直径；在与光的散射性质有关的范围内采用平均面积直径；此外，还有平均体积直径等等。我们所采用的常见尘埃粒子计数仪一种是以悬浮粒子的光散射性质为设计基础的，悬浮粒子检测主要采用光散射法和激光衍射法仪器，利用空气中的悬浮粒子在光（或激光）的照射下产生光散射（或衍射）现象，散射光（或衍射光）的强度与粒子的表面积呈正比的关系换算而来。所测“粒径”是指将所测粒子与标准粒子（如聚苯乙烯小球）作散射光强度的等效比较而得到的综合结果。另一种激光尘埃粒子计数仪是以悬浮粒子的体积折算出平均粒径而来。

从空气洁净技术以净化空气为主要目的来看，空气中的微粒浓度很低（相对于工业除尘而言），微粒尺寸很小，而且要确保末级过滤可靠，所以主要采用带有阻隔性质的过滤分离来清除空气中的微粒。带有阻隔性质的过滤分离是通过过滤器来实现的。空气过滤器是空气洁净技术的主要手段。就空气净化技术在我国目前的发展来看，空气过滤器有以下五类。

1. 粗效过滤器 主要是截留 5μm 以上悬浮性微粒和 10μm 以上沉降性微粒以及各种异物，防止其进入系统。

2. 中效过滤器 由于其前面已有预过滤器截留了大颗粒，它又可作为一般系统的最后过滤器和高效过滤器的预过滤器，所以主要用以截留 1～10μm 的悬浮性微粒，它的效率以过滤 1μm 为准。

3. 高中效过滤器 可以用作一般净化程度的系统末端过滤器，也可以为了提高系统净化效果，更好地保护高效过滤器而用作中间过滤器，主要用以截留 1～5μm 的悬浮性微粒，它的效率以过滤 1μm 为准。

4. 亚高效过滤器 既可以作为洁净室末端过滤器使用，也可以作为高效过滤器的预过滤器，主要用以截留 1μm 以下的悬浮性微粒，它的效率以过滤 0.5μm 悬浮性微粒为准。

5. 高效过滤器 洁净室最主要的末端过滤器，以实现 0.5μm 的各洁净度级别为目的，但计算效率习惯以过滤 0.3μm 悬浮性微粒为准。

过滤器最重要的特性指标有 4 项：面速或滤速、效率、阻力和容尘量等。医疗器械洁净间（区）均应进行多级过滤系统，其中，大于 10 万级的洁净区域可采用初效、中效二级过滤；10 万级的洁净区域可采用初效、中效、高效（或亚高效）三级过滤；1 万级的洁净区域可采用初效、中效、高效三级过滤，百级洁净区域一般采用垂直层流或水平层流方式。

（二）温度和相对湿度

主要影响产品工艺条件和细菌的繁殖条件，其次温度和湿度如给操作者带来不舒适度，也会造成对产品质量的影响。

（三）换气次数

影响空气洁净度和人员舒适度。洁净室（区）控制微粒污染的途径主要为三个方面：

（1）有效地阻止室外的污染侵入室内（或防止室内污染逸出室外，如有毒物质或细菌）主要途径是空气净化处理的方法例如室内的压力等。

（2）迅速有效地排除室内已经发生的污染，主要途径是合理的气流组织。

（3）控制污染源，减少污染发生量；主要途径是涉及发生污染的设备和装置的管理和进入洁净室的人与物的净化。

以上三项都与净化系统的风量（风速）或换气次数有关。在较好的气流组织下，足够的净化送风量不仅能保证洁净室的正压，同时对洁净系统的自净时间影响很大，而自净时间将直接影响洁净室的动态性能（即实用性）。

非单向流洁净室的主要特点是来流到出流（从送风口到回风口）之间气流的流通截面是变化的。洁净室截面比送风口截面大得多，它的作用原理是当一股干净气流从送风口送入室内时，迅速向四周扩散、混和，同时把差不多同样数量的气流从回风口排走。这股干净气流稀释着室内污染的空气，把原来含尘浓度很高的室内空气冲淡了，一直达到平衡。所以气流扩散得越快，越均匀，稀释的效果就越好。洁净室就是希望获得全室的较低含尘浓度，而不仅是送风口下方有较低浓度，这就要求干净空气从风口逸出之后能充分发挥稀释作用。在下到工作区之前能使更大的范围得到稀释，因而风口对气流要有足够的扩散作用。

为了迅速有效地排除室内尘粒，回风口应设在室的下部，以使气流方向和尘粒沉降方向一致，尘粒的跟随速度和气流速度相差很小，所以当气流方向和尘粒沉降方向一致时，尘粒可以较顺利地排向回风口。

换气量：洁净区内应保持一定量的新鲜空气，对于非单向流洁净室新鲜空气量应为总送风量的10%～30%，单向流洁净区为总送风量的2%～4%；同时，应保证室内每人每小时的新鲜空气量不少于40m^3。

（四）工作面截面风速

影响空气洁净度和人员舒适度。在100级区域内，从送风口到回风口，气流流经途中的断面几乎没有什么变化。加上送风静压箱和高效过滤器的均压均流作用，使得断面上的流速比较均匀，在工作区内流线单向平行，这样的洁净室称为单向流洁净区。在单向流洁净区内，干净气流不是一股或几股，而是充满全室断面，所以这种洁净室不是靠掺混稀释作用，而是靠推出作用，将室内脏空气沿整个断面排至室外，达到净化室内空气的目的。干净空气就好比一个空气活塞，沿着房间这个“气缸”，向前（下）推进，把原有的含尘浓度高的空气挤压出房间。单向流洁净室（区）送风量的控制参数为工作面截面风速。

（五）静压差

影响空气洁净度。为了维持洁净室的洁净度免受邻室的污染和污染邻室，在洁净室内维持一个高于邻室或低于邻室的空气压力，是洁净室区别于一般空调房间的重要特点。洁净室对相邻环境维持一个正的静压差是最常见的情况。它的原理是在洁净室与相邻空间之间有门窗和任何形式的孔口存在时，在这些门窗、孔口处于关闭情况下，洁净室与相邻空间维持一个相对压差，这个压差就是以一定风量通过这些关闭的门窗、孔口的缝隙时的阻力，所以静压差反映的是缝隙的阻力特性。

对于有污染源（如喷涂间、硅油处理间、粉剂车间、配液间等）洁净间应单独设置，同时要保证与相邻洁净间的负压，以避免污染物扩散。

（六）照度和噪声

无菌医疗器械洁净室（区）应根据生产要求提供足够的照明，主要工作室的照度宜为300lx；辅助工作室、走廊、气闸室、人员净化和物料用室不宜低于150lx。对照度有特殊要求（例如球囊装配车间、无菌检验实验室等）可增设局部照明。生产车间（白天）的噪声应在65dB以下（GB 9036）。

紫外线照射强度应符合GB 15981－1995《消毒与无菌效果评价方法与标准》所规定的紫外线照射强度（垂直1m处）应≥70μW/cm^2要求。

三、检测

（一）人员的职责及培训

所有的工作人员，包括与检测、维护有关的人员，应该定期接受与洁净室（区）生产有关的培训，其中包含涉及到的卫生知识和基本微生物知识。如果没有接受过这种训练的外来人员（包括建筑或维护的人员）必须进入洁净室（区），那么必须对他们进行指导和监督。

参与动物组织或微生物试验的人员一般情况下不宜进入洁净室（区），除非有相应的严密措施和明确的规程指导。对进入洁净室（区）的人员应有相应的卫生标准，所有工作人员应随时报告非正常的污染（身体灰尘或疾病），并进行每年一次的体检。

洁净室（区）的检测人员应进行本专业的培训，并在获得相应资格后才能履行对洁净室（区）检测的职责。

洁净工作服的选材、式样及穿戴方式应与生产操作的空气洁净度等级要求相适应，为了保护产品不受污染，不得混用。更衣应遵守规定，外面的衣服不能带进100000级以上的区域；推荐以下穿着方式。

100级~10000级：头套应该把头发、鬓角完全遮盖，而且应该塞进衣服内；应戴口罩来防止脱发或落尘，手套必须是不发尘并经过消毒的；鞋套必须是无菌的，裤脚管必须塞进鞋套内，外衣的袖子必须塞进手套里；洁净服必须是不脱落纤维和碎屑而且可以吸附从人身上掉落的碎屑。

100000级：头发应该遮盖，应该穿一套或两套不脱落纤维和碎屑的洁净工作服，覆盖到手腕和颈部，必须有合适的鞋子或鞋套，它们也必须是不脱落纤维和颗粒物；必须有恰当的措施来避免从洁净室（区）以外的区域带来的污染。

300000级：头发应该遮盖，应该穿一般的不脱落纤维和碎屑的洁净工作服，有合适的鞋子或鞋套，必须有恰当地措施来避免从洁净室（区）以外的区域带来的污染。

（二）仪器

检测仪器必须满足有效操作及使用精度要求，满足检测的重现性，满足性能与环境条件的关系，满足校验的要求和便于维护保养；若必需，则对检测仪器安装预警系统，有安全防护措施和明确的标识。在用的检测仪器必须校验合格，且在使用有效期内。

（三）检测前的准备工作和注意事项

在进行检测之前，应先确定待测区域、检测状态、仪器设备、检测规程、采样点位置、评价标准以及相关注意事项。

在检测前，应建立环境监测程序或作业指导书。书面的监测程序或作业指导书应有科学的取样时间表，包括采样点位置及频次，并对悬浮粒子和微生物项目建立纠偏限度和警戒限度，此外，发现样品超过限度时采取行动的明确过程均应确定。

所有仪器设备在未进入被测区域时，应保证其符合性、有效性和已完成清洁，或在相应的洁净室内准备和存放（用保护罩或其他适当地外罩保护仪器）；检测人员在检测时必须穿戴符合被测环境级别的洁净工作服。

在操作或搬动灵敏度高的仪器或零件时，应带手套、使用镊子或其他机械隔离设备防止皮肤接触金属零件，以避免肤屑、微生物或人体皮肤上的油污染这些零件，在100级洁净室内用纸时，上面应蒙上一张透明不沾尘的覆盖物，在100级洁净室内不能用铅笔和橡皮。

自净时间：是指在规定的换气次数条件下，洁净间从污染后的低洁净度级别，恢复到固有静态高洁净度级别的时间。净化空调开关机会造成洁净室内气流紊乱，洁净室开关门会有室外低净化级别的气体流入洁净室。检测应在确认风速、换气次数和静压差的检测无明显问题，系统已经运行了足够长的时间之后才能进行检测，否则尘埃粒子数会偏高，标准规定的自净时间为30min。不同级别洁净间可在15～45min内选择。

操作位置：检测人员的呼吸运动、体位变化、肢体活动都会产生尘埃，并能影响检测结果。检测人员的正确位置是在测点的下风处，尽量远离检测点。检测人员不应距离回风口太近，采样管的长度应根据仪器的允许长度。除另有规定外，长度不得大于1.5m，否则容易激起涡流，仪器采样口的朝向应正对气流方向，对于非单向流，采样口宜向上。可以位于测点与回风口连线的远离层流区一侧。取样过程应保持稳定，否则容易产生尘埃，站立产生的尘埃也容易被从（0.8m）的测点吸入。检测人员应从下风方向接近采样器，布点顺序也应由下风向上风方向排列，这样可以减少移动测点后空侧的次数，提高测量速度。

检测人员应尽量减少活动量；悬浮粒子的检测人员不得多于2人，尽量少动作、少讲话，虽然穿着洁净工作服，检测人员的活动仍会引起大量尘埃脱落，工作服与身体的相互运动，会从工作服与身体之间吹出尘埃，造成测到的尘埃粒子数明显升高，甚至手指间、手与探头间的摩擦，也会看到检测结果的变化。因此每次操作后都应该空测几次，等待数值稳定后再读数。

洁净间竣工验收和综合性能评定：工程验收检测应以空态（室内没有设备和人员的洁净室）或静态（工艺设备已安装并可运行，但无工作人员时的洁净室）为准。在空态或静态条件下，空气洁净度级别都必须符合划级标准。静态情况下检测，需要注意已安装的设备产生的影响，设备位于层流区内，会改变气流的均匀分布，测量时应将其转离测点以避开层流区，否则风束吹在设备卷起涡流，移动测点过程会产生大量尘埃并对气流产生明显扰动。

进行综合评定时，应以动态（正常生产情况下）检测为准。

室内清洁程度的影响：做好常规室内清洁工作是降低含尘浓度的重要因素。应该定期对地面、墙面、天花板和室内物品进行彻底清洁，必要时可采用喷湿压尘的方法。

装饰破损的影响：洁净手术部的建筑装饰要求不产尘、不积尘，地面和墙面采用不易起尘、不开裂、易清洗和耐碰撞的材料，并采用同样要求的施工工艺。在长期使用后，这些装饰可能破损，破损处的地面和墙面容易起尘。如果墙面的刚性不好，在室内气压波动的影响下，墙面的破损处会喷射出大量尘埃，对室内含尘浓度影响很大。及时修补破损处，可以防止这些因素带来的影响。

发现某一区域的悬浮粒子不符合规定，且显著大于其他区域，应查找原因，认定为高效过滤器产生泄露，应解决问题后重新测量（高效过滤器安装，换新后，工程方应提供检漏报告），以免出现假阴性结果。

（四）检测方法

1. 换气次数 本测试的目的是确认各洁净室的送风量，而换气次数是洁净室性能非常重要的参数，它通过确定每个送风口风量后计算获得。

送风量风速检测必须首先进行，空调净化各项效果是在设计的风量风速条件下获得的。风量检测前必须检查风机运行是否正常，系统中各部件安装是否正确，有无障碍（如过滤器有无被堵、挡），所有阀门应固定在一定的开启位置上，并且必须实际测量被测风口、风管尺寸。

本测试按标准 ISO 14644.3《洁净室及相关受控环境　第 3 部分：检测方法》中 4.2.2 条款 - Air flow test，以及 GB 50591 - 2010《洁净室施工及验收规范》附录 E。

选用带流量计的风量罩法时，可直接得出风量。风量罩面积应接近风口面积。测定时应将风量罩口完全罩住过滤器或出风口，风量罩面积应与风口面积对中。风量罩边与接触面应严密无泄漏。

对于非单向流洁净室，使用套帽式风量罩或空气热平衡辐射测量仪直接测量，读出送风量值（立方米/小时），测试时风量罩必须完全套住过滤器和扩散板。罩口必须紧贴表面，防止气流逃逸而造成读数误差。读取每一个过滤器的送风量，然后对室内各送风口的送风量求和得到洁净室送风量（立方米/小时），并根据各洁净室送风量值换算出换气次数（次/小时），换气次数计算如下。

$$\text{换气次数（次/小时）}=\frac{\text{洁净室送风量（立方米/小时）}}{\text{洁净室体积（立方米）}}$$

选用套管法测试时，用轻质板材或膜材做成与风口内截面相同或相近、长度大于 2 倍风口边长的直管段作为辅助风管，连接于过滤器风口外部，在套管出口平面上，均匀划分小方格，方格边长不大于 200mm，在方格中心设测点。对于小风口，最少测点数不少于 6 点。

2. 工作面截面风速 本测试的目的是确认 100 级区域内的截面平均风速，它通过测试同一截面上多个风速数据后计算获得。

本测试按标准 ISO 14644.3《洁净室及相关受控环境　第 3 部分：检测方法》中 4.2.2 条款以及 GB 50591 - 2010《洁净室施工及验收规范》附录 E。

本测试使用数字式风速计直接测试。对于垂直单向流洁净室，测试时取离高效过滤器0.3m垂直于气流处的截面作为采样截面，或取工作面高度0.8～1.2m作为采样截面高度；对于水平单向流洁净室，测试时采样点应取在距送风面0.5m的垂直截面上，截面上的采样点间距不宜大于0.6m，均匀布点；采样点数应不少于10个。

测试风速时，宜用测定架固定风速仪，以避免人体干扰；若不得不用手持风速仪测试时，手臂应伸至最长位置，尽量使人体远离采样点；以所有测点的风速读数的算术平均值作为截面平均风速，并以截面平均风速的数值与标准对比得出合格与否的结论。

截面平均风速的计算公式如下：

截面平均风速 $\bar{v}$：

$$\bar{v} = \frac{\sum_{i=1}^{n} v_i}{n}$$

式中，$\bar{v}$ 为截面平均风速（m/s）；v_i 为某一采样点的风速（$i=1, 2, \cdots, n$）（m/s）；n 为采样次数（次）。

3. 静压差及压差梯度 本测试的目的是确认区域与环境以及相邻区域之间的压差情况，同时也是评价压差梯度的方法。

本测试按标准 ISO 14644.3《洁净室及相关受控环境 第3部分：检测方法》中4.2.3条款以及 GB 50591－2010《洁净室施工及验收规范》附录E。

静压差测试应在风量平衡调节完毕后进行。为了测量相邻区域的压差，在整个测试过程中用数字式微压差计进行测量。测量时必须把所有门全部关紧，然后从洁净室的最里面逐步向外测量，每一个房间相对于所有其他房间或区域的压差均被测量。在测量时将特别注意每一个测点与其相邻位置压差的方向，如果两个房间或区域之间的压差有接受标准，则用具体数值表示，无压差要求则用“/”表示；“+”则表示“房间”的压力高于“相对位置”的区域；“－”则表示“房间”的压力低于“相对位置”的区域。测试时应尽量远离送风口和回风口或其他可以影响压差测量的因素。

对于洁净度A级的洁净室，还应测定在门开启状态下，离门口0.6m处的室内侧工作面高度的粒子数。若有不可关闭的开口与邻室相通的洁净室，还应测定开口处的流速和流向。

4. 空气洁净度（悬浮粒子） 本测试是针对洁净室室内空气悬浮粒子粒径在0.1～5μm的粒子浓度的测试方法，测试结果用来评价洁净室的洁净度。

本测试按标准 ISO 14644.1《洁净室及相关受控环境 第1部分：空气洁净度的分级》以及 GB/T 16292－2010“医药工业洁净室（区）悬浮粒子的测试方法”进行测试。

若测试区域为100级区，应满足每个采样点的最小采样量不小于1m^3，测试方法应按照 ISO 14644.1《洁净室及相关受控环境 第1部分：空气洁净度的分级》附录B中以洁净室面积作为采样点的计算方法，如下。

$$N_L = \sqrt{A}$$

式中，N_L 为最少采样点；A 为洁净室或被控洁净区的面积（m^2）。

静态测试时，采样点离地面0.8m高度的水平面上均匀布置。每点采样2～3次。

测定结果采样点悬浮粒子浓度按照ISO 14644.1《洁净室及相关受控环境 第1部分：空气洁净度的分级》附录C计算。

采样点的平均悬浮粒子浓度$\overline{x_i}$：

$$\overline{x_i} = \frac{\sum_{i=1}^{n} x_i}{n}$$

式中，$\overline{x_i}$为某一采样点的平均粒子浓度（粒/m^3）；x_i 为某一采样点的粒子浓度（$i=1, 2, \cdots, n$）（粒/m^3）；n 为某一采样点上的采样次数（次）。

平均值的均值$\overline{\overline{x}}$：

$$\overline{\overline{x}} = \frac{\sum_{m=1}^{m} \overline{x_i}}{m}$$

式中，$\overline{\overline{x}}$为平均值的均值，即洁净室（区）的平均粒子浓度（粒/m^3）；$\overline{x_i}$为某一采样点的平均粒子浓度（$i=1, 2, \cdots, L$）（粒/m^3）；m 为某一洁净室（区）内的总采样点数（个）。

标准差 s：

$$s = \sqrt{\frac{(\overline{x_{i,1}} - \overline{\overline{x}})^2 + (\overline{x_{i,2}} - \overline{\overline{x}})^2 + \cdots + (\overline{x_{i,m}} - \overline{\overline{x}})^2}{(m-1)}}$$

式中，s 为平均值均值的标准误差（粒/m^3）。

95%置信上限（95%UCL）：

$$95\%\,\text{UCL} = \overline{\overline{x}} + t_{0.95} \times \left(\frac{s}{\sqrt{m}}\right)$$

式中，95%UCL为平均值均值的95%置信上限（粒/m^3）；$T_{0.95}$为95%置信上限的t分布系数（表4-2-1）。

表4-2-1 95%置信上限的t分布系数

采样点数 m	2	3	4	5	6	7	8	9	>9
t	6.3	2.9	2.4	2.1	2.0	1.9	1.90	1.9	-

注：当采样点数多于9点时，不需要计算95%UCL。

5. 温度和相对湿度 本测试是针对洁净室室内温度和相对湿度的测试方法，测试结果用来评价洁净室的室内温度和相对湿度。

本测试方法按标准GB 50591-2010《洁净室施工和验收规范》附录E进行测试。

室内空气温度和相对湿度测定之前，空调净化系统应已连续运行至少12h。温度的检测可采用玻璃温度计、数字式温、湿度计；湿度的检测可采用通风式干湿球温度计、数字式温、湿度计、电容式湿度检测仪或露点传感器等。根据温、湿度的波动范围，应选择足够精度的测试仪表。一般温度检测仪表的最小分辨率不高于0.20℃，湿度检测仪表的最小分辨率不高于1%。测点为房间中间一点，应在温、湿度读数稳定后记录。测完室内温、湿度后，还应同时测出室外温湿度。

6. 噪声 本测试是针对洁净室室内噪声的测试方法，测试结果用来评价洁净室的室内噪声。

本测试方法按标准 GB 50591－2010“洁净室施工和验收规范”附录 E 进行测试。一般情况下只检测 A 声级的噪声，必要时采用带倍频程分析仪的声级仪，按中心频率 63Hz、125Hz、250Hz、500Hz、1000Hz、2000Hz、4000Hz、8000Hz 的倍频程检测，测点附近 1m 内不应有反射物。声级计的最小分辨率不低于 0.1dB(A)。

测点距地面高 1.1m。面积在 15m^2 以下的洁净室，只测室中心 1 点；15m^2 以上的洁净室除中心 1 点外，应再测对角 4 点，距侧墙各 1m，测点朝向各角。有条件时，宜测定空调净化系统停止运行后的本底噪声，室内噪声与本底噪声相差小于 10dB(A) 时，应对测点值进行修正：6～9 dB(A) 时减 1dB(A)，4～5dB(A) 时减 2dB(A)，<3dB(A) 时测定值无效。

7. 照度　本测试是针对洁净室室内照度的测试方法，测试结果用来评价洁净室的室内照度。

本测试方法按标准 GB 50591－2010《洁净室施工和验收规范》附录 E 进行测试。室内照度的检测是测定除局部照明之外的一般照明的照度。室内照度的检测采用便携式照度计，照度计的最小分辨率不低于 1lx。室内照度必须在室温趋于稳定之后进行，并且荧光灯已有 100h 以上的使用期，检测前已点燃 15min 以上，白炽灯已有 10h 以上的使用期，检测前已点燃 5min 以上。测点距地面高 0.8m，按 1～2m 间距布点，30m^2 以内的房间测点距墙面 0.5m，超过 30m^2 的 房间，测点离墙 1m。

8. 浮游菌　本测试的目的是确认洁净区域内空气浮游微生物的浓度，同时也是评价洁净室性能的方法之一。

本测试按标准 ISO 14644.1《洁净室及相关受控环境－第 1 部分：空气洁净度的分级》以及 GB/T 16293－2010“医药工业洁净室（区）浮游菌的测试方法”进行测试。

若测试区域为 100 级区，应满足每个采样点的最小采样量不小于 1m^3，测试方法应按照 ISO 14644.1《洁净室及相关受控环境－第 1 部分：空气洁净度的分级》附录 B 中以洁净室面积作为采样点的计算方法，如下：

$$N_L = \sqrt{A}$$

式中，N_L 为最少采样点；A 为洁净室或被控洁净区的面积（m^2）。

静态测试时，采样点离地面 0.8m 高度的水平面上均匀布置。每点采样 1～2 次。

本方法采用的是计数浓度法。即通过收集悬游在空气中的生物性粒子于专门的培养基（选择能证实其能够支持微生物生长的培养基），经若干时间和适宜的生长条件让其繁殖到可见的菌落计数，以判定该洁净室的微生物浓度。

采用大豆酪蛋白琼脂培养基（TSA）配制的培养皿经采样后，在 30～35℃ 培养箱中培养，时间不少于 2d；采用沙氏培养基（SDA）配制的培养皿经采样后，在 20～25℃ 培养箱中培养，时间不少于 5d。每批培养基应有对照试验，检验培养基本身是否污染。可每批选定 3 只培养皿作对照培养。

用肉眼对培养皿上所有的菌落直接计数、标记或在菌落计数器上点计，然后用 5～10 倍放大镜检查，有否遗漏。若平板上有 2 个或 2 个以上的菌落重叠，可分辨时仍以 2 个或 2 个以上菌落计数。

注意事项：测试用具要作灭菌处理，以确保测试的可靠性、正确性。采取一切措施防止人为对样本的污染。对培养基、培养条件及其他参数作详细的记录。由于细菌种类繁多，差别甚大，计数时一般用透射光于培养皿背面或正面仔细观察，不要漏计培养皿边缘生长的菌落，并注意细菌菌落与培养基沉淀物的区别，必要时用显微镜鉴别。采样前应仔细检查每个培养皿的质量，如发现变质、破损或污染的应剔除。

9. 沉降菌 本测试按标准 ISO 14644.1《洁净室及相关受控环境 - 第 1 部分：空气洁净度的分级》以及 GB/T 16294 - 2010《医药工业洁净室（区）沉降菌的测试方法》进行测试。以洁净室面积作为采样点的计算方法，如下：

$$N_L = \sqrt{A}$$

式中，N_L 为最少采样点；A 为洁净室或被控洁净区的面积（m^2）。

静态测试时，采样点离地面 0.8m 高度的水平面上均匀布置。每点采样 1 ~2 次。

本测试方法采用沉降法，即通过自然沉降原理收集在空气中的生物粒子于培养基平皿，经若干时间，在适宜的条件下让其繁殖到可见的菌落进行计数，以平板培养皿中的菌落数来判定洁净环境内的活微生物数，并以此来评定洁净室（区）的洁净度。

采用大豆酪蛋白琼脂培养基（TSA）配制的培养皿经采样后，在 30 ~ 35℃ 培养箱中培养，时间不少于 2d；采用沙氏培养基（SDA）配制的培养皿经采样后，在 20 ~ 25℃ 培养箱中培养，时间不少于 5d。每批培养基应有对照试验，检验培养基本身是否污染。可每批选定 3 只培养皿作对照培养。

用肉眼对培养皿上所有的菌落直接计数、标记或在菌落计数器上点计，然后用 5 ~ 10 倍放大镜检查，有否遗漏。若平板上有 2 个或 2 个以上的菌落重叠，可分辨时仍以 2 个或 2 个以上菌落计数。

注意事项：测试用具要作灭菌处理，以确保测试的可靠性、正确性。采取一切措施防止人为对样本的污染。对培养基、培养条件及其他参数作详细的记录。由于细菌种类繁多，差别甚大，计数时一般用透射光于培养皿背面或正面仔细观察，不要漏计培养皿边缘生长的菌落，并须注意细菌菌落与培养基沉淀物的区别，必要时用显微镜鉴别。采样前应仔细检查每个培养皿的质量，如发现变质、破损或污染的应剔除。

（五）风险管理

质量管理体系概念的提出，强调产品质量首先是设计出来的，其次才是制造出来的，将质量管理从制造阶段进一步提前到设计阶段，并将质量控制扩展到产品生命周期的全过程。最大限度地降低生产过程中污染、交叉污染以及混淆、差错等风险，确保持续稳定地生产出符合预定用途和注册要求的医疗器械。

质量风险管理是在整个产品生命周期中采用前瞻或回顾的方式，对质量风险进行评估、控制、沟通、审核的系统过程。质量风险管理是一个评估、控制、交流和审核药品质量风险的系统过程。它可以前瞻性应用，也可以回顾性实行。

对于无菌医疗器械生产洁净室（区）来说，降低风险的首要任务是按照规范、合理的设计流程进行设计，组织懂得产品知识、规范要求、生产流程、设备设施的专业技术人员来进行规划与设计，质量管理部门应负责审核和批准设施的设计并组织相关验证予以确认其性能够满足预期要求。生产洁净室（区）的设计必须符合相应的洁净度要求，包括达到“静态”和“动态”的标准。

在生产洁净室（区）竣工交付使用后，并经过运行确认和性能确认证实符合规定后，同时根据洁净度级别和空气净化系统确认的结果及风险评估，确定取样点的位置并进行日常动态监测，在工艺关键步骤的操作全过程中，要对关键区域动态监控。

应当对生产洁净室（区）的微生物进行动态监测，评估生产环境的微生物状况。监测方法有沉降菌法、定量空气浮游菌采样法和表面取样法（如棉签擦拭法和接触碟法）等。动态取样应当避免对洁净区造成不良影响。成品批记录的审核应当包括环境监测的结果。对表面和操作人员的监测，应当在关键操作完成后进行。在正常的生产操作监测外，可在系统验证、清洁或消毒等操作完成后增加微生物监测。

对生产洁净室（区）的换气次数、压差、悬浮粒子和微生物的检测建立程序，对检测数据分类整理，并作趋势分析，用以判断空调净化系统的性能和开展风险评估。

应当制定适当的悬浮粒子和微生物监测警戒限度及纠偏限度。操作规程中应当详细说明结果超标时需采取的纠偏措施。

（中国食品药品检定研究院　冯晓明
上海市食品药品包装材料测试所　徐敏风）

第三节　无菌医疗器械包装要求及检验

学习要点

掌握无菌医疗器械包装基本概念。

了解无菌医疗器械包装的基本内容和要求，无菌医疗器械包装常用试验的方法。

一、无菌医疗器械包装的基本概念和特点

（一）无菌医疗器械包装的基本概念

无菌医疗器械包装定义：封装一件（或一套）医疗器械、形成微生物屏障的密封的或闭合的包装系统（不包括隔板纸箱和运输容器），产品装入其中后可进行灭菌和无菌操作，可使其内装物在规定的时间内对物理、微生物和化学破坏的屏障作用保持在预期水平上。

（二）无菌医疗器械包装的特点

无菌医疗器械包装不同于普通的工业包装和食品药品包装，其属于被包装医疗器械产品的一部分，而不应仅仅看成是产品的包装。无菌医疗器械包装的安全性和有效性直接关系到被包装医疗器械的安全有效和效期寿命，而其性能不仅与自身材料相关，与被包装产品特点、灭菌方式、标签系统方式、存放保护方式以及临床使用要求息息

相关，所以医疗器械灭菌包装又被称为无菌屏障系统（sterile barrier system）（图4-3-1）

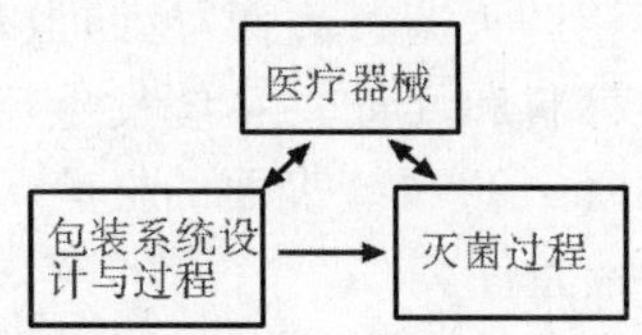

图4-3-1 影响无菌医疗器械包装系统选择材料的相互关系

无菌医疗器械包装具有以下几个特点。

1. 包装材料自身要求 作为医疗器械灭菌包装材料应保证其本身安全性和有效性。

这主要表现在两方面：一方面是材料本身的生物性能，尤其是材料表面的涂胶和油墨部分，应有良好的生物稳定性，不会对内装物造成不良影响；另一方面是材料的稳定性，在规定灭菌环境、流通过程和存放条件下包装材料应稳定，不应分解或转移有害物质到被包装的器械。

生产包装材料用的原材料可以是初次使用的材料，也可是回收材料，但前提是应了解所有这些原材料特别是回收材料的来源、历史和可追溯性，并能对它们加以控制，以确保最终产品完全符合标准的要求。

2. 包装材料和（或）系统与医疗器械的相适应性 由于灭菌包装的目的是保护内装物，所以制造者应确定包装材料和（或）系统与其所包装的无菌医疗器械的适应性。这包括无菌医疗器械和在灭菌及随后的运输和贮存中施加的应力在内的物理特性的极限值，包括被包装的无菌医疗器械的重量和构型、锐边或突出物、物理或其他保护的需要、无菌医疗器械敏感性所致的特殊风险（如射线、水分、机械振动、静电）等因素。包装验证中应根据内装产品的特性，考察包装的拉伸力、抗穿刺、抗撕拉力等性能。

3. 包装材料和（或）系统与灭菌过程的相适应性 灭菌包装的灭菌过程决定了其与相应灭菌方式的相关性，应有办法确保所有包装材料都适合用于灭菌过程的规定要求。

包装验证必须证明包装材料和（或）系统适合于产品预期使用的灭菌过程，例如对预期使用环氧乙烷灭菌的包装，应考虑包括环氧乙烷气体、水蒸气和空气穿透性。必要时，还包括验证在规定的灭菌器内装载形式下，包装材料和（或）系统对空气和灭菌剂具有良好的穿透性，以便达到灭菌所要求的条件，并在灭菌后易于释放出灭菌剂。此外，在整个灭菌过程时间内，材料的物理特性不应受到有害影响，例如辐照灭菌要求所有包装材料都能够耐抗辐照射线的处理而不会老化脆裂。

在包装材料需进行多次灭菌循环的特殊情况下，应评价包装材料的性能，确保材料性能仍符合规定的要求。若产品是包封在多层包装内，可分别对内、外层包装材料特性设定不同的限度。

4. 包装材料和（或）系统与标签系统的相适应性 标签是灭菌包装一个重要组成部分，其形式多种多样，例如直接打印或书写在包装材料和（或）系统上，或用粘合、熔接或其他方法将一层材料贴于包装材料和（或）系统上。但无论何种形式标签系统都应保证其安全有效性：不应对包装材料和（或）系统与所用灭菌过程的适应性有不利影响，不会因所用的灭菌过程而导致难以辨认，不应使用会引起墨迹向无菌医疗器械迁移、与包装材料和（或）系统发生反应从而损害包装材料的墨打印或书写。固定在包装材料和（或）系统表面的标鉴，其粘接系统应能经得起灭菌过程和制造者规定的贮存和运输条件。

5. 包装材料和（或）系统所提供的微生物屏障特性的要求 包装材料的微生物屏障特性对保障包装完好性和产品的安全性是十分重要的，其应保证使用前和有效期内的内装医疗器械。评价微生物屏障特性的方法可分两类：适用于不渗透材料的方法和适用于多孔材料的方法。多孔材料的微生物屏障特性评价，通常是在规定流速的细菌芽孢或微粒气溶胶流经材料、样品阻止微生物透过和试验时间等试验条件下对样品进行检验。在这些规定的试验条件下，穿过材料的细菌和微粒与原始对照材料进行比较来测定材料的微生物屏障特性。如有必要，需考察包装材料的的斥水性，以保证材料在沾水环境下的微生物屏障性能。材料的生产者应测定材料的微生物屏障是否适合于预定用途的无菌包装，同时制造者应测定给定材料的微生物屏障是否能达到包装设计所要求的指标。

6. 包装材料和（或）系统与临床或使用者使用时的要求（如无菌开启）相适应性 灭菌包装除了保证产品灭菌、贮存时的安全有效性外，也需要考虑临床使用的方式。如无法保证灭菌包装的洁净开启，即在临床使用打开时使碎屑、包装表面灰尘等污染内装产品，则前期对内装产品的保护将失去意义。同时要根据器械的使用，选取合适的开启包装方式，如易撕开、易独立使用器械等，保证灭菌包装与使用时的开启要求相适应。

（三）常见的无菌医疗器械包装型式

1. 软吸塑成型－填充－热封包装系统 这类包装其底材在特定的吸塑包装设备上通过温度、吸真空度以及压力的调整而热成型变成预先设计好的形状，并和相应的顶材热合，形成符合要求的立体成型包装系统。这类包装通常用在产量规模很大的第一、二类医疗器械产品，如各种注射器、纱布片、手术衣和医用导管、插管等以及简单的第三类医疗器械，典型的如静脉留置针等。

2. 硬吸塑盒－盖材包装系统（tray－lid system） 这类包装是采用各类成型吸塑盒直接与各种适合热封的、形状按预先裁切好的盖材热封。所用材料，从低端到高端主要有 PVC、PP、PE、PS、PET、PETG 和 PC 等，其中尤以 PS、PET 和 PETG 这三种材料常用；这类硬吸塑盒一般用于第二、三类高端植入医疗器械，如骨科产品、心血管介入类产品、外科植入类器械等。

3. 各类袋体包装系统（pouch/bag system） 包括各类包装袋，如特卫强袋、纸塑袋、顶头袋、窗口袋、透气条中封袋、纸纸袋、铝箔复合袋等。

二、国内外无菌医疗器械包装标准和要求

（一）国际标准现状

国际上医疗器械灭菌包装标准 ISO 11607－1：2006《最终灭菌医疗器械的包装

第1部分：材料、灭菌隔层和包装系统的要求》和ISO 11607－2：2006《最终灭菌医疗器械的包装 第2部分：组成、密封和装配过程的认证和要求》于2006年4月由国际标准化组织颁布，为了证明无菌医疗器械灭菌包装达到这两个标准的要求，需根据标准中的各项要求提供相应的文件证明，已证明无菌医疗器械包装的安全性、有效性和适用性。

目前ISO 11607已成为美国标准，指定代号为AAMI/ANSI/ISO 11607－1、AAMI/ANSI/ISO 11607－2。欧洲对于医疗器械灭菌包装的标准要求已由EN 868－1过渡到ISO EN 11607，目前灭菌包装必须达到ISO EN 11607标准要求，同时EN 868第2至第10部分仍作为标准指南。

（二）我国转化国际标准和国外标准的现状

我国目前针对无菌医疗器械灭菌包装的标准为GB/T 19633－2005，等效采用ISO 11607：2003，2006版ISO 11607的标准转化工作正在进行中。用以支持GB/T 19633的YY/T 0698系列（由EN 868系列标准转化）和YY/T 0681系列（由相关ASTM标准转化）两套包装形式和试验方法也已陆续颁布并投入使用，同时结合GB/T 458、GB/T 465等试验方法标准，已逐渐形成较为完善的标准系统。

三、无菌医疗器械包装的基本要求和确认

（一）概述

无菌医疗器械包装的要求主要包括包装完整性、包装保护性、洁净开启、货架寿命等方面的验证试验。包装验证是一套由试验设计、检验、评价组成的验证过程。

无菌医疗器械包装检验不同于工业品包装和食品药品包装，除少数特殊材料（如透析材料）有相应的详细产品要求，大部分需要器械制造商或包装材料供应商根据内装医疗器械的内容、灭菌、存放、使用而设计不同验证检验方案。

设计检验样本和方法时可遵循以下原则：

1. 最坏情况（worst case） “最坏情况”即运用科学合理的筛选手段，在保证结果准确的前提下，选取最不利条件状态进行最少次数的实践或实验尝试。“最坏情况”包括对做包装灭菌、运输、存储时的各种参数极限值的选取，再将这些样品进行性能试验。如果这样的样品都可以通过相应性能实验，即可推断进入市场的样品可以通过预期的性能实验。

2. 产品家族（product family） 无菌医疗器械制造商制造的某类无菌医疗器械产品，其系列产品有多个规格，并采用相同的包装方式。如果每个产品都进行包装验证试验，费时费力。所以需要找到一个最有代表性的产品规格，这种代表性体现在诸如尺寸最大、硬度最高、零部件最多或结构最复杂、产品最脆等一系列看起来是最容易出问题的环节，减少需要测试产品的数量，减少实验成本。

（二）无菌医疗器械包装的基本要求

目前以ISO 11607－1：2006为依据（对应的新版GB/T 19633正在转化中），ISO 11607的第1部分为考虑材料范围、医疗器械、包装系统设计和灭菌方法方面规定了预期用于最终灭菌医疗器械包装系统的材料、预成型系统的基本要求，是与EN 868－1

协调后规定了所有包装材料的通用要求，而 EN 868 －2 至 EN 868 －10 则规定了常用材料的专用要求。

为具体材料和预成型无菌屏障系统提供要求的欧洲标准需参考 EN 868 系列标准。ISO 11607 －1 被开发成用以表明符合有关医疗器械《欧洲指令的基本要求》的手段。符合 EN 868 －2 至 EN 868 －10 可用以证实符合 ISO 11607 本部分的一项或多项要求。

最终无菌医疗器械包装的目标是能进行灭菌、使用前提供无菌保护，保护无菌水平，并使能无菌操作。无菌医疗器械的具体特性、预期的灭菌方法、预期使用、失效日期、运输和贮存都对包装系统的设计和材料的选择带来影响。

ISO 11607 －1 中规定了用于最终灭菌医疗器械包装的一次性使用材料和可再次使用的容器的要求。

标准规定了评价无菌医疗器械包装性能的基本要求。其目的是为无菌医疗器械设计者和制造者对包装在加工、运输和贮存过程中对器械部件保护的全性能的鉴定提供出试验和评价框架。标准中不包括在无菌状态下生产的产品的包装，在这些情况下，应有附加要求确保包装和包装过程不会形成产品污染源。ISO 11607 －1 标准附录 B 中给出了共 34 项的评价试验：加速老化、空气透过性、基本重量、生物相容性、抗张强度、洁净度、氯化物、涂层重量、状态调节、尺寸、悬垂性、耐弯曲性、气体感应、完整性、内部压力、低表面张力液体抗性、微生物屏障、剥开特性、性能试验、pH、压力泄漏、印刷和涂层、穿孔、密封强度、静电、硫化物、抗撕裂、抗张性能、厚度、密度、真空泄漏、目力检验、阻水性、温态耐破度、湿态抗张性能。

（三）无菌医疗器械包装的过程确认要求

ISO 11607 的第二部分描述了无菌医疗器械包装成型、密封和装配过程的确认要求，通过获取、记录和解释所需的结果，来证明无菌医疗器械包装一贯能持续生产出符合预先确定的技术规范的产品，并形成文件。

预成型无菌屏障系统和无菌屏障系统制造过程应得到确认。

这些过程示例包括，但不限于：①刚性和软性的泡罩成型；②袋、卷或袋成型和密封；③成形、充装、密封自动过程；④套装组合和包裹；⑤盘、盖密封；⑥重复性使用容器的充装和闭合；⑦灭菌纸片的折叠和包裹。

过程确认应至少依次包括安装鉴定、运行鉴定和性能鉴定。过程开发不作为过程确认的部分，但宜被认为是成型和密封的一个整体。现有产品的确认可用以前的安装和运行鉴定数据。这些数据可用于确定关键参数的公差。当确认相似的预成型无菌屏障系统和无菌屏障系统的制造过程时，确立相似性和最坏情况构型说明应形成文件，至少应使最坏情况构型按 ISO 11607 的本部分进行确认，例如不同规格的预成型无菌屏障系统之间具有相似性。

四、无菌医疗器械包装试验方法

（一）概述

无菌医疗器械包装形式、功能等方面各不相同，对其进行验证所需要的检验方法也各不相同，作为无菌屏障系统无菌医疗器械包装在功能性方面有必要满足在生产、运输直至使用阶段对无菌医疗器械产品的保护，包括包装完整性、包装保护性和便捷、洁净开启性等具体要求。

（二）软性屏障材料的密封强度

软性屏障材料密封强度的测量，可以对软性材料与刚性材料间的密封进行试验。

密封强度是用于过程确认、过程控制和能力验证的定量测量，不仅用于评价剥离力和包装完整性，还能用于测量包装过程形成持续密封的能力。包装的密封强度必须要满足其下限要求，但出于便于打开的考虑，也会对密封强度给出上限要求。

当对材料试验时，所测力值的一部分可能是由弯曲部分形成的，而不只是密封强度。对此设想了多种不同的握持样品的方案，使其与拉伸方向呈不同的角度，从而控制弯曲力。由于不同的支持方案会产生不同的试验结果，建议在一个试验系列中持续使用一个技术。图 4－3－2 示出了支持方案。

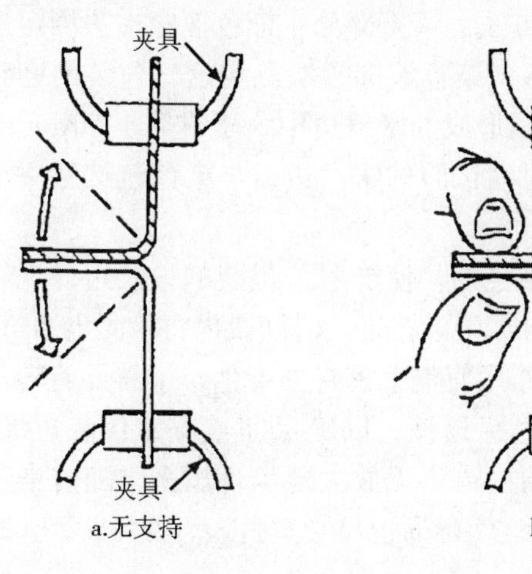

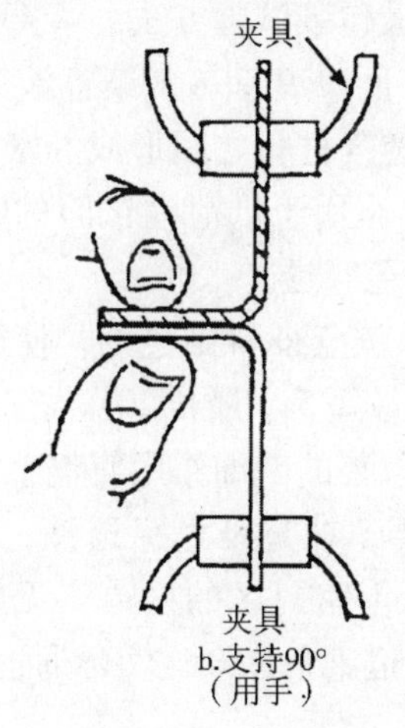

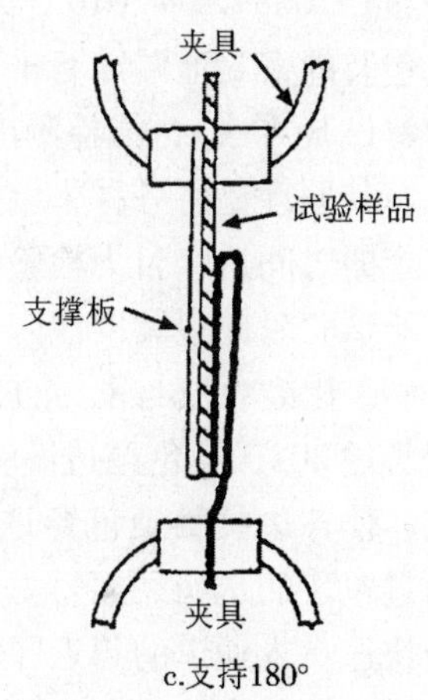

图 4－3－2　支持方案

试验采用恒速拉力试验机进行，试验机应配有一个能记录拉伸载荷和夹具位移量的装置，两个测量系统应精确到 ±2%，试验速度应均匀，并能在 200～300mm/min 范围内可调，试验机系统应能通过操作者设定程序来计算夹具所规定的移动范围内的均值。最好机器还能够绘制出力对应于夹具位移的关系曲线。将样品切成宽度为 15mm、25mm 或 25.4mm，公差应是 ±0.5%。对于每一个试验，需报告样品至破坏所承受的最大力，并识别样品破坏的类型。

如果试条在密封区被剥离，无论是粘连性破坏、内聚性破坏，还是分层，其平均剥离力可用来表征剥离性能。

（三）无约束包装抗内压破坏

YY 0681.3－2010《无菌医疗器械包装试验方法　第 3 部分：无约束包装抗内压破坏》标准参考 ASTM F 1140－00《医用包装无约束抗内压破坏试验方法》，规定了测定包装承受内压能力的程序。涨破试验是对包装逐渐加压，直至包装破坏；蠕变试验是施加一个规定的压力并保持规定的时间或直至包装破坏。在灭菌和运输过程中都有可能形成压差。这些试验方法为评价包装是否会因受到压差作用而导致破坏提供了快捷的评价方法，其中包含了三种试验方法。

1. 试验方法 A（涨破试验）　在一台仪器上对包装进行内部加压试验，直到包装破坏。充气和加压设备要求能维持内部压力增加，直到包装涨破。该试验是测量包装破坏前检出的最大压力。

2. 试验方法 B_1（蠕变试验）　在仪器上对包装进行内部施加至规定的压力，并保压至规定的时间，充气和加压设备要求能保持内压力。该试验测量的结果是合格或不合格。

3. 试验方法 B_2（蠕变至破坏）　对包装进行蠕变试验，直至包装破坏。试验设置类似于蠕变试验，只是设置的压力需要高一些，以确保包装在一个合理的时间内（约15s）被破坏。该试验测量结果是破坏前的时间。

（四）染色液穿透法测定透气包装的密封泄漏

YY 0681.4－2010《无菌医疗器械包装试验方法　第4部分：染色液穿透法测定透气包装的密封泄漏》标准参考 ASTM F 1929－98《染色液穿透法测定透气包装的密封泄漏试验方法》，能检测出透明膜和透气材料之间形成的密封边中大于或等于50μm 通道。其原理是将一种染色穿透液局部作用于供泄漏试验的密封边，与染色液接触一个规定的时间后，目力检验包装上的染色穿透。

试验时向包装内注入足够的甲苯胺蓝染料染色剂，使能覆盖包装的最长边，深约5mm，让染色液与密封边保持接触至最短5s，最长20s。在这一时间段内将检测出通道，但超过20s，染色穿透液将通过透气包装的毛细作用使整个密封处染色。按需要旋转包装，使各边接触染色穿透液。如需要，补充染色穿透液，以确保完整覆盖包装边缘。通过包装的透明一面目力检验密封区。密封区的通道将无放大地呈现出来。随着染色液快速渗入通道的邻近区域，使得通道染色逐渐比实际通道尺寸扩大。可使用5×至20×的光学放大镜进行细致地检验。

（五）内压法检测粗大泄漏（气泡法）

YY 0681.5《无菌医疗器械包装试验方法　第5部分：内压法检测粗大泄漏（气泡法）》标准参考 ASTM F 2096－04《内压法检测医用包装粗大泄漏试验方法（气泡法）》，该试验方法用于医用包装中250μm 以上孔径的检验。试验主要适用于评价透气材料与膜组成的组合袋、全塑料包装袋和透气材料与底盘组成的包装，试验的对象是已装入器械并密封的包装。

该试验方法特别适用于那些无法将其放入其他任何关于包装完整性试验仪器中的非常大或长的包装。试验方法是破坏性的，试验中需要向其内部通入空气压。

（六）纸和纸板透气度的测定

对采用环氧乙烷灭菌方式的医疗器械产品，为保证其环氧乙烷的解析，需要对其包装的透气度进行检测和验证，可采用 GB/T 458－2008《纸和纸板透气度的测定》中本特生法进行试验。试验从10张样品中分别切取一个试样，试样尺寸为50mm×50mm，其中5张正面，5张反面进行测量，将试样装夹在试验仪器上，测量1.47kPa压差下每分钟通过试样测试面的空气量 q，根据公式计算出本特生透气度 $P=0.0113q$。

（七）其他

目前根据包装使用材质的不同，无菌医疗器械包装的标准还包括各类纸类和塑料类试验方法，其中包括：

GB/T 465.1－2008 纸和纸板 浸水后耐破度的测定法

GB/T 465.2－2008 纸和纸板 浸水后抗张强度的测定法

GB/T 2679.3－1996 纸和纸板挺度的测定

GB/T 455－2002 纸和纸板撕裂度的测定

GB/T 12914－1991 纸和纸板抗张强度的测定法（恒速拉伸法）

GB/T 451.3－2002 纸和纸板厚度的测定

GB/T 1540－2002 纸和纸板吸水性的测定（可勃法）

GB/T 20220－2006 塑料薄膜和薄片 样品平均厚度、卷平均厚度及单位质量面积的测定称量法（称量厚度）

GB/T 11999－1989 塑料薄膜和薄片耐撕裂性试验方法 埃莱门多夫法

GB/T 16578.1－2008 塑料薄膜和薄片耐撕裂性能的测定 第1部分：裤形撕裂法

GB/T 1040.3－2006 塑料拉伸性能的测定 第3部分：薄膜和薄片的试验条件等。

同时，YY 0681 系列标准也在陆续发布，其中包括：

YY/T 0681.6 无菌医疗器械包装试验方法 第6部分：软包装材料上印墨和涂层抗化学性评价

YY/T 0681.7 无菌医疗器械包装试验方法 第7部分：用胶带评价软包装材料上印墨或涂层附着性

YY/T 0681.8 无菌医疗器械包装试验方法 第8部分：涂胶层重量的测定

YY/T 0681.9 无菌医疗器械包装试验方法 第9部分：约束板内部气压法软包装密封胀破试验

YY/T 0681.10 无菌医疗器械包装试验方法 第10部分：透气包装材料微生物屏障分等试验

YY/T 0681.11 无菌医疗器械包装试验方法 第11部分：目力检测医用包装密封完整性

YY/T 0681.12 无菌医疗器械包装试验方法 第12部分：软性屏障膜抗揉搓性

YY/T 0681.13 无菌医疗器械包装试验方法 第13部分：软性屏障膜和复合膜 抗慢速戳穿性

随着试验方法标准的完善，针对无菌医疗器械包装的验证将越来越全面和规范化，从而保证无菌医疗器械产品的安全性和有效性。

五、无菌医疗器械货架寿命的确定

（一）概述

GB 19633－2005/ISO 11607：2003 中的 7.4.3.4 条款规定到“对规定了贮存寿命

的医疗器械，制造者应具有形成文件的证据，证明在规定的条件下和在不少于医疗器械贮存寿命的时间内，贮存不会对包装的性能产生不利影响。

这应通过实际时间老化试验来得到证实。除了进行实际时间贮存老化试验外，还可在加严条件下进行加速老化试验。如果进行加速老化试验，应确立加速老化条件和选择试验期的原理，并形成文件。用于包装新产品时，加速老化试验被认为可足以证明所宣称的贮存寿命，但这并不排除进行实际时间老化试验。”

所以制造商需要通过老化试验验证无菌医疗器械包装有效期内的有效性。将最终包装产品经过适当的老化试验后，再进行相关的性能试验，并以这个性能试验的结果和进行老化试验前的样品性能试验结果进行对比，以此来判断产品的有效期是否设计得合理。

老化试验按照性质不同可以分为加速老化试验和实际时间老化试验。

（二）加速老化试验

加速老化试验是设计一个特定的老化试验环境，从而达到大大缩短通常都是非常漫长的老化试验持续时间的目的。

无菌医疗器械包装的加速老化试验参照 YY/T 0681.1－2009《无菌医疗器械包装试验方法　第1部分：加速老化试验指南》进行，标准修改采用 ASTM F 1980－02《无菌医疗器械包装加速老化试验标准指南》，为编制加速老化方案提供了信息，以便快速确定包装的无菌完整性和包装材料的物理特性受所经历的时间和环境的影响。

加速老化试验时间与加速老化温度关系如下面公式表示：

$$AAF = Q_{10}^{[(TAA - TRT)/10]}$$

式中，TAA 为加速老化温度（℃）；TRT 为预期环境温度（℃），即产品预期放置的环境温度。

$$AAT = RTY/AAF$$

式中，AAT 为加速老化时间；RTY 为预期的老化时间，即实际需要老化的时间；AAF 为加速老化因子。

试验具体步骤如下：①选择 Q_{10} 值，一般选取为 2.0。②根据市场需求、产品需求等确定所期望的包装货架寿命。③确定老化试验的时间间隔，包括零时刻。④确定试验条件，环境温度（TRT）和加速老化温度（TAA），大多数医用聚合物建议的温度上限为60℃。当无菌医疗器械的原材料、组件在高温状态下易发生退化和损坏时，则不应采用加速稳定性试验验证其货架寿命。⑤用 Q_{10}、TRT 和 TAA 计算试验持续时间。⑥确定包装材料的特性、密封强度和完整性试验、样品规格和可接收准则。⑦在 TAA 下对样品进行加速老化。⑧加速老化后评价相对于初始包装要求的包装性能，如包装密封强度、包装的完整性。

YY/T 0681.1－2009 中第八章要求对已经历过老化的包装和材料评价其物理性能和完整性，要求所选择的试验宜能对材料或包装的最关键或最容易因老化应力而导致失败的性能进行挑战，需要考虑的物理强度性能有抗弯曲、抗穿孔、抗拉伸和伸长、抗撕裂、抗冲击、耐磨性、变黄指数、微生物屏障、密封性能和胀破强度等。

（三）实际时间老化试验

实际时间老化试验是指在产品预期的流通和贮存环境下放置，直到预期的有效期期满为止，完全复现无菌医疗器械包装在真实环境中的稳定性。但一般无菌医疗器械包装的有效期都在1年以上，有的甚至可以达到5年，所以实际时间老化试验会花费很长时间。实际时间老化试验结果是验证产品有效期的直接证据。当加速老化试验结果与其不一致时，应以实际时间老化试验结果为准。

（四）货架寿命的确定

无菌医疗器械货架寿命具有保持无菌医疗器械终产品正常发挥预期功能的重要作用，一旦超过无菌医疗器械的货架寿命，就意味着该器械可能不再具有已知的性能指标及预期功能，在使用中具有潜在的风险。

1. 货架寿命影响因素　影响无菌医疗器械货架寿命的因素主要包括外部因素和内部因素，此处列举了部分与无源植入性医疗器械密切相关的影响因素，但不仅限于以下内容。

（1）外部因素　主要包括：①储存条件，例如温度、湿度、光照、通风情况、气压、污染等；②运输条件，例如运输过程中的震动、冲撞；③生产方式，采用不同方式生产的同一医疗器械产品可能具有不同的货架寿命；④生产环境，如无菌医疗器械生产场所的洁净度、温度和湿度、微生物及悬浮粒子负荷等；⑤包装，例如在不同尺寸容器中包装的产品可能具有不同的货架寿命；⑥原、辅材料来源改变的影响，如采购单位、采购批号改变；⑦其他影响因素，如生产设备改变的影响及设备所用清洗剂、模具成型后不清洗的脱模剂的影响。

（2）内部因素　一般包括：①无菌医疗器械中各原材料、组件的自身性能，各原材料、组件随时间的推移而发生退化，导致其化学性能、物理性能或预期功能的改变，进而影响无菌医疗器械整体性能，如某些高分子材料和组合产品中的药物、生物活性因子等；②无菌医疗器械中各原材料、组件之间可能发生的相互作用；③无菌医疗器械中各原材料、组件与包装材料（包括保存介质，如角膜接触镜的保存液等）之间可能发生的相互作用；④生产工艺对无菌医疗器械中各原材料、组件、包装材料造成的影响，如生产过程中采用的灭菌工艺等；⑤无菌医疗器械中含有的放射性物质和其放射衰变后的副产物对无菌医疗器械中原材料、组件、包装材料的影响；⑥无菌包装产品中微生物屏障的保持能力。

内部因素和外部因素均可不同程度地影响无菌医疗器械产品的技术性能指标，当超出允差后便可造成器械失效。由于影响因素很多，生产企业不可能将全部影响无菌医疗器械货架寿命的因素进行规避，但应尽可能将各因素进行有效控制，使其对无菌医疗器械技术性能指标造成的影响降至最低。

2. 货架寿命验证过程　货架寿命（shelf life）是指无菌医疗器械形成终产品后能够发挥拟定作用的时间段。货架寿命的终点是产品有效期限。超过此期限后，无菌医疗器械产品将可能不再具有预期的性能参数及功能。无菌医疗器械货架寿命的验证贯穿该器械研发的整个过程，生产企业应在无菌医疗器械研发的最初阶段考虑其货架寿命，并在产品的验证和改进过程中不断进行确认。

3. 货架寿命验证内容

（1）验证试验类型　无菌医疗器械货架寿命的验证试验类型通常可分为加速稳定性试验和实时稳定性试验两类。

加速稳定性试验是指将某一产品放置在外部应力状态下，通过考察应力状态下的材料退化情况，利用已知的加速因子与退化速率关系，推断产品在正常储存条件下的材料退化情况的试验。

实时稳定性试验是指将某一产品在预定的储存条件下放置，直至监测到其性能指标不能符合规定要求为止。

实时稳定性试验中，生产企业应根据产品的实际生产、运输和储存情况确定适当的温度、湿度、光照等条件，在设定的时间间隔内对产品进行检测。由于我国大部分地区为亚热带气候，推荐验证试验中设定的温度、湿度条件为：25℃ ±2℃，60% RH ±10% RH。

（2）验证试验检测、评价项目 生产企业需在货架寿命试验方案中设定检测项目、检测方法及判定标准。检测项目包括产品自身性能检测和包装系统性能检测两方面。前者需选择与无菌医疗器械货架寿命密切相关的物理、化学检测项目，涉及产品生物相容性可能发生改变的无菌医疗器械，需进行生物学评价。如适用，可采用包装封口完整性检测用于替代无菌检测。后者则包括包装完整性、包装强度和微生物屏障性能等检测项目。其中，包装完整性检测项目包括染色液穿透法测定透气包装的密封泄漏试验、目力检测和气泡法测定软性包装泄漏试验等；包装强度测试项目包括软性屏障材料密封强度试验、无约束包装抗内压破坏试验和模拟运输试验等。

生产企业在试验过程中应设立多个检测时间点（一般不少于 3 个）对无菌医疗器械进行检测，可采用零点时间性能数据作为检测项目的参照指标。

（江苏省医疗器械检验所 秦黎 邢红所）

第四节 医疗器械微生物及细菌内毒素检测

学习要点

掌握工艺用水的要求及微生物检测方法，医疗器械细菌内毒素的检测方法。

熟悉微生物的基本知识及医疗器械微生物的检测方法，包括细菌、霉菌及酵母菌计数及控制菌的检查。

微生物在自然界中无处不在，因此，在医疗器械的生产过程中，规定必须采取一定的措施，避免产品被微生物污染。尽管如此，产品或多或少还是会被空气中或者工艺用水中的微生物所污染，产品经包装灭菌后，这部分微生物的尸体还是停留在产品上，这些微生物尸体所带有的细菌内毒素如果通过血管进入人体内，可能会引起患者的热原反应，因此，医疗器械产品、工艺用水的细菌内毒素限度必须加以控制。

一、微生物的基本常识

微生物是指那些个体微小，构造简单，肉眼看不见或看不清楚的，必须借助光学显微镜或电子显微镜放大数百倍、数千倍甚至数万倍才能看清它们外形的一群微小生物。虽然我们用肉眼看不到单个的微生物细胞，但是当微生物大量繁殖在某种材料上形成一个大集团时，或是把微生物培养在某些基质上，我们就能看到它们。微生物虽然个体微小，但具有一定的形态与结构，在适宜的环境中生长和繁殖很快，它们在自然界里起着巨大的作用，是引起各种物质转化的原因之一。例如土壤中的微生物能将动物蛋白质转化为无机含氮化合物，以供植物生长发育的需要，而植物又为人类和动物所利用。有的微生物可使人和动植物得病，而另一些微生物又可直接用来治病，如乳酸杆菌制剂乳酶治疗腹泻，有的微生物产生一些有用的物质而被应用于工农业生产，如酿酒、发酵以及抗生素生产等。微生物与人类的关系至为密切，绝大多数微生物对人类是有益的，而且是必须的。没有微生物，植物就不能新陈代谢，人和动物也将无法生存，只有少数微生物可能引起人类或动物疾病。

（一）相关定义

1. 菌落 是指一个或几个相同的细菌在固体培养基上增殖而形成的肉眼可见的细菌集团。它是由数以万计的相同细菌聚集而成的，故又有细菌集落之称。

2. 致病菌 能引起疾病的微生物称为病原微生物或致病菌。病原微生物包括细菌、病毒、螺旋体、立克次氏体、衣原体、支原体、真菌及放线菌等。

3. 微生物限度检查法 微生物限度检查法系检查非规定灭菌制剂及其原料、辅料受微生物污染程度的方法。检查项目包括细菌数、霉菌数、酵母菌数及控制菌检查。

4. 生物负载 一件产品和（或）包装上存活的微生物总数。

5. 活菌计数 在规定的培养条件下，根据生长的离散菌落，估算出的微生物数（离散菌落不一定必须来自单一存活微生物，一个菌落不一定就是由一个微生物所形成的。）

6. 初始污染菌 初始污染菌通俗讲就是待灭菌产品生物负载估计值。

7. 初始污染菌检测 是一个微生物的限度试验，是指非规定灭菌制品与原材料、辅料及成品在灭菌前受到微生物污染程度的一种检查方法，包括染菌量及控制菌的检查，也就是通常的菌落计数，大肠菌群及致病菌检查。

（二）微生物的特点

微生物的个体虽然极其微小，但它和其他生物一样，具有新陈代谢、生长繁殖、衰老死亡及遗传变异的特点。此外，微生物还有自己的特点。

1. 种类多 目前已发现的微生物有10万种以上。不同种类的微生物具有不同的代谢方式，能分解各种各样的物质。

2. 繁殖快 微生物的繁殖速度是极其惊人的，大多数微生物在几十分钟内就可繁殖一代。

3. 分布广 在自然界，上到天空下到深海，到处都有微生物的存在，特别是土壤是各种微生物的大本营。在谷粒、果蔬表面和动物的内脏里也都有微生物的存在。

4. 适应性强　微生物对环境条件（尤其是“极端环境”）具有强大的适应能力，为适应不同的生存环境，微生物具有极强的抗热性、抗寒性、抗盐性、抗干燥性、抗酸性、抗碱性、抗渗透压性、抗缺氧、抗辐射和抗毒物的能力。

5. 代谢能力强　由于微生物的个体小，表面积与体积的比值很大，而且大多数微生物以单细胞形式存在，它们从环境中吸取养料和排泄物是通过整个细胞表面进行的，所以从单位质量来看，微生物的代谢强度要比高等动物的代谢强度大几千倍至几万倍。微生物代谢能力是任何动、植物所不可比拟的。

6. 容易变异　一般来说，微生物在生长繁殖过程中，每一百万个细胞中就会有一个细胞产生自然变异，微生物的这一特点既有利又有弊。有利的方面是，我们可以从中分离到变得更好的细胞；不利的一面是，我们使用的菌种会出现退化的现象。这就是为什么我们要定期地对菌种进行复壮的原因。

（三）微生物的类型

根据微生物的大小、结构和组成不同，可分为三大类型。

1. 非细胞型微生物　这类微生物无细胞结构，可由一种核酸和蛋白质衣壳组成，有的仅为一种核酸或仅有蛋白质，而没有核酸，须寄生于活的细胞中才能生长繁殖，如病毒、类病毒、朊病毒。

2. 原核细胞型微生物　这类微生物由单细胞组成，细胞核分化程度低，无核膜、核仁，染色体裸露的 DNA 分子，胞质中缺乏细胞器，包括细菌、蓝细菌、放线菌、支原体、衣原体、立克次氏体和螺旋体等。

3. 真核细胞型微生物　这类微生物细胞核分化程度高，有核膜、核仁和染色体，胞质内有完整的细胞器，包括真菌、单细胞藻类和原生动物。

二、医疗器械的微生物限度检测

无菌产品是指产品上无存活微生物的产品。医疗器械灭菌的国家标准要求，当需要提供无菌产品时，要用各种措施使医疗器械各种来源的外来污染减至最少。多年来人们对医疗器械产品生产、保存和使用过程中出现的微生物污染问题进行了许多研究和评估。为控制产品中的微生物，要求无菌医疗器具生产企业建立和实施有效的质量管理体系，生产厂房按生产工艺和产品质量要求分为一般生产区和洁净区，对生产的过程进行管理，尽量减少医疗器械产品的微生物污染。然而，在自然界，微生物无处不在，即使是在标准化生产条件下按照医疗器械质量体系进行生产，产品上也可能带有微生物。因此，应采用适当的方法，对医疗器械产品上的微生物进行检验 。

（一）微生物限度检测引用标准

目前，对医疗器械产品进行微生物检测常用的标准为：《中国药典》（2010 年版二部）附录Ⅺ J“ 微生物限度检查法”；GB/T 19973. 1 - 2005《医疗器械的灭菌　微生物学方法　第 1 部分：产品上微生物总数的估计》。

（二）医疗器械的微生物检测方法

微生物限度检查法系检查非规定灭菌制剂及其原料、辅料受微生物污染程度的方法，检查项目包括细菌数、霉菌数、酵母菌数及控制菌检查。

1. 供试液制备要求 《中国药典》（2010 年版二部）附录Ⅺ J“微生物限度检查法”规定，微生物限度检查应该在环境洁净度 10000 级下的局部洁净度 100 级的单向流空气区域内进行。检验全过程必须严格遵守无菌操作，防止再污染，防止污染的措施不得影响供试品中微生物的检出。计数检验方法包括平皿法和薄膜过滤法。细菌及控制菌培养温度为 30～35℃；霉菌、酵母菌培养温度为 23～28℃。一般供试品的检验量为 10g 或 10ml，膜剂为 $100cm^2$，加 pH7.0 无菌氯化钠－蛋白胨缓冲液至 100ml，混匀，作为 1∶10 的供试液。检验时，应从 2 个以上最小包装单位中抽取供试品，膜剂不得少于 4 片。应根据供试品的理化特性与生物学特性，采取适宜的方法制备供试液。供试液制备若需加温时，应均匀加热，且温度不应超过 45℃。供试液从制备至加入检验用培养基，不得超过 1h。

GB/T 19973.1－2005《医疗器械的灭菌 微生物学方法 第 1 部分：产品上微生物总数的估计》指出：微生物在表面附着的程度受表面特性、微生物自身和存在的其他材料（如润滑剂）的影响。污染源也会影响到附着程度。为获取微生物，所进行的处理包括漂洗（同时施加物理力）或直接表面取样。表面活性剂可以用于提高回收，但应认识到，较高浓度的表面活性剂可能会抑制微生物。其中供试液制备的方法有：袋蠕动、超声洗脱、搅动（带或不带玻璃珠）、涡旋式混合、冲洗、搅切（碎解）、擦拭、琼脂覆盖、接触板等。

此外，GB 15979－2002《一次性使用卫生用品卫生标准》及 GB 15980－1995《一次性使用医疗用品卫生标准》也给出了一定的要求。

GB 15979－2002《一次性使用卫生用品卫生标准》规定，在 100 级净化条件下用无菌方法打开用于检测的至少 3 个包装，从每个包装中取样，准确称取 10g±1g 样品。剪碎后加入到 200ml 灭菌生理氯化钠溶液（生理盐水）中，充分混匀，得到一个生理氯化钠溶液样液，液体产品用原液直接作样液。

GB 15980－1995《一次性使用医疗用品卫生标准》针对初始污染菌检测所规定的采样方法是：对可破坏性方法取样的医疗用品，如输液（血）器、注射器、注射针、透析器及各类导管等，按《中国药典》（2010 年版）规定执行；对不能用破坏性方法取样的特殊医疗用品可用浸有生理氯化钠溶液的棉拭子涂抹采样，被采表面 $<100cm^2$ 取全部表面；被采表面 $\geq 100cm^2$ 取 $100cm^2$；敷料类可用无菌手续取 10g，放入 100ml 灭菌生理氯化钠溶液中，充分振荡后取样。采样数量：各类产品每批随机抽取 10 件样品。

2. 细菌、霉菌及酵母菌计数 《中国药典》（2010 年版二部）附录Ⅺ J“微生物限度检查法”规定：计数检验方法包括平皿法和薄膜过滤法。按照计数方法的验证试验确认的程序进行供试液制备。用稀释液稀释成 1∶10、$1:10^2$、$1:10^3$ 等稀释级的供试液。

平皿法规定根据菌数报告规则取相应稀释级的供试液 1ml，置直径 90mm 的无菌平皿中，注入 15～20ml 温度不超过 45℃的融化的营养琼脂或玫瑰红钠琼脂或酵母浸出粉胨葡萄糖琼脂培养基，混匀，凝固，倒置培养，每稀释级每种培养基至少制备 2 个平板。一般营养琼脂培养基用于细菌计数；玫瑰红钠琼脂培养基用于霉菌及酵母菌计数；酵母浸出粉胨葡萄糖琼脂培养基用于酵母菌计数。除另有规定外，细菌培养 3d，霉菌、酵母菌培养5d，逐日观察菌落生长情况，点计菌落数，必要时，可适当延长培养时间到7d进行菌落计数并报告。细菌、酵母菌宜选取平均菌落数小于300cfu，霉菌宜选取平均菌落数小于100cfu的稀释级，作为菌数报告（取两位有效数字）的依据。以最高的平均菌落数乘以稀释倍数的值报告1g、1ml或$10cm^2$供试品中所含的菌数。如各稀释级的平板均无菌落生长，或仅最低稀释级的平板有菌落生长，但平均菌落数小于1时，以<1乘以最低稀释倍数的值报告菌数。

薄膜过滤法是《中国药典》（2000年版）附录开始收载的无菌及微生物限度检查的检验方法之一。近年来，在检验中应用日趋广泛，具有简便、快速、准确的特点。可滤过较大量的检品和可滤除抑菌性物质，滤过后的薄膜，可直接接种于培养基中，或直接用显微镜观察，本法具有灵敏度高、不易产生假阴性结果、减少检测次数、节省培养基及操作简便等优点。薄膜过滤法的滤膜孔径应不大于0.45μm，直径一般为50mm，供试液经薄膜过滤后，若需要冲洗液冲洗滤膜，每张滤膜每次冲洗量为100ml，总冲洗量不得超过1000ml，以避免滤膜上的微生物受损伤。冲洗后取出滤膜，菌面朝上贴于营养琼脂培养基或玫瑰红钠琼脂培养基或酵母浸出粉胨葡萄糖琼脂培养基平板上培养，每种培养基至少制备1张滤膜。培养条件和计数方法同平皿法，每片滤膜上的菌落数应不超过100cfu。以1g、1ml或$10cm^2$供试品中的菌落数报告菌数；若滤膜上无菌落生长，以<1报告菌数，或以<1乘以稀释倍数的值报告菌数。

GB/T 19973.1－2005《医疗器械的灭菌 微生物学方法 第1部分：产品上微生物总数的估计》提出修正系数的概念，它是指用于对活菌计数或灭菌前活菌计数进行修正的数值，以补偿产品上无法完全洗脱的微生物，以便计算出生物负载估计值。对生物负载估计进行确认应包括下列步骤：①对从产品上取下微生物所用技术的适当性评价，如果取下微生物是该技术的一部分；②对计算所取下微生物数量所用技术（包括微生物计数技术和培养条件）的适当性的评价；③确立所用方法的回收效率，以便计算出修正系数。

3. 控制菌的检测 《中国药典》（2010年版）二部附录Ⅺ J“微生物限度检查法”规定：表4－4－1方法。

表4－4－1 药典中控制菌检查方法

项目	《中国药典》（2010年版）
大肠埃希菌	胆盐乳糖培养基增菌18～24h后，转种到MUG培养基观察是否呈现荧光，沿管壁加数滴靛基质试液，观察结果。如不能判断，划线于曙红亚甲蓝琼脂或麦康凯琼脂培养基培养18～24h，观察结果
大肠菌群	乳糖胆盐发酵管，若产酸产气，划线于曙红亚甲蓝琼脂或麦康凯琼脂培养基培养18～24h，观察结果。若疑似，再接种于乳糖发酵管
沙门菌	营养肉汤培养18～24h，转种至四硫磺酸钠亮绿培养基培养18～24h，分别划线于胆盐硫乳琼脂（或沙门、志贺菌属琼脂）培养基和麦康凯琼脂（或曙红亚甲蓝琼脂）培养基平板上，培养18～24h，若疑似，用三糖铁琼脂培养基斜面进行鉴定试验
铜绿假单胞菌	胆盐乳糖培养基增菌18～24h后，划线接种于溴化十六烷基三甲铵琼脂培养基平板培养18～24h。若疑似，接种于营养琼脂培养基斜面，培养18～24h，进行革兰染色、镜检及氧化酶试验，绿脓菌素试验
金黄色葡萄球菌	亚碲酸钠（钾）肉汤（或营养肉汤）培养基培养18～24h，划线于卵黄氯化钠琼脂培养基或甘露醇氯化钠琼脂培养基平板，培养24～72h，若疑似，接种于营养琼脂培养基斜面上，培养18～24h，进行革兰染色，并接种于营养肉汤培养基中，培养18～24h，做血浆凝固酶试验

续表

项目	《中国药典》(2010年版)
梭菌	梭菌增菌培养基，厌氧条件培养48h，分别涂抹接种于含庆大霉素的哥伦比亚琼脂培养基平板，厌氧条件培养48~72h，若有菌生长，进行革兰染色和过氧化氢酶试验
白色念珠菌	沙氏葡萄糖液体培养基，培养48~72h，划线接种于沙氏葡萄糖琼脂培养基平板，培养18~24h，若疑似，接种至念珠菌显色培养基平板，培养24~72h。若有绿色或翠绿色菌生长，再接种于1%聚山梨酯80-玉米琼脂培养基上，培养24~48h，染色、镜检及芽管试验

（三）仪器设备及器具

试验所需要的仪器设备及器具：超净工作台或生物安全柜、恒温培养箱（30~35℃）、生化培养箱（23~28℃）、高压蒸汽灭菌器、烧杯、试管及塞、培养皿、量筒、吸管等。

三、工艺用水的微生物限度检测

在许多医疗器械的生产过程中，工艺用水是不可缺少的，而其制备、检测、储存等影响工艺用水质量的过程，也直接或间接的影响着医疗器械产品的质量。工艺用水未经处理，首先可能会对医疗器械造成化学、微生物污染，影响产品的安全性。其次，用未经处理的工艺用水配制检验试剂，可能会导致失效，影响产品检验的准确性。因此，工艺用水的制备和质量控制在医疗器械产品生产中非常重要。

《无菌医疗器具生产管理规范》（YY 0033-2000）标准规定：设备、工装上与产品直接接触的部位及工作台面、工位器具应定期清洗、消毒、保持洁净。洁净室（区）内的工位器具应在洁净室（区）内用纯化水进行清洗、消毒。

（一）工艺用水的分类

工艺用水主要适用于无菌类医疗器械、植入性医疗器械、体外诊断试剂生产企业产品生产过程中用于产品清洗、配制、洁净服清洗、工位器具清洗、环境清洗环节以及作为检测试剂制备的底液等，是在医疗器械生产过程中，根据不同的工序及质量要求，所用的不同要求的水的总称。依据《中国药典》（2010年版）规定，工艺用水包括饮用水、纯化水、注射用水和灭菌注射用水。

（1）饮用水　是指提供人们生活的饮水和生活用水，应符合《生活引用水卫生标准》（GB 5749-2006）。

（2）纯化水　是指经蒸馏法、反渗透法或其他适宜方法制备的水，不含任何附加剂。目前，医疗器械行业内还有“蒸馏水”和“去离子水”的说法。

蒸馏水：即采用特殊设置的蒸馏器以饮用水为原水用蒸馏法制备的纯化水。蒸馏水优点是可除去水中非挥发性杂质，但能耗较大、制水量小。

去离子水：为采用离子交换法、反渗透法、超滤法等非热处理制备的纯化水，即去离子水是指除去了呈离子形式杂质后的纯化水。去离子水经过阳离子床、阴离子床和阴阳离子混合床交换制备得到。去离子水优点是去离子能力强、纯度高，但设备操作复杂，不能去除有机物等非电解质，并且有微量交换树脂溶解在水中。

纯化水应符合《中国药典》（2010年版）中纯化水的要求。

（3）注射用水　是指纯化水经过蒸馏法或超滤法制备的同等要求的水。

（4）灭菌注射用水 为注射用水照注射剂生产工艺制备所得。

（二）规定检验的项目

《中国药典》（2010 年版二部）规定：

1. 纯化水的检测项目 包括酸碱度、硝酸盐、亚硝酸盐、氨、电导率、总有机碳、易氧化物（总有机碳和易氧化物两项可选做一项）、不挥发物、重金属、微生物限度。

2. 注射用水的检测项目 包括 pH、氨、硝酸盐、亚硝酸盐、电导率、总有机碳、不挥发物、重金属、细菌内毒素、微生物限度。

3. 灭菌注射用水的检测项目 包括 pH、氯化物、硫酸盐与钙盐、二氧化碳、易氧化物、硝酸盐与亚硝酸盐、氨、电导率、不挥发物、重金属、细菌内毒素及《中国药典》（2010 年版二部）附录Ⅰ B 注射剂项下有关的各项规定。

生产企业应当按照法规要求对工艺用水指标进行定期监测。

（三）工艺用水的主要用途

1. 饮用水 主要用于设备冷却、某些零部件、工位器具清洗等。

2. 纯化水 主要用于零部件的清洗、生产工艺用冷却水、工位器具清洗、洁净区（室）及工作台面清洗、消毒液配制、内包装清洗以及作为配料水等。

纯化水适用产品：骨科植入物医疗器械、宫内节育器、体外诊断试剂等。

3. 注射用水 主要用于与药液直接接触的零配件的末道清洗、产品配料用水、储水器清洗、内包装清洗等。

注射用水适用产品：注射器等一次性使用无菌医疗器械、血管内支架等植入性医疗器械、填充材料、同种异体医疗器械、动物源医疗器械等。

4. 灭菌注射用水 主要用于配料等。

（四）工艺用水的微生物要求

《中国药典》（2010 年版二部）对纯化水的微生物限度要求是：取本品，采用薄膜过滤法处理后，依法检查，细菌、霉菌和酵母菌总数每 1ml 不得过 100 个。

《中国药典》（2010 年版二部）对注射用水的微生物限度要求：取本品至少 200ml，采用薄膜过滤法处理后，依法检查，细菌、霉菌和酵母菌总数每 100ml 不得过 10 个。

（五）工艺用水的微生物检测方法

纯化水的微生物检测方法规定采用薄膜过滤法。

《中国药典》（2010 年版）对薄膜过滤法的具体要求是：采用薄膜过滤法，滤膜孔径应不大于 0.45μm，直径一般为 50mm，若采用其他直径的滤膜，冲洗量应进行相应的调整。滤器及滤膜使用前应采用适宜的方法灭菌。过滤前先将少量的冲洗液过滤以润湿滤膜。为发挥滤膜的最大过滤效率，应注意保持供试品溶液及冲洗液覆盖整个滤膜表面。供试液经薄膜过滤后，若需要用冲洗液冲洗滤膜，每张滤膜每次冲洗量为 100ml。总冲洗量不得超过 1000ml，以避免滤膜上的微生物受损伤。用 pH7.0 无菌氯化钠－蛋白胨缓冲液或其他适宜的冲洗液冲洗滤膜，冲洗后取出滤膜，菌面朝上贴于营养琼脂培养基或玫瑰红钠琼脂培养基或酵母浸出粉胨葡萄糖琼脂培养基平板上培养。每种培养基至少制备一张滤膜。阴性对照试验：取试验用的稀释液 1ml，照上述薄膜过滤法操作，作为阴性对照。阴性对照不得有菌生长。培养和计数：培养条件和计数方法同平皿法，每片滤膜上的菌落数应不超过100cfu。

（六）仪器设备及器具

试验所需要的仪器设备及器具：超净工作台或生物安全柜、恒温培养箱（30～35℃）、生化培养箱（23～28℃）、高压蒸汽灭菌器、集菌仪、烧杯、试管及塞、培养皿、量筒、吸管等。

四、医疗器械的细菌内毒素检测

临床上在进行静脉滴注大量输液时，由于药液中含有致热原，患者在0.5～1h内出现寒战、高热、出汗、昏晕、呕吐等症状，高热时体温可达40℃，严重者甚至昏迷、死亡，这种现象称为热原反应。引起热原反应的主要原因是注射液或输液器具中污染的热原所引起的。

热原系指由微生物等产生的能引起恒温动物体温异常升高的致热物质。医疗器械产品所致的热原反应主要是由材料介导或细菌内毒素介导。细菌内毒素污染是热原反应的一个原因，不应与材料介导的致热反应相混淆。当前推荐采用家兔热原试验检验材料介导的致热性，可测定宽范围的致热活性。兔热原试验在二战前被提出用于防止致热性材料进入医疗系统，而鲎试剂试验在1971年被提出作为兔生物测定法的替代方法，因为该体外试验具有较高的敏感性、特异性、准确性和经济性。细菌内毒素少量入血后被肝脏细胞灭活，不造成机体损害。细菌内毒素大量进入血液就会引起发热反应。因此，医疗器械产品，如一次性使用无菌注射器、输液器、血管内导管等与血液直接或间接接触的医疗器械，必须经过细菌内毒素检测试验合格后才能使用。药品溶液细菌内毒素试验通常要求鲎试剂与试验样品的有效稀释液等比混合，一种药品的典型产品细菌内毒素限值（全身剂量）通常为350EU，通过细菌内毒素对照液的回收率来保证测定方法的有效性。与药品形成对照的是，医疗器械上的细菌内毒素必须通过浸提或冲洗，然后再与鲎试剂混合。FDA的研究已证实，从含标准细菌内毒素的器械材料浸提出的细菌内毒素不能达到完全回收，认为浸提液方法可能存在无效性，因此规定了更严格的每件器械20EU的产品细菌内毒素限值。

鲎试剂法检查细菌内毒素操作简单易行，试验费用低，结果迅速可靠，但其对革兰阴性菌以外的细菌内毒素不灵敏，目前尚不能完全代替家兔法。

（一）细菌内毒素检测原理

细菌内毒素检查法系利用鲎试剂来检测或量化由革兰阴性菌产生的细菌内毒素，以判断供试品中细菌内毒素的限度是否符合规定的一种方法，细菌内毒素的量用内毒素单位（EU）表示。细菌内毒素检查包括凝胶法和光度测定法两种方法，前者利用鲎试剂与细菌内毒素产生凝集反应的原理来检测或半定量细菌内毒素，后者包括浊度法和显色基质法，系分别利用鲎试剂与细菌内毒素反应过程中的浊度变化及产生的凝固酶使特定底物释放出呈色团的多少来测定细菌内毒素。供试品检测时，可使用其中任何一种方法进行试验。当测定结果有争议时，除另有规定外，以凝胶法结果为准。

（二）相关定义

1. 细菌内毒素 与革兰阴性菌细胞壁相关的高分子量复合物，具有人体致热性，并与鲎试剂有特异性反应。

2. 鲎试剂　从马蹄蟹（美洲鲎或东方鲎）的循环血变形细胞中提取的试剂，与细菌内毒素相互反应产生凝胶，用于细菌内毒素试验测定细菌内毒素水平。

3. 细菌内毒素试验　通过将液体试验样品与鲎试剂混合来测定活性细菌内毒素的试验，以凝胶、浊度、显色或其他确认过的检验方法测定所产生的相应反应。

4. 干扰因子试验　用于测定细菌内毒素试验样品是否具有干扰试验准确性的作用，即是否对试验系统产生抑制或增强作用的试验。

5. 无热原　描述医疗产品不产生发热反应的术语（也可用于说明并标示医疗产品内毒素水平低于规定的限值）。

6. 产品细菌内毒素限值　规定的产品最大可接受细菌内毒素水平，低于人体细菌内毒素极限致热剂量。

7. 最大有效稀释倍数　与鲎试剂灵敏度相关，能检出规定细菌内毒素限值的样品最大稀释倍数。

（三）细菌内毒素检测方法

GB/T 14233.2－2005《医用输液、输血注射器具检验方法　第2部分：生物学试验方法》标准中规定，细菌内毒素试验采用《中国药典》（2010年版二部）附录“细菌内毒素检查法”中规定的“凝胶法”，系利用鲎试剂与细菌内毒素产生凝集反应的机制，以判定供试品中细菌内毒素限度是否符合规定。试验前准备包括：器具处理（除热原）。鲎试剂灵敏度试验（判断所用鲎试剂的灵敏度是否与标示值相符合），供试品干扰试验（判断细菌内毒素试验是否适用于本供试品）。YY/T 0618－2007《细菌内毒素试验方法　常规监控与跳批检验》标准中对排除干扰方法有：稀释；选用不同制造商的鲎试剂、不同的鲎试剂灵敏度和不同的细菌内毒素试验方法；用无热原三羟甲基氨基甲烷缓冲液稀释样品，或用无热原氢氧化钠或盐酸溶液中和样品浸提液pH；用阳离子缓冲液（$MgSO_4$ 或 $MgCl_2$）稀释样品来调节离子浓度等。

GB/T 14233.2－2005《医用输液、输血注射器具检验方法　第2部分：生物学试验方法》标准中附注，医用输液、输血注射器具细菌内毒素限度在产品标准中规定，宜尽可能低。推荐医用输液、输血注射器具细菌内菌素限度每件不超过20EU，与脑脊液接触和胸内应用医疗器械每件不超过2.15EU。标准还规定，应根据产品标准规定的细菌内毒素限值确定浸提介质体积，选用下列适宜方法制备供试液：管类和容器类器具用细菌内毒素检查用水浸泡器具内腔，在37℃±1℃恒温箱中浸提不少于1h；小型配件或实体类器具置无热原玻璃器皿内，加入细菌内毒素检查用水振摇数次，在37℃±1℃恒温箱中浸泡不少于1h；供试液贮存应不超过2h。

YY/T 0618－2007《细菌内毒素试验方法　常规监控与跳批检验》中规定，细菌内毒素试验方法孵育温度通常为37℃±1℃，时间通常为60min±2min。器械用细菌内毒素检查用水冲洗或浸泡来制备样品浸提液，可使用除热原器具切割或分解器械以用于浸提。对标示“无热原液路”的器械，将已加热至37℃的细菌内毒素检查用水注入液路，使浸提介质与液路接触，在控制室温（一般为18～25℃）下浸提不少于1h。

1. 凝胶限度试验　《中国药典》（2010年版二部）附录“细菌内毒素检查法”中

规定的“凝胶法”具体如下（与 YY/T 0618 - 2007《细菌内毒素试验方法 常规监控与跳批检验》基本一致）。

按表 4 - 4 - 2 制备溶液 A、B、C 和 D。使用稀释倍数为 MVD（最大有效稀释倍数）并且已经排除干扰的供试品溶液来制备溶液 A 和 B。按鲎试剂灵敏度复核试验项下操作。

表 4 - 4 - 2 凝胶限度试验溶液的制备

编号	细菌内毒素浓度/被加入细菌内毒素的溶液	平行管数
A（供试品溶液管）	无/供试品溶液	2
B（供试品阳性对照管）	2λ/供试品溶液	2
C（阳性对照管）	2λ/检查用水	2
D（阴性对照管）	无/检查用水	2

结果判断：保温 60min ± 2min 后观察结果。若阴性对照溶液 D 的平行管均为阴性，供试品阳性对照溶液 B 的平行管均为阳性，阳性对照管溶液 C 的平行管均为阳性，试验有效。

若供试品溶液 A 的两个平行管均为阴性，判定供试品符合规定；若供试品溶液 A 的两个平行管均为阳性，判定供试品不符合规定。若供试品溶液 A 的两个平行管中的一管为阳性，另一管为阴性，需进行复试。复试时，供试品溶液 A 需做 4 支平行管，若所有平行管均为阴性，判定供试品符合规定；否则判定供试品不符合规定。

2. 凝胶半定量试验 系通过确定反应终点浓度来量化供试品中细菌内毒素的含量。

3. 浊度法 系利用检测鲎试剂与细菌内毒素反应过程中的浊度变化而测定细菌内毒素含量的方法。根据检测原理，可分为终点浊度法和动态浊度法。终点浊度法是依据反应混合物中的细菌内毒素浓度和其在孵育终止时的浊度（吸光度或透光率）之间存在着量化关系来测定细菌内毒素含量的方法。动态浊度法是检测反应混合物的浊度到达某一预先设定的吸光度所需要的反应时间，或是检测浊度增加速度的方法。

4. 显色基质法 系利用检测鲎试剂与细菌内毒素反应过程中产生的凝固酶使特定底物释放出呈色团的多少而测定细菌内毒素含量的方法。根据检测原理，分为终点显色法和动态显色法。终点显色法是依据反应混合物中细菌内毒素浓度和其在孵育终止时释放出的呈色团的量之间存在的量化关系来测定细菌内毒素含量的方法。动态显色法是检测反应混合物的色度达到某一预先设定的吸光度所需要的反应时间，或检测色度增长速度的方法。

（四）仪器设备及器具、试剂

细菌内毒素检查法试验所需要的仪器设备及试剂：超净工作台、恒温培养箱、恒温水浴箱、电热干燥箱、旋涡混合器、微量移液器、细菌内毒素国家标准品、细菌内菌素工作标准品、鲎试剂、细菌内毒素检查用水等。

（浙江省医疗器械检验所 虞海蓉 陈献花）

思考题

1. 无菌医疗器械与空气净化系统之间有何联系？
2. 空气净化系统的作用是什么？
3. 无菌医疗器械与空气净化系统之间有何联系？
4. 空气净化系统的作用是什么？
5. 洁净室（区）的控制参数是什么？为什么？
6. 洁净室（区）的规划和布局原则是什么？
7. 洁净室（区）的检测指导原则是什么？
8. 洁净室（区）的维护和控制主要应关注哪些方面？
9. 如何控制洁净室（区）的微生物污染？
10. 洁净室（区）的有效监控应制定哪些制度或计划？
11. 如何绘制测点位置图和压差流向图，举例说明。
12. 微生物超标后如何查找原因，如何建立和实施纠正预防措施？
13. 无菌医疗器械包装材料和（或）系统需要注意哪些因素的相适应性？
14. 目前对医疗器械包装验证试验有哪些推荐性标准？
15. 加速老化试验和实际时间老化试验有什么不同点？
16. TSA 和 SDA 培养基的用途是什么？
17. 微生物在医疗器械生产过程中通过什么途径产生影响？有什么影响？
18. 医疗器械产品微生物检测目前引用的标准有哪些？
19. 工艺用水有哪些？分别适用于生产中哪些环节？
20. 细菌内毒素是由什么产生的？进入人体后会有什么影响？

第五章

医疗器械的常见理化性能要求及检测

第一节　常见医疗器械的物理性能检测

学习要点

掌握骨接合与骨关节植入物主要检测项目，血管内假体和血管支架的物理性能要求，口腔产品的机械性能要求和测试方法，角膜接触镜和眼内植入物光学性能指标。

熟悉各类产品标准检测项目、标准适用性范围。

了解产品涉及到的生物力学基本原理、光学原理。

一、外科植入物产品

外科植入物是用于下列目的的医疗器械：全部导入人体；替代上皮表面或眼表面；通过外科侵入方法，保留在上述操作位置的器械。通过外科侵入方法，部分导入人体并保留在操作位置至少30d的医疗器械，也可认作是外科植入物。

（一）骨接合与脊柱植入物

骨接合植入物是指提供骨骼、软骨、肌腱或韧带支持的无源外科植入物。一般地说，骨接合植入物用于创伤处理或矫形外科。骨接合植入物保持断骨复位并稳定骨（或周边）结构，使骨能愈合或融合和（或）提供支持或矫正。当达到其目的时，植入物或被摘除，或被留在原位。典型的骨接合植入物包括接骨板、接骨螺钉、髓内钉等产品。

脊柱植入物主要用于脊柱内固定或替代椎间盘，典型的脊柱植入物包括脊柱融合器、脊柱固定系统和人工椎间盘。

1. 常用产品标准

YY 0017　骨接合植入物　金属接骨板

YY 0018　骨接合植入物　金属接骨螺钉

YY 0019　骨接合植入物　金属髓内针

YY 0119　骨接合植入物　金属矫形用钉

YY 0120　骨接合植入物　金属矫形用棒

YY 0345　骨接合植入物　金属骨针

YY 0346　骨接合植入物　金属股骨颈固定钉

YY 0591　骨接合植入物　金属带锁髓内钉

2. 主要物理性能检测

（1）力学性能　金属拉伸试验是一种很普通的机械性能试验方法，能清楚地反映材料受外力时表现出的弹性、塑性、断裂过程，主要参考标准 GB/T 228.1《金属材料　拉伸试验　第1部分：室温试验方法》。

拉伸试验时，以力为纵坐标，以伸长为横坐标记录所得的拉伸过程曲线称为拉伸图，即力－伸长曲线（$F-\Delta L$ 曲线）。

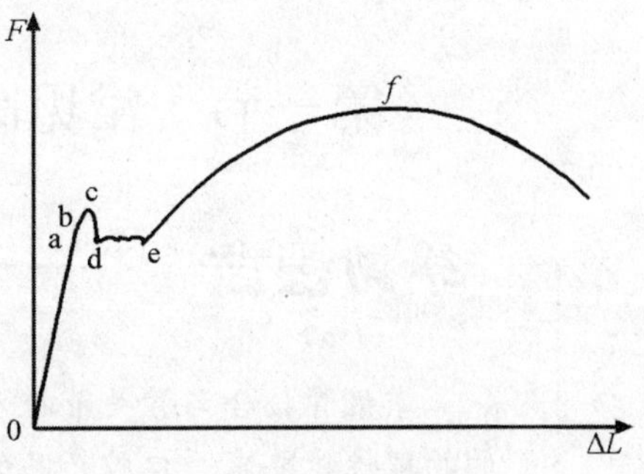

图5－1－1　低碳钢拉伸

金属材料拉伸曲线图形状多种多样。图5－1－1是大家熟悉的低碳钢室温拉伸的拉伸图。以此为典型说明拉伸过程中各变形阶段的特征。

第Ⅰ阶段（0a）：弹性变形。

在此阶段，试样是弹性变形，变形完全可逆，而且力与伸长呈比例的线性关系，正因如此，亦称为线性弹性变形。此阶段的弹性伸长可按式（5－1－1）计算。

$$\Delta L=\frac{FL_0}{ES_0} \quad \cdots\cdots\cdots\cdots\cdots\cdots\cdots\cdots \quad (5-1-1)$$

式中，E 为弹性模量（或杨氏模量）。

第Ⅱ阶段（ab）：滞弹性变形

此阶段仍为弹性变形，变形仍然是可逆的，但ab阶段的弹性变形滞后，而且是非线性的，应力不与应变呈比例。对于金属，此阶段很短。

第Ⅲ阶段（bc）：屈服前微塑性变形

当超过b点进入bc阶段时，开始出现连续的均匀的微小塑性变形。此阶段也不长，而且不容易与滞弹性变形阶段准确区分。

第Ⅳ阶段（cde）：屈服变形

在此阶段，塑性屈服变形不连续，在试样表面可以观察到吕德斯带（滑移带）。c点为不连续屈服开始，从c到d为吕德斯带产生。由于突然塑性伸长，其伸长速率超过试验机横梁移动的速率，因而使力降低，使之从c点降到d点。de为下屈服区，此间，吕德斯带从一个源或几个源扩展至整个标距范围。同时，力也呈现出小的波动。e点为屈服阶段的结束点，也是光滑硬化阶段的开始点。

第Ⅴ阶段（ef）：均匀塑性变形

进入此阶段，随着变形量的增加，金属不断强化，称为应变硬化。表现为ef曲线光滑单调地上升，但在宏观上试样变形是均匀的。这是由于应变硬化使微小缩颈扩散不能形成局部化缩颈所致。f点为最大拉力点，就是拉伸图的最高点，这一点也正是拉伸缩颈开始点，也称拉伸失稳点。

第Ⅵ阶段（fg）：局部塑性变形

拉伸曲线达到最高时，此时试样最弱横截面中心处附近产生微小裂纹，并很快扩展，导致试样几何软化，使该处横截面的有效承载面积减少，应力亦因此进一步在此升高，使变形集中于缩颈处。而力很快下降，直至达到试样断裂。

除图5－1－1所示低碳钢的拉伸图外，图5－1－2所示的四种拉伸图是可常见到的典型拉伸图。

拉伸试验时通过试样机的自动记录系统能得到力－伸长拉伸曲线。根据这样的曲线可以测定所要求的拉伸力学性能，所以准确记录力－伸长曲线是十分重要的。理解各阶段的变形特征对准确测定拉伸力学性能有帮助。

GB/T 228.1中对力学试验的试样加工制备、标距的选择、试验速度的控制等都做了详细的规定。

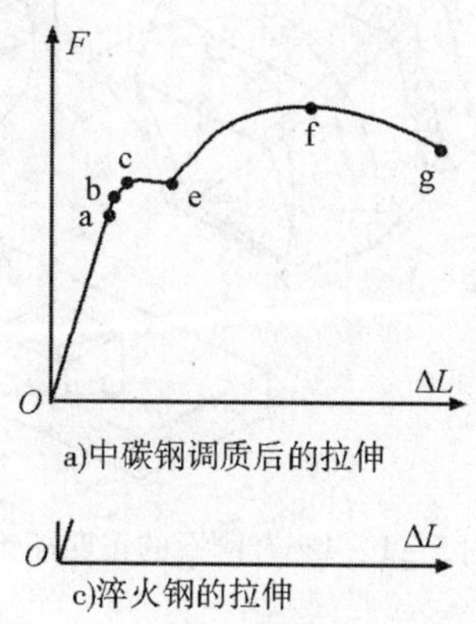

a)中碳钢调质后的拉伸

b)中、高强度钢的拉伸

c)淬火钢的拉伸

d）铸铁的拉伸

图5－1－2 常见典型拉伸

（2）硬度 硬度反映了材料弹塑性变形特性，是一项重要的力学性能指标。硬度的试验方法很多，基本可分为压入法和刻划法两大类。在压入法中，根据加载速度不同又分为静载压入法和动载压入法（弹性回跳法）。在静载压入法中根据载荷、压头和表示方法的不同，又分为布氏硬度、洛氏硬度、维氏硬度、显微硬度、肖氏硬度和邵氏硬度等多种。

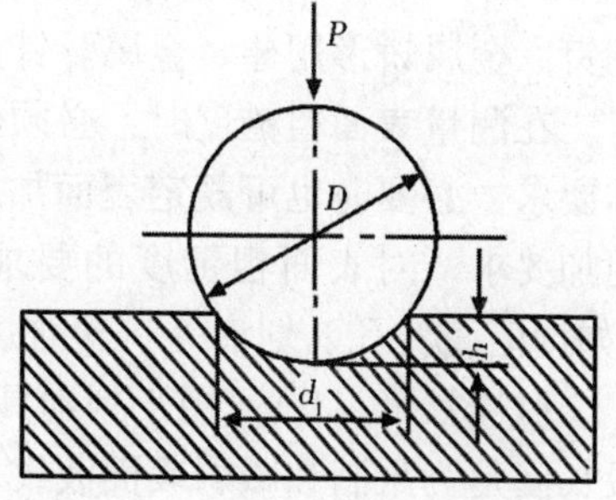

图5－1－3 布氏硬度计试验原理示意

①布氏硬度 布氏硬度的测定原理是用一定大小的载荷P（kgf），把直径为D（mm）的淬火钢球压入被测金属的表面，保持一定时间后卸除载荷，根据金属压痕的表面积F（mm^2），除载荷所得的商值即为布氏硬度值，其符号用HB表示。（图5－1－3）

②洛氏硬度 洛氏硬度试验也是一种压入硬度试验，但它不是测定压痕面积，而是测量压痕的深度，以深度的大小表示材料的硬度值。

洛氏硬度试验的压头采用锥角为120°的金刚石圆锥或直径为1.588mm的钢球。载荷分两次施加，压头在预载荷P_0（98.1 N）作用下压入试件深度为h_0时的位置。h_0包括预载荷所引起的弹性变形和塑性变形。

加主载荷P_1后，压头在总载荷P（$P=P_0+P_1$）的作用下压入试件。

去除主载荷P_1后但保留预载荷P_0时压头的位置，压头压入试样的深度为h_1。由于P_1所产生的弹性变形被消除，所以压头位置提高了h，此时压头受主载荷作用实际压入的深度为$h=h_1-h_0$。实际代表主载荷P_1造成的塑性变形深度。

h值越大，说明试件越软；h值越小，说明试件越硬。为适应人们习惯上认为数值越大硬度越高的概念，规定用一常数 K 减去压痕深度 h 的数值来表示硬度的高低。

为能用一种硬度计测定从软到硬的金属材料硬度，扩大洛氏硬度的测量范围，可用不同的压头和不同的总载荷配成不同标度的洛氏硬度。洛氏硬度共有15种标度供选择，它们分别为：HRA、HRB、HRC、HRD、HRE、HRF、HRG、HRH、HRK、HRL、HRM、HRP、HRR、HRS、HRV。

③维氏硬度　维氏硬度的测定原理基本上和布氏硬度相同，也是根据压痕单位面积上的载荷来计量硬度值。所不同的是维氏硬度试验的压头不是钢球，而是金刚石的正四棱锥体（图5－1－4）。正四棱锥两对面的夹角 φ 为136°，底面为正方形。

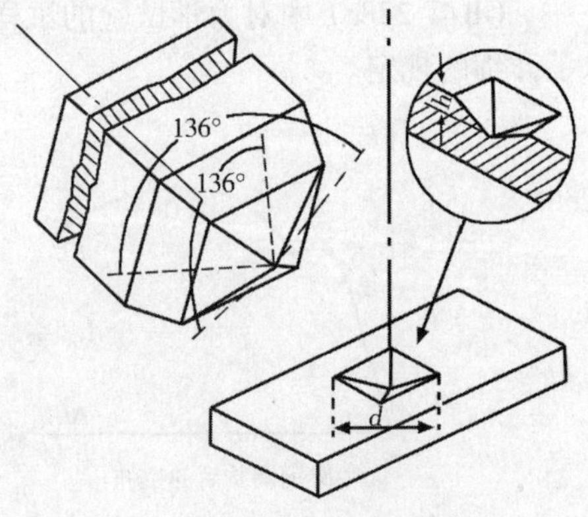

图5－1－4　金刚石的正四棱锥体压头

试验时，在载荷 P（kg·f）的作用下，试样表面上压出一个四方锥形的压痕，测量压痕对角线长度 d（mm），借以计算压痕的表面积 F（mm^2），以 P/F 的数值表示试样的硬度值，用符号HV表示。

（3）表面粗糙度　在行业标准YY 0017、YY 0018、YY 0019、YY 0119、YY 0120、YY 0345、YY 0346中分别规定了金属接骨板、金属接骨螺钉、金属髓内针、金属矫形用钉、金属矫形用棒、金属骨针、金属股骨颈固定钉的表面粗糙度Ra值。

在测量表面粗糙度时，必须给出表面粗糙度估计值和测定时的取样长度值两项基本要求，必要时也可规定表面加工纹理、加工方法或加工顺序和不同区域的粗糙度等附加要求；对表面粗糙度的要求不适用于表面缺陷。在评定过程中不应把表面缺陷（如沟槽、气孔、划痕等）包含进去。必要时，应单独规定对表面缺陷的要求。

取样长度（lr）：用于判别具有表面粗糙度特征的一段基准线长度。规定和选择这段长度是为限制和减弱表面波纹对表面粗糙度测量结果的影响。

取样长度的数值从表5－1－1给出的系列中选取。

表5－1－1　取样长度　　单位（mm）

L	0.08	0.25	0.8	2.5	8	25

一般情况下，在测量Ra、Rz和Ry时推荐按表5－1－2、表5－1－3选用对应的取样长度（lr）、评定长度（ln）。

表5－1－2　表面粗糙度与取样长度及评定长度

Ra（μm）	lr（mm）	ln（ln＝5.1）（mm）
≥0.008～0.02	0.08	0.4
>0.02～0.1	0.25	1.25
>0.1～2.0	0.8	4.0
>2.0～10.0	2.5	12.5
>10.0～80.0	8.0	40.0

表 5-1-3　Rz、Ry 与取样长度及评定长度

Rz、Ry（μm）	lr（mm）	ln（ln=5.1）（mm）
≥0.025~0.10	0.08	0.4
>0.1~0.50	0.25	1.25
>0.50~10.0	0.8	4.0
>10.0~50.0	2.5	12.5
>50~320	8.0	40.0

粗糙度检测的简化程序见 GB/T 10610《产品几何技术规范（GPS）表面结构　轮廓法　评定表面结构的规则和方法》的附录 A。

（4）表面缺陷　YY 0341《骨接合用非有源外科金属植入物通用技术条件》及骨接合金属植入物产品标准中都规定骨接合金属植入物表面不得有不连续性缺陷。采用 YY/T 0343《外科金属植入物液体渗透检验》规定的方法检验，检验程序包括渗透、乳化剂的施加，多余渗透材料的去除，干燥、显像剂的应用，检查，辅助观察、解释与评定。

渗透检验的基本程序（图 5-1-5）：

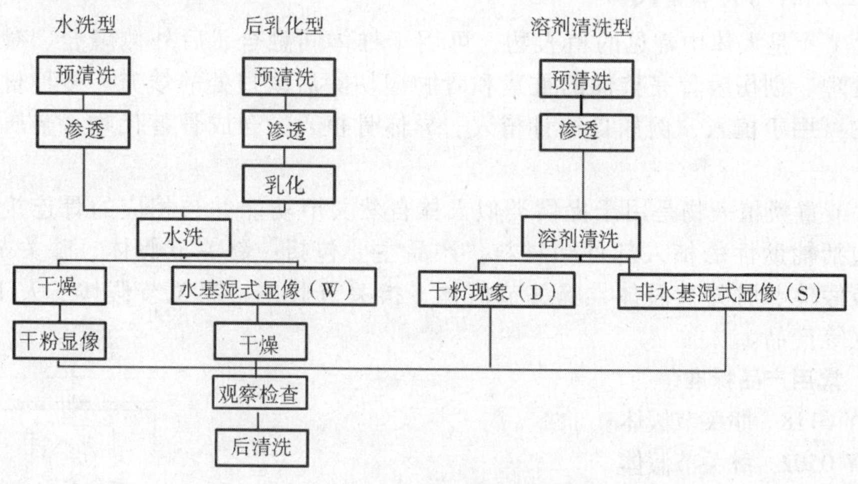

图 5-1-5　渗透探伤的操作程序

（5）显微组织　选择有代表性的金相试样，是获得正确检验结果的重要环节。金相试样截取部位的选定应按检验的要求而定。一般来说必须从被检件的代表性部位截取。

按相应标准的规定确定取样的部位及方向。例如，对不锈钢材料制成的锻件进行非金属夹杂物检测时，应根据 GB 10561《钢中非金属夹杂物含量的测定　标准评级图显微检验方法》标准，需截取平行于轧制方向的纵向金相试样，根据观察到的非金属夹杂物的形态、分布，以判别夹杂物的类型，同时可根据晶粒被拉长的情况估计出材料所经受的变形程度；检验奥氏体不锈钢中铁素体时，应根据 GB/T 13298《金属显微组织检验方法》和 GB/T 13305《不锈钢中 α-相面积含量金相测定法》，在 100 倍下观察横向和纵向，确定有无铁素体存在；检验晶粒度时

应根据 GB/T 6394《金属平均晶粒度测定方法》，一般选取横向试样。对钛合金、纯钛材料制成的锻件进行金相检测时，应截取横向试样，参考 GB/T 13810 的检测方法对组织类型进行鉴别，钛合金组织类型应在 A1 ~ A9 的范围内，纯钛材料平均晶粒度应不粗于 5 级。

（6）外观　对于骨接合植入物一般都有外观的要求，要求植入物本身表面应光滑，不得有锋棱、毛刺、附着物等缺陷。检测方法一般以目力观察。

（7）产品结构性功能试验

①四点弯曲试验　金属接骨板产品的行业标准为 YY 0017《骨接合植入物　金属接骨板》，标准中对接骨板的弯曲强度等效弯曲刚度进行了要求，YY/T 0342/ISO 9585《外科植入物　接骨板弯曲强度和刚度的测定》标准规定了金属接骨板弯曲强度和等效弯曲刚度的测试方法。

②扭转试验　金属接骨螺钉产品的行业标准为 YY 0018《骨接合植入物　金属接骨螺钉》，对金属接骨螺钉的最大扭矩、最大断裂扭转角进行了要求。YY/T 0662/ISO 6475《外科植入物　不对称螺纹和球形下表面的金属接骨螺钉机械性能要求和试验方法》标准对金属接骨螺钉的最大扭矩、断裂扭转角测试方法进行了详细规定，并对部分不锈钢材料制造的螺钉的扭转性能做出了规定。

（二）骨与关节替代物

人工骨是人体中常见的植入物，可用于椎体间融合、后外侧融合、对骨不连结的处理、创伤后骨完整性的重建和骨肿瘤切除后缺损处的填充。多种材料和骨替代物可用于植入，例如自体骨植入、异体骨植入、合成骨替代物、金属骨替代物等。

关节置换植入物是用于提供类似人体自然关节功能并与相应的骨连接的植入物，包括辅助性的植入部件和材料。产品主要包括：髋关节假体、膝关节假体、肩关节假体、肘关节假体、腕关节假体、指关节假体、踝关节假体、人工韧带、骨水泥等产品。

1. 常用产品标准

YY 0118　髋关节假体

YY 0502　膝关节假体

2. 主要物理性能检测

除了骨接合与脊柱植入物中介绍的力学性能、表面粗糙度、表面缺陷、显微组织、外观外，骨关节类产品还有以下主要物理检测项目。

（1）疲劳试验　YY 0118 对股骨柄疲劳试验进行了要求，其试验方法主要采用 YY/T 0809.4、YY/T 0809.6、胫骨平台疲劳试验方法，参考 YY/T 0810.1（图 5－1－6、图 5－1－7、图 5－1－8）。

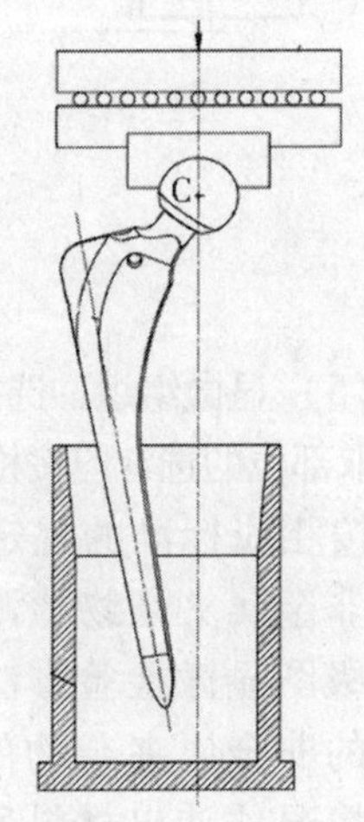

图 5－1－6　股骨柄柄部疲劳试验

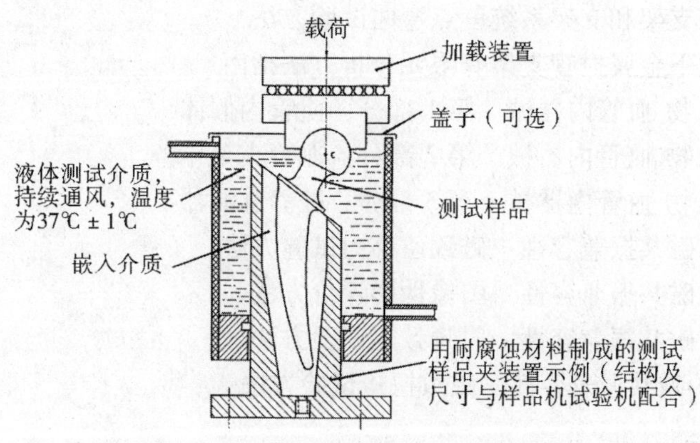

图 5－1－7　股骨柄头颈部疲劳试验

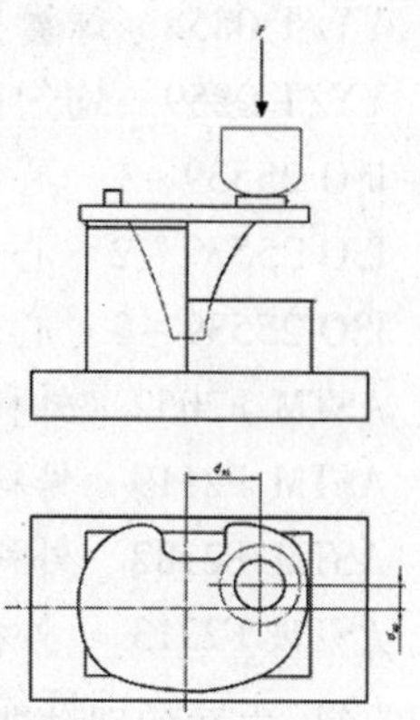

图 5－1－8　胫骨平台疲劳试验

（2）股骨头抗静载力、拔出力试验　组配式股骨球头抗压、拔出力试验方法参见 ISO 7206－10（图 5－1－9、图 5－1－10）。

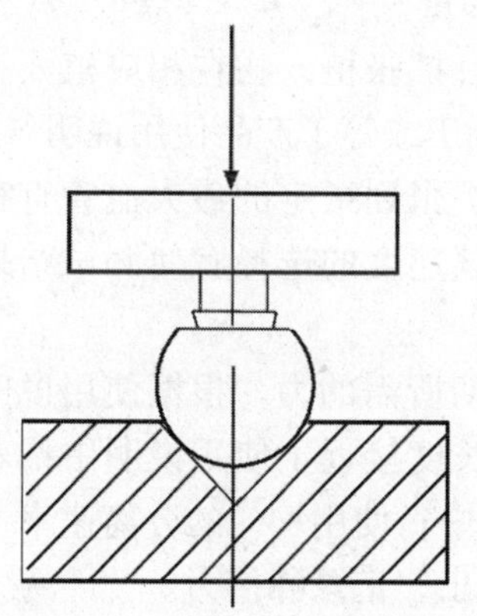

图 5－1－9　股骨头抗静载力试验

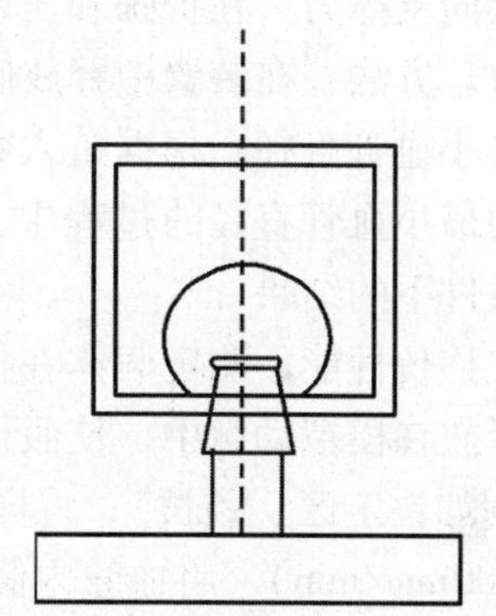

图 5－1－10　股骨头拔出力试验

（三）心血管植入物

心血管植入物主要包括血管内器械和人工心脏瓣膜等。

1. 血管内器械　血管内器械是指，经腔放置的血管内外科植入物，部分或全部置于血管管腔内。常见血管内器械包括血管内假体、血管支架和腔静脉滤器。血管内假体用于血管管腔内形成内部通道或在血管系统各部分间建立分流通路。血管支架用于提供机械支撑作用来维持或恢复血管完整性以治疗血管狭窄。腔静脉滤器是通过机械过滤方式来预防肺栓塞。

（1）常用产品标准

YY/T 0663　无源外科植入物　心脏和血管植入物的特殊要求　动脉支架的专用要求

YY/T 0693　血管支架尺寸特征的表征

YY/T 0694　球囊扩张支架弹性回缩的标准测试方法

YY/T 0807　用于安装在输送系统上的球囊扩张支架附着力测试

YY/T 0808　血管支架脉动耐受性体外标准测试方法
YY/T 0858　球囊扩张血管支架和支架系统三点弯曲试验方法
YY/T 0859　均匀径向荷载下金属血管支架有限元分析方法指南
ISO 25539-1　心血管植入物 血管内器械　第1部分：血管内假体
ISO 25539-2　心血管植入物 血管内器械　第2部分：血管支架
ISO 25539-3　心血管植入物 血管内器械　第3部分：腔静脉滤器
ASTM F2052　外科植入物 磁共振兼容性　磁致位移力试验方法
ASTM F2119　外科植入物 磁共振兼容性　图像伪影评价方法
ASTM F2182　外科植入物 磁共振兼容性　射频致热试验方法
ASTM F2213　外科植入物 磁共振兼容性　磁致扭矩试验方法

（2）主要物理性能检测方法

①抗挤压性能　测定使血管内假体发生永久变形或完全塌陷的垂直于纵轴的力。方法：将血管内假体固定到测试装置上，测量测试段的长度，用均匀的压缩速率（例如200mm/min）持续或逐步压缩血管内假体，直到塑性变形或完全塌陷发生，记录发生塑性（永久）变形或完全塌陷时的力和对应的变形量。

②径向支撑力　在扩张和压缩的过程中，测定自扩张植入物在相应植入直径下所产生的力。方法：在装置中释放假体，使初始直径小于或等于产品使用说明（IFU）中指定的最小血管直径；根据植入物直径，在植入物扩张到指定的最大血管直径和压缩到指定的最小血管直径的过程中，测试径向力；测试速度的选择宜使测试结果能够代表静态条件下的结果。

③抗移位性能　测定假体在模拟动脉中发生移动所需的力。根据使用说明将血管内假体释放在模拟动脉中，使假体在模拟动脉中的长度接近于使用说明中推荐的最小尺寸（例如锚定区、颈长）；将样品固定在测试装置中；使用均匀的分离速率（典型速率50~200mm/min），将血管内假体从模拟动脉中拉出，记录峰值力。

④回缩　测定在球囊扩张式假体释放后弹性回缩量。根据YY/T 0694，将支架扩张到标称压力，保持15~30s，在两个垂直方向测量其直径。卸压10s后再次测量其直径，支架回缩率为直径变化百分比。

⑤应力或应变分析　应用合适的工具（如有限元分析）确定在受到极限生理的负载下植入物应力或应变的特性。应力或应变分析可按照YY/T 0859的指南进行。

⑥疲劳耐久性　评价植入物长期保持尺寸和结构完整性的能力。具体试验方法见YY/T 0808。

⑦MRI相容性　评价植入物在MRI环境下的安全性和相容性。MRI相容性包括四个项目，分别为：磁致位移力（ASTM F2052）、图像伪影评价（ASTM F2119）、射频致热（ASTM F2182）、磁致扭矩（ASTM F2213）。

⑧模拟使用　评价血管内系统在模拟预期使用条件下的模型中表现出的性能。该测试对血管内系统的模拟使用、弯曲或打折、推送性能、扭转性能和追踪性提出了定性评价要求。释放后的假体与血管壁的贴壁性也应进行评价。YY/T 0807中给出了安装在输送系统上的球囊扩张支架附着力测试方法。

⑨支架/附着系统与覆膜的结合强度　测定覆膜材料与支架或附着系统之间的固定

或结合强度。方法：将样品固定在测试装置中；用恒定的横梁位移速度（例如200 mm/min）在连接处施加载荷，记录组件开始分离时的力以及完全分离过程中的峰值力。如果在器械设计中应用多种连接方法或技术，那么所有的连接方式均应进行评价。

⑩释放力　测定血管内假体的释放力。释放过程中所有合适的步骤都要进行评价。方法：a）将血管内系统插入到解剖模型中，并使其在测试过程中保持固定；b）连接释放装置与载荷测试设备，使待测器械在生理温度下达到稳定；c）根据产品使用说明，模拟临床使用的速率开始和完成释放，对于每一个测试样品，记录下任何异常现象（例如皱褶）。

⑪局部挤压　确定对器械施加径向局部压缩力时产生的变形。方法：释放血管内假体模块组件，以模拟临床使用的结构，并将压缩力直接作用在血管内假体上；用均匀的压缩速率（例如200mm/min）持续或逐步压缩血管内假体，直到发生塑性变形或完全塌陷；记录载荷施加在假体上的位置；记录发生塑性（永久）变形或完全塌陷时的力和对应的位移量。

⑫模块组件间的拉力测试　测定在释放状态分离假体模块组件或分离重叠假体所需的力。方法：a. 根据使用说明将假体的模块组件或重叠的假体进行释放或组装，模块组件或假体间的重叠长度宜接近于使用说明中推荐的最小值；b. 将样品固定在测试装置中；c. 使用均匀的分离速率（典型速率50～200mm/min），使模块组件分离，记录峰值力；d. 重复测试所有模块连接，包括主动脉延长器和其他延伸器械。

⑬支架空白表面积和支架外表面积　确定支架的空白表面积，用以支架直径为自变量的公式表示；确定支架与血管间的接触面积。方法：a. 直接通过设计数据（如CAD几何数据）计算支架外表面的设计面积；b. 计算与支架材料接触的血管表面积的百分数，由支架外表面投影面积除以扩张后的血管圆柱面积再乘以100；c. 计算支架空白表面积百分比，用“1”减去支架材料相对于血管表面积的百分比。

⑭即刻涂层完整性　评价涂层在支架系统植入、跟踪、扩张及输送器回撤的过程中的任何风险。方法：a. 把解剖模型浸没在水浴中，使整个测试系统的温度达到平衡；b. 将适当的辅助装置（如导丝、导引导管）插入到解剖模型中；c. 将输送系统穿越整个模型；d. 根据产品使用说明将支架扩张到能代表血管最小直径的那一段管子中，管子要设计成可以从解剖模型中取出；e. 管子与支架一同移出；f. 检查支架腔体表面外观上的变化；g. 取另外的支架在管子外面扩张重复上述测试，对于球囊扩张支架，使其扩张到较大的期望直径，对于自扩张支架，扩张后使其不受约束；h. 检查支架内表面与侧表面，记录任何外观变化。

⑮血块捕获　适用于腔静脉滤器。测定在解剖模型中腔静脉滤器体外血块捕获的能力。方法：a. 建立用于样品测试的临床相应条件，条件应包括流量、器械构造（例如居中的、倾斜的）、模型构造（例如水平的、垂直的）、最恶劣的模拟血管尺寸和多种血块尺寸；b. 装配测试装置，包括放置滤器在解剖模型中、压力计、循环泵和温控储液槽；c. 确定每轮测试的最大血块量、血块释放的间隔时间和血块捕获的观察时间；d. 在预定的时间间隔连续向系统注入血块直到达到血块总数。记录每一个测试样品的任何异常现象；e. 在注入所有血块后，记录穿过滤器的最大压力梯度和流速，同时也记录在压力测量期间滤器中的血块数量；f. 根据取样计划重复上述步骤。

⑯回收/转换力 确定用产品使用说明书中推荐的回收/转换系统，在模拟解剖模型中回收/转换滤器时所需力。方法：a. 建立待测滤器和回收/转换系统的测试条件（例如居中的、倾斜的、模拟腔静脉直径）；b. 组装测试系统，包括在解剖模型中的滤器和温控储液槽，将力测量装置和回收/转换系统连接起来；c. 确保测试前系统温度稳定，目测解剖模型中的滤器，注意观察任何重要现象；d. 根据产品使用说明书的规定，将滤器和回收/转换器械进行匹配并回收或转换滤器；e. 记录在移除/转换滤器过程中所测量的峰值力；f. 记录每一个测试样品的任何异常现象。

2. 人工心脏瓣膜 人工心脏瓣膜是可植入心脏内代替心脏瓣膜，使血液单向流动，具有天然心脏瓣膜功能的人工器官。人工心脏瓣膜按使用位置分为主动脉瓣和房室瓣，按组成材料分为机械瓣、生物瓣和组织工程心脏瓣膜，机械瓣按结构形式分为球型瓣和碟型瓣。

（1）常用产品标准

GB 12279 心血管植入物 人工心脏瓣膜

ISO 5840 心血管植入物 人工心脏瓣膜

ISO 5840 -1 心血管植入物 人工心脏瓣膜 第1部分：术语（计划中）

ISO 5840 -2 心血管植入物 人工心脏瓣膜 第2部分：外科植入式心脏瓣膜（修订中）

ISO/DIS 5840 -3 心血管植入物 人工心脏瓣膜 第3部分：微创介入式心脏瓣膜（制定中）

ISO 5840 -4 心血管植入物 人工心脏瓣膜 第4部分：修复器械（计划中）

ISO 5840 -2 《心血管植入物 人工心脏瓣膜 第2部分：外科植入式心脏瓣膜》和ISO/DIS 5840 -3《心血管植入物 人工心脏瓣膜 第3部分：微创介入术植入心脏瓣膜》分别规定了外科植入式心脏瓣膜和微创介入式心脏瓣膜材料、组件的物理、力学性能的检测要求，目前正在修订和制定中。ISO 5840 的另外两部分 ISO 5840 -1《心血管植入物 人工心脏瓣膜 第1部分：术语》和 ISO 5840 -4《心血管植入物 人工心脏瓣膜 第4部分：修复器械》规定了人工心脏瓣膜中的术语定义及修复器械相关性能要求，目前尚在计划中。

（2）主要物理性能检测

①原材料的物理性能 密度、液体的扩散性、材料硬度、微观结构或形态学、撕裂强度、杨氏模量、泊松比、复数模量、热膨胀系数、玻璃化转变温度、熔融指数、熔点、吸水性、膜厚度。上述指标检测方法见 GB 12279《心血管植入物 人工心脏瓣膜》中附录 C. 2。

②表面物理性质 临界表面张力、表面粗糙度、表面电荷和表面电荷密度、表面化学组成、表面电阻。上述指标检测方法见 GB 12279《心血管植入物 人工心脏瓣膜》中附录 C. 3。

③机械性能 耐磨性、摩擦系数、剥离强度、弯曲强度、压缩强度、拉伸强度、拉伸断裂应变（伸长）、破坏应变能、残余应力、应力松弛、蠕变、断裂韧度、裂纹扩展速度、孔隙度、疲劳寿命。上述指标检测方法见 GB 12279 中附录 C. 4。

④流体力学试验　（静态前向流）方法：a. 每个组织环直径应至少取 3 个人工心脏瓣膜试验。b. 在流量范围是 5～30 L/min 时，流量以 5 L/min 步幅增加，测定心脏瓣膜的跨瓣压差和标准喷嘴的压力。

稳态泄漏试验　方法：a. 每个组织环直径应至少取 3 个人工心脏瓣膜试验。b. 测定心脏瓣膜的跨瓣压差和标准喷嘴在反向压力范围 5. 2～26kPa（40～200mmHg）内 5 个等距点时的静态泄漏量。每个试验条件应最少测量 5 次。

脉动流试验　方法：a. 每个组织环直径应至少取 3 个人工心脏瓣膜试验，并在安装测试瓣位置用一个对照瓣作对照；b. 包括定性评价在模拟心输出量 2～7 L/min 的情况；c. 至少测量模拟 4 种心输出量；d. 不论是选择连续循环或随机选取循环，每种循环至少要测量 10 次数据；e. 定性评价每个人工心脏瓣膜的开关动作；f. 记录或测量平均跨瓣压差、平均流量、搏出量、循环率、一个完整循环的平均主动脉压、前向流阶段的持续期，表示为一个循环时间的百分数、在 3 个循环率下的返流量，包括关闭量、泄漏量及相应的瓣膜关闭跨膜压差。

⑤疲劳试验　方法：a. 每种瓣膜（主动脉瓣或二尖瓣）应至少用 3 种尺寸，大号、中号、小号瓣膜进行试验。尽管试验可能在不同的机器上进行，但相同尺寸的对照瓣应在相同试验条件下进行。如果主动脉瓣和二尖瓣除了缝环不同以外，其他结构完全相同，则只在二尖瓣位置试验。b. 试验期间，每个瓣膜应每间隔 50×10^6 循环次数后检查一次；c. 连续进行试验直到瓣膜破坏为止或至少循环 380×10^6 次（机械瓣），或至少循环 200×10^6 次（生物瓣）；d. 瓣膜如果破坏，描述并记录破坏的类型和造成破坏可能的原因。

二、口腔产品

口腔产品根据用途不同分为充填材料、印模材料、模型材料、义齿材料、粘接材料、植入材料、预防保健材料、颌面修复材料、衬层材料、铸造包埋材料以及抛光辅助材料等。本部分重点介绍临床使用量大、面广的牙体牙髓材料、修复材料和牙科种植体的检测方法。

（一）牙体牙髓材料检测

目前，在牙体牙髓材料中，齿科水门汀、牙科复合树脂、齿科银汞合金较为成熟，有现行有效的行业标准。

1. 齿科水门汀　齿科水门汀是以金属或金属盐为粉剂，与专用液调和而成的，用于缺损牙体的粘接、充填、垫底的材料。按照性质不同，齿科水门汀分为水基水门汀和油基水门汀。水基水门汀主要有聚羟酸锌水门汀、磷酸锌水门汀、玻璃离子水门汀。

（1）常用产品标准

YY 0271. 1　牙科水基水门汀　第 1 部分：粉/液酸基水门汀

YY 0272　牙科学　氧化锌/丁香酚水门汀和不含丁香酚的氧化锌水门汀

（2）主要物理性能检测　YY 0271. 1 中规定了水基水门汀的各项性能，其中物理性能主要包括薄膜厚度、净固化时间、抗压强度（表 5－1－4），具体要求和检测方法如下。

表 5－1－4 齿科水基水门汀的性能

品种	用途	薄膜厚度（μm）	净固化时间（min）	抗压强度（MPa）
磷酸锌	粘结/封闭	≤25	2.5～8	≥50
聚羟酸锌	粘结/封闭	≤25	2.5～8	≥50
玻璃离子体	粘结/封闭	≤25	1.5～8	≥50
磷酸锌	垫底/衬层		2～6	≥50
聚羟酸锌	垫底/衬层		2～6	≥50
玻璃离子体	垫底/衬层		1.5～6	≥50
玻璃离子体	修复		1.5～6	≥170

油基水门汀目前只有氧化锌丁香酚水门汀一种，主要用于牙体充填治疗时的暂时充填、衬层或粘结。YY 0272 规定了检测方法，性能要求如表 5－1－5。

表 5－1－5 氧化锌丁香酚水门汀的性能要求

类型	37℃时的固化时间（min）	24h 抗压强度（MPa）	薄膜厚度（μm）
Ⅰ型 1 类	4～10	≤35	25
Ⅰ型 2 类	1h 时能穿透	不适用	25
Ⅱ型	4～10	≥35	25
Ⅲ型	3～10	≥25	不适用
Ⅳ型	4～10	≥5	不适用

①厚度　使用专用玻璃板、加载装置和精度达 2μm 的测微计进行测量。水门汀在两块具有确定厚度的玻璃板中固化，然后施加 150N ± 2N 的压力，保持 10min 后，测量两块玻璃板总厚度，进而计算出水门汀薄膜的厚度。

②净固化时间　测定应在调和结束后的 2min 内完成测试，固化效果通过反复进行硬度试验进行监测，直到用 2 倍的放大镜检查不到压头在水门汀表面刻画出一道完整的压痕环时为止。

③抗压强度　将水门汀制作成标准样品，并经过充分固化，然后将制好的试样置于试验机上，施加压缩载荷，直到试样碎裂，读取试验过程中的最大压力，用此压力计算水门汀的抗压强度。

2. 牙科复合树脂　牙科复合树脂充填材料是由树脂和经过表面处理的无机填料及引发体系组成的牙体修复材料。

（1）常用产品标准　YY 1042　牙科学　聚合物基充填、修复和粘固材料。

（2）主要物理性能检测　按照 YY 1042，牙科复合树脂应具有如表 5－1－6、表 5－1－7 性能。

表 5-1-6 挠曲强度

型号	类别	挠曲强度（MPa）
咬合面修复	化学固化	80
咬合面修复	口内光固化	80
咬合面修复	口外光固化	100
咬合面修复	双重固化	80
咬合面以外修复	化学固化	50
咬合面以外修复	口内光固化	50
咬合面以外修复	双重固化型	50

表 5-1-7 物理化学性能

类别	薄膜厚度（μm）	工作时间（s）	固化时间（min）	固化深度（mm）
化学固化	最大 50	最小 90	最大 10	
光 固 化	最大 50			0.5（遮色粘固材料）
1.5（其他）	双重固化	最大 50	最小 90	最大 10

①挠曲强度　在树脂充分固化后测定。试验过程中，将制备的标准试样置于三点弯曲夹具中，以 0.75mm/min ± 0.25mm/min 或 50N/min ± 16N/min 的速度施加载荷，直到试样发生屈服或断裂，然后通过挠曲强度公式计算得到树脂的挠曲强度。

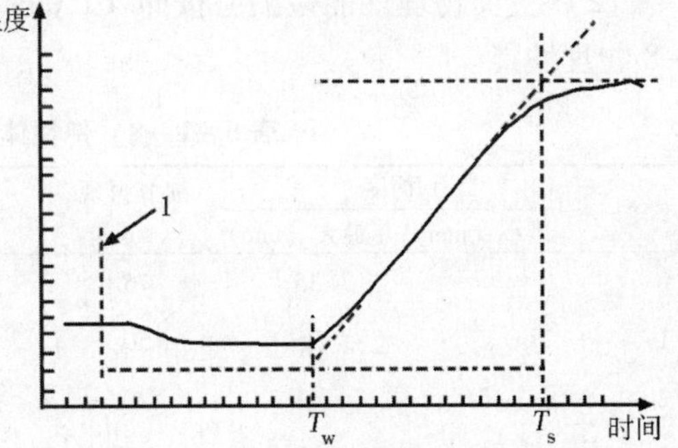

图 5-1-11　工作时间和固化时间测定曲线

1. 调和开始时间　T_w. 工作时间　T_s. 固化时间

②工作时间和固化时间　通过监测固化过程的温度变化获得。牙科复合树脂在固化过程中伴随着热量释放。树脂温度开始上升的点为工作时间点，温度升高至最大温度过程中的转折点为固化时间点。（图 5-1-11）

③固化深度　将材料按照规定方法进行照射固化，照射结束后，用塑料刮刀去除未固化的材料，然后测试固化材料的高度，精确到 0.1mm，此厚度除以 2，记作固化深度。另外，薄膜厚度的测试与水门汀的测试方法基本一致。

3. 齿科银汞合金　齿科银汞合金是由银、锡和铜为主要成分的合金粉与汞发生汞齐反应生成的合金。齿科银汞合金具有很强的耐磨性能，但因其自身银灰色金属光泽和易导致牙齿变色的缺陷，一般仅用于后牙缺损的修复。

（1）常用产品标准　YY 1026　牙科学　汞及银合金粉。

（2）主要物理性能检测　按照 YY 1026 的要求，齿科银汞合金应符合如下性能要求：①蠕变值不大于 3.0%；②24h 后的尺寸变化范围，-0.15% ~ +0.20%；③1h 后的抗压强度不小于 50MPa，24h 后的抗压强度不小于 200MPa。

蠕变值:应在 37℃ ±0.5℃下测试，沿预先制备的试样轴向持续时间 36MPa ±0.2MPa 的压力 4h，记录 1h 和 4h 之间的长度变化值。蠕变值为长度变化量与试样原长的比值。

长度变化：测试在 37℃ ±1℃下进行，试样不得受到大于 0.02N 的约束力，记录并比较调和开始后 5min 和 24h 时的长度。

抗压强度：采用材料试验机进行测试，加载速度为 0.5mm/min ±0.01mm/min。

（二）义齿修复材料

口腔义齿修复材料是针对牙列缺损或缺失、牙体缺失或牙体较大部分缺损，进行功能或形态修复过程所使用的材料，主要包括制作义齿的义齿材料和制作义齿过程中使用的材料，例如印模材料、模型材料、铸造包埋材料、切削与研磨材料及其他辅助性材料。

1. 印模材料 印模材料是用于复制口腔和颌面组织形态及关系的材料。印模材料可分为弹性印模材料和非弹性印模材料。临床上广泛使用的是弹性印模材料。弹性印模材料的特点是固化后所形成的印模具有较大范围的压应变和较好的弹性回复能力。

（1）常用产品标准 YY 0493 牙科学 弹性体印模材料。

（2）主要物理性能检测 按照 YY 0493 的要求，弹性体印模材料应具有如表 5-1-8 物理性能。

表 5-1-8 弹性体印模材料的物理性能

类型	稠度		细节再现	尺寸变化	与石膏配伍	弹性回复率	压应变（%）	
	最小（mm）	最大（mm）	（μm）	（%）	（μm）	（%）	最小	最大
0		35	75	1.5	75	96.5	0.8	20
1		35	50	1.5	50	96.5	0.8	20
2	31	41	20	1.5	50	96.5	2.0	20
3	36	20	1.5	50	96.5	2.0	20	

注：类型指材料的黏稠度。0 型，极稠；1 型，高稠度；2 型，中等稠度；3 型，低稠度。

①稠度 将调和好的材料填于输送器腔内，推出试样至玻璃底板中央，然后放到测试仪器中央，施加 14.7N 的载荷，保持 5s 后，撤掉载荷并在室温下放置至少 15min，测量最终试样的最大直径和最小直径。

②细节再现和尺寸变化及石膏配伍 通过测量显微镜进行评价。

③弹性回复 考察印模材料压缩至 6mm 后回弹的能力。

④压应变 考察印模材料在施加 12.25N ±0.1N 后，评价其变形量。

2. 模型材料 齿科模型材料分为模型蜡和模型石膏两类。模型蜡又分为基托蜡和铸造蜡。

（1）常用产品标准 YY 0496 牙科铸造蜡。

（2）主要物理性能检测 用于齿科模型的石膏包括普通石膏、人造石、高强度人造石，其物理性能如表 5-1-9 所示。

表 5-1-9 齿科石膏的物理性能

类别	固化时间（min）	粒度		固化膨胀		1h 抗压强度最低（MPa）	稠度（mm）
		最少过 100 目（%）	最少过 200 目（%）	最小（%）	最大（%）		
普通石膏	10±3	98	90	0.00	0.30	8.8	30±2
人造石	10±3	98	90	0.00	0.20	20.6	30±2
高强度人造石	10±3	98	90	0.00	0.10	34.3	30±2

齿科铸造蜡采用石蜡铸造工艺制作。按照 YY 0496 的要求，齿科铸造蜡应具备如下物理性能。

①软化特性　加热时，应均匀的软化而不呈鳞片状。形成工作蜡块时，不分层。

②切削性能　在 23℃±2℃下，精细雕刻蜡型时，不应出现明显的碎屑或层片剥落现象。

③流变性　制备专用试样，并测量试样的初始长度。将试样及流变性试验装置放入所需测试温度的水浴内 30min。对试样施加 19.6N 的负载，保持 10min。卸去负载，取出试样在空气中冷却至 23℃±2℃。测量试样最终长度，测量方法同测量初始长度。试样的流变性以所测得的长度的变化与初始长度的百分比表示。流变性应符合表 5-1-10。

表 5-1-10 流变性能

温度（℃）	软型蜡		硬型蜡	
	最小（%）	最大（%）	最小（%）	最大（%）
30		1.0		
37				1.0
40	50.0			20.0
45	70.0	90.0	70.0	90.0

3. 义齿材料　用于制作牙科修复体的全部材料，主要分为有机高分子类材料、金属类材料和陶瓷类材料。典型有机高分子类义齿材料包括义齿基托聚合物和合成树脂牙。齿科金属材料分为齿科铸造合金和齿科烤瓷合金。齿科陶瓷通常分为齿科烤瓷和全瓷。

（1）常用产品标准

YY 0270　牙科学　义齿基托聚合物

YY 0300　牙科学　修复用人工牙

YY 0621　牙科金属　烤瓷修复体系

（2）主要物理性能检测

①挠曲强度和挠曲弹性模量　挠曲强度和挠曲弹性模量反映了基托聚合物的机械性能。试验须在 37℃±1℃ 的水中进行，试样置于三点弯曲装置中，以 5mm/min±1mm/min 速度施加压缩载荷，直至试样断裂。记录载荷-挠度曲线，并计算其挠曲强度和挠曲弹性模量。

②硬度　通常选用维氏硬度，按照 GB/T 4340.1 的方法进行检测。

③机械性能　具体指标包括规定非比例延伸强度 *R*p 和断裂延伸率，按照 GB/T 228.1 的试验方法进行检测。

④密度　按照 GB/T 1423 的方法进行测试。

⑤结合强度　主要指齿科陶瓷材料与金属材料的结合强度。制备 6 个 25mm ×3mm ×0.5mm 的金属试样，将烤瓷烧结到金属试样上，使烧结后烤瓷的总厚度为 1.1mm ± 0.1mm，陶瓷层呈长方形。采用三点弯曲试验方法测量烤瓷层一端发生剥离时的断裂力，进而计算其分离、断裂起始强度。此强度应大于 25MPa。

4. 铸造包埋材料检测　铸造包埋材料用于对修复体的蜡型进行包埋，在蜡型融化挥发后，形成具有一定强度的空腔，以便容纳熔融状态的合金。按照铸造温度，铸造包埋材料可分为中低熔合金铸造包埋材料和高熔合金铸造包埋材料。

（1）常用产品标准

YY 0463　牙科磷酸盐铸造包埋材料

YY 0712　牙科硅酸乙酯结合剂铸造包埋材料

YY 0713　牙科石膏结合剂铸造包埋材料

（2）主要物理性能检测

①凝固时间　将调和的包埋材料倒入模具中达模具顶表面，刮平表面。调整针入度计，使针接触调和物表面，然后轻轻松开针，让其在自重下针入调和物中。每隔 15s 重复此操作，直至不能针入模具底部 5mm 时为止，记录所用时间。

②抗压强度　制备直径 20mm、长 40mm 的圆柱形试样，以 5kN/min 的速率压缩试样直至断裂，记录断裂时的压力，并计算其抗压强度。

③线热膨胀　将调和后的试样放于膨胀仪中，设置膨胀仪温度由 23℃ ±2℃ 升至 950℃，升温速度为 5℃ ±1℃，用记录仪记录试样的热膨胀。将试样在 950℃ ±10℃ 保持 15min，测量试样长度的变化，精确至 0.01mm。包埋材料的线热膨胀率是长度变化量与原长的百分比。

三、眼科产品

眼科产品主要包括角膜接触镜、人工晶状体、眼科手术用黏弹物质、眼内冲洗液、灌注液和各种眼科手术用的手术器械等。

（一）角膜接触镜

角膜接触镜是一种直接贴在人眼角膜上的特殊镜片，通常由凸面和凹面复合而成，以矫正人眼远视视力，俗称隐形眼镜。现在流通领域的接触镜主要是亲水水凝胶材料、有机氟化合物材料等软性接触镜和半硬性透气及高透气 RGP 材料的硬性接触镜。

1. 常用产品标准

GB 11417.1 -1989　硬性角膜接触镜

GB 11417.2 -1989　软性亲水接触镜

GB 20812　角膜接触镜附属用品

2. 主要物理性能检测　角膜接触镜主要指标包括：顶焦度、柱镜焦度（适用于散光镜片）、棱镜度（适用于处方棱镜度镜片）、透过率、折射率、应力（适用于硬镜）、透氧量或系数、总直径、基弧半径或矢高、中心厚度。

（1）焦度　包括接触镜片的后顶焦度、柱镜焦度和柱镜轴位。

（2）棱镜度　表示棱镜折偏的单位，等于100tgδ，式中δ为偏折的角度。棱镜度的单位为cm/m。角膜接触镜的棱镜度包括非棱镜度设计的接触镜片残留棱镜度，以及按处方设计的接触镜片棱镜度、棱镜基底取向。

（3）折射率　接触镜的折射率（n）标称值允差应不超过±0.005（软镜）或±0.002（硬镜）。

（4）透射率　是指标准盐溶液中透过被测材料的某单位波长的光谱辐射通量Φeλτ与入射前的光谱辐射通量Φeλ的比值。接触镜的透射率要求包括可见光谱平均透射率、紫外光谱平均透射率、UV－A段透射率和UV－B段透射率。光透射性能使用分光光度计和电色测色仪测定。

（5）应力　用应力偏振光装置进行检测，角膜接触镜及巩膜接触镜的角膜部分或其外缘在视场中的显光区应为0级。

（6）透氧　透氧系数是指在规定条件下，单位气压差作用下通过单位厚度接触镜材料的氧流量。透氧量是材料的物理特性。透氧量是指在规定条件下，透氧系数（DK）除以所测得的样品厚度。透氧量依赖于一个接触镜或材料样品的厚度和横截面形状或设计形式。

（7）总直径ΦT　镜片的最大外形尺寸，用不低于10倍的投影仪进行测量。

（8）基弧半径或矢高　基弧半径是凹面中心光学区域的曲率半径。矢高是垂直于镜片表面旋转轴的弦到镜片弧面的最大距离。通常采用矢高法或用精度为0.01mm的曲率计进行测量。

（9）中心厚度　用达到偏差要求的非接触式测厚仪或用不影响接触镜表面质量的接触式仪器测量。

（二）眼内植入物

眼内植入物包括人工晶状体、眼科手术用黏弹物质和眼内冲洗液、灌注液等。

眼科手术用黏弹物质主要分为七类：透明质酸钠、甲基纤维素、硫酸软骨素、纤维凝胶、聚丙烯酰胺、胶原和其他材料。其主要技术性能要求包括：外观、透光率和不溶性微粒、动力黏度、渗透压。

眼内冲洗灌注液主要分为四类：生理氯化钠溶液、复方林格液、BSS过氟化碳液、硅油。

人工晶状体由双凸面或平凸面或凸凹面的单片透镜与支撑透镜的襻构成，襻与透镜的结合有一体加工制成的单件式和分体加工后粘或焊接制成的多件式两种。

1. 常用产品标准

YY 0308　医用透明质酸钠凝胶

YY 0476　眼内冲洗灌注液

YY 0290.1－YY 0290.8　眼科光学　人工晶状体（系列标准）

2. 主要物理性能检测　人工晶状体的物理性能指标主要包括光学指标、机械性能指标和物理指标。

（1）光学指标　人工晶状体的首要性能指标是光学指标，包括光角度、成像质量、光谱透过率。

光角度采用焦距测量仪测量，行业标准中规定了三种方法。第一种是通过测量尺寸计算光角度。使用专用球径仪或通用干涉仪测量面形半径，用千分尺或类似设备测量晶体厚度，辅之以晶体材料的折射率即可计算出光角度。第二种方法是通过测量后顶焦距计算光焦度。第三种方法是通过测量放大率计算光焦度。

成像质量的测量方法是在空气中观察分辨率板以及分辨率线的成像边缘质量，判断有无鬼影、抛影、模糊等。比较客观的方法是在模型眼中测量光学调制传递函数（MTF），比较空间频率 $100mm^{-1}$ 处的 MTF。YY 0290.2 中给出的空间频率 $100mm^{-1}$ 处的 MTF 应不小于 0.43。

光谱透过率使用分光光度计测量。人工晶状体在全光谱段 380nm 以下可以截止，10% 透过率所处波长应不小于 375nm，410nm 以上应无任何吸收作用。

（2）机械性能指标　机械性能指标主要包括光学偏心、光学倾角、压缩力衰减、动态疲劳耐久性和襻的强度等。

一般情况下，采用一体式结构的晶状体，如果制作加工控制没有问题，光学偏心和光学倾角现象很小。实际检测是按模拟襻植入后的尺寸进行的。

（3）物理指标　涉及物理指标的试验主要有：光稳定性试验、激光稳定性试验。

光稳定性试验通常是将人工晶状体置于盐溶液里，采用氙灯照射（不含有 300nm 以下光），辐照度 $10 \sim 30mW/cm^2$，对应时间 46 ~ 15d。

激光稳定性试验是考察人工晶状体受 Nd：YAG 脉冲激光作用后，材料是否催生化学反应而产生毒性。

行业标准 YY 0290 系列详细规定了人工晶状体的各项要求和检验方法。

四、手术器械和注射穿刺器械及计划生育器具

（一）手术器械

手术器械是指在预防、诊断和治疗疾病过程中所有的与手术有关的器械，是外科手术中应用最广泛的基础性医疗器械。

1. 基础外科器械

（1）手术刀　手术刀为外科手术时切割软组织用。

①常用产品标准

GB 8662　手术刀片和手术刀柄的配合尺寸

YY 0174　手术刀片

YY 0175　手术刀柄

YY/T 0454　无菌塑柄手术刀

②主要物理性能检测

尺寸配合性：手术刀柄和手术刀片，使用通用量具或专用量具对配合尺寸检测，应满足 GB 8662 中的要求。

外观：刀片外观以目力进行检测。

表面粗糙度：使用样块比较法或电测法测量，仲裁时采用电测法。

刃口锋利度：使用锋利度测定仪对刃口锋利度进行检测，当切割 3-0 真丝黏制无涂层缝合线（线径为 0.21 ~ 0.22mm）时，切割力应不大于 0.8N。

硬度：按照 GB/T 4340.1 中规定的方法进行试验，在刀片上测三点，取算术平均值，不锈钢材料硬度不小于650 HV10，其他材料不小于750 HV10。

刀片弹性：弹性是刀片被所规定的模柱压弯试验后，保持平直度的能力。模柱形式与试验操作见 YY 0174。

牢固性：在塑料刀柄中部无冲击施加 10N 负载，保持 30s，手术刀片不得脱落。

（2）医用剪 医用剪用于剪切敷料、人体皮肤、肌肉、脑、黏膜、官腔、腺体等组织。

①常用产品标准

YY/T 0176 医用剪 通用技术条件

YY/T 0596 医用剪

②主要物理性能检测

剪切性能：按照 YY/T 0596 中 5.1 规定进行试验。

硬度：按照 GB/T 230.1 的规定，在医用剪两片刃部各测 3 点，取每处 3 点的算术平均值。

表面粗糙：用样块比较法或电测法进行测量。

（3）医用钳 常用产品有：止血钳、持针钳、拔牙钳、组织钳。

止血钳在外科手术中用于夹持血管或组织制止出血；持针钳是在手术时供夹持缝合针进行组织或表皮缝合之用；拔牙钳用于拔牙齿和牙根或切断牙冠；组织钳供手术时夹持皮肤、筋膜等组织用，也可用于手术中牵引组织。

①常用产品标准

GB/T 2766 穿鳃式止血钳 通用技术条件

YY/T 0452 止血钳

YY/T 1030 持针钳 通用技术条件

YY/T 1031 持针钳

YY/T 0453 拔牙钳 通用技术条件

YY/T 1021 拔牙钳

YY/T 0177 组织钳

②主要物理性能检测

弹性、牢固性：用直径等于止血钳头端至鳃轴中心长度5%的不锈钢丝，放在头部前端，全部锁合，然后放松，反复3次，止血钳不应有变形和断裂现象。

硬度：根据 GB/T 230.1 的规定进行检测。

表面粗糙度：使用样块比较法或电测法进行测量，质量仲裁用电测法进行。

夹持功能：用持针钳头部前端 1/3 处夹持一根 7 号缝合线（精细持针钳夹持 0 号缝合线），持针钳完全闭合，对缝合线施加产品规定的拉力，缝合线不得滑脱，并符合标准中的规定。

（4）医用镊 医用镊是实施各外科手术时夹持、牵引组织或敷换药料时夹持敷料的基本器械。

①常用产品标准

YY/T 0295.1 医用镊 通用技术条件

YY/T 0295.2 整形镊

YY/T 0295.3 组织镊

YY/T 0295.4 牙用镊

YY/T 0295.5 解剖镊

YY/T 0295.12 耳用镊

YY/T 0295.13 鼻用镊

YY/T 0004 普通胸腔镊

②主要物理性能检测

硬度：根据 GB/T 4340.1 的方法进行测定，在二镊片的弹簧片处各测 3 点，取其每处 3 点的算术平均值，并符合标准规定。

弹性：将镊子开头端张开至全长的 1/2 时放松，反复 3 次，测试前后二镊片头段之间的距离差值即为镊子变形量。

连接牢固度：将镊子头端张开镊子的全长后放松，反复 3 次，镊子重合处无开裂、断裂。

外观：仿使用动作及目力观察，应符合标准规定。

表面粗糙度：使用样块比较法或电测法进行测量，质量仲裁用电测法进行。

（5）缝合针　缝合针是在手术时缝合皮肤、肌肉、血管、软骨等组织之用。

①常用的产品标准

YY 0043 医用缝合针

YY 0166 带线缝合针

②主要物理性能检测

锋利度：缝合针针尖垂直刺穿铝箔所需之力，检测方法见 YY 0043 附录 B。

切割力：缝合针三角刃口锋利度，三角缝合针平面两侧的刃口垂直切割缝合线所需之力，检测方法见 YY 0043 附录 C。

硬度：按照 GB/T 4340.1 中规定的方法进行，在每支缝合针上测 3 点，取算术平均值。

弹性：采用专用夹具固定弧形针，根据规定展开针尖至规定的弧形后释放，根据变形量测定弹性。

韧性：采用专用夹具固定缝合针针尾，根据规定进行弯曲，缝合针不得折断。

针尖强度：采用缝合针针尖锋利度测定仪，将试样缝针夹持在缝针夹具上，针尖垂直顶压硬度不低于 HRC60 钢块，根据规定进行加载，应符合规定要求。

连接强度：把带有缝合针的缝线的针端和线端分别夹于材料试验机的两个夹具上，以 300mm/min 的拉伸速度，100mm 的试验标距进行试验。

（6）缝合线　缝合线是在手术时缝合皮肤和肌肉或进行结扎之用。

①常用产品标准

YY 0167 非吸收性外科缝线

YY 0166 可吸收性外科缝线

②主要物理性能检测

线径：根据 YY 0167 中规定的方法测定缝线线径。

抗张强度：根据 YY 0167 中规定的方法测定缝线抗张强度。

2. 专业手术器械

（1）吻（缝）合器　吻（缝）合器主要用于消化道的食管、胃、肠道等圆状切口吻合及环形切除吻合或残端切口关闭缝合。

①常用产品标准

YY/T 0245　吻（缝）合器　通用技术条件

②主要物理性能检测

使用性能：仿使用动作，拆装各零部件与组件，并甩动吻（缝）合器，目力观察应符合规定要求。

耐压：按照 YY/T 0245 中附录 A 的方法进行试验。

硬度：按 GB/T 230.1 或 GB/T 4340.1 规定的方法进行，在热处理表面测 3 点，取每处 3 点的算术平均值。

表面粗糙度：用样块比较法或电测法进行，仲裁时用电测法。

包装剥离强度：按照 YY/T 0245 中附录 B 的方法进行试验。

外观：用目力观察及用手试摸，应符合规定。

尺寸：通用或专用量具测量，应符合规定。

（2）骨科手术器械　咬骨钳和骨剪是骨科最常用的器械之一，主要应用于骨科、脑外科、鼻科和胸外科，供咬剪和修正人体骨骼用。

①常用产品标准

YY/T 1122　咬骨钳（剪）　通用技术条件

YY/T 1127　咬骨剪

②主要物理性能检测

刃口锋利：仿使用动作，先用骨钳（剪）头端 2/3 刃长咬切 GB/T 1315 中规定的厚度为 1mm 的厚纸板，能应声切下。再用骨钳（剪）头端 1/2 刃长咬切两层 GB/T 1910 中规定的新闻纸，能顺利切下，切边整齐，同时用目力观察闭合后的钳头，应符合规定。

硬度：按 GB/T 230.1 中规定的方法进行。

表面粗糙度：用样块比较法或电测法进行，仲裁时用电测法。

（3）内镜器械

①常用产品标准

YY 0068.1　医用内窥镜　硬性内窥镜　第 1 部分：光学性能及测试方法

YY 0068.2　医用内窥镜　硬性内窥镜　第 2 部分：机械性能及测试方法

②主要物理性能检测

视场和视向：检测方法见 YY 0068.1 附录 A。

角分辨力：检测方法见 YY 0068.1 附录 B。

颜色分辨能力和色还原性：检测方法见 YY 0068.1 附录 C。

综合光效：检测方法见 YY 0068.1 附录 D。

单位相对畸变：检测方法见 YY 0068.1 附录 E。

尺寸：标准量具、测量仪器或其他等效准确度的工具来测量检验。

定位和配合：检测方法见 YY 0068.2 中 5.2。

封装：使用控温水浴锅 1 台，根据 YY 0068.2 中 5.3 方法检测。

强度和刚度：按照制造商指明的方法进行。若制造商未指明方法，则按照 YY 0068.2 中 5.4 的原则进行试验。

3. 组合器械 在进行手术时，往往需要使用众多品种、规格的手术器械，为使手术顺利进行，提高医疗质量，根据临床实际经验，专门配置了各种各样的手术器械包，以便手术时配套使用。

常用手术器械包包括：简易手术器械包，外科小手术与五官科兼用器械包，神经外科手术器械包，脑外科手术器械包，眼科手术器械包，鼻喉科手术器械包，气管切开手术器械包，支气管镜手术器械包，心脏血管手术器械包，冠状动脉瓣膜外科手术器械包，腹部外科手术器械包，胆道外科手术器械包，消化内窥镜手术器械包，纤维导光直肠，乙状结肠手术器械包，泌尿外科手术器械包，妇科外科手术器械包，心血管外科手术器械包，显微外科手术器械包，儿科手术器械包。

（二）注射穿刺器械

注射穿刺器械是指由合成材料或硬质玻璃制成的外套和芯杆配合组件，再配有合成材料与金属或金属制成的管状针体，由手力推动或动力驱动抽吸药液或血液，注入人体组件，用于治疗疾病和预防疾病的器械。

1. 注射器类

从使用次数上可分为一次性使用和重复性使用两大类，从锥头位置上则分为中头式和偏头式两大类。

（1）常用产品标准

GB 15810　一次性使用无菌注射器

YY 1001.1　全玻璃注射器

YY 1001.2　蓝芯全玻璃注射器

（2）主要物理性能检测

器身密合性：使用一次性使用无菌注射器吸入公称容量的水，密封锥头孔后，对芯杆施加规定的压力持续 30s +5s，观察漏液现象。

容量允差：用精度 0.1mg 的天平，20℃ ±5℃ 的蒸馏水，根据 GB 15810 中 6.7 的步骤进行检测。

锥头密合性：按 GB 15810 中 6.6 的方法或 YY 91017 的方法进行测试。

应力试验：在偏光应力仪中观察。

2. 注射穿刺针类 从使用次数上可分为一次性使用和重复性使用两大类。

（1）常用产品标准

GB 15811　一次性使用无菌注射针

GB 18457　制造医疗器械用不锈钢针管

（2）主要物理性能检测

外观：以目力检测，应符合标准要求。

刚性、韧性：注射针针管应按照 GB 18457 附录 C、D、E 的方法进行。

注射针针座：按照 GB 15811 中 5.4 的方法检测。

穿刺力：按照 GB 15811 附录 A 的方法进行试验。

3. 注射穿刺器械包类 均是一次性使用。

（1）常用产品标准

YY 0321.1 一次性使用麻醉穿刺包

YY 0321.2 一次性使用麻醉针

YY 0321.3 一次性使用麻醉过滤器

（2）主要物理性能检测 见表 5-1-11。

表 5-1-11 注射穿刺器械包主要物理技术性能检测

产品名称	主要物理技术性能检测
一次性使用麻醉穿刺包	导管流量——按 YY 0321.1 中附录 B 试验
	导管断裂力——按 YY 0321.1 中附录 C 试验
	导管接头——导管接头的内圆锥接头应符合 GB/T 1962.1 或 GB/T 1962.2 的规定
	微粒污染——按 YY 0321.1 中附录 D 试验
	连接牢固——导管与接头连接后，施加 5 N 轴向拉力，持续 5s，两者不得分离
	密封性——导管与接头连接后，将导管前段通孔封闭，向接头圆孔内施加 300kPa 的水压，持续 30s，连接处不得有水滴下
一次性使用麻醉用针	针座圆锥接头——应符合 GB/T 1962.1 或 GB/T 1962.2 的规定
	针管刚性、韧性——按 GB/T 18457 规定进行检测
	流量——按照 YY 0321.2 中附录 A 试验
	连接牢固度——麻醉用针的针管与针座、衬芯与衬芯连接应牢固，在连接处按规定施加轴向静拉力持续 10s，两者不得分离
一次性使用麻醉用过滤器	接头——接头应符合 GB/T 1962.1 和/或 GB/T 1962.2 的规定
	滤除率、密合性、微粒污染——按照 YY 0321.3 中附录 A 进行试验
	液体流量——药液过滤器在 300kPa 的压力下，1min 内通过药液过滤器流出的 0.9% 氯化钠注射液不小于 200ml

（三）计划生育器具材料

计划生育器具是指由金属或合成材料制成的构件，它可阻断精子和卵子结合，避免受精卵胚胎在子宫内形成发育，从而避免受孕或继续妊娠。

1. 宫内节育器

（1）常用产品标准

GB 11234 宫腔形宫内节育器

GB 11235 Vcu 宫内节育器

GB 11236 Tcu 宫内节育器

GB 3156 Ocu 宫内节育器

YY 0005 单圈式钢塑宫内节育器

（2）主要物理性能检测

外观：以目力观察或在 10 倍放大镜下观测，应符合标准要求。

尺寸：用通用或专用量具检验，应符合标准规定。

硬度：按 GB/T 4340.1 中规定的方法进行试验，取算术平均值。

表面粗糙度：将节育器与表面粗糙度比较样块在10倍放大镜下进行比较，应符合标准要求。

平面度：用通用量具或专用量具进行检验，应符合标准规定。

铜丝表面积：将节育器内铜螺管全部取出，用通用或专用量具测量铜螺管重量和铜丝半径，并根据标准中的方法进行计算。

定位块移动阻力：固定放置管，然后将放置管上的定位块固定在专用拉力表的连接杆的U形槽中，手握住拉力表均匀移动，观察其所受移动阻力。

2. 节育器放置辅助器械　节育器放置辅助器械主要分为三种：子宫探针、宫内节育器放置叉、宫内节育器取出鈎。

（1）常用产品标准

YY/T 0172　子宫探针

YY/T 0183　宫内节育器放置叉

YY/T 0182　宫内节育器取出钩

（2）主要物理性能检测

外观：用目力观察，用手感检查，用表面粗糙度比较样块进行比较。

硬度：按照GB/T 4340.1规定的方法进行检测。

拉力：向取出钩钩头上轴施加9.8N的力，保持1min。

3. 引流器械　引流器械分为电动吸引器、电动流产吸引器和脚踏吸引器。

常用产品标准

YY 1025　流产吸引管

YY 0636.1　医用吸引设备　第1部分：电动吸引设备　安全要求

YY 0636.2　医用吸引设备　第2部分：人工驱动吸引设备

YY 0636.3　医用吸引设备　第3部分：以负压或压力源为动力的吸引设备

4. 安全套

（1）常用产品标准　GB 7544　橡胶避孕套系列标准

（2）主要物理性能检测　爆破体积和压力：按GB 7544附录G、附录I方法试验。

针孔：按GB 7544附录L的方法试验。

五、其他医疗器械产品

（一）一次性医用敷料和防护用品

一次性医用敷料是临床使用量很大的一类产品，目前临床和市场上敷料产品仍以传统的敷料——脱脂棉、脱脂棉纱布、脱脂棉纱绷带、医用非织造布及其制品为主要品种，防护用品包括防护服、防护口罩和橡胶手套等产品。

1. 常用产品标准

GB 19082　一次性使用防护服

GB 19083　一次性使用防护口罩

GB 7543　医用橡胶手套

YY 0594　外科纱布敷料通用要求

YY 0330　医用脱脂棉

YY 0331 脱脂棉纱布、脱脂棉粘胶混纺纱布的性能要求和试验方法

YY/T 0148 医用胶带通用要求

2. 主要物理性能检测 见表5－1－12。

表5－1－12 一次性卫生敷料主要物理技术性能检测方法

产品名称	主要物理技术性能检测
医用脱脂棉	吸水时间、吸水量、干燥失重、炽灼残渣——按照YY 0330进行检测
外科纱布敷料	最小断裂力用拉力试验机检验，使带子断裂、带子与腹巾连接处断裂、带子接缝处断裂或腹巾断裂所需的力，应不小于50N
	针脚腹巾带上的缝制针脚应不小于31针每10cm
一次性使用防护服	抗渗水性按照GB/T 4722规定的静水压试验进行
	透湿量按照GB/T 12704规定的方法A吸湿法进行试验
	抗合成血液穿透性按照GB 19082附录A进行试验
	表面抗湿性防护服材料外侧按照GB/T 4745规定的沾水试验进行
	断裂强力、断裂伸长率防护服关键部位材料按照GB/T 3923.1固定的条样法进行试验
	过滤效率按照GB 19082方法试验
	阻燃性能按照GB/T 5455规定的垂直法进行燃烧性能试验
	抗静电性按照GB/T 12703规定的垂直法进行燃烧性能试验
	静电衰减性能按照GB 19082方法试验
一次性使用防护口罩	过滤效率与气流阻力试验按照GB 19083方法试验
	合成血液穿透按照YY/T 0691试验方法进行检测
	表面抗湿性试验按照GB/T 4745方法试验进行
医用胶带	舒适性按照YY/T 0471.4试验
	水蒸气透过性按照YY/T 0148附录C方法进行试验
	阻水性按照YY/T 0471.3试验
	弹性按照YY/T 0148附录F方法进行试验
橡胶医用手套	拉伸性能老化前、热老化后和蒸煮老化后的拉伸试验所用式样均应采用GB/T 528规定的2型裁刀在未使用过的手套掌部或袖统部位裁取（应尽可能取光滑部位）
	不透水性按照GB 7543附录A（补充件）规定的方法进行试验
	导电性按照GB 7543附录B（补充件）规定的方法进行试验

（二）一次性输液、输血器具

此类产品与液体接触的部件基本由医用聚氯乙烯（PVC）、聚丙烯（PP）、聚乙烯（PE）、聚碳酸酯（PC）等材料制成，因此在选用时应选择符合GB 15593《输血（液）器具用软聚氯乙烯塑料》、YY 0242《医用输液、输血、注射器专用聚丙烯专用料》、YY 114《医用输液、输血、注射器用聚乙烯专用料》、YY/T 0806《医用输液、输血、注射器用聚碳酸酯树脂》标准的原料。其他材料（如工程塑料）尚没有医用级材料标准和生产企业。

1. 常用产品标准

GB 8368 一次性使用输液器

GB 8369 一次性使用输血器

GB 18458.2 专用输液器 第2部分 一次性使用滴定管式输液器

YY 0451 一次性使用输注泵

YY 0332 植入式给药装置

YY/T 0289 一次性使用微量采血吸管

YY 0329 一次性使用去白细胞滤器

GB 14232.1 一次性使用塑料血袋

YY/T 0243 一次性使用无菌注射器用活塞

2. 主要物理性能检测 见表5-1-13。

表5-1-13 一次性输液、输血主要物理技术性能检测方法

产品名称	主要技术物理性能检测
一次性使用输液器	微粒污染、密封性、连接强度、瓶塞穿刺器、进气气件、软管、药液过滤器滤除率、滴斗与滴管、流量调节器、流速、注射件、外圆锥接头、保护套——均按照 GB 8368 中方法进行检测
一次性使用输血器	物理性能与输液器相同，均按照 GB 8369 中方法进行检测
一次性使用滴定管式输液器	设计要求、滴定管容量、刻度、微粒含量——按照 GB 18458.2 中方法进行检测
一次性使用输注泵	外观、封密性、连接牢固度、储液装置、保护帽、开关、圆锥接头、滤除率、管路、给液参数、平均流量、瞬间流量、自控给液参数、微粒污染按照 YY 0451 中的方法进行检测
植入式给药装置	耐穿刺性、穿刺落屑按照 YY 0332 附录 A 方法试验
	穿刺限位用外径为0.7mm的注射针装于一注射器上，将针垂直刺入注射座，继续施加力穿刺，注射针不应刺透注射座的底座上的穿刺限位件
	缝针孔强度按照 YY 0332 附录 B 方法试验
	弯曲性能按照 GB/T 15812 规定进行耐弯试验
	连接牢固性各连接处应能承受6N轴向静拉力持续15s不断裂和脱落
	密合性、浸入37℃ ±2℃的水中，从导管给药端施加200kPa的气压30s，给药装置应无泄漏现象
一次性使用微量采血吸管	容量允差、外观、标线、端部辨别——按照 YY/T 0289 方法检测
一次性使用去白细胞滤器	密合性：去白细胞滤器一端封口，另一端通入高于大气压50kPa的气体，浸入20℃~30℃水中，持续2min，应无泄漏迹象
	连接牢固度：去白细胞滤器若与其他部件连接，各连接处应能承受15N的静态轴向拉力，持续15s，应无断裂和脱落
	微粒含量按照 YY 0329 附录 A 或附录 B 方法测试
	流量按照 YY 0329 方法测试
人体血液及血液成分袋式塑料容器 第1部分 传统型血袋	空气含量、加压排空、血样识别、采集速度、采血管和转移管、采血针、输血播口、悬挂均按照 GB 14232.1 中的方法检测
注射器用橡胶活塞	硬度按照 GB/T 531 规定方法检测
	压缩永久变形按照 GB/T 7759 规定的方法检测
	老化后性能变化率按照 GB 3512-2001 规定的方法检测

（天津市医疗器械质量监督检验中心 樊铂 董双鹏 焦永哲 张述 马金竹）

第二节 常见医疗器械的化学性能检测

学习要点

掌握常见医疗器械的化学性能检测方法，包括检验液的制备、各检测项目的适用范围、检验依据、方法、原理及限度规定。

了解化学性能检测中常用的仪器分析方法及主要测定原理和方法。

一、概述

医疗器械的化学性能是医疗器械安全性评价的重要环节之一，为医疗器械安全性评价的首要环节，与人体接触的医疗器械，其材料应尽可能使用生理条件下长期稳定的化学物质，以确保临床应用的安全可靠，对于医疗器械中有毒性和潜在毒性的有害物质，如聚合物单体（氯乙烯等）、环氧乙烷、降解产物、重金属、添加剂等均应予以密切关注。但各种有害物质通常只在一定的条件下，具备一定剂量时才产生一定的毒性效应，因此，各种医疗器械的标准中均制定了有害物质的安全限量要求（如一次性输液器检验液中重金属镉的含量应小于0.1μg/ml，钡、铬、铜、锡、铅的总含量应不超过1μg/ml）。常用的医疗器械，如一次性使用无源医疗器械（一次性使用输液输血和注射器具等无菌医疗器械、一次性使用注射穿刺器械、一次性使用手术衣等）、医用卫生材料及敷料（明胶海绵、医用脱脂棉、纱布、口罩等）、外科手术器械（手术镊、手术剪、手术线等）、外科植入器械、眼睛护理液、带有与人体接触部件的有源医疗器械等均有较多的化学性能限量要求。

医疗器械化学物质允许限量制定的主要原则如下。

（1）最大风险原则　应根据文献数据所确定的毒性资料及临界健康终点，考核毒性资料的有效性，并结合医疗器械的实际使用状况（使用时间、频次、途径），确定患者的可耐受接触水平，进而制定合理的允许限量。

（2）可行性与应用受益原则　在遵循上述原则的基础上，医疗器械化学物质允许限量的制定尚应遵循技术可行和经济受益的原则，必要时可对可耐受接触水平进行适当的修正，以确定更合理的允许限量。表5-2-1为医疗器械中部分化学毒物的毒性数据及允许限量规定。

表5-2-1　医疗器械中某些化学毒物的允许限量

有害物名称	用途	毒理学数据	接触途径	标准规定或建议
环氧乙烷	灭菌剂	刺激作用：人，经皮1%/7s	吸入	职业环境空气中限值
		兔，眼18mg/6h 中等刺激	口服	0.3mg/m^3（一次量）

续表

有害物名称	用途	毒理学数据	接触途径	标准规定或建议
		微生物突变：鼠鼠伤寒沙门菌 40μmol/Plate	表皮短期接触	0.03mg/m^3（日平均量）
		妊娠毒性：大鼠，吸入 TCL.o：100ppm/6h	一次性体内植入	食物中容许残留量：50mg/kg
		大鼠，经口 LD_{50}；72mg/kg	血路系统（协同作用）	输液器：0.5mg/套 人工晶状体：10μg/g
镉		蛋白尿症：大鼠静脉 LD_{50}；3mg/kg	体内植入	饮用水：10μg/L 医疗器械：浸提物 0.1μg/ml
砷	试剂、试药	功能失调：豚鼠，腹腔 LDLo：10mg/kg	体内植入	饮用水：10μg/L 医疗器械：浸提物 0.1μg/ml
铅	金属、合金、电镀、辐射防护	遗传毒性、生殖毒性	血路系统 体内植入物	空气：0.15mg/m^3 饮用水：0.05mg/L
铬	不锈钢、电镀	致癌性	金属外科植入物	空气：0.5mg/m^3 饮用水：0.05mg/L
镍	记忆合金	致癌性、生殖毒性	金属外科植入物	空气：1mg/m^3 饮用水：0.05mg/L
钒	钛合金	可疑致癌物	金属外科植入物	空气：1mg/m^3 饮用水：0.1mg/L
邻苯二甲酸二异辛酯	增塑剂	刺激作用：兔，眼 112mg 呼吸系统影响：大鼠，腹腔 5058mg/kg 妊娠毒性：大鼠，腹腔 TCL.o2：506mg/kg 生殖毒性：男性女性化	血路系统 呼吸系统	职业环境空气中限值： 10mg/m^3（一次量） 5mg/m^3（日平均量） 血袋：15mg/100ml

医疗器械常见的化学性能检测项目有：溶出物（如还原物质或易氧化物、重金属、金属元素或金属离子、pH 或酸碱度、紫外吸光度、蒸发残渣或不挥发物、氯化物、铵离子等）、醇或醚溶出物、荧光强度、炽灼残渣、环氧乙烷等有害物残留、高分子材料聚合物单体或降解产物等。此外，金属器械的抗腐蚀性能检测也归属于化学性能检测的范畴。

二、溶出物限度

医疗器械与人体接触后或植入人体后的许多生理反应大多数都与低分子溶出物或渗出物有关。因此，对低分子溶出物及可渗出物（残留单体、有害金属元素、添加剂等）均应制定相应的限量规定，使其控制在人体可接受的范围之内，以保证产品的安全和可靠。对无法采用化学分析方法进行控制的残留物或降解产物，应通过生物学评价的方法进行确认。

溶出物试验，应首先制备检验液（溶剂通常为水）及相应的空白对照液后进行测定，表 5-2-2 为部分医疗器械检验液的推荐制备方法。

表5-2-2 检验液制备方法

序号	检验液制备方法	适用产品说明
1	取3套样品和玻璃烧瓶连成一循环系统，加入250ml水并保持在37℃±1℃，通过一蠕动泵作用于一段尽可能短的医用硅橡胶管上，使水以1L/h的流量循环2h，收集全部液体冷至室温作为检验液 取同体积的水置于玻璃烧瓶中，同法制备空白对照液	使用时间较短（不超过24h）的体外输注管路产品
2	取样品切成1cm的段，加入玻璃容器中，按样品内外总表面积（cm^2）的比例为2:1加水，加盖后，在37℃±1℃下放置24h，将样品与液体分离，冷至室温，作为检验液 取同体积的水置于玻璃烧瓶中，同法制备空白对照液	使用时间较短（不超过24h）的体内导管
3	取样品的厚度均匀部分，切成1cm^2的碎片，用水洗净后晾干，然后加入玻璃容器中，按样品内外总表面积（cm^2）与水（ml）的比例为5:1（或6:1）加水，加盖后置于压力蒸汽容器中，在121℃±1℃加热30min，加热结束后将样品与液体分离，冷至室温，作为检验液 取同体积的水置于玻璃烧瓶中，同法制备空白对照液	使用时间较长（超过24h）的产品。
4	样品中加水至公称容量，在37℃±1℃下恒温8h（或1h）将样品与液体分离，冷至室温，作为检验液 取同体积的水置于玻璃烧瓶中，同法制备空白对照液	使用时间很短（不超过1h）的容器类产品
5	样品中加水至公称容量，在37℃±1℃下恒温24h，将样品与液体分离，冷至室温，作为检验液 取同体积的水置于玻璃烧瓶中，同法制备空白对照液	使用时间很短（不超过，24h）的容器类产品
6	取样品，按每个样品加10ml（或按样品适当重量如0.1~0.2g加1ml）的比例加水，在37℃±1℃下恒温24h（或8h或1h），将样品与液体分离，冷至室温，作为检验液 取同体积的水置于玻璃烧瓶中，同法制备空白对照液	使用时间较短（不超过24h）的不规则产品
7	取样品适当重量如0.1~0.2g加1ml的比例加水，在37℃±1℃下恒温24h（或8h或1h），将样品与液体分离，冷至室温，作为检验液 取同体积的水置于玻璃烧瓶中，同法制备空白对照液	使用时间较短（不超过24h）、体积较大的不规则产品
8	取样品适当重量如0.1~0.2g加1ml的比例加水，在37℃±1℃条件下，浸提72h或50℃±1℃条件下浸提72h，或70℃±1℃条件下浸提24h，将样品与液体分离，冷至室温，作为检验液 取同体积的水置于玻璃烧瓶中，同法制备空白对照液	使用时间较长（超过24h）、体积较大的不规则产品
9	取样品，按样品重量（g）或比表面积（cm^2）加除去吸水量以外适当比例的水，37℃±1℃条件下，浸提24h（或72h或8h或1h），将样品与液体分离，冷至室温，作为检验液 取同体积的水置于玻璃烧瓶中，同法制备空白对照液	吸水性材料的产品

注：①若使用括号中的样品制备条件，应在产品标准中说明。

②温度的选择宜考虑临床使用可能经受的最高温度，若为聚合物，温度应选择在玻璃化温度以下。0.1g/ml比例适用于不规则性状低密度孔状的固体产品；0.2g/ml比例适用于不规则性状的固体产品。

（一）易氧化物或还原物质

医疗器械浸提液（检验液）中的易氧化物或还原物质，与浸提液中的有机物、微生物的量呈一定的比例关系，易氧化物进入血液循环系统时，可中和血液中的氧分压，进而导致一定程度的心脏负担。因此，测定易氧化物的量可反映医疗器械的原料状况和生产环境污染状况，进而衡量医疗器械的质量。

1. 适用范围 医用输液、输血、注射剂配套器具，与人体接触的医用卫生材料及敷料等。

2. 检验依据 GB/T 14233.1－2008《医用输液、输血、注射器具检验方法 第1部分：化学法分析方法》；《中国药典》（2010年版二部）附录ⅩⅤ F“滴定液”。

3. 检测方法

（1）直接滴定法

①原理 酸性介质中高锰酸钾与易氧化物（或还原物质）作用，MnO^{4-}被还原为Mn^{2+}。

$$MnO_4^- + 8H^+ = Mn^{2+} + 4H_2O$$

②溶液配制 参照检验依据项下方法分别配制硫酸溶液、草酸钠溶液（0.1mol/L、0.01mol/L）、高锰酸钾标准滴定液（0.1mol/L），备用。

③试验步骤 精密量取检验液20ml，至锥形瓶中，精密加入产品标准中规定浓度的高锰酸钾标准滴定液3ml，硫酸溶液5ml，加热煮沸并保持微沸10min，稍冷后精确加入对应浓度的草酸钠溶液5ml，水浴加热至75～80℃，用规定浓度的高锰酸钾标准滴定液滴定至显微红色，并保持30s不褪色为终点，同时与同批次空白对照液比较。

④结果计算 易氧化物（还原物质）含量以消耗高锰酸钾标准滴定液的体积表示，按如下公式计算：

$$V = (V_S - V_0) \times c_S / c_0$$

式中，V为消耗高锰酸钾标准滴定液体积（ml）；V_S为检验液消耗高锰酸钾标准滴定液的体积（ml）；V_0为空白液消耗高锰酸钾标准滴定液的体积（ml）；c_S为高锰酸钾标准滴定液的实际浓度（mol/L）；c_0为标准中规定的高锰酸钾标准滴定液浓度（mol/L）。

（2）间接滴定法

①原理 在酸性溶液加热条件下，易氧化物（或还原物质）被高锰酸钾氧化，过量的高锰酸钾将碘化钾氧化成碘，而碘被硫代硫酸钠还原。

②溶液配制 参照检验依据项下方法分别配制硫酸溶液、不同浓度高锰酸钾溶液、淀粉指示液、硫代硫酸钠标准滴定液（0.1mol/L）等备用。

③试验步骤 精密量取检验液10～20ml，置250ml碘量瓶中，精密加入硫酸溶液1～2ml和产品标准中规定浓度的高锰酸钾溶液10～20ml，煮沸3min，迅速冷却后，加碘化钾0.1～1.0g，密塞，摇匀。立即用相同浓度的硫代硫酸钠标准滴定液滴定至淡黄色，再加5滴淀粉指示液，继续用硫代硫酸钠标准滴定液滴定至无色。同法滴定空白对照溶液。

④结果计算 易氧化物（还原物质）含量以消耗高锰酸钾标准滴定液的体积表示，按如下公式计算：

$$V = (V_0 - V_S) \times c_S / c_0$$

式中，V为消耗高锰酸钾标准滴定液体积（ml）；V_S为检验液消耗硫代硫酸钠标准滴定液的体积（ml）；V_0为空白液消耗硫代硫酸钠标准滴定液的体积（ml）；c_S为硫代硫酸钠标准滴定液的实际浓度（mol/L）；c_0为标准中规定的高锰酸钾标准滴定液浓度（mol/L）。

4. 允许限度的确定 通常一定体积的检验液（20～50ml）消耗高锰酸钾滴定液

(0.002~0.01mol/L) 的体积应不超过允许的限度 (0.4~2.0ml)。

(二) 重金属含量

医疗器械中的有毒重金属铅、锌、汞、镍、钴、钒、铬、钼、镉等，都属于致癌物，应严格控制其含量，并制定合理的限度。

1. 适用范围 医用输液、输血、注射剂配套器具，与人体接触的医用卫生材料及敷料等。

2. 检验依据 GB/T 14233.1-2008 《医用输液、输血、注射器具检验方法 第1部分：化学法分析方法》，《中国药典》(2010年版二部) 附录Ⅷ H“重金属检查法”，《中国药典》(2010年版二部) 附录Ⅳ D“原子吸收分光光度法”。

3. 检测方法

(1) 重金属总含量 利用重金属与硫代乙酰胺或硫化钠生成不溶性有色硫化物，与标准铅溶液进行目视比色法测定。

①原理 方法一 (硫代乙酰胺显色法) 原理：在弱酸性溶液中 (pH3.5 醋酸盐缓冲液)，铅、铬、铜、锌等重金属能与硫代乙酰胺反应生成不溶性的有色硫化物 (通常为黑色)，与以铅为代表的标准溶液进行比色，进行重金属总含量的半定量测定。

方法二 (硫化钠显色法) 原理：在碱性溶液中 (氢氧化钠溶液碱性条件下)，铅、铬、铜、锌等重金属能与硫化钠反应生成不溶性的有色硫化物 (通常为黑色)，与以铅为代表的标准溶液进行比色，进行重金属总含量的半定量测定。

②试剂及溶液配制 参照检验依据项下方法配制乙酸盐缓冲液 (pH3.5)、硫代乙酰胺试液、铅标准溶液、氢氧化钠试液 (43g/L)、硫化钠试液 (100g/L) 等备用。

③试验步骤 方法一步骤 (硫代乙酰胺显色法)：精密量取检验液一定体积于25ml纳氏比色管中，另取一支纳氏比色管，加入规定浓度和体积的铅标准溶液，于上述两支比色管中分别加入乙酸盐缓冲液 (pH3.5) 2ml，再分别加入硫代乙酰胺试液2ml，摇匀，放置2min，同置白色背景下从上方观察，比较颜色深浅。

检验液如显色，可在标准对照液中加入少量稀焦糖溶液或其他无干扰的有色溶液，使之与检验液颜色一致。再在检验液和标准对照液中各加入硫代乙酰胺试液2ml，摇匀，放置2min，同置白色背景下从上方观察，比较颜色深浅。

《中国药典》(2010年版二部) 附录Ⅷ H“重金属检查法”项下第一法与该方法大致相同，但采用3支纳氏比色管进行比较，甲管为加标准铅溶液，乙管为加供试品溶液，丙管为同时加标准铅溶液和供试品溶液，判别依据为丙管颜色应不浅于甲管，乙管颜色应不超过甲管。

方法二步骤 (硫化钠显色法)：精密量取检验液一定体积于25ml纳氏比色管中，另取一支纳氏比色管，加入规定浓度和体积的铅标准溶液，于上述两支比色管中分别加入氢氧化钠试液5ml，再分别加入硫化钠试液5滴，摇匀，放置2min，同置白色背景下从上方观察，比较颜色深浅。

(2) 部分重金属元素 (如铅、锌、汞、镍、钴、钒、铬、钼、镉等) 用原子吸收分光光度法、原子荧光光谱法、显色试剂比色分析法等进行测定。

①原理 原子吸收分光光度法：金属元素 (铅、锌、汞、镍、钴、钒、铬、钼、镉等) 在高温下经原子化产生原子蒸汽时，其原子中的电子可吸收相应辐射频率的能

量而由基态向较高的单一电子能级跃迁，进而产生特征性较强的吸收光谱。原子吸收通常发生在紫外及可见光区，并服从朗伯－比尔（Lambert－Beer）定律（$A=Ecl$），通过测定该特征波长谱线处的吸光度即可测定待测元素的含量。

原子荧光光谱法：微量金属元素（铅、锌、汞、镍、钴、钒、铬、钼、镉等）的气态自由原子，吸收光源（常用空心阴极灯）的特征辐射后，原子的外层电子跃迁到较高能级，然后又跃迁返回基态或较低能级，同时发射出与原激发波长相同或不同的发射光谱，即为原子荧光。原子荧光是光致发光，也是二次发光。当激发光源停止照射之后，再发射过程立即停止。在一定实验条件下，荧光的强度与被测元素的浓度成正比，据此可以进行定量分析。

比色分析法：部分金属元素在与显色试剂反应时，可生成有色络合物（如锌与锌试剂反应后的络合物在620nm处有较大吸收、铅离子在pH8.6～11的弱碱性条件下可与双硫腙三氯甲烷溶液反应生成红色络合物，在510nm处有较大吸收），该络合物在可见光区的某一特定波长处的吸光度符合朗伯－比尔（Lambert－Beer）定律（$A=Ecl$），通过测定该特征波长处的吸光度即可测定待测元素的含量。

②试验步骤　原子吸收分光光度法：按原子吸收分光光度计使用说明书操作，在仪器推荐的浓度范围内，制备至少5个含待测元素的浓度由低到高的系列标准溶液，以配制溶剂对仪器调零，然后依次测定各标准溶液的吸光度，绘制浓度－吸光度标准曲线。

同时测定检验液与空白对照液，根据吸光度值在标准曲线上查出相应浓度，计算待测元素的含量，如灵敏度偏低，可对检验液进行蒸发浓缩后测定。

原子荧光光谱法：按原子荧光光谱仪使用说明书操作，在仪器推荐的浓度范围内，制备至少5个含待测元素的浓度由低到高的系列标准溶液，以配制溶剂对仪器调零，然后依次测定个标准溶液的荧光强度，绘制浓度－荧光强度标准曲线。

同时测定检验液与空白对照液，根据荧光强度值在标准曲线上查出相应浓度，计算待测元素的含量，如灵敏度偏低，可对检验液进行蒸发浓缩后测定。

比色分析法（锌）：照GB/T 14233.1－2008《医用输液、输血、注射器具检验方法　第1部分：化学法分析方法》中5.9.2.1.2项下方法配制好锌标准溶液、锌试剂溶液及硼酸氯化钾缓冲液（pH9.0）等，备用。

精密量取检验液5ml，置10ml量瓶中，加2ml硼酸氯化钾缓冲液与0.6ml锌试剂溶液，用水稀释至刻度，放置1h后，作为供试液，备用。

分别精密量取空白液、锌标准溶液各5ml，同法分别制成吸光度用参比溶液、标准对照液。以参比溶液调零点，用紫外－可见分光光度计计算相应重金属的含量，计算公式为：

$$c_s = A_s / A_t \times c_t$$

式中，c_s为检验液中相应重金属的浓度（μg/ml）；c_t为标准对照液中相应重金属的浓度（μg/ml）；A_s为检验液的吸光度；A_t为标准对照液的吸光度。

比色分析法（铅）：照GB/T 14233.1－2008《医用输液、输血、注射器具检验方法　第1部分：化学法分析方法》中5.9.2.2.2项下方法配制好铅标准溶液、双硫腙三氯甲烷溶液等，备用。

精密量取检验液50ml，加入250ml分液漏斗中；另取1ml铅标准溶液加入另一支250ml分液漏斗中，加空白对照液稀释至50ml。向两支分液漏斗中各加0.2ml盐酸、3滴酚红指示液、2滴盐酸羟胺溶液、2ml柠檬酸溶液，混匀。用氨水调节pH至8.5～9.0（溶液由黄色变红色），加入1ml氰化钾溶液、10ml双硫腙三氯甲烷溶液，振摇2min，静置分层。收集双硫腙三氯甲烷液于比色管中，以空白液调零点，在20～60min内用紫外－可见分光光度计在510nm波长处测定吸光度，按公式 $C_s = A_s/A_t \times C_t$ 计算相应重金属的含量。

4. 允许限度的确定 总体参照毒性数据及允许限量，并遵循各品种项下的有关规定。

（三）酸碱度或pH值

检验液的酸碱度或pH值是反映医疗器械中酸性或碱性低分子成分是否渗出的指标之一，通常为确保使用安全，检验液与平行空白对照液的pH之差应不大于1.0或各品种项下的有关规定。

1. 适用范围 医用输液、输血、注射剂配套器具，与人体接触的医用卫生材料及敷料等。

2. 检验依据 GB/T 14233.1－2008《医用输液、输血、注射器具检验方法 第1部分：化学法分析方法》、《中国药典》（2010年版二部）附录Ⅵ H“pH值测定法”。

3. 检测方法

（1）酸度计（pH计）测定法 取检验液与空白对照液，用酸度计分别测定pH值，以差值作为检验结果。

（2）酸、碱滴定液滴定法 取适当体积的检验液（如20ml），加Tashrio指示剂，若溶液颜色显紫色，则用0.01mol/L氢氧化钠滴定液滴定；若呈绿色，则用0.01mol/L盐酸滴定液滴定，以消耗0.01mol/L氢氧化钠或0.01mol/L盐酸滴定液的体积作为检验结果。

（3）指示剂法 在规定体积的检验液中加2滴酚酞指示液，溶液不应显红色。加0.4ml的氢氧化钠标准滴定液（0.01mol/L）应呈红色。加入0.8ml盐酸滴定溶液（0.01mol/L），红色应消失。加入5滴甲基红指示液，溶液应呈红色。

在规定体积的检验液中加酚酞指示液不得显粉红色，加溴甲酚紫指示液不得显黄色。

4. 原理

（1）酸度计（pH计）测定法 利用玻璃复合膜电极中 H^+ 的活度变化反映检验液pH的大小。

（2）酸、碱滴定液滴定法 检验液呈酸性时，Tashrio指示剂显紫色，检验液呈碱性时，Tashrio指示剂显绿色，因此可分别采用0.01mol/L氢氧化钠或0.01mol/L盐酸滴定液滴定检验液，当检验液显灰色时（pH值接近中性），消耗滴定液的体积即可反映检验液的酸碱度或pH值大小。

5. 允许限度的确定 理论上讲，在医疗器械无低分子酸性或碱性成分溶出的情况下，溶出液的酸碱度或pH应与溶剂（水）相当，因此通常以检验液与空白液的pH值之差不超过1.0或消耗氢氧化钠滴定液（0.01mol/L）或盐酸滴定液（0.01mol/L）体积不超过 1.0ml，或加酸碱指示剂无明显颜色变化为最低限度要求。

（四）浊度和色泽

浊度用于检查检验液的浑浊程度，检验液中如存在细微颗粒，在直射光通过溶液时，即可发生光散射和光吸收现象，导致溶液出现浑浊，因此浊度可反映医疗器械中细微颗粒的存在情况，进而反映医疗器械其质量及生产工艺水平。

色泽用于检查检验液中有色的可溶解杂质的存在情况，也是反映医疗器械质量及生产工艺水平的指标之一。

1. 适用范围 医用输液、输血、注射剂配套器具，与人体接触的医用卫生材料及敷料等。

2. 检验依据 GB/T 14233.1－2008《医用输液、输血、注射器具检验方法 第1部分：化学法分析方法》；《中国药典》（2010年版）二部附录Ⅸ A“溶液颜色检查法”、附录Ⅸ B“澄清度检查法”。

3. 检测方法

（1）浊度测定法

①溶液的配制 参照《中国药典》（2010年版二部）附录Ⅸ B“澄清度检查法”项下方法分别配制浊度标准贮备液（初级乳色悬浮液）、浊度标准原液（乳色标准液）、浊度标准液（对照悬浮液），备用。浊度标准液按表5－2－3配制，应临用时配制，使用前充分摇匀。

表5－2－3 浊度标准液的制备

级号（浊度标准液/对照悬浮液）	0.5	1	2	3	4
浊度标准原液（乳色标准液）（ml）	2.50	5.0	10.0	30.0	50.0
水（ml）	97.50	95.0	90.0	70.0	50.0

各品种项下规定的“澄清”系指供试液的澄清度与所用溶剂相同，或不超过0.5号浊度标准液的浊度；“几乎澄清”，系指供试溶液的浊度介于0.5号至1号浊度标准液的浊度之间。

②试验步骤 方法一：取供试检验液与各品种项下规定级号的浊度标准液，同置无色、透明、内径为15～25mm的配对纳氏比色管中，放置5min后，在漫射日光下，垂直于黑色背景观察。

方法二：取供试检验液与各品种项下规定级号的浊度标准液，同置无色、透明、内径为15～25mm的配对纳氏比色管中，放置5min后，在暗室内垂直同置于伞棚灯下，照度1000lx，从水平方向观察比较。

（2）色泽测定法 照《中国药典》（2010年版二部）附录Ⅸ A溶液颜色检查法进行。取供试溶液与各品种项下规定色调和色号的标准比色液，同置配对纳氏比色管中，同置白色背景上，自上向下透视；或同置白色背景前，平视观察；比较时可在自然光下进行，以漫射光为光源。

各品种项下规定的“无色”系指供试溶液的颜色与所用溶剂相同，“几乎无色”系指浅于用水稀释1倍后的相应色调1号标准比色液。

4. 允许限度的确定 相同观察条件下，供试溶液的浊度和色泽应不超过各品种项下规定浊度标准液、标准比色液的浊度及颜色。

（五）蒸发残渣或不挥发物

蒸发残渣或不挥发物反映与人体接触医疗器械的溶出液中不挥发物量的相对大小，是反映医疗器械质量的指标之一，原则上讲，蒸发残渣量越小，医疗器械的安全性也相对越高。

1. 适用范围 医用输液、输血、注射剂配套器具，与人体接触的医用卫生材料及敷料等。

2. 检验依据 GB/T 14233.1－2008《医用输液、输血、注射器具检验方法 第1部分：化学法分析方法》。

3. 检测方法 分别量取一定体积的检验溶液和空白对照溶液，分别置于在105℃干燥至恒重的洁净蒸发皿中，同置水浴上蒸干后，进一步在105℃干燥至恒重，计算两者残渣的质量之差，即得。计算公式为：

$$m = [(m_{12} - m_{11}) - (m_{02} - m_{01})] \times 1000;$$

式中，m 为蒸发残渣或不挥发物的质量（mg）；m_{11} 为未加入检验液的蒸发皿的质量（g）；m_{12} 为加入检验液的蒸发皿的质量（g）；m_{01} 为未加入空白液的蒸发皿的质量（g）；m_{02} 为加入空白液的蒸发皿的质量（g）。

4. 允许限度的确定 通常，一定体积（50～100ml）供试溶液蒸发残渣的量应不超过2～5mg，或符合各品种项下的规定限度。

（六）紫外吸光度

紫外吸光度反映医疗器械检验液在紫外光区的特定波长处或特定波长范围内对紫外光的吸收或透过情况，总体反映医疗器械材料中是否有具紫外吸收特征的成分溶出，是医疗器械安全性的指标之一。

1. 适用范围 医用输液、输血、注射剂配套器具，与人体接触的医用卫生材料及敷料等。

2. 检验依据 GB/T 14233.1－2008《医用输液、输血、注射器具检验方法 第1部分：化学法分析方法》；《中国药典》（2010年版）二部附录Ⅳ A“紫外－可见分光光度法”。

3. 原理 光线在通过被测物质时，某一特定波长或波长范围的光可被物质吸收，从而呈现出特定的吸收或吸收光谱，该吸收通常符合朗伯－比尔（Lambert－Beer）定律（$A = Ecl$），利用该定律即可利用分光光度计实现对物质的定性鉴别、定量分析或杂质控制。

4. 检测方法 以空白对照液为参比调零，取检验液在5h内用1cm比色皿在规定的波长范围内测定吸光度。

5. 允许限度的确定 通常，供试溶液在特定的紫外波长范围内（如250～360nm），紫外吸光度不得超过一定的限度（0.1～0.3），或符合各品种项下的有关规定。

（七）其他（铵离子、氯化物、硫酸盐等）

1. 适用范围 医用输液、输血袋等。

2. 检验依据 GB/T 14233.1－2008《医用输液、输血、注射器具检验方法 第1部分：化学法分析方法》，GB 14232.1－2004/ISO 3826－1：2003 附录A（规范性附录）“化学试验”。

3. 检测方法 取适当体积的检验液，参照上述检验标准或各品种标准项下方法进行测定。

4. 允许限度 参照各品种项下有关的各项规定。

三、材料中重金属含量分析方法

1. 检验液制备 取样品1～2g切成5mm×5mm的碎片，放入瓷坩锅内，缓缓炽灼至完全炭化，放冷，加入0.5～1.0ml硫酸湿润，低温加热至硫酸蒸汽除尽后，加入硝酸0.5ml，蒸干，至氧化氮蒸汽除尽后，放冷。再在500～600℃灼烧使灰化，冷却后加入2ml盐酸，置水浴上蒸干后加水15ml。加酚酞试液1滴，再滴入氨试液至上述溶液变成微红色为止。加乙酸盐缓冲液（pH3.5）2ml微热溶解后，将溶液转移至纳氏比色管中，加水制成检验液（如采用比色法测定锌、铅，则无须加乙酸盐缓冲液，直接加水制成检验液）。

2. 材料中部分重金属元素含量分析 取上述检验液参照重金属含量项下的测定方法进行。

四、炽灼残渣或灰分

炽灼残渣或灰分指医疗器械材料加热或挥发后遗留下的不挥发性无机物（多为金属的氧化物或其盐类），经加硫酸并炽灼（700～800℃或500～600℃）后所得的硫酸盐残渣，是反映医疗器械安全性的指标之一。

1. 适用范围 与人体接触的医用卫生材料及敷料等。

2. 检验依据 GB/T 14233.1－2008《医用输液、输血、注射器具检验方法 第1部分：化学法分析方法》，《中国药典》（2010年版二部）附录Ⅷ“炽灼残渣检查法”。

3. 检测方法 取样品2～5g，切成5mm×5mm的碎片，置已炽灼至恒重的坩埚中，精密称定。在通风厨中缓缓灼烧至完全炭化，放冷。加0.5～1ml硫酸使湿润，低温加热至硫酸蒸汽除尽，在700～800℃炽灼使完全灰化，移置干燥器中放冷，精密称定后，再在700～800℃炽灼至恒重，即得。若需将残渣留做重金属检查，则炽灼温度需控制在500～600℃。

按如下公式计算炽灼残渣：

$$A = (W_2 - W_0) / (W_1 - W_0) \times 100\%$$

式中，A为炽灼残渣（%）；W_0为未加入样品的坩锅质量（g）；W_1为加入样品后坩锅质量（g）；W_2为样品炽灼至恒重后的坩锅质量（g）。

五、抗腐蚀性

抗腐蚀性反映金属类医疗器械（如镊子、手术刀片、剪刀等）抗腐蚀能力的强弱大小，是与人体接触的金属类医疗器械安全性检测的关键指标之一。

1. 适用范围 与人体接触的不锈钢材料所制成的各种医疗器械（如持针钳、拔牙钳、施夹钳、医用镊、肛门镜、输精管皮外固定钳、输精管分离钳、宫卵管提取板、医用剪、骨锯、咬骨钳（剪）、一次性使用无菌血管内导管辅件、骨接合植入物、金属股骨颈固定钉、一次性使用无菌血管内导管、骨接合植入物、金属矫形用棒、金属矫形用钉、金属接骨螺钉 金属接骨板、子宫颈活体取样钳、子宫刮匙、单圈式钢塑宫内节育器、一次性使用无菌注射针、VCu 宫内节育器（中心丝）、宫腔形宫内节育器（钢丝）、OCu 宫内节育器、子宫颈钳、穿鳃式止血钳、腰椎穿刺针等）。

2. 检验依据 YY/T 0149－2006 不锈钢医用器械 耐腐蚀性能试验方法。

3. 检测方法 将试件用丙酮或其他有机溶剂浸泡或揩擦试件进行脱脂处理，然后用温度为60～70℃的含0.3%～1%的肥皂（或不含酶的洗衣粉）和2%～3%磷酸三钠的水溶液浸泡10min，取出试件用水冲洗，最后用三级水漂洗干净，照YY/T 0149－2006《不锈钢医用器械 耐腐蚀性能试验》项下的方法（沸水试验法、氯化钠溶液试验法、柠檬酸溶液试验法、硫酸铜溶液试验法、压力蒸汽试验法、加热试验法）之一或各品种项下规定的方法试验，均应符合各方法项下规定的腐蚀级别要求。

（1）沸水试验法 将试件浸没在沸水中（浸没高度因不小于30mm）煮沸30min后，再在试验用水中冷却1h，取出，在空气中暴露2h，用干布用力擦拭试件表面后按如下四级评价腐蚀程度。

a 级：无任何腐蚀痕迹。

b 级：有腐蚀痕迹，经擦拭可除去。

c 级：有腐蚀，经擦拭不能除去。

d 级：有严重腐蚀，经擦拭不能除去。

（2）氯化钠溶液试验法 将试件的一半浸入（半浸法）或全部浸入温度为20℃±5℃的氯化钠溶液（0.5mol/L）中，保持168h，取出试件用水冲洗并干燥试件。按如下三级以10倍放大镜检查试件表面的腐蚀痕迹。

a 级：无任何腐蚀痕迹。

b 级：有轻微腐蚀痕迹，包括对表面反射性影响很小的点蚀或稍加清洗即可除去的沾污及表面变色。

c 级：有明显的黄色或黑色锈斑生成。

（3）柠檬酸溶液试验法 将试件浸没在100g/L柠檬酸溶液中，室温保持5h，取出试件，用水冲洗后，放入非水中煮沸30min，继之在试验用水中冷却，室温保持48h，取出，干燥，照氯化钠溶液试验法项下的腐蚀级别判断试件的腐蚀程度。

（4）硫酸铜溶液试验法 将试件浸没在酸性硫酸铜溶液中（44.4g/L）5.5～6.5min，取出试件后，用水冲洗干净，用干布用力擦拭，目力检查试件上铜沉积的痕迹，试件上不得有擦拭不掉的铜附着层。

（5）压力蒸汽试验法 将试件放入托盘置于高压灭菌器内，在以3min＋0.5min，134～138℃和0.22MN/m^{-2}条件为一个压力运行周期。试验后移出托盘，使试件在空气中冷却至室温。照沸水试验法项下的腐蚀级别判断试件的腐蚀程度。

（6）加热试验法 将试件放入175℃±5℃烘箱中保温30min±1min。取出试件，使之在空气中冷却至室温，照沸水试验法项下的腐蚀级别判断试件的腐蚀程度。

六、环氧乙烷残留

环氧乙烷是无菌医疗器械常用的化学灭菌剂，是一种可刺激身体表面并引起强烈反应的可燃气体。对人体有较大的毒性作用（恶心、呕吐、头痛、刺激眼角膜、诱发肺水肿等），在很多情况下，环氧乙烷可致突变，对胎儿可产生毒性并可致畸，对睾丸的功能具有副作用，并能损害体内的许多器官系统。在动物致癌研究中，吸入环氧乙烷（EO）可产生几种赘生性变化，包括白血病、脑肿瘤和乳房肿瘤。与EO接触的工作人员，致癌率和死亡率均较高。

而不同的医疗器械组成材料通常都对环氧乙烷有一定的吸附作用，因此，应根据医疗器械与人体的接触情况，严格控制环氧乙烷及其与氯元素接触所产生的氯乙醇（ECH）等的限量在允许的范围内。

1. 适用范围 各种常见的无菌医疗器械。

2. 检验依据 GB/T 16866.7－2001 医疗器械生物学评价 第7部分：环氧乙烷灭菌残留量，《中国药典》（2010年版二部）附录ⅤE“气相色谱法”，《中国药典》（2010年版二部）附录Ⅷ P“残留溶剂测定法”。

3. 测定原理 在一定的温度下，用适当的萃取溶剂（水或其他）萃取样品中的环氧乙烷，用顶空气相色谱法根据沸点和极性的差异分离测定环氧乙烷，并对其进行定性或定量测定。

4. 检测方法 用适当的溶剂（水或其他溶剂）制备定量用标准品溶液，备用。

按各标准规定的方法取适量样品，剪碎混匀，浸于定量浸提溶剂中（水或其他溶剂），37℃浸提1h以上或室温放置24h，制成供试品液，备用。

精密量取一定体积的标准品溶液和供试品液，分别置气相色谱仪的顶空进样瓶中，设定适当的加热温度（通常为60℃）和加热时间（通常为15～30min）加热后，分别精密吸取顶空气体1ml进样测定，按外标法、内标法（常以二氯甲烷为内标物质，按二氯甲烷与环氧乙烷1∶1的比例加入，测试）或标准加入法（精密称取3份以上的等量样品，各加入一份空白溶液和限量要求限度的系列浓度标准溶液，绘制标准曲线，以标准曲线延长线与坐标X轴的交点推算样品中环氧乙烷的残留量）计算，三种方法的相关系数均应大于0.99。测定过程中，通常采用两份样品平行，当两份样品为1份合格，1份不合格时，应另取两份样品复检。

5. 允许限度的确定 根据医疗器械与人体的接触情况，并参照医疗器械生物学安全性评价的有关要求制定，具体详见各品种项下的有关规定。

七、渗透压摩尔浓度

溶液的渗透压是溶液的依数性之一，在涉及溶质的扩散或通过生物膜的液体转运等各种生物过程中，渗透压起着非常重要的作用。溶液的渗透压通常以渗透压摩尔浓度来表示，反映的是溶液中各种溶质对溶液渗透压贡献的总和，通常以每千克溶剂中溶质的毫渗透压摩尔浓度（mOsmol/kg）来表示。直接进入人体血液的各种医疗器械营养液（如眼部护理液）等均应与血液等渗，以防止细胞变性、溶血等不良反应的发生。

1. 适用范围 直接接触人眼的接触镜护理产品的原液或使用液等。

2. 检验依据 《中国药典》(2010 年版二部) 附录Ⅸ“渗透压摩尔浓度测定法”。

3. 测定原理 通常采用测量溶液的冰点下降来间接测定其渗透压摩尔浓度。在理想的稀溶液中，冰点下降符合 $\Delta T_f = K_f$ m 的关系，式中，ΔT_f 为冰点下降，K_f 为冰点下降常数（当水为溶剂时为1.86），m 为重量摩尔浓度。而渗透压符合 $P_0 = K_0 m$ 的关系。式中，P_0 为渗透压，K_0 为渗透压常数，m 为溶液的重量摩尔浓度。式中的 m 等同，故可用冰点下降法测定溶液的渗透压摩尔浓度。

4. 检测方法 取基准氯化钠试剂，于 500~650℃干燥 40~50min，置干燥器中放冷至室温。按表 5-2-4 制备渗透压测定用标准溶液，选择表中两种标准溶液（供试品溶液的渗透压摩尔浓度应介于两者之间）对渗透压摩尔浓度测定仪进行校准，同时用新沸放冷的水调节仪器零点。

表 5-2-4 渗透压摩尔浓度测定仪校正用标准溶液

每 1kg 水中氯化钠的重量（g）	毫渗透压摩尔浓度（mOsmol/kg）	冰点下降温度 ΔT（℃）
3.087	100	0.186
6.260	200	0.372
9.463	300	0.558
12.684	400	0.744
15.916	500	0.930
19.147	600	1.116
22.380	700	1.302

另取样品原液或稀释液（原液渗透压摩尔浓度大于 700mOsmol/kg 时，需将原液稀释至表 5-2-4 的测定范围内），用校准好的渗透压摩尔浓度测定仪测定，即得。

5. 允许限度的确定 通常待测样品的渗透压摩尔浓度应与血液的渗透压摩尔浓度等渗或接近等渗，具体可参照各品种项下的有关规定。

八、醇溶出物

醇溶出物反映聚氯乙烯（PVC）材料制成的各种软袋式塑料容器中增塑剂邻苯二甲酸二（2-乙基）己酯（DEHP）含量的多少。因增塑剂等通常具有雌激素样副作用，故应制定适当的限度。

1. 适用范围 PVC 材料制成的袋式塑料容器（通常用于血液及营养液贮存）。

2. 检验依据 GB/T 14232-2004 附录 A.4.10 醇溶出物（DEHP）测定。

《中国药典》(2010 年版二部) 附录Ⅳ A“紫外-可见分光光度法”。

3. 测定原理 DEHP 不溶于水，可溶于乙醇等有机溶剂，故用乙醇提取，因 DEHP 在 272nm 波长处有最大吸收，故以 272nm 为测定波长。

4. 检测方法 将加热到 37℃的浸提溶剂（密度为 0.9373~0.9378g/ml 的乙醇-水混合物）通过空塑料袋的采样管注入塑料容器内，溶剂体积至公称容积的一半，排尽袋内空气，封住采样管，水平浸入 37℃水浴中 60min 后，取出塑料容器轻轻倒转 10

次，取内装液，备用。

取邻苯二甲酸二（2－乙基）己酯（DEHP）适量，用乙醇溶解制成1g/100ml的溶液，再用浸提溶剂稀释制成浓度分别为1mg/100ml、2mg/100ml、5mg/100ml、10mg/100ml、20mg/100ml的系列标准溶液，备用。

在272nm波长下，用浸提溶剂为参照液，分别测定系列浓度DEHP标准溶液的吸光度，并绘制吸光度－DEHP浓度标准曲线，同时测定样品液的吸光度，以标准曲线计算样品中DEHP的含量。

5. 允许限度的确定 根据医疗器械与人体的接触情况，并参照医疗器械生物学安全性评价的有关要求制定，一般为不超过5mg/100ml，具体详见各品种项下的有关规定。

九、醚中可溶物

醚中可溶物反映脱脂类医用卫生材料的脱脂程度。

1. 适用范围 脱脂类医用卫生材料，如医用脱脂棉、脱脂棉纱布、脱脂棉粘胶混纺纱布等。

2. 检验依据 GB/T 19084－2003《普通脱脂纱布口罩》，YY 0331－2006《脱脂棉纱布、脱脂棉粘胶混纺纱布的性能要求和试验方法》，YY 0330－2002《医用脱脂棉》。

3. 测定原理 用乙醚提取水不溶性的脂类物质，干燥后称定残渣重量，计算卫生材料脱脂是否彻底。

4. 检测方法及限度 取本品5g，置250ml索氏提取器中，用乙醚150ml连续提取4h，每1h虹吸回流不少于4次，将提取液蒸干，105℃干燥至恒重，称定其质量，按如下公式计算，遗留残渣应不大于0.50%。

$$X = (W_2 - W_1) / W \times 100\%$$

式中，X为醚中可溶物（%）；W_1为蒸发皿质量（g）；W_2为蒸发皿质量＋油脂质量（g）；W为样品质量（g）。

十、其他（有效成分含量、高分子材料降解产物等）

部分医疗器械中的有效成分需测定含量，如石膏绷带中的有效成分半水石膏（$CaSO_4 \cdot 1/2H_2O$）的含量应不少于标示含量的88%（标准号：YY/T 1118－2001；EDTA－二钠络合滴定法）。

由高分子材料聚氯乙烯、聚氯丙烯等制成的医疗器械，需对聚合物单体氯乙烯、氯丙烯等进行控制，具体可参照各品种项下的有关规定，均应符合规定。

十一、仪器分析检验方法

（一）紫外－可见分光光度法

1. 概述 紫外－可见分光光度法是通过被测物质在紫外－可见光区的特定波长处或特定波长范围内光的吸光度，对该物质进行定性和定量的方法。该法常用于医疗器械及其浸提液的鉴别、杂质检查和含量测定。

定量分析通常选择物质的最大吸收波长处测定吸光度，然后用对照品法或吸收系数法计算被测物质的含量，多用于医疗器材中主成分的含量测定；吸收峰波长或吸光度比值可用于已知物的定性鉴别；当主成分在紫外－可见光区无吸收，而杂质有较强吸收时，尚可用该法进行样品浸提液中的杂质检查。

2. 原理 化合物的分子结构中含有的共轭体系（共轭双键等）、芳香环或发色基团等，可在紫外光区（190～400nm）或可见光区（400～900nm）产生吸收。其吸收特征复合朗伯－比尔（Lambert－Beer）定律，即：

$$A = \lg \frac{1}{T} = Ecl$$

式中，A 为吸光度；T 为透光率；E 为吸收系数；如溶液浓度（c）为 1%（g/ml），光路长度（l）为 1cm，相应的吸收系数为百分比吸收系数，以 $E_{1cm}^{1\%}$ 表示。如溶液浓度（c）为摩尔浓度（mol/L），光路长度（l）为 1cm，相应的吸收系数为摩尔吸收系数，以 ε 表示。

3. 测定方法 测定时，除另有规定外，以配制供试品溶液的同批溶剂为空白对照，采用 1cm 的石英吸收池，在规定的吸收峰波长 ±2nm 以内测试几个点的吸光度，以核对供试品的吸收峰波长位置是否正确，除另有规定外，吸收峰波长应在该品种项下规定的波长 ±2nm 以内；否则应考虑该试样的真伪、纯度以及仪器波长的准确度，并以吸光度最大的波长作为测定波长。一般供试品溶液的吸光度读数，以在 0.3～0.7 之间的误差较小。仪器的狭缝波带宽度应小于供试品吸收带的半宽度，否则测得的吸光度会偏低；狭缝宽度的选择，应以减小狭缝宽度时供试品的吸光度不再增加为准，由于吸收池和溶剂本身可能有空白吸收，因此测定供试品的吸光度后应减去空白读数，再计算含量。

当溶液的 pH 对测定结果有影响时，应将供试品溶液和对照品溶液的 pH 值调成一致。

（1）鉴别和检查 按各品种项下的方法进行。测定供试品在规定波长处或规定波长范围内的最大及最小吸收，或最大吸收峰值，或最大吸收与最小吸收的比值，吸收系数等，均应符合规定。

（2）含量测定

①对照品比较法 按各品种项下方法，分别配制供试品溶液和对照品溶液，对照品溶液中所含被测成分的量应为供试品溶液中被测成分标示量的 100% ±10%，用统一溶剂，在规定的波长测定供试品溶液和对照品溶液的吸光度。或配制标准系列浓度，得回归方程（除另有规定外，相关系数应大于 0.990），计算样品浓度。

②吸收系数法 按各品种项下的方法配制供试品溶液，在规定的波长处测定其吸光度，再以该品种在规定条件下的吸收系数计算含量，吸收系数通常应大于 100，并应注意仪器的校正和检定。

③动力学法 以对照品配制系列浓度，在规定波长下测定并绘制不同浓度随时间变化的吸光度曲线，得规定时间的浓度－斜率（或规定吸光度的浓度－时间）回归方程，计算样品含量。

④比色法 供试品溶液中加入显色剂后测定吸光度，以测定其含量的方法为比色法。

用比色法测定时，应取数份梯度量的对照品溶液，用溶剂补充至同一体积，显色后，以相应试剂为空白，在各品种规定的波长处测定各份溶液的吸光度，以吸光度为纵坐标，浓度为横坐标绘制标准曲线，再根据供试品的吸光度在标准曲线上查得其相应的浓度，并求出含量。

也可取对照品溶液与供试品溶液同时操作，显色后，以相应的试剂为空白，在各品种规定的波长处测定对照品溶液和供试品溶液的吸光度，计算出供试品溶液的浓度。

除另有规定外，比色法所用空白系指用同体积的溶剂代替对照品或供试品溶液，然后依次加入等量的相应试剂，并用同法处理制得。

（二）原子吸收分光光度法

1. 概述 原子吸收分光光度法的测量对象为呈原子状态的金属元素和部分非金属元素，医疗器械中常用原子吸收分光光度法测定特定种类的重金属残留量或含量。

原子吸收分光光度仪通常由光源、原子化器、单色器和检测器等部件组成。光源通常用待测元素作为阴极的空心阴级灯，原子化器由雾化器及燃烧灯头组成。燃烧火焰由不同种类的气体混合物产生，常用空气 - 乙炔火焰。仪器某些工作条件（如波长、狭缝、光源灯电流、火焰类型、火焰状态）的变化可影响灵敏度、稳定程度和干扰情况，应按各品种项下的规定选用。

2. 原理 由待测元素灯发出的特征谱线通过供试品蒸气时，被蒸气中待测元素的基态原子所吸收，吸收遵循朗伯 - 比尔（Lambert - Beer）定律，通过测定辐射光强度减弱的程度可求出供试品中待测元素的含量。通常借比较标准品和供试品的吸光度，可求得供试品中待测元素的含量。

3. 测定方法 按各品种项下要求的方法制备供试品溶液，备用。

（1）含量测定 第一法（标准曲线法）：在仪器推荐的浓度范围内，制备含待测元素的标准溶液至少 3 份，浓度依次递增，并分别加入供试品溶液配制中的相应试剂。除另有规定外，一般用去离子水制成水溶液。将仪器按规定启动后，先将去离子水喷入火焰，调读数为零，再将最浓的标准溶液喷入火焰，调节仪器至近满量程的读数；然后依次喷入每一标准溶液，读数。每喷完 1 份溶液后，均用去离子水喷入火焰冲洗灯头并调零。取每一浓度 3 次读数的平均值，与相应浓度作标准曲线。

按各品种项下的规定制备供试品溶液，使待测元素的估计浓度在标准曲线浓度范围内，将供试品溶液喷入火焰，取 3 次读数的平均值，从标准曲线上查得相应的浓度，计算元素的含量。

第二法（标准加入法）：取同体积按各品种项下规定制备的供试品溶液 4 份，分别加至 4 个同体积的量瓶中，除（1）号量瓶外，其他（2）、（3）、（4）号量瓶分别再准确加入比例量的待测元素标准液，均用去离子水稀释至刻度，形成标准液加入量从零开始递增的一系列溶液。按上述标准曲线法自“将仪器按规定启动后”操作，并依法将溶液喷入火焰，读数；将读数与相应的待测元素加入量作图，延长此直线至与含量轴的延长线相交，此交点与原点间的距离即相当于供试品溶液取用量中待测元素的含量，再以此计算供试品中待测元素的含量。

（2）杂质检查 取供试品，按各品种项下的规定，制备供试品溶液；另取等量的供试品，加入限度量的待测元素溶液，制备成对照溶液。照上述标准曲线法自“将仪器按规定启动后”操作，并将对照溶液喷入火焰，调节仪器使具合适的读数（a）；在相同的操作条件下喷入供试品溶液，读数（b）；b 值应小于（$a-b$）。

（三）红外分光光度法

1. 概述 红外分光光度法（红外光谱）又称分子振动转动光谱，属分子吸收光谱。样品受到频率连续变化的红外光照射时，分子吸收其中一些频率的辐射，分子振动或转动引起偶极矩的净变化，使振－转能级从基态跃迁到激发态，记录透过率（$T\%$）对波数或波长的曲线，即红外光谱一般用 $T-\lambda$ 曲线或 T－波数曲线表示。纵坐标为百分透射比 $T\%$，横坐标是波长 λ（单位为 μm），或波数（单位为 cm^{-1}）。红外光谱中吸收峰的位置和强度取决于分子中各基团的振动形式和所处的化学环境。因此，红外分光光度法常用于化合物中特征官能团的定性分析及有机化合物结构分析。

红外分光光度仪通常由光源、吸收池、单色器、检测器等部件组成。光源常用能斯特灯和硅碳棒，红外吸收池使用可透过红外的材料制成窗片，不同的样品状态（固、液、气态）使用不同的样品池，固态样品可与晶体混合压片制成。由于玻璃、石英等对红外光均有吸收，因此红外光谱吸收池窗口，一般用一些盐类的单晶制作。单色器色散元件常用复制的闪耀光栅。检测器常用热电偶（最常用）、测热辐射计、热释电检测器和碲镉汞检测器等。

2. 原理 红外光谱中吸收峰的强度可以用吸光度（A）或透过率 $T\%$ 表示。峰的强度同样遵循朗伯－比尔（Lambert－Beer）定律。吸光度与透过率关系为

$$A = \lg \frac{1}{T} = Ecl$$

因此，在红外光谱中“谷”越深（$T\%$ 小），吸光度越大，吸收强度越强。

3. 测定方法

（1）气体样品 气体样品在气体池中进行测定的，先把气体池中的空气抽掉，然后注入被测气体进行光谱测定。

（2）液体样品 测定液体样品时，使用液体池，常用的为可拆卸池，即将样品直接滴于两块盐片之间，形成液体毛细薄膜（液膜法）进行测定，对于某些吸收很强的液体试样，需用溶剂配成浓度较低的溶液再滴入液体池中测定，选择溶剂时要注意溶剂对溶质有较大的溶解度，溶剂在较大波长范围内无吸收，不腐蚀液体池的盐片，对溶质不发生反应等，常用的溶剂为二硫化碳、四氯化碳、三氯甲烷、环己烷等。

（3）固体样品

①压片法 把 1～2mg 固体样品放在玛瑙研钵中研细，加入 100～200mg 磨细干燥的碱金属卤化物（多用 KBr）粉末，混合均匀后，加入压模内，在压片机上边抽真空边加压，制成厚约 1mm、直径约为 10mm 左右的透明片子，然后进行测定。

②糊法 将固体样品研成细末，与糊剂（液体石蜡油）混合成糊状，然后夹在两窗片之间进行测定，用石蜡作糊剂不能用来测定饱和碳氢键的吸收情况，可以采用六氯丁二烯代替石蜡油作糊剂。

③薄膜法 将固体样品制成薄膜来测定，薄膜的制备有两种：一种是直接将样品放在盐窗上加热，熔融样品涂成薄膜；另一种是先把样品溶于挥发性溶剂中制成溶液，然后滴在盐片上，待溶剂挥发后，样品遗留在盐片上而形成薄膜。

(四)气相色谱法

1. 概述 气相色谱法系采用气体为流动相(载气),以吸附剂、高分子多孔微球或涂有固定液的载体为固定相的色谱分析方法。物质或其衍生物气化后,被载气带入色谱柱进行分离,各组分先后进入检测器,用记录仪、积分仪或数据处理系统记录色谱信号。

气相色谱仪通常由气路系统、进样系统、分离系统(色谱柱)、温控系统、数据记录系统组成。分析样品时,组分首先在加温状态下气化,然后在固定相与载气间进行分离,随后进入检测器检测,最后数据处理系统记录并计算。

医疗器械检验中,气相色谱法主要用于残留物质分析,如环氧乙烷残留量、氯乙烯单体含量等。

2. 原理 不同物质在流动相和固定相间具有不同的分配系数,当两相作相对运动时,试样中的各组分在两相中经反复多次分配,使得原来分配系数只有微小差别的各组分产生很大的分离效果,从而将各组分分离开来,然后进入检测器对各组分进行鉴定。

3. 测定方法

(1)内标法加校正因子测定法 按各品种项下的规定,精密称(量)取对照品和内标物质,分别配成溶液,精密量取各溶液,配成校正因子测定用的对照溶液。取一定量注入仪器,记录色谱图。测量对照品和内标物质的峰面积或峰高,按下式计算校正因子。

$$\text{校正因子}(f)=\frac{A_S/C_S}{A_R/C_R} \qquad (5-3-1)$$

式中,A_S 为内标物质的峰面积或峰高;A_R 为对照品的峰面积或峰高;C_S 为内标物质的浓度;C_R 为对照品的浓度。

再取各品种项下含有内标物质的供试品溶液,注入仪器,记录色谱图,测量供试品中待测成分(或其杂质)和内标物质的峰面积或峰高,按下式计算含量。

$$\text{含量}(C_X)=f\times\frac{A_X}{A_S/C_S} \qquad (5-3-2)$$

式中,A_X 为供试品(或其杂质)峰面积或峰高;C_X 为供试品(或其杂质)的浓度;f、A_S、C_S 的意义同式5-3-1。

当配制校正因子测定用的对照溶液和含有内标物质的供试品溶液使用同一份内标物质溶液时,则配制内标物质溶液不必精密称(量)取。

(2)外标法 按各品种项下的规定,精密称(量)取对照品和供试品,配制成溶液,分别精密取一定量,注入仪器,记录色谱图,测量对照品和供试品待测成分的峰面积(或峰高),按下式计算含量。

$$\text{含量}(C_X)=C_R\times\frac{A_X}{A_R}$$

式中,各符号意义同式5-3-1,式5-3-2。

(3)加校正因子的主成分自身对照法 测定杂质含量时,可采用加校正因子的主成分自身对照法。按各品种项下的规定，精密称（量）取杂质对照品和待测成分对照品各适量，配制测定杂质校正因子的溶液，进样，记录色谱图，按上述（1）法计算校正因子。

测定时，按各品种项下规定的限度，将供试品溶液稀释成与限度要求相当的溶液作为对照溶液，进样，调节仪器灵敏度（以噪声水平可接受为限）或进样量（以柱子不过载为限），使对照溶液的主成分色谱峰高为满量程的10%～25%或峰面积能准确积分（通常条件下为满量程峰积分值的10%）。然后，取供试品溶液和对照品溶液适量，分别进样，供试品溶液的记录时间除另有规定外，应为主成分保留时间的若干倍，测量供试品溶液色谱图上各杂质的峰面积，分别乘以相应的校正因子后与对照溶液主成分的峰面积比较，依法计算各杂质含量。

（4）不加校正因子的主成分自身对照法　无杂质对照品时，可采用不加校正因子的主成分自身对照法。同上述（3）法配制对照溶液并调节仪器灵敏度后，取供试品溶液和对照溶液适量，分别进样，前者的记录时间除另有规定外，应为主成分保留时间的若干倍，测量供试品溶液色谱图上各杂质的峰面积并与对照溶液主成分的峰面积比较，计算杂质含量。

若供试品所含的部分杂质未与溶剂峰完全分离，则按规定先记录供试品溶液的色谱图Ⅰ，再记录等体积纯溶剂的色谱图Ⅱ。色谱图Ⅰ上杂质峰的总面积（包括溶剂峰），减去色谱图Ⅱ上的溶剂峰面积，即为总杂质峰的校正面积，然后依法计算。

（5）面积归一化法　由于峰面积归一化法测定误差大，因此，本法通常只能用于粗略考察供试品中的杂质含量。除另有规定外，一般不宜用于微量杂质的检查。方法是测量各杂质峰的面积和色谱图上除溶剂峰以外的总色谱峰面积，计算各峰面积占总峰面积的百分率，即得。

（五）高效液相色谱法

1. 概述　高效液相色谱法（HPLC法）是采用高压输液泵将具有不同极性的单一溶剂或不同比例的混合溶剂、缓冲液等流动相泵入装有固定相的色谱柱，经进样阀注入供试品，由流动相带入柱内，在柱内各成分被分离后，依次进入检测器，色谱信号由记录仪或积分仪记录。高效液相色谱法可用于测定某些医疗器械材料中特定组分的含量。

高效液相色谱系统一般由输液泵、进样器、色谱柱、检测器、数据记录及处理装置等组成。其中输液泵、色谱柱、检测器是关键部件。

2. 原理　当液体流动相中携带的混合物流过固定相时，就会和固定相发生作用（力的作用）。不同物质在液体流动相和固定相间具有不同的分配系数，当两相作相对运动时，试样中的各组分在两相中经反复多次分配，使得原来分配系数只有微小差别的各组分产生很大的分离效果，由于混合物中各组分在性质和结构上有差异，与固定相发生作用的大小也有差异。因此在同一推动力作用下，不同组分在固定相中的滞留时间有长有短，从而按先后不同的次序从固定相中流出而进行分离分析。

3. 测定方法　同气相色谱法。

十二、常见医疗器械的化学性能要求

常见医疗器械的化学性能要求见表5-2-5。

表5-2-5 常见医疗器械的化学性能要求

序号	名称	依据标准	化学性能及要求	要求
1	一次性使用输液器	GB 8368-2005	还原物质（易氧化物）	与等体积的同批空白对照液相比，0.002mol/L的高锰酸钾溶液消耗量之差应≤2ml
			金属离子	钡、铬、铜、铅、锡的总含量不应超过1μg/ml，镉的含量应不超过0.1μg/ml
			酸碱度滴定	使指示剂颜色变灰色所需的任何一种标准溶液应不超过1ml
			蒸发残渣	应不超过5mg
			浸提液紫外吸光度	浸提液的吸光度应不大于0.1
			环氧乙烷残留量	应不大于0.5mg
2	一次性使用输血器	GB 8369-2005	还原物质（易氧化物）	与等体积的同批空白对照液相比，0.002mol/L的高锰酸钾溶液消耗量之差应≤2ml
			金属离子	钡、铬、铜、铅、锡的总含量不应超过1μg/ml。镉的含量应不超过0.1 μg/ml
			酸碱度滴定	使指示剂颜色变灰色所需的任何一种标准溶液应不超过1ml
			蒸发残渣	应不超过5mg
			浸提液紫外吸光度	浸提液的吸光度应不大于0.1
			环氧乙烷残留量	应不大于0.5mg
3	一次性使用无菌注射器	GB 15810-2001	可萃取金属含量	铅、锌、锡、铁：≤5μg/ml 镉：≤0.1μg/ml
			酸碱度	与空白对照液pH之差≤1.0
			易氧化物	与等体积的同批空白对照液相比，0.002mol/L的高锰酸钾溶液消耗量之差应≤0.5ml
			环氧乙烷残留量	≤10μg/g
4	一次性使用无菌注射针	GB 15811-2001	耐腐蚀性	应无腐蚀
			可萃取金属含量	可萃取金属总含量≤5μg/ml，镉：≤0.1μg/ml
			酸碱度	与空白对照液pH之差≤1.0
5	一次性使用静脉输液针	GB 18671-2009	还原物质	与等体积的同批空白对照液相比，0.002mol/L的高锰酸钾溶液消耗量之差应≤2ml
			金属离子	钡、铬、铜、铅、镉总含量≤1μg/ml，镉：≤0.1μg/ml
			酸碱度	使指示剂颜色变灰所需的任何一种标准溶液不超过1ml
			蒸发残渣	≤2mg
			紫外吸光度	≤0.1

续表

序号	名称	依据标准	化学性能及要求	要求
6	一次性使用血路产品	GB 19335 - 2003	色泽	检验液无色透明
			还原物质	与等体积的同批空白对照液相比，0.002mol/L的高锰酸钾溶液消耗量之差应≤2ml
			金属离子	钡、铬、铜、铅、镉总含量≤1μg/ml，镉：≤0.1μg/ml
			酸碱度	与空白对照液 pH 之差≤1.5
			蒸发残渣	50ml 检验液中，不挥发物总重量≤2mg
			紫外吸光度	250~320nm 范围内不大于 0.1
			环氧乙烷残留量	符合产品标准要求
7	一次性使用采血器	YY 0115 - 1993	还原物质	20ml 溶出液与同量空白对照液相比，0.02mol/L的高锰酸钾溶液消耗量之差应≤1.5ml
			重金属	溶出液颜色不超过空白对照液颜色
			酸碱度	与空白对照液 pH 之差≤1.5
			不挥发物	100ml 检验液中，不挥发物总重量≤2mg
			氯化物	3μg/ml
8	一次性使用无菌注射器用活塞	YY 0243 - 2003	可萃取金属含量	铅、锌、锡、铁金属总含量≤5μg/ml，镉：≤0.1μg/ml
			酸碱度	与空白对照液 pH 之差≤1.0
			易氧化物	20ml 溶出液与同量空白对照液相比，0.002mol/L 的高锰酸钾溶液消耗量之差应≤0.4ml
9	一次性使用无菌血管内导管	YY 0285.1 - 2004	耐腐蚀性	应无腐蚀
10	一次性使用麻醉穿刺包	YY 0321.1 - 2009	还原物质	与等体积的同批空白对照液相比，0.002mol/L 的高锰酸钾溶液消耗量之差应≤2ml
			金属离子	镉：≤0.1μg/ml
			酸碱度	与空白对照液 pH 之差≤0.1
			环氧乙烷残留量	每包内与药液接触的器械总残留量≤0.5g，包内的辅料残留量≤250μg/g
11	一次性使用麻醉用针	YY 0321.2 - 2009	耐腐蚀性	不得有腐蚀的痕迹
			金属离子	镉：≤0.1μg/ml
			酸碱度	与空白对照液 pH 之差≤0.1
			环氧乙烷残留量	≤10mg
12	一次性使用麻醉用过滤器	YY 0321.3 - 2009	还原物质	与等体积的同批空白对照液相比，0.002mol/L的高锰酸钾溶液消耗量之差应≤2ml
			金属离子	镉：≤0.1μg/ml
			酸碱度	与空白对照液 pH 之差≤0.1
			环氧乙烷残留量	≤0.1mg

续表

序号	名称	依据标准	化学性能及要求	要求
13	一次性使用无菌导尿管	YY 0325－2002	环氧乙烷残留量	≤10μg/g
14	一次性使用紫外线透疗血液容器	YY 0327－2002	还原物质	与等体积的同批空白对照液相比，0.002mol/L的高锰酸钾溶液消耗量之差应≤2ml
			金属离子	钡、铬、铜、铅、锡总含量≤1μg/ml，镉：≤0.1μg/ml
			酸碱度	与空白对照液pH之差≤0.1
			蒸发残渣	50ml检验液中，不挥发物总重量≤2mg
			紫外吸光度	230～360nm范围内不大于0.3
			环氧乙烷残留量	≤0.5mg
			色泽	检验液应无色透明
15	一次性使用机用采血器	YY 0328－2002	还原物质	与等体积的同批空白对照液相比，0.002mol/L的高锰酸钾溶液消耗量之差应≤2ml
			金属离子	钡、铬、铜、铅、锡总含量≤1μg/ml，镉：≤0.1μg/ml
			酸碱度	与空白对照液pH之差≤1.5
			蒸发残渣	≤2mg
			紫外吸光度	250～320nm范围内不大于0.1
			环氧乙烷残留量	≤0.5mg
16	一次性使用去白细胞滤器	YY 0329－2009	还原物质	与等体积的同批空白对照液相比，0.002mol/L的高锰酸钾溶液消耗量之差应≤2ml
			金属离子	钡、铬、铜、铅、锡总含量≤1μg/ml，镉：≤0.1μg/ml
			酸碱度	与空白对照液pH之差≤1.5
			蒸发残渣	50ml检验液中，不挥发物总重量≤2mg
			紫外吸光度	250～320nm范围内不大于0.3
			环氧乙烷残留量	每只去白细胞滤器≤1mg
17	一次性使用输注泵	YY 0451－2003	还原物质	与等体积的同批空白对照液相比，0.002mol/L的高锰酸钾溶液消耗量之差应≤2ml
			金属离子	镉：≤0.1μg/ml
			酸碱度	与空白对照液pH之差≤1.5
			蒸发残渣	≤2mg
			紫外吸光度	250～320nm范围内不大于0.3
			环氧乙烷残留量	≤10μg/g

续表

序号	名称	依据标准	化学性能及要求	要求
18	一次性使用血液灌流器	YY 0464－2009	还原物质	20ml 检验液与等体积的同批空白对照液相比，0.002mol/L 的高锰酸钾溶液消耗量之差应≤2ml
			金属离子	钡、铬、铜、铅、锡总含量≤1μg/ml，镉：≤0.1μg/ml
			酸碱度	与空白对照液 pH 之差≤1.5
			蒸发残渣	50ml 检验液中，不挥发物总重量≤2mg
			紫外吸光度	≤0.1
19	一次性使用空心纤维血浆分离器	YY 0465－2009	还原物质	20ml 检验液与等体积的同批空白对照液相比，0.002mol/L 的高锰酸钾溶液消耗量之差应≤2ml
			金属离子	钡、铬、铜、铅、锡总含量≤1μg/ml，镉：≤0.1μg/ml
			酸碱度	与空白对照液 pH 之差≤1.5
			蒸发残渣	50ml 检验液中，不挥发物总重量≤2mg
			紫外吸光度	≤0.1
			环氧乙烷残留量	≤10μg/g
20	一次性使用无菌胰岛素注射器	YY 0497－2005	可萃取金属含量	铅、锌、锡、铁：≤5μg/ml 镉：≤0.1μg/ml
			酸碱度	与空白对照液 pH 之差≤1.0
			易氧化物	与等体积的同批空白对照液相比，0.002mol/L 的高锰酸钾溶液消耗量之差应≤0.5ml
			环氧乙烷残留量	≤10μg/g
21	一次性使用无菌牙科注射针	YY 0587－2005	可萃取金属含量	总金属含量：≤5μg/ml 镉：≤0.15μg/ml
			酸碱度	与空白对照液 pH 之差≤1.0
22	一次性使用静脉营养输液袋	YY 0611－2007	还原物质	与等体积的同批空白对照液相比，0.002mol/L 的高锰酸钾溶液消耗量之差应≤2ml
			金属离子	钡、铬、铜、铅、锡总含量≤1μg/ml，镉：≤0.1μg/ml
			酸碱度	使指示剂颜色变灰色所需的任何一种标准溶液应不超过 1ml
			蒸发残渣	≤5mg
			紫外吸光度	浸提液的吸光度应不大于 0.1
			环氧乙烷残留量	≤10μg/g
23	输液、输血用硅橡胶管路及弹性件	YY/T 0031－2008	色泽	无色透明
			pH 值变化量	≤1.5
			蒸发残渣	≤0.05mg/ml
			还原物质	＜1.5 ml
			重金属	≤1μg/ml
			紫外吸光度	≤0.3（波长 220nm）

续表

序号	名称	依据标准	化学性能及要求	要求
24	医用镊	YY/T 0295.1－2005	耐腐蚀性	应无腐蚀
25	橡胶输血胶管	GB 4491－2003	澄明度	应无色
			pH 变化值	不超过 1.0
26	人工心脏瓣膜	GB 12279－2008		
27	外科金属植入物	GB 12417－1990	耐腐蚀性能	应无腐蚀
28	传统型血袋	GB 14232.1－2004	灼烧残渣	聚烯烃≤0.5mg/g，含增塑剂的 PVC≤1mg/g
			还原物质	≤1.5ml
			铵离子	≤0.8mg/ml
			氯离子	≤4mg/ml
			金属	Ba、Cr、Cu、Pb 每种不超过 1mg/ml，Sn、Cd 每种不超过 0.1mg/ml，Al 不超过 0.05mg/ml
			重金属	≤2mg/ml
			酸碱度	0.4ml 氢氧化钠溶液，c（NaOH）＝0.01mol/L，0.8ml 盐酸溶液，c（HCl）＝0.01mol/L
			蒸发残渣	5mg 或 50mg/L
			浊度	微乳浊，但不超过参照悬浊液
			色泽	无色
			紫外吸收	在 230～360nm 范围内，公称容量≤100ml 的塑料血袋不超过 0.25，公称容量 100ml 的塑料血袋不超过 0.2
29	制造医疗机械用不锈钢针管	GB 18457－2001	酸碱度	与空白对照液 pH 之差≤1.0
			耐腐蚀性	应无腐蚀
30	骨接合植入物	YY 0017－2008 YY 0018－2008 YY 0119－2002 YY 0120－2002	耐腐蚀性	应无腐蚀
31	医用缝合针	YY 0043－2005	环氧乙烷残留量	≤10μg/g
32	非吸收性外科缝线	YY 0167－2005	环氧乙烷残留量	≤250μg/g
33	可吸收性外科缝线	YY 1116－2002	酸碱度	与空白对照液 pH 之差≤1.5
			重金属	浸出液呈现的颜色应不超过质量浓度为 1μg/ml 的标准对照液的颜色
			脱铬	不得脱铬
			含水量	≤0.05%
			褪色	褪色试验应合格
			环氧乙烷残留量	≤10μg/g

续表

序号	名称	依据标准	化学性能及要求	要求
34	体外循环血路	YY 0267－2008	还原物质	20ml 溶出液与同量空白对照液相比，0.002mol/L 的高锰酸钾溶液消耗量之差应≤2ml
			重金属	钡、铬、铜、铅、锡总含量≤1μg/ml，镉：≤0.1μg/ml
			酸碱度	与空白对照液 pH 之差≤1.5
			蒸发残渣	100ml 检验液中，不挥发物总重量≤2mg
			紫外吸光度	≤0.1
			环氧乙烷残留量	≤10μg/g
			色泽	检验液应无色透明
35	血液净化装置的体外循环血路	YY 0267－2008	还原物质	20ml 溶出液与同量空白对照液相比，0.002mol/L 的高锰酸钾溶液消耗量之差应≤2ml
			重金属	钡、铬、铜、铅、锡总含量≤1μg/ml，镉：≤0.1μg/ml
			酸碱度	与空白对照液 pH 之差≤1.5
			蒸发残渣	100ml 检验液中，不挥发物总重量≤2mg
			紫外吸光度	≤0.1
			环氧乙烷残留量	≤10μg/g
			色泽	检验液应无色透明
36	植入式给药装置	YY 0332－2002	环氧乙烷残留量	≤0.5mg
37	外科纱布敷料通用要求	YY 0594－2006	环氧乙烷残留量	≤10mg/kg
38	医用输液、输血、注射器具用聚乙烯专用料	YY/T 0114－2008	酸碱度	与空白对照液 pH 之差≤1.0
			重金属	≤1.0μg/ml
			镉含量	<0.1μg/ml
			紫外吸光度	≤0.1
39	医用输液、输血、注射器具用聚丙烯专用料	YY/T 0242－2007	酸碱度	与空白对照液 pH 之差≤1.0
			重金属	≤1.0μg/ml
			镉含量	<0.1μg/ml
			紫外吸光度	≤0.08
40	输血（液）吹塑薄膜袋用软聚氯乙烯塑料	GB 15593－1995	还原物质	≤0.3ml/20ml
			酸碱度（与空白对照液 pH 之差）	≤1.0
			不挥发物	≤2.0mg/100ml
			色泽	澄明无色
			重金属	≤0.3μg/ml
			锌	≤0.4μg/ml

续表

序号	名称	依据标准	化学性能及要求	要求
41	输血（液）吹塑薄膜袋用软聚氯乙烯塑料	GB 15593－1995	紫外光吸收（230～360nm）	≤0.3
			醇溶出物	≤10mg/100ml
			灰分	≤1mg/g
			氯乙烯单体	≤1μg/g
42	输血（液）导管用软聚氯乙烯塑料	GB 15593－1995	还原物质	≤0.3ml/20ml
			酸碱度（与空白对照液 pH 之差）	≤1.0
			不挥发物	≤2.0mg/100ml
			色泽	澄明无色
			重金属	≤0.3μg/ml
			锌	≤0.4μg/ml
			紫外光吸收（230～360nm）	≤0.3
			灰分	≤1mg/g
			氯乙烯单体	≤1μg/g
43	输血（液）滴管用软聚氯乙烯塑料	GB 15593－1995	还原物质	≤0.3ml/20ml
			酸碱度（与空白对照液 pH 之差）	≤1.0
			不挥发物	≤2.0mg/100ml
			色泽	澄明无色
			重金属	≤0.3μg/ml
			锌	≤0.4μg/ml
			紫外光吸收（230～360nm）	≤0.3
			灰分	≤1mg/g
			氯乙烯单体	≤1μg/g
44	普通脱脂纱布口罩	GB 19084－2003	水中可溶物	不得过0.3%
			酸碱度	加酚酞指示液不得显粉红色，加溴甲酚紫指示液不得显黄色
			淀粉与糊精	加碘试液不得显蓝色或紫色
			醚中可溶物	不得过0.5%
			炽灼残渣	不得过0.3%
			荧光物	只允许显淡棕紫色荧光，除少数分离纤维外，不应显强蓝色荧光

（总后勤部卫生部药品仪器检验所　武向锋　吴建刚　魏王越）

思考题

1. 易氧化物的危害是什么？常用的测定方法有哪些？

2. 重金属测定常用的方法有哪些？测定原理分别是什么？

3. 酸碱度（或 pH 值）测定常用的方法有哪些？

4. 抗腐蚀性能测定常用的方法有哪些？

5. 光谱法测定时通常遵循什么规律？紫外－可见分光光度法、原子吸收分光光度法、红外分光光度法测定常用的方法分别有哪些？

6. 色谱法测定的原理是什么？常用测定方法有哪些？

第六章

医疗器械生物学评价

第一节　医疗器械生物学评价总体要求

学习要点

掌握医疗器械生物学评价和生物学试验的基本概念，医疗器械生物学评价的基本原则，开展生物学评价的正确方法和程序。

了解各项生物学试验的基本内容。

一、医疗器械生物学评价的基本原则

实施 GB/T 16886.1－2011《医疗器械生物学评价　第1部分：风险管理过程中的评价与试验》，首先是期望达到提高生物学评价中评价效率和水平，降低生物学评价成本（保护患者的利益和安全），其次是降低动物消耗（保护动物）之目的。以下归纳的十项原则都是基于以上目的提出的。

1. 按程序开展生物学评价　当进行生物学评价时，应按照 GB/T 16886.1－2011 中给出的程序开展生物学评价。

这一程序是该标准编制者在生物学评价基本原则指导下设计的。因此，按标准给出程序开展生物学评价能有效保护动物，降低评价成本和提高评价效率。

医疗器械评价分为首次评价和重新评价。首次评价是指医疗器械上市之前的评价。重新评价则是在医疗器械上市后的有些情况发生时需要开展的评价。在下列情况下需要考虑重新进行生物学评价：①制造产品所用材料来源或技术条件改变时；②产品配方、工艺、初级包装或灭菌改变时；③涉及贮存的制造商使用说明书或要求的任何改变，如贮存期和（或）运输改变时；④产品预期用途改变时；⑤有证据表明产品用于人体后出现了不良反应时。

2. 对医疗器械最终产品进行评价　医疗器械的生物安全性是医疗器械诸多性能中的一个方面，除此之外，还包括化学性能、毒理学性能、物理学性能、电学性能、形态学性能、力学性能和其他性能。和其他性能一样，医疗器械的生物学评价应优先考虑在经受过各种加工过程的最终产品上进行，以使评价最大程度地反映临床实际。

GB/T 16886.1－2011 中对医疗器械最终产品给出的定义是：由制造商技术规范或标签中明确的“使用”状态的医疗器械。

对于一般医疗器械而言，出厂的产品就是处于“使用状态”。但也有例外，对于特

殊材料类器械，成品还不能算是处于“使用状态”。比如像骨水泥，以两种组分包装在一起供应给医院。临用前，医生将两个组分按比例进行调和均匀，然后将调和后的骨水泥置于患者骨病变部位使其固化（原位固化）。像这样固化前后两种状态才是材料类器械的“使用状态”。GB/T 16886.1－2011 中规定，如果一个器械在使用寿命期间发生变化，比如在原位发生聚合或生物降解，应分别对器械的不同状态进行评价。

器械的“使用状态”还应考虑灭菌方式以及灭菌残留物质对医疗器械的潜在影响，因此，“使用状态”的器械应该是经最终灭菌的产品。

对“使用状态”的成品进行生物学评价的优点是能更好地模拟临床使用状态，比较适合于需要模拟临床“使用状态”制备浸提液的试验项目。

3. 对医疗器械组成材料进行评价 医疗器械生物学性能主要体现在材料的毒理学性能。组成器械的材料的好与坏，对该器械的生物安全性起到了决定性的作用。

一个器械为了实现其特定的功能，往往由多种不同材料通过一定的“物理结合”组成，有些器械制造商对该器械进行生物学评价时，采用分别对各种组成材料进行评价的方式来评价医疗器械最终产品是安全的。

直接对材料进行评价的优点是能适用于像植入试验这类试验。同时，能利用已有材料的评价数据对采用同种材料的器械开展生物学评价。

应注意：GB/T 16886.1－2011 不要求对医疗器械材料的组分进行生物学评价。

有些试验只能对组成器械的材料进行，这种情况下，如可行，应使材料先经受与器械相同的加工和灭菌过程。

4. 生物学评价应以医疗器械的材料表征为前提 医疗器械生物学评价的第一步是对其材料进行表征。生物学评价的专家在长期实践中总结出，建立在材料定性基础上的生物学评价效果为佳。无论是对医疗器械成品还是对材料进行生物学评价时，都应建立在其组成材料稳定的基础上开展。如果一个产品的组成材料不能保持稳定，生物学评价就没有意义，评价结果不能代表器械用于患者的生物安全性。

材料稳定是指：①材料有固定的配方或化学名称；②具有稳定的理化形态，不与邻近材料发生化学反应；③有固定的生产来源，在严格的质量体系控制下并在稳定的生产过程下生产。

显然，器械制造商选择严格经过生物学评价，在主管部门备案并接受其管理的原材料具有更高的生物学安全保证。

对材料进行定性，开展化学分析，在很多情况下可以得到材料中是否含有毒性物质，起到对材料进行筛选的作用。

5. 生物学评价应以器械生产过程稳定为前提 “材料稳定”，并采用了符合生物安全要求的医疗器械原材料，还不能保证产品的生物安全性，但是在医疗器械实际生产过程中，器械制造商可能会在生产过程中使用各种“过程助剂”。如生产线中的润滑剂、注塑过程中使用脱膜剂以及化学灭菌剂的残留等。这些过程助剂如果不能有效去除，其残留可能会对患者带来生物学危害。显然，如果生产过程不稳定，工艺残留得不到有效的控制，生物学评价的结果就不能代表器械用于患者的生物安全性。

生产过程稳定是指：①生产过程中没有引入新的过程助剂；②产品标准或过程文件中没有放松对过程助剂残留的控制水平。

通过工艺改进有效降低过程助剂残留，对生物学评价而言不认为是生产过程不稳定。

6. 生物学试验中优先进行体外试验 如上所述，生物学试验在充分化学定性试验基础上开展。对于有些已经被科学和实践证实的有毒化合物，则可以通过化学分析得出具有生物安全性的结论，从而不必再往下进行生物学试验。

同样，在诸多生物学试验中分为体外试验和体内试验。所谓体外试验，是指那些不直接使用试验动物的试验项目，如细胞毒性和溶血试验等。体内试验则是指要直接使用试验动物模型开展的试验，如植入试验、全身毒性试验等。体外试验一般又称为筛选试验。所谓“筛选试验”，是指可以通过该试验项目确定某一种器械或材料是否具有毒性。如果结果表明有毒性，有些情况下设计者可能会考虑放弃该材料，不再继续开展其他生物学试验，避免不必要的试验动物的浪费；当筛选试验认定的“问题材料”没有可替代材料时，评价专家可能考虑采用进一步试验。如果一项试验既有体内试验方法，又有体外试验方法，从保护动物的角度考虑，应优先选择体外试验。

7. 动物试验应在临床研究前开展 用试验动物对器械进行各种生物学试验被称之为“临床前研究”。顾名思义，临床前研究是在器械进入临床前开展的研究。只有坚持“动物试验应在临床研究前开展”这一原则，才能使生物学评价起到保护人类的作用，否则是对人类安全的不负责任。

8. 评价和试验人员应根据器械或材料与人体接触类型评价与设计试验方案 开展生物学评价或开展动物学试验的人员应是经培训并有资质的人员。应根据产品与人体接触部位和时间确定器械与人体接触类型。

9. 善待试验动物 试验人员不仅要做到在试验过程中合理地设计试验方案，减少试验动物的数量，还要做到保护好试验动物，尽量减少试验动物的痛苦。处死试验动物时要采用使动物无痛苦的“安乐死”法。形成善待动物就是对人类负责的良好风气，不滥用动物，善待动物。

10. 应利用风险分析对生物学试验结果进行评价 生物学试验的结果，要结合患者使用产品的受益情况对试验数据进行评价。评价专家应认识到，医疗器械的安全是相对的。在评价器械或材料数据的安全性时要考虑：①患者使用器械或材料的健康受益；② 器械或材料的可替代性；③与同类器械或材料的比较；④动物与人类的差异；⑤控制风险对产品成本的增加。

二、医疗器械生物学评价的基本程序

当进行生物学评价时，应按照 GB/T 16886.1 -2011 中给出的程序开展生物学评价。

这一程序是标准编制者在生物学评价基本原则指导下设计的。因此，按该标准给出程序开展生物学评价能有效保护动物、降低评价成本和提高评价效率。

（一）医疗器械生物学评价的程序框图

图 6 -1 -1 是 GB/T 16886. 1 -2011 中给出的医疗器械的生物学评价程序框图。该程序不仅适用于医疗器械或材料生物安全性的首次评价，还适用于重新评价。

由于医疗器械的多样性和特殊性，各医疗器械在按流程图进行生物学评价时，实际产品在流程图中所走的路线是不一致的，应当对所走的路线予以详细说明。

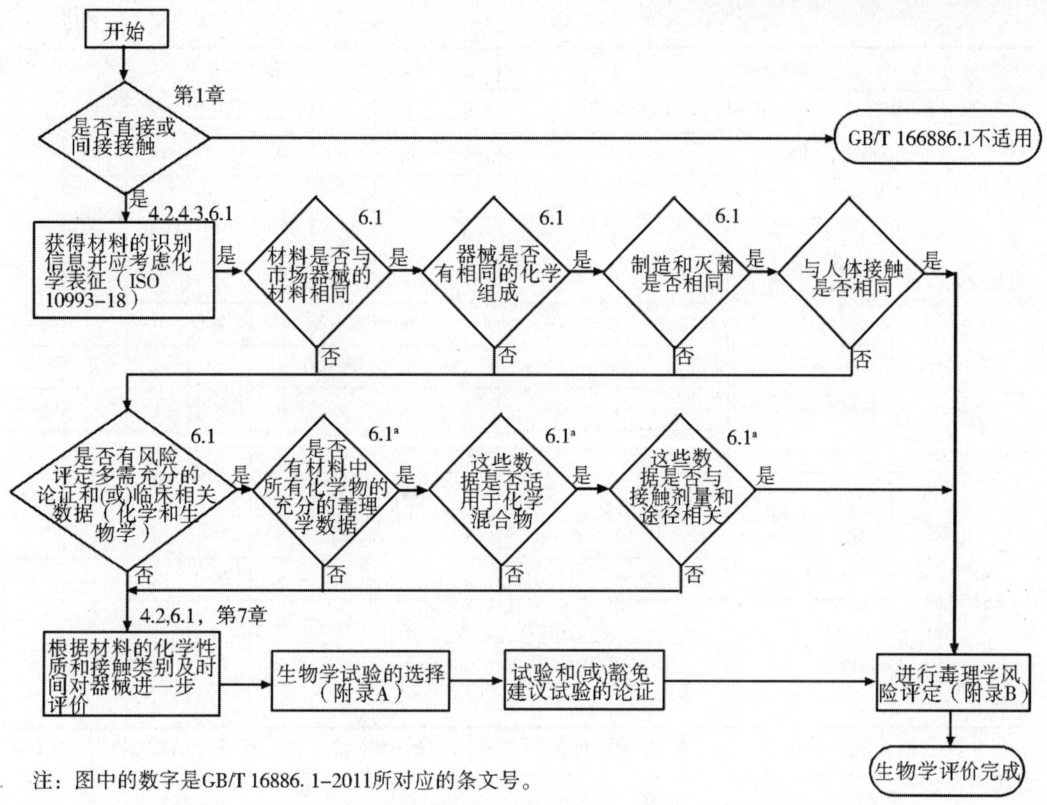

注：图中的数字是GB/T 16886. 1-2011所对应的条文号。

图6-1-1 作为风险管理组成部分的医疗器械生物学评价的系统方法

表6-1-1 要考虑的评价试验

器械分类			生物学作用							
人体接触性质（见 GB/T 16886.1-2011 中5.2）		接触时间（见 GB/T 16886.1-2011 中5.3） A-短期（≤24h） B-长期（>24h~30d） C-持久（>30d）	细胞毒性	致敏	刺激或皮内反应	全身毒性（急性）	亚慢性毒性（亚急性毒性）	遗传毒性	植入	血液相容性
分类	接触									
表面器械	皮肤	A	×	×	×					
		B	×	×	×					
		C	×	×	×					
	黏膜	A	×	×	×					
		B	×	×	×					
		C	×	×	×	×	×			
	损伤表面	A	×	×	×					
		B	×	×	×					
		C	×	×	×		×	×		

续表

器械分类			生物学作用							
外部接入器械	血路，间接	A	×	×	×	×			×	
		B	×	×	×	×			×	
		C	×	×		×	×	×		×
	组织、骨、牙本质	A	×	×	×					
		B	×	×	×	×	×	×	×	
		C	×	×	×	×	×	×	×	
	循环血液	A	×	×	×	×			×	
		B	×	×	×	×	×	×	×	×
		C	×	×	×	×	×	×	×	×
植入器械	组织、骨	A	×	×	×					
		B	×	×	×	×	×	×	×	
		C	×	×	×	×	×	×	×	
	血液	A	×	×	×	×	×	×	×	
		B	×	×	×	×	×	×	×	×
		C	×	×	×	×	×	×	×	×

注：×表示基于风险分析之上的生物安全性评价可能所需的数据终点。当已有充分的数据时，则不需要再进行试验。

×表示 GB/T 16886.1－2001（ISO 10993－1：1997）中没有规定而在 GB/T 16886.1－2011 中增加的评价试验项目。

（二）建立在材料表征基础上的生物学试验的确定

1. 材料表征 生物学评价过程中的材料表征是至关重要的第一步。所需化学表征的程度取决于现有的临床前、临床安全和毒理学数据以及该医疗器械与人体接触的性质和时间。表征至少应涉及组成器械的化学物和生产中可能残留的加工助剂或添加剂（见 GB/T 16886.18《医疗器械生物学评价 第 18 部分：材料化学表征》和 GB/T 16886.19《医疗器械生物学评价 第 19 部分：材料物理化学、形态学和表面特性表征》）。

图 6－1－1 中给出了如何将化学表征过程中各阶段与总体生物学评价判断点相联接的方法。如果在其预期应用中所有材料、化学物和过程的结合已有明确的安全使用史，则可能不必要进一步开展表征和生物学评价。

从图 6－1－1 中可以看出，对于已知具有与预期剂量相关毒理学数据，并且接触途径和接触频次显示有足够安全限度的器械可沥滤物，很少需要进一步试验。但是，如果一个特定化学物的可沥滤物总量超出了安全限度，应采用相应的模拟临床接触的浸提液试验来确立临床接触该化学物的速率，并估计总接触剂量。

对材料表征的目的是获取器械材料的成分信息。器械的成分信息可从以下几方面获取：①公认的材料名称；②材料理化特性信息（分子量、玻璃转化温度、熔点、密度和溶胀等）；③从材料的供应方获取材料的成分信息（商品名、产品代号、规范、成分与配方等）；④从器械的加工方获取加工助剂的成分信息；⑤化学分析；⑥有关产品标准；⑦管理部门建立的材料控制文件或材料注册体系。

对于使用了具有良好临床应用史的原材料的医疗器械产品，就可以简化医疗器械生物学安全评价过程。这类原材料应至少包含有以下几个要素：①材料根据具体应用按 GB/T 16886.1－2011 进行过生物学评价；②制造商在区别于其他级别材料（如食品级）的特定生产条件下进行生产并按医用材料标准进行控制；③材料的生产和控制接受第三方或管理方（包括国外的管理方）的监督和管理。

另外，在器械的制造、灭菌、运输、贮存和使用条件下有潜在降解时，应按 GB/T 16886.9《医疗器械生物学评价　第 9 部分：潜在降解产物的定性与定量框架》、GB/T 16886.13《医疗器械生物学评价　第 13 部分：聚合物降解产物的定性与定量》、GB/T 16886.14《医疗器械生物学评价　第 14 部分：陶瓷降解产物的定性与定量》和 GB/T 16886.15《医疗器械生物学评价　第 15 部分：金属与合金降解产物的定性与定量》对降解产物的存在与属性进行表征。

2. 与市售产品的等同性比较　与上市产品进行等同性比较的目的，是期望证明该产品与上市产品具有相同的生物安全性，从而为确定该产品的生物学评价和（或）试验是否可以减化或免除。美国 FDA 规定，如果某一材料的新产品与已上市产品具有实质性等同，可不必进行 FDA 所推荐的试验，并建议 FDA 审查者对需用哪些试验来验证这种“实质性等同”作出科学判定。在这种情况下，生产商应出具其产品所用材料与合法的市售产品材料相同、临床应用相同的证明。

图 6－1－1 中所示与同类产品、材料、生产过程进行等同性比较，不是单指比较两个材料是否完全等同，而应当从毒理学等同性的角度进行比较。与同类产品材料比较的原则是，所选用的材料和生产过程引入物质的毒理学或生物安全性不低于同类临床可接受材料的生物安全性。以下示例能表明毒理学等同性：①拟用材料的成分和可沥滤物与临床已确立材料等同；②拟用材料与现行标准规定材料的一致性及拟用材料符合现行标准中规定的用途、接触时间和程度；③拟用材料具有比其拟用接触方式更高接触程度的临床应用史；④拟用材料的可沥滤物限量不超过 GB/T 16886.17－ISO 10993.17《医疗器械生物学评价　第 17 部分：可沥滤物允许限量的建立》规定的允许极限；⑤拟用材料中含有的化学物质或残留物比其拟取代的临床已确立材料更具毒理学安全性（假定接触相似）；⑥拟用材料中含有的化学物质或残留物与其拟取代的临床已确立材料具有相同的毒理学安全性（假定接触相似）；⑦拟用材料与临床已确立材料的可沥滤物的成分种类和数量不变，惟一区别是前者中的添加剂、污染物或残留物已经去除或比后者有所减少；⑧拟用材料与临床已确立材料的可沥滤物相对量没有增加，惟一区别是前者使用了比后者更能降低可沥滤物水平的加工条件。

由于医疗器械的材料与用途对其生物安全性起决定性作用，如果能够证明注册产品材料和用途与上市产品具有等同性，就表明注册产品具有最基本的生物安全保证。但这还不足以证明注册产品与上市产品具有完全的等同性，还应当证明两者的生产过程（加工过程、灭菌过程、包装等）是否相同，因为生产过程也可能会引入新的有害物质（灭菌剂、加工助剂、脱模剂等残留物）。一般认为，与自家生产的上市产品进行比较，往往比与他家生产上市产品进行比较更现实、更具可操作性。

3. 是否需要进行生物学试验的确定　如何准确运用图 6－1－1 所示的评价程序来确定某一医疗器械是否需要进行生物学试验，是当前人们关心的话题。从图 6－1－1

中可以看出，要对新的医疗器械产品提出生物学试验的豁免，生产者应向审查者提供下列证明材料：①详细的材料特性和材料一致性证明；②同材料、同品种的上市产品，且该已上市产品具有安全使用史的文献资料；③新产品与上市产品有相同的生产加工过程、人体接触（临床应用）和灭菌过程的证明。如有不同，应有这些不同不会影响生物安全性的证明和（或）试验数据。

“安全使用史”是指使用中未发现不可接受的生物学危害。“安全”是相对的。事实上，很多器械临床使用都伴有生物学危害。有的产品由于其不可替代性，即使是有一定的危害，也是可以使用的。在评价产品的生物学危害风险时，要同时评价器械使用所带来的“受益”和“不可替代性”。即评价器械使用的“风险和受益之间的关系”，它是以严格界定产品预期用途为前提的。这属于医疗器械风险分析的范畴。这要求将产品安全性能与其他性能进行综合分析，与同类产品的所有优缺点进行综合分析。

由负责收集临床不良反应的职能机构收集到出现频次较多的相关不良记录，可作为不具“安全使用史”的客观证据。

4. 确定器械或材料与人体接触类型

（1）器械或材料按与人体接触部位分类　器械或材料与人体接触部位（接触程度由小到大）分为：① 表面接触器械（直接与完好皮肤、黏膜、损伤表面接触）；② 外部接入器械（间接与血路接触，与组织、骨、牙本质接触，与循环血液接触）；③ 植入器械（植入到组织、骨、血液系统中）。

当一个器械兼属于多个接触类型时，应归类为较严程度的接触类型。

（2）器械或材料按与人体接触时间分类　器械或材料与人体按接触时间（接触程度由小到大）分为：①短期（接触时间≤24h）；②长期（接触时间>24h～30d）；③持久（接触时间>30d）。

当一个器械兼属于多个接触时间类型时，应归类为较严程度的接触类型。应考虑器械与人体的累积作用时间。

在确定了器械或材料的接触类型后，试验人员便可按 GB/T 16886.1－2011 给出的指南确定评价与试验所需的“数据组”。

5. 确定需要开展的试验项目并对各试验进行设计　表6－1－1是 GB/T 16886.1－2011 根据器械分类所推荐的评价试验项目表。该表并不是一个针对器械分类所需开展的试验项目的清单。另外，对于一些特殊类别的医疗器械，表6－1－1中没有给出的评价试验也可能是必须开展的项目（如生殖与发育毒性试验、体内降解试验等）。

负责医疗器械生物学评价的人员应对选择和免除的试验进行论证并形成文件。

生物学试验应在有资质的符合相关要求的实验室中进行。试验人员应根据试验中的试验类型对所确定的试验进行设计。在设计具体试验方案时，试验条件应尽量模拟医疗器械的临床使用情况，并能代表最坏的应用情况。

试验应按要求进行，试验完成后，出具生物学试验报告。

（三）医疗器械毒理学风险评定

医疗器械生物学评价作为风险管理过程的组成部分，应根据 YY/T 0316－2008《医疗器械　风险管理对医疗器械的应用》描述的风险管理过程，通过图6－6－1的程序，识别出医疗器械的生物学危害，估计并评价风险，控制这些风险，并监视控制的有效性，最终完成生物学评价。

评价专家应在充分利用已有信息基础上出具《医疗器械生物学评价报告》，作为器械、材料毒理学评价的输出。评价专家应在评价报告中确定所获取的信息对于评价医疗器械、材料的安全性是否充足。

最终评价报告应由具备必要的理论知识和实践经验的评价专家出具，在 GB/T 16886.1－2011 中则明确给出生物学评价结果应至少包括以下七个方面内容：①医疗器械生物学评价的策略和程序内容；②确定材料和预期目的在风险管理计划范畴内的可接受性准则；③材料表征的适当性；④选择和（或）豁免试验的说明；⑤已有数据和试验结果的解释；⑥完成生物学评价所需的其他数据；⑦医疗器械总体生物学安全性的结论。

三、生物学危害风险管理指南

进行生物学评价的人员应是从事生物学评价领域的专业人员，并不要求同时还是一名风险管理专家。尽管如此，他们也应参与到风险管理工作中来。生物学评价专家对如何进行风险管理有所了解，会有助于选择适宜的试验，对生物学评价的结论作出合理的解释和判断。所以，生物学评价专家应经过风险管理方面的知识培训。

（一）风险管理的特点

1. 风险管理的必要性 在 YY/T 0316－2008 的附录 A 中描述到：“由于管理部门对于制造商应当对医疗器械应用风险管理的认同在不断增加，风险管理对医疗器械的应用的标准变得非常重要”；“世界上若干管理领域，将把风险管理作为强制性标准是显而易见的”；“世界上许多国家和地区将风险管理或明文或隐含地规定为强制性要求”。可见风险管理的要求是出自管理部门的管理需求。通过要求制造商进行风险管理，使医疗器械的风险为最小。

2. 风险管理过程的持续性 在 YY/T 0316－2008 附录 A 中描述到：“风险管理过程并不随医疗器械的设计和生产（包括有关的灭菌、包装和作标记）而结束，而是继续进入生产后阶段”；“普遍认为当制造商应用质量管理体系时，风险管理过程应当完全整合进质量管理体系之中”。可见风险管理过程是一个没有终点的过程，可以是质量管理体系组成部分。制造商应具备使风险管理过程得到持续开展的资源（明确职责、落实人员、制定计划、形成文件）。

（二）生物学危害（危险源）风险管理的基本内容和程序框架

风险管理过程由风险评定（包括风险分析、风险评价）、风险控制和生产后的信息四方面等要素组成。在进行了风险控制后还包括进行综合剩余风险的可接受性评价、出具风险管理报告（图6－6－2）。

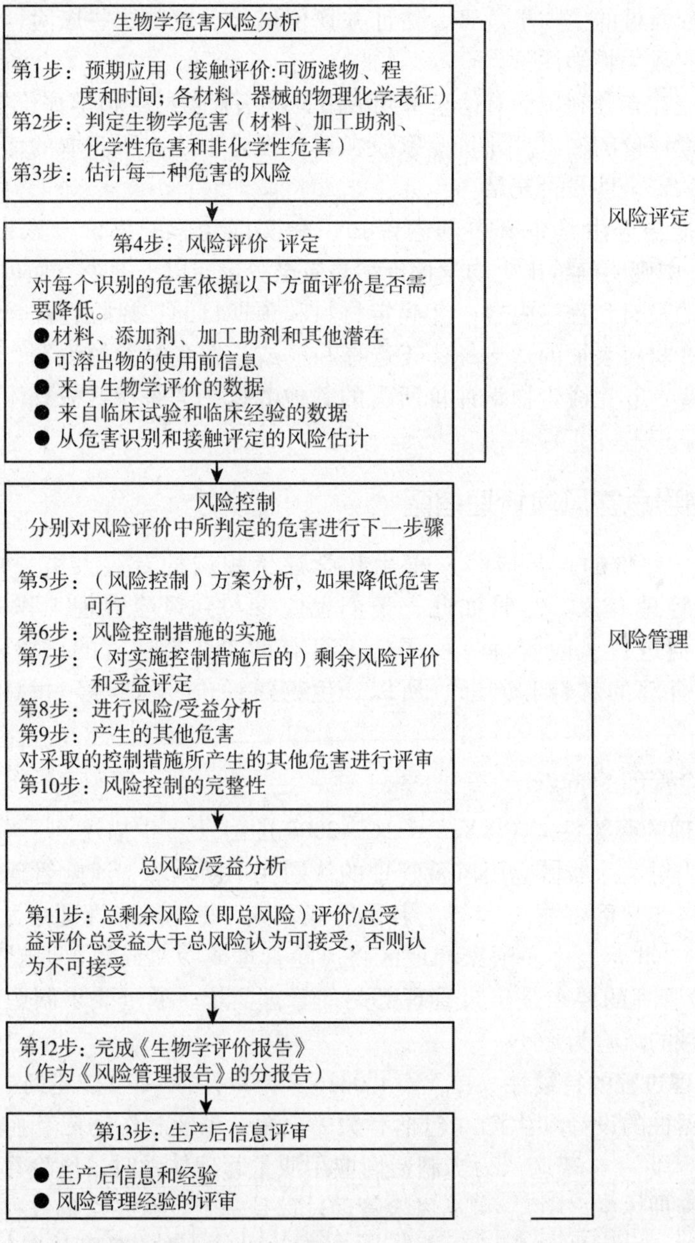

生物学危害风险分析

第1步：预期应用（接触评价:可沥滤物、程度和时间；各材料、器械的物理化学表征）
第2步：判定生物学危害（材料、加工助剂、化学性危害和非化学性危害）
第3步：估计每一种危害的风险

第4步：风险评价 评定

对每个识别的危害依据以下方面评价是否需要降低。
●材料、添加剂、加工助剂和其他潜在
●可溶出物的使用前信息
● 来自生物学评价的数据
● 来自临床试验和临床经验的数据
● 从危害识别和接触评定的风险估计

风险控制
分别对风险评价中所判定的危害进行下一步骤

第5步：（风险控制）方案分析，如果降低危害可行
第6步：风险控制措施的实施
第7步：（对实施控制措施后的）剩余风险评价和受益评定
第8步：进行风险/受益分析
第9步：产生的其他危害
对采取的控制措施所产生的其他危害进行评审
第10步：风险控制的完整性

总风险/受益分析

第11步：总剩余风险（即总风险）评价/总受益评价总受益大于总风险认为可接受，否则认为不可接受

第12步：完成《生物学评价报告》（作为《风险管理报告》的分报告）

第13步：生产后信息评审

● 生产后信息和经验
● 风险管理经验的评审

风险评定

风险管理

图6－1－2 医疗器械生物学危害方面的风险管理过程示意

（三）生物学危害风险管理程序中各步骤的基本内容

材料的生物相容性是表征材料生物安全性的最常用术语。所谓生物相容性由两方面来体现。一方面，医疗器械、材料在使用过程中是否有对生理环境有不良影响的有害物质释出，从而对生理环境造成毒害；另一方面，预期非降解的医疗器械、材料是否能抵抗生理环境对它们的破坏。后者被称为材料在体内降解，“降解”一词对于金属器械、材料又称为“腐蚀”。材料降解的后果是使器械在体内不能正常运行或失去其特定的功能。另外。材料的大量降解，可能会反过来对生理环境造成伤害。因此，医疗

器械生物学危害的风险管理主要从这两个方面的危害着手进行。

1. 生物学危害风险分析 风险是损害发生的概率与该损害的严重程度的结合。风险分析的过程是系统运用已有资料、识别所有危害并估计风险的过程。

第1步：器械的预期用途与安全性有关特征的识别

要正确开展医疗器械的风险管理，首先要知晓器械的预期用途和人体接触性质。

以天然橡胶制作的外科手套为例，其预期用途是手术中戴在医生手上（属于皮肤接触）同时与患者手术创面部位接触（属于外部接入器械）。

第2步：危害的识别

危害在 YY/T 0316－2008 定义为导致伤害的潜在原因，称其为“危险源”更为准确。

仍以橡胶手套为例，天然橡胶中不可避免会含有蛋白质，而蛋白质又由数十种氨基酸组成，已知某些氨基酸是公认的过敏原。这些氨基酸的存在，有导致与之接触的医生或患者产生过敏的风险。因此，它是一个可识别出的危险源。

第3步：估计每一种危害的风险

制造商通常可以通过已有的资料（如采用相关标准、科学研究文献、临床数据等）估计每一种危害的风险。

仍以橡胶手套为例，通常控制致敏性氨基酸的做法就是在标准中对手套中蛋白质的含量提出限量的要求。显然，限量的高低决定了导致过敏风险的大小。

如果在公认的相关标准中有规定或有相关限量的数据，评估人员可利用前人的评价数据直接采用这些限量，没必要再对危害的风险进行估计。假如通过文献评审，得不到蛋白质限量的安全数据，就要用生物学试验中相应的致敏试验进行验证，也可按 YY/T 0316－2008 给出的方法对蛋白质风险的大小进行估计（得出危害发生的概率）。

2. 对生物学危害的风险评价 对每个已识别的危害处境，制造商应使用风险管理计划中规定的准则，决定是否需要降低风险，评价结果应记录在风险管理的文档中。应根据危险源造成伤害的程度和发生的概率确定风险是否可能被接受。一般情况下，可按以下规则评价估计的风险是否能被接受。

可忽略的风险：可接受的发生概率为小于 0.01（百分之一以下）；

轻度的风险：可接受的发生概率为小于 0.001（千分之一以下）；

严重的风险：可接受的发生概率为小于 0.000 1（万分之一以下）；

危重的风险：可接受的发生概率为小于 0.000 01（十万分之一以下）；

灾难性的风险：可接受的发生概率为小于 0.000 001（百万分之一以下）。

在橡胶手套的生物安全评价中，把过敏确定为“严重的风险”较为适宜，可以用风险分析过程中得出的发生概率的估计值是否低于对应的可接受发生概率（小于 0.000 1）来评价该风险的可接受性，估计的发生概率低于该值，即认为风险可接受，反之，认为风险不可接受。

3. 风险控制 当风险评价的结果认为风险不可接受需要降低风险时，应执行风险控制程序。风险控制包括以下步骤。

第5步，确定控制方案并进行分析

通过“风险控制方案分析”，确定风险控制措施，以降低损害的严重性和（或）

减少发生的概率。对于前例中的外科手套而言，可行的控制方案如改进生产工艺，以进一步去除或降低手套中的蛋白质含量。

第6步，风险控制措施的实施

风险控制措施的实施，需要验证风险控制措施已在最终设计中实施，还需要验证实施的措施确保降低了风险。

第7步，剩余风险评价

剩余风险是指采取风险控制措施后余下的风险。如果评价认为剩余风险仍不可接受，应进一步采取风险控制措施。对于认为是可以接受的剩余风险，制造商应决定哪些剩余风险需要在器械的随附文件中予以公示。

对于前例中的外科手套而言，通过实施了风险控制措施降低蛋白质含量后，需要按以上步骤进行分析和评价。直到过敏风险可接受为止。

第8步，风险/受益分析

此步骤要求判定剩余风险是否可以接受，只有受益超过剩余风险，才被认定为是可接受的。

注意：风险并不是控制得越低越好，而是应将其控制到一个合理的水平。因为控制风险需要增加产品的成本。增加患者的经济负担，不恰当地过度控制风险，有时会导致患者用不起器械。

第9步，对风险控制措施产生的风险的评审

评审包括所采用的风险控制措施是否引入了新的危害或危害处境，所引入的风险控制措施是否影响了对以前判定的危害处境所估计的风险。

第10步，风除控制的完整性

对所有已识别的危害处境产生的一个或多个风险已经得到考虑。

4. 器械总风险/受益分析 第11步，总剩余风险的可接受性评价

在所有的风险控制措施已经实施并验证后，制造商应评价患者使用器械的总受益是否大于器械的总风险，以决定所有的剩余风险都是可以接受的。

第12步，完成生物学评价报告

尽管风险管理是一个连续的没有终点的管理过程，但要求在医疗器械上市前应完成风险管理过程的评审，确保风险管理计划已得到实施，综合剩余风险是可接受的，已有适当的方法获取相关生产和生产后信息。

第13步，生产和生产后信息的评审

生产中和使用中，如果发现以前没有认识到危害或危害处境或其引起的一个或多个风险不再是可接受的，应对以前实施的风险管理活动的影响予以评价，反馈到风险管理过程中，并对风险管理文档进行评审。

四、医疗器械生物学评价中应特别注意的问题

医疗器械生物学评价严格按图6-6-1的程序来进行，是正确开展医疗器械/材料生物学评价的根本保证。然而，在现实中，由于人们对此缺乏正确的认识，往往不能引起人们足够的重视，导致了出现各种错误做法。在此特提出几点医疗器械生物学评价中应特别予以注意的问题。

（一）选择生物学试验项目时要注意的问题

对于器械和材料而言，用一套硬性规定的生物试验方法及合格、不合格指标，会出现两种可能：一种可能是使新器械和材料的开发及应用受到不必要的限制；另一种可能是产生虚假的安全感。同时应注意，对各种器械和材料都应考虑所有潜在的生物学危害，但这并不意味着所有潜在危害的试验都是必须或可行的。因此，这就要求评价者应提供有关试验选择的论证资料，尤其是要提供有关放弃试验的理由的论证资料。

评价专家在选择试验项目时，要学会应用风险分析。当认识到某项生物学危害的风险存在时，应衡量控制该危害所需付出的“代价”和给患者带来的“受益”，把危害控制在患者能够承受的现实水平。并非危害风险控制得越小越好，这就是风险管理的基本要求。在选择是否需要开展某项生物试验时，也是一个风险分析的过程。要衡量进行某项试验的“代价”和“受益”，生物学试验的“代价”是指试验所耗用的费用（人力、财力、时间等）以及动物保护（试验人员应树立“动物保护”的道德观），而生物学试验的“受益”则是指该项试验的成熟程度及试验结果的现实意义。当一项试验的“代价”大于“受益”时，就没有开展该项试验的必要。当前有些医疗器械和材料的生物学试验还不成熟，试验费用高，耗用动物量大。开展这种不成熟的试验，往往就得不出有说服力的评价结果。

另外，在选择试验项目时要注意，为了减少试验动物的消耗，最大限度地利用动物资源，宜尽可能将多项试验结合到一起来开展。比如，要将植入试验与慢性毒性试验、亚慢性毒性试验、亚急性毒性试验结合起来一起开展。

（二）要尽量利用已有信息（特别是临床信息）进行评价

在进行生物学评价时，应尽量对已有信息进行文献评审。主要包括以下几方面：①强调文献评审对器械或材料的任何生物学评价的论证和计划是很重要的；②文献评审目的是评定文献中现有相关数据是否足以证实器械的生物安全性，而不必再从生物学试验中获得进一步的数据，从而得到豁免生物学评价试验的证据；或推断现有数据不够充分，则必须补充开展相关的生物学评价试验；③文献评审的方法中需包括：文件选择准则；文件的评定，即文献评审宜结合器械的预期用途评定文献与所考虑材料或器械特性和特征的关联程度；文献重要性的评价，即文献评审宜对不同设计的研究数据、发表和未发表数据的意义及权重进行评定；并且，文献评审的结论中宜阐明文献评审的目的是如何达到的，并对所有关于安全和性能所需证据的缺失加以识别；④文献评审程序的宗旨是通过对现有文献资料进行评审，以确定器械或材料是否需要进行生物学评价试验。对于符合文献评审程序的器械或材料就可以豁免生物学试验，同时应强调的是，文献评审程序是一种非常严谨和客观的科学行为，并能经受第三方验证。因此，只有在严格符合文献评审程序的前提下，才可以豁免相关的生物学试验。

1. 上市后器械重新评价时可以免除生物学试验 目前，大部分的生物学试验都是依赖于动物模型，由于实验动物与人体之间有较大差异，因此材料在动物体内出现的组织反应，在人体内不一定出现同样的反应。即使是已证实是最好的材料，由于人体间的差异，也会在某些人身上产生不良反应。器械通过了生物学评价后，还要进一步通过临床试验，以验证其在人体中应用的安全性。因此，在器械已经有临床评价数据的情况下，应充分利用临床数据进行生物学安全性评价。这里需要强调两点：首先，医疗器械在没有开展生物学评价之前不能进入临床评价，只有这样做，才符合该标准“保护人类”的根本宗旨；其次，对已经有临床研究数据的医疗器械，对其进行生物学再评价时，应充分利用已获取的临床信息进行评价，这样不仅会大大降低生物学评价的风险，也符合标准所倡导的“保护动物”的要求。

现在，仍有对已上市的产品（包括那些临床上已经证明有良好生物相容性的产品）重复进行或补充进行动物试验的现象存在。我们把这种对已用于人体又重新进行动物试验的现象称之为动物学研究的“逆向开展”，这种逆向开展动物试验的做法在程序上是违背开展器械动物试验原则的。由于动物和人体间具有差异，动物数据远不如临床数据更直接、更可靠。也许有人会说，逆向动物学试验是为进一步保证患者的安全，即维护患者的利益。应该说，持这种态度人的初衷是好的，然而结果却事与愿违。这种大量开展没有实际意义的逆向动物研究的做法，只能是耗用大量的动物资源，增加产品的制造成本，从而增加患者的经济负担，其后果必将会剥夺部分患者对器械的使用权，不仅起不到维护患者的利益，反而是侵害了患者的利益。因此，无论是从道德方面，还是从保护患者利益方面、研究的科学合理性方面，还是从保护动物方面来分析，不考虑临床已有的数据，也不考虑产品的可替代性，盲目逆向开展动物研究的做法都是不可取的。

对已上市器械按图 6 - 1 - 1 给出的程序重新进行生物学评价时，由于器械自身就是已上市产品，因此可以和自身比，只要材料、生产工艺、灭菌、用途等方面和以前没有发生改变，就可以免除生物学试验。

2. 相关标准修改时不应补充和重复开展生物学试验 任何标准都会随着科学技术的发展和人们对客观事物认识水平的提高而不断更新的。目前，GB/T 16886. 1 - 2011 已经发布，较之 GB/T 16886. 1 - 2001，其对医疗器械新材料和新产品要求开展的生物学评价的项目有所增加（项目增加情况见 GB/T 16886. 1 - 2011 中表 A. 1）。如果我们还不能及时转变传统的观念，那么在执行该新标准后，将会因该新标准增加了医疗器械生物学评价的项目，而导致大量已上市产品（包括那些临床上已经证明有良好的生物相容性的产品）逆向补充开展生物学试验。试想，如果因 GB/T 16886. 1 - 2011 中增加了评价项目而对数以万计的已上市产品都逆向开展动物试验，其耗用动物必将是非常惊人的，采用该新标准所带来的负面效应将不堪设想。

当然，经过多年的发展，我们对生物学评价的认识水平已经有了大幅提高。我国也陆续发布一些与医疗器械生物学评价相关的法规和指导性文件，如现在对于重新注册的产品，如果企业能声称产品符合 345 号文或 16 号令中相关条文的规定，已经可以免做部分生物学试验了。相信将来会有更多形式的法规文件，用于对医疗器械生物学评价进行科学、合理的要求。

3. 不宜对公认的阴性对照材料开展动物学试验 现实中有不少医疗器械是采用公认的阴性对照材料制造的，如用作植入材料的超高分子量聚乙烯。

所谓阴性对照材料，是指用于医疗器械动物试验中阴性对照动物组使用的材料，试验结果中如果阴性对照组出现了阳性结果，说明试验操作不符合要求。在 GB/T 16886. 12《医疗器械生物学评价 第 12 部分：样品制备与参照样品》中给出了阴性对照的清单，这些材料有充分的科学数据证明其具有生物安全性。

在对这类有充分安全使用史的材料制定产品标准时，合理的做法是在标准中规定鉴别和纯度等理化方面的要求，不宜规定生物学试验方面的试验要求，以避免开展不必要动物试验，除非已知材料在加工过程中引入了不能被有效去除的有害物质。

（三）医疗器械生物学评价是评价的输出形式

1.《医疗器械生物学评价报告》 目前，有不少人将生物学试验报告认为是医疗器械生物学评价结果的表现形式。从图 6－6－1 中可以看出，无论医疗器械生物学评价或试验过程如何，最终都将走到“最终评价”这样一个终点上来。因此，可以看出，《医疗器械/材料生物学评价报告》才是最终评价的表现形式。最终评价报告应由具备必要的理论知识和实践经验的评价专家出具，在 GB/T 16886. 1－2011 中则明确给出生物学评价报告的内容。

2.《生物学评价报告》与《生物学试验报告》的区别 “评价”和“试验”是两个容易混淆的概念。在进行生物学评价时，《生物学评价报告》与《生物学试验报告》也是容易混淆的两个文件，表 6－1－2 从七个方面比较了两者之间的区别。

表 6－1－2 《生物学评价报告》与《生物学试验报告》的区别

方面	《生物学评价报告》	《生物学试验报告》
出具者	有资质并有丰富经验的专家	授权的生物学实验室
责任方	生产单位	生物学实验室
评价内容	器械或材料在人体应用中的生物学安全性	器械或材料在试验动物应用中的生物安全性
形成的条件	文献评审、材料表征、生物学试验、临床经验、临床数据研究、科学推断	生物学试验（包括动物学试验和体外试验）
形成的时机	对于新器械或材料，应在临床试用前形成和临床试用后完善 以后可视情况重新或补充开展	在新器械或材料理化试验完成之后，临床试用开始之前形成 以后一般不再重复和补充开展
必备性	必须有	可以没有
延续性	对给定的器械或材料阶段性有效	对给定的器械或材料持续性有效

（四）生物学评价属于风险管理的范畴

医疗器械的生物学评价属于医疗器械风险管理的范畴。GB/T 16886. 1－2011 标准名称确定为《医疗器械生物学评价 第 1 部分：风险管理过程中生物学评价与试验》，很好地说明了医疗器械生物学评价与风险管理的关系。标准以资料性附录 B 的形式介绍了医疗器械生物学评价在风险管理过程中应用的指南，仅供精通医疗器械评价的人员参考。而 YY/T 0316－2008 则以资料性附录 I 的形式，介绍了医疗器械生物学危害的风险分析过程的指南，仅供精通风险管理的人员参考。两个标准的侧重面是不同的。

YY/T 0316－2008 把医疗器械生物学评价纳入到了医疗器械风险管理的范畴。生物学评价的结果，应作为风险管理的输入，提供给从事风险管理的专业人员对风险进行控制和管理，认识到这一点非常重要。

（五）生物安全性评价保证

一般来讲，实验室的试验结果都只对受试样品负责。然而，人们更期望于实验室动物试验结果能对一个时期内的器械或材料的生物安全性负责。这不仅要求实验室的试验方法可靠，还要求医疗器械制造商应建立良好的生产质量体系，保证能持续提供质量均一的器械或材料。如果器械或材料不稳定，实验室的试验数据再准确也没有意义。因此，实验室试验保证和生产企业的质量体系的持续保证共同组成了器械或材料生物安全性评价的保证。

生物学评价中采用的试验方法应灵敏、精确并可靠。因此，要求实验室应符合GLP或ISO/IEC 17025的要求。这涉及到实验环境、设施、动物饲养、人员、管理等一系列要素都要达到期望的要求，试验结果应是可再现的（实验室间）和可重复的（实验室内）。

产品所用材料应保证持续可靠的生物安全性。因此，提倡制造商的质量保证体系推行GB/T 19001/ISO 9001《质量管理体系　要求》和YY/T 0287《医疗器械　质量管理体系　用于法规的要求》。医疗器械生产企业应能对其原材料供应商所提供材料的持续可靠性进行有效控制，应能针对各生产环节提供“器械的生物安全性持续得到有效控制”的保证。管理方也应考虑审查企业对所用材料的持续保证能力，并对已上市产品所用材料的持续保证能力进行监督。

（山东省医疗器械产品质量检验中心　吴平　刘成虎）

第二节　常用医疗器械生物相容性试验方法

学习要点

熟悉医疗器械样品制备和参照材料。
了解医疗器械常见的生物相容性评价试验。

一、医疗器械生物相容性试验样品制备和参照材料

任何医疗器械生物相容性试验的结果都是在特定试验样品制备条件下的结果，因此，科学地选择试验样品和制备条件是非常重要的。

有些医疗器械生物学相容性试验可以直接用材料作试验样品，例如各种类型的电极、体外假体、固定带、压迫绷带、监测器、磁疗贴、退热贴、痛经贴等进行皮肤刺激和致敏等试验。但有些生物学试验必须用试验样品浸提液进行试验例如急性全身毒性、细胞毒性等试验，有些医疗器械例如一次性使用输液器、输血器、注射器等必须用浸提液做试验。同时医疗器械种类繁多，形状各异，并且大多数医疗器械不能在溶剂中溶解，对生物学试验样品的选择和制备的标准化带来很大难度，但试验样品的选

择和制备标准化是保证生物学试验结果可靠性和可比性很关键的一步。因此医疗器械在按照 GB/T 16886 – ISO 10993 系列标准规定的生物学系统进行试验时，要遵循样品制备和参照样品的选择原则。

当制备医疗器械浸提液时，所用的浸提介质和浸提条件应该既与最终产品的性质和用途相适应，又要与试验方法的可预见性（如试验目的、原理、敏感性等）相适应。因此理想的浸提条件和试验系统浸提液的应用既要反映产品的实际使用条件，还要反映试验的目的和预测性。

注：GB/T 16886.12 – ISO 10993 – 12 不适用于含有活细胞的材料或器械。

（一）医疗器械生物学试验样品的选择

1. 试验材料的选择

（1）试验应在无菌的最终产品上，或取自最终产品有代表性的样品上，或与最终产品同样方式加工（包括灭菌）的材料上进行；或者它们适宜的浸提介质上进行，试验样品的选择应进行论证。

（2）当需要浸提液进行试验时，同法选择试验材料。

2. 试验样品的制备

（1）处置试验样品与参照样品时应谨防污染。来自制造过程的任何残留物应视为器械、器械部件或组件的构成部分。①对取自无菌器械的试验样品和参照材料，必要时，试验应采取无菌操作；②试验样品如取自非无菌状态，但要求使用前灭菌的器械，试验样品应按照制造厂家推荐的灭菌方法灭菌，必要时，试验应采取无菌操作；③如果试验样品在灭菌前清洗，应考虑清洗过程和清洗剂对试验样品选择及处置方面的影响。

（2）如果试验过程要求无菌试验样品，应考虑灭菌或再灭菌过程对试验样品和参照材料的影响。

（3）当试验样品和参照材料需要分割成小片时，应考虑原先没有暴露的表面（如腔或切面）的影响。用于将医疗器械切割成试验用的有代表性部分的工具应清洁，以免污染样品。

3. 器械代表性部分的选择

（1）如器械不能以整体用于试验时，应选取最终产品中各种材料有代表性的部分按比例组合成试验样品。

①有表面涂层器械的试验样品应包括涂层材料和基质材料，即使基质材料没有和组织接触。

②与患者接触的器械部件在制造过程中如使用了粘接剂、射频密封或溶剂密封，试验样品则应包括粘接和（或）密封处有代表性的部分。

（2）复合材料应作为最终材料进行试验。

（3）当一个器械由不同的材料组成，在选择试验样品时，应考虑其潜在的协同作用和相互作用。

（4）选择的试验样品应能使器械组件最大限度地与试验系统接触。

（二）样品浸提液制备

如果试验需要用器械的浸提液，所用浸提介质和浸提条件应与最终产品的特性、使用以及试验目的相适应，例如危害识别、风险判断和风险评估。在选择浸提条件时应考虑器械材料的物理化学特性、可溶出物质或残留物。

1. 浸提条件和方法

（1）浸提条件依据常用操作并在论证的基础上提供一个标准化的方法，在多数情况下为产品使用适宜的加严条件。可采用下列的一个条件进行浸提：①37℃ ±1℃，72h ± 2h；②50℃ ± 2℃，72h ± 2h；③70℃ ± 2℃，24h ± 2h；④121℃ ± 2℃，1h ±0. 1h；

注：对于细胞毒性试验，含血清的细胞培养介质适合在37℃ ±1℃，24h ±2h 条件下浸提。

按照惯例，上述浸提条件已用于器械或材料的风险评估，对其潜在危害进行检测。也可以采用其他模拟临床使用或能对潜在危害进行适当检测的条件，但应加以说明并阐述理由。

浸提是一个复杂的过程，受时间、温度、表面积与体积比、浸提介质以及材料的相平衡的影响。如采用加速或加严浸提，应慎重考虑高温或其他条件对浸提动力学及浸提液稳定性的影响，例如当提高温度时存在两种可能：温度升高的能量可导致聚合物的交联和（或）聚合作用增强，这样聚合物溶出的游离单体总量将减少；温度升高可产生降解产物，而这些降解产物在成品器械使用条件下是找不到的。

（2）标准的表面积用于确定所需的浸提液体积。标准的表面积包括样品两面和连接处的面积，不包括不确定表面的不规则面积。当由于样品外形不能确定其表面积时，浸提时可使用质量或体积。

①对于多孔表面材料，也可以采用其他表面积浸提比，只要能模拟临床使用条件或测定潜在危害即可。

②除非有其他不适用性，浸提之前应将材料切成小块，以使材料浸没在浸提介质中。聚合物宜切成 10mm ×50mm 或 5mm ×25mm 的小块。

表 6 –2 –1 标准表面积和浸提液体积

厚度（mm）	浸提比例 （表面积或质量/体积） ±10%	材料形态
<0.5	$6cm^2/ml$	膜、薄片、管壁
0.5 ~1.0	$3cm^2/ml$	管壁、厚板、小型模制件
>1.0	$3cm^2/ml$	大型膜制件
>1.0	$1.25cm^2/ml$	弹性封闭材料
不规则形状固体器械	0.2g/ml	粉剂、吸收性材料、模制件
不规则形状多孔器械（低密度材料）	0.1g/ml	薄膜

注：现在尚无测试可吸收材料和水胶体的标准化方法，推荐下面一个方案：测定材料“吸收容量”，即0. 1g 或 $1.0cm^2$ 材料所吸收的浸提液总量，然后在材料浸提过程中，添加的浸提液到 0. 1g 或 $1.0cm^2$，组成浸提混合物。

（3）由于完整表面与切割表面存在潜在的浸提差异，因此对于弹性体、涂层材料、复合材料、层状薄片等应尽量采用完整的样品进行试验。

注：由于制造过程原因，许多弹性体表面特性与本体材料有所不同。

（4）浸提时应使用极性或非极性两种溶剂。浸提介质示例：①极性介质 水、生理氯化钠溶液、无血清培养基；②非极性介质 各国药典中规定的新鲜精制植物油（如棉籽油或芝麻油）；③其余介质 乙醇/水、乙醇/生理氯化钠溶液、聚乙二醇400（稀释至生理渗透压）、二甲基亚砜和含血清培养基。

注：在有些国家应用的其他介质也可以考虑作为可接受的替代品，这类介质具有已知的材料或生物学系统方面的作用，并适合于器械的性质和应用或适合于危害识别方法。

（5）浸提应在搅拌的条件下进行。当认为静态适宜时，应对试验方法加以论证、规范并出具报告。

（6）如有可能，液体浸提液应在制备后立即使用，以防止吸附在浸提容器上或成分发生其他变化。浸提液如存放超过24h，则应确认贮存条件下浸提液的稳定性和均一性。

（7）不应调整浸提液的pH值，除非给出适当理由。

（8）浸提液一般不采用过滤、离心或其他方法来除去悬浮的粒子，如果必须进行时，应说明其理由。

（9）进行危害识别时，应考虑采用加严浸提，以增加可溶出物的浸提剂量。浸提溶剂和条件的选择应基于材料的物理化学性质和（或）预期可能会溶出的低分子量化合物。

（10）对于在使用条件下不是可溶解和再吸收的材料和器械，进行聚合物或器械浸提的任何溶剂不应导致聚合物发生分解。聚合材料在挥发性溶剂中只应发生轻微变软（如小于10%的溶解度）。在生物试验前应除去溶剂，溶剂残留物对生物试验应无不良影响（如导致蛋白质变性或皮肤刺激）。对于在使用条件下预计会溶解或吸收的材料或器械可采用上述所示的浸提条件，浸提时要用适当的介质以及合适的时间、温度条件来模拟加严接触。完全的溶解是适宜的。

（11）如果器械是不能浸提的水状液体，可用液体直接进行试验。

（12）在正常使用条件下液体是在器械内循环的，如体外循环器械，可以采用循环方式进行浸提，尽可能加大一个或多个实验条件，如温度、时间、体积、流速。选择这种浸提方式的基本原理应该在报告中注明。

2. 在加严使用条件下的危害识别和风险评估的浸提条件

（1）在设计和制备试验用样品和制备器械浸提液时，应考虑由于制造过程或制造过程控制不足的改变所带来的危害，应特别注意那些制造过程中的残留物，如微量元素、清洁剂和消毒剂。

（2）在使用加严浸提后，如显示的毒性反应符合要求，则不需要再采用模拟使用浸提。

（3）在测试原位聚合的产品时，应尽量模拟材料的治疗使用条件对样品进行试验，以提供治疗过程中聚合物的反应组分的潜在毒性信息。应在不同的时间制备浸提液，如果可能还应该在混合组分后进行聚合物动力学研究，包括在预期的固化时间制备浸提液。固化后的材料试验也应该确认。

试验方法中使用浸提液来评价原位固化的材料，浸提过程应从材料被置于原位固化点开始。

对于直接使用这类材料的试验方法，例如直接接触或琼脂覆盖法细胞毒性试验、植入试验、某些遗传毒性试验和直接接触的溶血试验，在试验系统中材料应是以原位固化方式的临床应用状态。

注：如临床输送系统改良适宜时，材料的设计尺寸或质量可送去检验。

（三）参照材料

在生物相容性试验中，应使用参照材料（RM）来证实试验过程，并根据具体生物学试验采用相应的阴性对照、阳性对照和空白对照。参照材料由专门的实验室来建立，其化学、物理学和生物学性能指标由该实验室进行确定。适用的市售商品可以用作参照材料。目前在医疗器械检测方面，系统提出参照样品还仅限于生物学试验。按标准描述的方法进行试验时，通过参照样品可说明试验的可重复性，并达到预见的阴性反应和阳性反应，从而证实试验方法是正确和可靠的。通过使用参照样品也可保证实验室之间的可比性。

参照材料作为试验对照的应用如下：

（1）参照材料可作为对照材料用于生物学试验，通过重现性反应（如阳性反应和（或）阴性反应）来证实试验步骤的适宜性。用于这种用途的任何材料在每一生物学试验步骤中均应进行确认，以证实材料对试验适用于某种参照试验方法或反应（例如迟发型超敏反应），但不应在未进行再次确认的情况下用作其他试验的参照材料，例如细胞毒性试验。

注：参照材料的应用有利于对实验室之间得出的反应进行比较，并有助于对各个实验室内的试验操作重现性进行评价。用于比较生物学反应的参照材料最好有一个生物学反应范围，如轻微、中度或重度反应。

（2）用作试验对照的参照材料应符合制造厂商和检验实验室所建立的质量保证程序。参照材料应标明来源、制造厂商、等级和类型。

（3）参照材料用作试验对照时应是与试验样品相同的材料类别，即聚合物、陶瓷、金属和胶体等。但是，纯化学物也可用作基于试验过程机制确认的试验对照，如生殖毒性和迟发型超敏反应确认。

表 6-2-2 可用参照样品和对照品一览表

（用于 GB/T 16886 中不要求特殊参照材料或对照品的试验）

试 验	阳性对照[b]	阴性对照[a]	参照材料[a]
植入	PVC - org. Sn	PE	
	SPU - ZDEC	硅树脂	
	天然乳胶	氧化铝	
		不锈钢	
细胞毒性	PVC - org. Sn	PE	

续表

试验	阳性对照[b]	阴性对照[a]	参照材料[a]
细胞毒性	SPU - ZDEC		
	SPU - ZBEC		
	天然乳胶		
	聚氨基甲酸乙酯		
血液相容性			PVC7506、PUR2541

注：a. 已用于阴性对照或参照材料的材料有高密度聚乙烯（PE）、低密度聚乙烯（PE）、无二氧化硅的聚二甲基硅氧烷、聚氯乙烯（PVC）、聚氨甲酯醚（PUR）、聚丙烯、氧化铝陶瓷棒、不锈钢和商业纯（cp）钛合金。

b. 已应用的阳性对照有含有有机锡添加剂的聚氯乙烯（PVC - org. Sn）、含有二甲基或一二硫代氨基甲酸锌的嵌段聚氨酯薄膜（SPU - ZDEC）、锌盐溶液和铜，以及已用于浸提液样品阳性对照的苯酚和水的稀溶液。

二、医疗器械生物相容性试验

（一）细胞毒性试验（见 GB/T 16886.5 - ISO 10993 - 5）

该试验采用已建立的细胞系，测定由器械、材料和（或）其浸提液造成的细胞溶解（细胞死亡）以及对细胞生长的抑制和其他影响。

该试验属体外试验，能在短期内检出供试品对细胞新陈代谢功能的影响，对毒性物质具有较高的敏感性，从而能快速筛选材料。因此，细胞毒性试验为生物学试验中首选试验项目。

1. 评价类型简介 医疗器械的细胞毒性可以有以下两种评价类型。

（1）按不同接触方式评价

①浸提液方式 浸提液试验是将供试品浸泡在规定的介质溶液中，经过一定的时间和温度的作用，取其浸提液与培养的细胞接触。该方式具有以下优点：供试品浸提液容易获取；浸提液可以经离心或过滤方法去除杂质颗粒；浸提液可利用简单的高温高压法进行消毒灭菌；浸提液能与培养细胞广泛地接触；浸提液可用于分析材料中各组成成分及其浓度对细胞毒性的影响，但是浸提液方式可能与某些医疗器械的实际临床应用存在一定的距离。

②直接接触方式 直接接触试验是将供试品直接与培养的细胞接触。该方式基本模拟了医疗器械的实际应用状况，然而这种供试品与细胞直接接触，容易产生细胞的机械性损伤，从而影响评价的准确性。

③间接接触方式 间接接触试验是采用琼脂或醋酸纤维素滤膜，将细胞与供试品隔开，在该体系中上层的供试品可以通过中间介质中的孔隙影响下层的细胞。该方式在一定程度上模拟了某些医疗器械的应用状况，比如齿科充填材料的应用模式，但该方法需要制成标准试件，对有些产品可能不适合。间接接触方式与前两种接触方式相比，灵敏度较低。

（2）按不同生物学终点评价

①细胞形态学评定细胞损伤 供试品导致细胞损伤发生形态改变和细胞破坏，通过显微镜下直接观察，评价诸如一般形态、空泡形成、脱落、细胞溶解和胞膜完整性等方面的改变。这是一种定性检测方法，结果评价适合筛选用途。

②细胞损伤的测定 以生物膜效应为评价细胞反应的指标，通过染色来鉴别存活细胞与死亡细胞，并对细胞损伤程度进行测定。该方法显然比单纯观察细胞形态方法更客观，这类方法包括中性红染色法、台盼蓝染色法、荧光素染色法以及^{51}Cr释放法等。

③细胞生长的测定 通过测定供试品与细胞接触后细胞生长速度的改变，可以定量评价供试品对细胞正常生长能力的影响。该类方法包括细胞增殖度测定。

④细胞代谢特性的测定 通过定量检测细胞生物代谢活性或生物合成功能的改变，评价供试品的细胞损伤作用。其中包括有MTT法，各种测定细胞总蛋白量、蛋白质合成率和酶活性的方法。

综上所述，评价医疗器械体外细胞毒性试验的方法较多，亦各有其特点，各试验方法之间虽然存在一定的相关性，但是有时也很难达到完全的一致，其主要原因可能是因供试品本身性质不同，与细胞的作用途径或机制也会不同，从而对各种试验方法的敏感性就会产生差异。因此，在选择试验方法时必须根据“最接近应用状况”的原则，尽可能合理地选择供试品与细胞的接触方式和检测生物学终点评价方法。GB/T 16886.5（ISO 10993－5）与其他标准不同之处即在于它并没有强行规定一种单一的试验方法，而是提出可供选择的几种试验方案，究竟如何正确选用，需要专业技术人员结合专业知识，并根据被评价样品的性质、使用部位和使用特性来选择这些试验方案中的一种或几种。然而，试验的选择决定了供试品的制备方法、培养细胞的制备以及细胞与样品或其浸提液接触的方式，在一定程度上可能也会影响到结果的判定。

2. 供试品制备

（1）供试品制备应符合GB/T 16886.12－ISO 10993.12要求。

（2）通常优先选用含血清培养基为浸提介质，因为血清培养基具有支持细胞生长以及浸提极性和非极性两种物质的能力。当采用含血清培养基时，只能采用37℃ ±1℃条件下浸提24h ±2h的条件，因为浸提温度超过37℃ ±1℃可能会对血清化学和（或）血清稳定性以及培养基中其他成分产生不良影响。

注1：若明确要浸提极性物质（例如离子化合物）时，宜考虑采用无血清培养基为浸提介质。

注2：若选择DMSO为浸提介质时，其浓度在所选测试体系中不能大于0.5%（*V/V*），否则会引起细胞毒性。而且，与含血清培养基浸提法相比，由于DMSO浸提液稀释度较大，所以溶出物的细胞接触浓度会比较低。

注3：浸提液接触细胞之前，如果进行过滤、离心或用其他方法处置，最终报告中对此应详细记录并对这些步骤加以说明，对浸提液pH值的调整也应在报告中说明。避免对浸提液进行处理，例如对pH值的调整，因为这会影响到试验结果。

3. 细胞毒性的结果评定 细胞毒性的判定可以采用定性和定量两种方法，一般优先选用定量法，定性评价方法更适用于筛选试验。

（1）定性方法评价细胞毒性 定性方法通常借助显微镜来检查细胞，必要时也可以采用细胞化学染色方法，观察并评价细胞的一般形态、空泡形成、脱落、细胞溶解和膜完整性等方面的改变。同时，需要在试验报告中描述或以数字形式记录正常形态的变化。表6－2－3和表6－2－4给出了用于定性方法评价供试品细胞毒性分级情况。

根据表6－2－3和表6－2－4的评定体系，分级达到2级以上的供试品被认为具有细胞毒性效应。

表6－2－3 浸提液细胞毒性形态学定性分级

级别	反应程度	全部培养细胞观察
0	无	胞浆内有离散颗粒，无细胞溶解，无细胞增殖下降情况
1	极轻微	不超过20%的细胞呈圆缩、疏松贴壁、无胞浆内颗粒或显示形态学方面的改变；偶见细胞溶解；仅观察到极轻微的细胞生长抑制现象
2	轻度	不超过50%的细胞呈圆缩、无胞浆内颗粒，无大范围细胞溶解；可观察到不超过50%的细胞生长抑制现象
3	中度	不超过70%的细胞层包含圆缩细胞或溶解细胞；细胞层未完全破坏，但可观察到超过50%的细胞生长抑制现象
4	重度	细胞层几乎完全或完全破坏

表6－2－4 琼脂和滤膜扩散试验以及直接接触试验反应分级

级别	反应程度	反应区域观察
0	无	试样周围和试样下面未观察到反应区域
1	极轻微	试样下面有一些畸形细胞或退化细胞
2	轻度	反应区域局限在试样下方范围
3	中度	反应区域超出试样尺寸1.0cm
4	重度	反应区域超出试样1.0cm以上

（2）定量方法评价细胞毒性 定量评价主要是借助一些较客观的检测技术，定量测定细胞数量、蛋白质总量、酶的释放、活体染料的释放、活体染料的还原或其他可测定的参数，以评价细胞死亡、细胞生长抑制、细胞增殖或克隆形成等客观指标的变化。有时对一些特殊的检测细胞毒性方法，也可能需要以零时间对培养的细胞状态作为基线对照。

采用定量方法评价细胞毒性时，细胞活性下降超过30%被认为具有细胞毒性反应。而其他条件包括选用非标准推荐的细胞系或使用多层式组织结构来评价细胞毒性，对于所采用的不同试验终点或试验组与对照组结果之间的可接受率等都需要进行充分的论证，并形成有效的文件加以说明。

该标准在附录中推荐了4种采用材料浸提液定量测试细胞毒性的方案。它们分别是：①中性红摄取细胞毒性试验；②集落形成细胞毒性试验；③MTT细胞毒性试验；④XTT细胞毒性试验。其中方案①和方案②被证明在国际确认研究中适用于化学物的检测以及在国际比对试验中证明适用于对医疗器械的检测。对有细胞毒性的材料来讲，这两种方案都可以通过计算IC_{50}值（即估计影响50%生物学终点的抑制浓度）来获得细胞毒性反应的分级。方案③和方案④描述了其他广泛用于细胞毒性定量测定的方案。

4. 细胞毒性的结果评价 对细胞毒性的结果评价应由具有能力根据试验数据作出判定的人员对结果作出总体评价。细胞毒性试验结果的解释应考虑GB/T 16886.1中给出的器械分类。

如果出现细胞毒性反应，可采取进一步的评价，例如：①进行附加试验，其中包括在培养基中加或不加血清，或者通过改变培养基的血清浓度等；②适宜时可进行浸提液分析，比如对环氧乙烷灭菌或其他生产过程后残留物分析；③通过稀释法分析浓度反应，观察剂量-浓度效应；④对材料可沥滤成分的化学表征；⑤其他适宜的试验。

必须强调的是，对于任何细胞毒性反应都需要引起关注，然而，细胞毒性仅仅是一种最初的信号，它预示存在体内毒性的可能性，事实上单凭细胞毒性数据还未必能确定该器械一定不适用于特定的临床应用。因此，在对细胞毒性的结果评价时需要结合其他生物相容性数据和产品的预期用途进行综合评价。另外，在解释试验数据时还必须考虑到该试验系统的局限性。

（二）致敏试验（迟发型超敏反应）（见 GB/T16886.10 - ISO 10993 - 10）

该试验采用一种适宜的动物模型测定器械、材料和（或）其浸提液潜在的接触致敏性。该试验较为实用，因为即使是少量的、可溶出物的使用或接触也可能引起变应性或致敏性反应。

该试验属体内试验，方法学相对比较成熟，灵敏性较高，因此为各类医疗器械必需评价的项目之一。但试验复杂，耗用动物较多，条件要求高，用时长。因此，尽管该试验适用范围广，仍应慎重选用。目前有三种测定化学物潜在皮肤致敏性的动物试验：小鼠局部淋巴结试验（LLNA）、豚鼠封闭贴敷试验（Buehler 试验）或豚鼠最大剂量试验（GPMT）。迄今为止，豚鼠最大剂量试验（GPMT）和封闭式贴敷试验（Buehler 试验）是用于检验皮肤致敏反应最常用的两个方法。其中最大剂量试验为最敏感的方法，封闭式贴敷试验适用于局部应用产品。LLNA 具有试验周期短、终点更为客观、所用试验材料较少和免除注射弗氏佐剂等优点，为目前测定单一化学物潜在致敏作用的首选方法，作为豚鼠试验的惟一替代试验用于检验单一化学物。

由于目前对致敏作用只能通过体内试验进行测定，不少专家尝试用体外试验来取代体内试验，但尚未得到满意的结果。还要注意，器械、材料有潜在致敏性不一定就限制其使用，还要综合考虑器械的使用给患者带来的受益。

1. 试验设计和选择总则 试验设计人员对产品的理化性状及两种试验方法应有比较详尽的了解，在试验设计和选择中应注意考虑以下因素。

（1）对致敏试验有重要影响的因素 ①试验所采用的赋形剂和浸提介质；②斑贴设计型式和封闭的程度；③试验材料的使用剂量及接触时间；④试验动物的敏感性；⑤试验所采用的技术。

（2）试验方法步骤设计和选择应遵循的基本原则 ①根据产品的理化性状及预期临床用途选择方法之一，最大剂量法为首选方法。但最大剂量法试验需皮内注射，如试验材料不能皮内注射（如固体材料不能溶解亦不能浸提），或是预期贴敷于人体表皮应用的胶状、油膏状产品则应采用封闭斑贴法或其他替代方法。②根据产品的理化性状选择适宜的赋形剂或浸提介质，常用的赋形剂为凡士林、羊毛脂等，浸提介质一般采用生理氯化钠溶液、植物油，必要时也可使用有机溶剂（如丙酮、三氯甲烷等）。③试验中设置的溶剂对照组使用试验选用的赋形剂或浸提介质。如设阳性对照组，可采用质量浓度为 1g/L 的二硝基氯苯溶液或其他能产生相应阳性反应的溶液。④试验材料的诱导剂量对试验结果影响较大。诱导剂量和激发剂量均应在预试的基础上选择，诱导剂量应为中度刺激性，如达不到刺激限度，可选择所能达到的最高浓度，但是不应影响动物的健康。激发剂量则应使用刺激极限下的浓度为宜，推荐激发步骤采用多种浓度，以有利于结果评价。⑤试验步骤的设计应与标准中推荐的方法一致，或采用我国同类标准方法，不能使用未被认可方法作为替代试验。

（3）试验结果评价的基本原则 ①如试验中使用的材料剂量比实际剂量加大，出现阳性试验结果有时不一定就表明器械或材料不能使用，应由有关方面专家根据产品的预期用途综合分析，采用预期人体接触的风险性评价来判定产品的临床适用性。②按本标准试验步骤得出的试验结果不能单独成立。阴性试验结果往往不能排除产品可能导致皮肤过敏反应的可能性，为了避免出现假阳性或假阴性结果，对任何检验法的阳性和阴性试验结果均宜进行严谨的核查，可通过与其他信息来源进行比较以对试验结果进行确认。

（三）刺激试验（见 GB/T16886.10 - ISO10993 - 10）

该试验采用一种适宜的动物模型，在皮肤、皮内、眼、黏膜等部位上测定器械、材料和（或）其浸提液潜在的刺激作用。要测定器械、材料及其潜在可溶出物的刺激作用，试验的进行应与使用或接触的途径（皮肤、皮内、眼、黏膜）和持续时间相适应。刺激试验具有较高的敏感性，是医疗器械三项基本生物学评价项目之一。

刺激试验属体内试验，用于评价器械原发性刺激作用。皮肤刺激试验方法学比较成熟，具有耗用动物少、试验简单、用时短等特点，适用于各类表面接触器械。ISO 10993 - 10：2010 中指出，对于植入医疗器械或外部接入医疗器械，皮内注射试验更为接近实际应用，并将皮内反应试验由附录 B 调整到正文中（注：损伤表面接触的器械也适合进行皮内注射试验）。由于身体组织在血管分布、组成和反应上的不同，潜在的刺激性测试应采用和实际使用相同的接触条件（如眼科产品用眼刺激反应），但由于口腔、直肠、眼、阴茎刺激等试验尚未形成规范的试验方法，因此 ISO 10993 标准中仅列为参考性方法，适用于预期应用于这些部位的器械或材料，并且只有在用其他方法不能得到安全性数据的情况下才考虑进行。

1. 试验设计和选择总则 试验设计人员对产品的预期临床使用情况及有关试验方法应有比较详尽的了解，在试验设计和选择中应注意考虑以下因素。

（1）器械、材料的特性 如试验样品的表面特性、浸提液酸碱度等。试验样品的 pH，如≤2.0 或≥11.5，应认为是一种刺激物，不必进一步试验。然而，试验结果也显示，试验材料的酸碱度并非是导致严重损伤的惟一因素，试验材料的浓度、接触时间以及许多其他理化性能也都是重要的因素。

（2）包扎封闭的程度 试验部位的包扎固定如松散可导致试验样品与皮肤接触不良。

（3）试验材料的使用方式、使用部位及使用剂量 皮内注射较皮肤贴敷方式更为敏感，宜根据器械的临床应用特性选择适宜的使用方式。

（4）试验材料接触组织持续的时间 宜根据器械的临床应用特性选择适宜的接触

持续时间。

（5）试验所采用的技术 设计试验方案时注意可能会干扰试验结果的试验步骤，如脱毛剂或去毛器具可能会对试验部位组织产生刺激作用。

2. 试验方法与步骤设计和选择应遵循的基本原则

（1）应根据产品预期的人体应用部位选择标准中规定的相应的试验方法。如与人体表皮组织接触的产品可选择动物皮肤刺激试验，GB/T 16886. 10 - ISO 10993 - 10 附录 B 中给出的特异性刺激试验则适用于预期应用于这些部位的产品。皮内反应试验是一非特异性毒性试验，可广泛用于评价材料中的可沥滤物质的毒性作用。人体皮肤刺激试验适用于对人体接触程度较高的化学物（如化妆品和洗涤剂）进行风险性评价，应注意的是用于人体皮肤刺激试验的器械应是已获取材料毒性方面和化学成分的充分信息，确认对人体无明显健康风险。

（2）试验步骤的设计应根据产品与人体接触的时间、次数，选择一次或多次接触步骤。试验材料使用剂量和接触时间可根据预期临床接触程度设计而定，但通常试验设计应高于预期临床接触条件（时间和浓度），以期增大由动物试验结果外推至人的风险性评价保险系数。

（3）试验步骤的设计应尽可能与标准规定方法一致，即应规范化，这样才能使不同材料的试验结果和不同实验室之间出具的试验结果具有可比性。

3. 试验结果评价的基本原则

（1）对一些广泛应用于人体正常或损伤皮肤的产品，一般不允许对皮肤有实质性危害存在，但有些产品由于其使用所带来的受益或其预期的生物学活性作用，尽管动物试验和人体试验均表明具有刺激作用，在无明显健康风险的情况下有时也是可以接受的。对一些预期应用于人体敏感部位（如眼睛）的产品则应慎重评价，阳性结果产品应避免应用于临床。

（2）对使用比预期临床应用剂量增大的材料或材料浸提液剂量所出现的阳性结果，应由有关专家进行综合分析评价，在某些情况下，阳性试验剂量不一定就判定材料不能使用。

（四）全身毒性（急性）试验（见 GB/T 16886. 11 - ISO 10993 - 11）

急性全身毒性试验是根据器械的使用特性（即器械与人体的接触途径）将器械、材料和（或）其浸提液在 24h 内一次、多次或持续接触一种动物模型，通过观察动物的全身反应来评价器械所释放的毒性物质，从而测定其潜在的危害作用。该试验适用于器械、材料中毒性可溶出物和降解产物吸收的情况。该试验具有试验简单、成本低、用时短等特点。常用啮齿类动物（大鼠、小鼠）进行试验，在接触后至少 3d（必要时可延长）观察动物的体重变化、运动和呼吸状态以及死亡情况。若出现临床指征需进行进一步的临床病理学、大体病理学甚至组织病理学评价。这和药典上的异常毒性试验和药物急性毒性试验是很不相同的。

致热性是一种其他类型的全身作用，一直以来包括在 GB/T16886. 11 部分中，但 ISO/TC194 工作组正考虑将其放在另外独立的标准中规定。致热性反应可能是由材料介导、内毒素介导或其他物质（如革兰阳性细菌和真菌成分）所介导。本部分所涉及的是材料介导的致热性（热原试验）。常用方法是将材料浸提液由静脉注入兔内，在一定时间内观察兔体温变化，以判断在材料或浸提液中所含热原量是否符合人体应用要求［具体方法见《中国药典》(2010 年版二部)］。只做该项试验尚不能区分热原反应是因材料本身还是因细菌内毒素污染所致，只有同细菌内毒素试验相结合才能作出热原反应是否是因材料致热性所致。因此，若要评价器械材料是否释放致热性物质时，应设法排除细菌内毒素的影响。

对新型医疗器械没有必要都要进行体内致热性检验，但是材料如含有引起过热原反应的新化学成分或物质，则宜进行材料介导致热性评价。一般认为，热原试验主要适用于与循环血液接触的器械，但 ASTM 规定，与中枢神经系统和胸腔接触的器械也要进行热原试验。

注：细菌内毒素介导的致热性源自于革兰阴性细菌的生物活性内毒素，通常为医疗器械制造过程中诱导发热的污染物，可采用特异性细菌内毒素试验（鲎试剂法）进行检验，即应用试样与细菌内毒素产生凝集反应的原理，以判断材料或浸提液中细菌内毒素的限量是否符合标准要求。

（五）亚慢性毒性（亚急性毒性）试验（见 GB/T 16886.11 - ISO 10993 - 11）

亚慢性毒性（亚急性毒性）试验属于重复接触全身毒性试验。此类试验是在大于 24h 但不超过试验动物寿命的 10% 的时间（如大鼠是 90 日）内，测定器械、材料和（或）其浸提液多次或持续接触对试验动物的影响。有慢性毒性数据的材料可免做这类试验，免试理由应在最终报告中说明。亚慢性毒性（亚急性毒性）试验选择具体动物种属（啮齿类、非啮齿类动物）没有绝对的要求，但由于不同种属的寿命期不同，接触时间可能会有所不同。静脉接触法由于吸收快其接触时间短于其他接触类型。

该试验相对于急性全身毒性试验具有用时长、动物要求高、成本高、评价困难等特点，长期或持久接触的器械应根据临床累积接触时间选择亚急性或亚慢性全身毒性试验。

1. 接触途径 医疗器械或其可沥滤物可通过多种接触途径进入人体，亚慢性（亚急性）全身毒性试验最好采用具有临床相关性的接触途径，如采用其他接触途径应予以论证。在设计相应试验时建议与专家进行磋商。选择接触途径时应考虑下列因素：①人体实际接触途径和作用时间；②医疗器械的理化性质和用途；③毒性试验目的。

通常接触方式有皮肤、植入、吸入、皮内、肌内、腹腔、静脉、经口、皮下等。这里值得注意的是经腹腔途径的全身毒性试验适用于液路器械，或腹腔接触环境导致化学物溶出的器械，也适用于不宜经静脉途径的浸提液，如非极性油浸提液以及含有微粒的浸提液。腹腔途径优于试验样品过滤后静脉注射。

注：应考虑非极性油介质持续接触对试验动物的生理数据的干扰。ISO/TC194 工作组正考虑将静脉注射（i. v. 极性介质）和腹腔注射（i. p. 非极性介质）用于同一实验动物身上，以提高试验的敏感性。

2. 剂量组

（1）剂量组大小 全身毒性试验的精确度取决于每一剂量水平所采用的动物数量的多少，要求的试验精确程度，或者说要求的每剂量组动物数量系根据研究的目的来确定。

剂量组宜根据试验周期而增加动物数量，这样在试验终结时每组能有足够的动物进行有效的生物学评价。但是，宜采用最少的动物来获取有效结果（见 GB/T 16886.2）。表 6-2-5 给出了推荐的各接触途径的最少动物数量。

表 6-2-5 推荐的剂量组最少动物数量

试验类别	啮齿动物	非啮齿动物
亚急性	10只（每种性别各5只）[a]	4只（每种性别各2只）[a]
亚慢性	20只（每种性别各10只）[a]	8只（每种性别各4只）[a]

注：a 也可采用单一性别动物进行试验。如预期器械仅用于一种性别时，试验宜在该性别动物体上进行。

（2）剂量组数 应限定医疗器械毒性试验所用剂量与风险评价的结果具有相关性，适当情况下权衡临床接触剂量与安全应用因素。对于较长期试验，宜包括至少 3 种剂量水平和适当的对照组。对照组动物除了不接触试验物质，其他处置方式宜与试验组动物完全一致。但医疗器械重复接触全身毒性试验与经典的化学物毒性试验不同，可能不会产生剂量反应作用，这样在最高剂量水平不一定产生毒性作用。采用一种适宜的试验样品剂量进行单剂量组试验可判定是否存在毒性危害（即限度试验），但其他多剂量或剂量反应试验要求多个剂量组来判定毒性反应。试验所采用的剂量范围将会提供有效的人体安全应用界限评估。

如准备采用加严剂量，可增加剂量组。剂量加严时宜考虑下列参数：①临床接触表面积的倍数；②接触周期的倍数；③浸提分数或具体化学物的倍数；④24h 接触期的倍数。也可采用其他加严方法，所用方法应进行论证。

（3）剂量频率 剂量频率应具有临床相关性，应详细描述加严步骤并进行论证。在重复接触试验中，试验周期内动物最好每周 7d 接触试验样品，也可采用其接触方式（如较长期重复接触试验每周 5d 接触），但应进行论证。

3. 结果评价 亚慢性毒性（亚急性毒性）试验是一个综合性试验，评价内容包括体重和饲料、水消耗、临床观察、临床病理学（包括采用血液学和临床生化分析来研究组织、器官和其他系统的毒性反应）、大体病理学、器官称重、组织病理学等。这并非要求每个试验的所有观察指标都毫无例外地进行检测。各种试验可根据医疗器械或其浸提液的具体情况选做部分指标。原则是选择能反映试验动物的一般机体状况，能反映医疗器械或其浸提液毒性作用特性、靶器官功能损伤的指标。选取的指标应尽可能全面，但又不因检查过多使动物受到额外的损伤。此外，还应根据预试验中动物的中毒表现，结合医疗器械或其浸提液的理化特点选择增加某些特征性指标。观察次数和间隔时间可根据毒性反应的性质和严重程度、反应速度和恢复周期来确定，在试验的早期阶段尤其在急性试验中，可能需要增加观察次数。毒性迹象出现和消失的时间、持续时间和动物死亡时间都是很重要的，特别是出现不良反应迹象或延迟性死亡的现象，这种情况下可采用人道主义方法处死动物，以避免使动物遭受不必要的痛苦。应考虑给药后预期高峰作用期的基本临床观察项目。表 6-2-6 给出了各类型试验至少应观察的项目。

表 6-2-6 观察项目

观察项目	亚急性或亚慢性
体重变化	+
临床观察	+
临床病理学	+
大体病理学	+
器官称重	+
组织病理学	+

原始记录宜以表格形式总结给出数据，包括试验开始时每一试验组动物数量、出现损害迹象的动物数量、损害的类型以及出现每种损害类型动物的百分率。宜进行统计学评价，这里要注意的是首先要考虑生物学相关性。

评价时应对重复接触试验中的发现宜结合以前的研究发现、毒性作用方面的考虑及尸检与组织病理学方面的发现进行评价。应包括试验物质剂量与发病率和异常症状严重性之间的关系，包括行为和临床异常症状、大体损害、显微镜改变、靶器官判定、致死作用以及其他一般性或特异性作用。

评价器械毒理学试验结果时，应科学地进行判断。应注意试验的局限性，针对医疗器械预期的临床使用对结果进行评价。对于动物的最佳数量和试验作用的时间有各种不同的观点，同时与产品接触的物质多种多样，且产品有可能会使用不当，因此生物学试验的合格与否的标准难以确定，其原因主要有两个：①不可能由这些试验来保证器械用于人体时无有害作用；②器械的使用受益与实验判明的有害作用相抵消。

因而，尽管多数情况下毒性试验能很好地表明潜在的危害，但仍需要对人体继续进行认真的观察和评价。

（六）遗传毒性试验（见 GB/T 16886.3 - ISO 10993 - 3）

该试验采用哺乳动物或非哺乳动物的细胞、细菌、酵母菌或真菌培养或其他技术，测定由器械、材料和（或）其浸提液引起的基因突变、染色体结构畸变以及 DNA 或基因变化。

1. 遗传学终点的选择原则 当器械是用已知无遗传毒性材料制造，或用适宜的分析方法能够鉴定浸提液的全部主要成分无遗传毒性，就不必进行遗传毒性试验。需要用试验来评价医疗器械的遗传毒性时，应首先进行一系列的体外试验。该系列试验应包括（GB/T 16886.3 - ISO 10993 - 3）“方案 1”中的三项试验或采用“方案 2”中两项试验（其中包含集落数及尺寸测定的小鼠淋巴瘤试验）。

方案 1：

①细菌基因突变试验（OECD 471）；②哺乳动物细胞基因突变试验（OECD 476）；③哺乳动物细胞诱裂性试验（OECD 473）。

方案 2：

①细菌基因突变试验（OECD 471）；②哺乳动物细胞基因突变试验（OECD 476），特别是小鼠淋巴瘤试验包含集落数和尺寸测定，可覆盖两个终点（诱裂性和基因突变）。

如果按照试验策略进行的所有体外试验的结果均为阴性，为避免对动物的过度使用，通常不再论证并不宜再进行动物遗传毒性试验。若任一体外试验的结果为阳性，则应进行体内诱变性试验，否则推定该化合物为诱变物。任何体内试验均应在体外试验确定出的最适宜终点的基础上进行选择。应证实试验物质已到达靶器官，当这一点无法证实时，则可能需要在另一靶器官上进行第二次体内试验，以确认无体内遗传毒性。

通常采用的体内试验是：①啮齿动物微核试验（OECD 474）；②啮齿动物骨髓中期分析（OECD 475）；③哺乳动物肝细胞程序外 DNA 合成试验（OECD 486）。

应论证并书面记录所选试验系统的最适宜性。

注 1：OECD 推荐的体外遗传毒性试验方法

①OECD 试验 471：鼠伤寒沙门氏菌回复突变试验（Ames 试验）。

②OECD 试验 472：大肠杆菌回复突变试验。

③OECD 试验 473：哺乳动物体外细胞遗传学试验。

④OECD 试验 476：哺乳动物细胞体外基因突变试验。

⑤OECD 试验 479：哺乳动物细胞体外姊妹染色单体互换试验。

⑥OECD 试验 480：啤酒酵母基因突变试验。

⑦OECD 试验 481：啤酒酵母有丝分裂重组试验。

⑧OECD 试验 482：哺乳动物细胞体外 DNA 损伤、修复和程序外 DNA 合成试验。

注 2：OECD 推荐的体内遗传毒性试验

①OECD 试验 474：微核试验。

②OECD 试验 475：哺乳动物体内骨髓细胞遗传试验——染色体分析。

③OECD 试验 478：啮齿动物显性致死试验。

④OECD 试验 483：哺乳动物生殖细胞细胞遗传学试验。

⑤OECD 试验 484：小鼠斑点试验。

⑥OECD 试验 485：小鼠可遗传易位试验。

注 3：按照反映的遗传学终点可将遗传毒性试验分为三类，即检测基因突变、染色体畸变、DNA 效应的试验。各类试验方法所代表的试验系统水平及测试目的见表 6-2-7、表 6-2-8 和表 6-2-9。

表 6-2-7 检测基因突变的试验方法

试验系统水平	试验系统名称	测试目的
原核微生物	鼠伤寒沙门氏菌回复突变试验	致突变剂和致癌剂筛查
	大肠杆菌回复突变试验	致突变剂和致癌剂筛查
真核微生物	链孢霉菌基因突变试验	致突变剂和致癌剂筛查
	构巢曲霉菌基因突变试验	致突变剂和致癌剂筛查
	啤酒酵母基因突变试验	致突变剂和致癌剂筛查
体外	体外哺乳动物细胞基因突变试验	致突变剂和致癌剂筛查
体内	黑腹果蝇性连锁隐性致死试验	致突变剂和致癌剂筛查
	小鼠斑点试验	致突变剂和致癌剂筛查
	小鼠可见特定座位试验	检测生殖细胞效应

表6－2－8　检测染色体畸变的试验方法

试验系统水平	试验系统名称	测试目的
体外	哺乳动物体外细胞遗传学试验	致突变剂和致癌剂筛查
体内	哺乳动物骨髓细胞染色体分析	致突变剂和致癌剂筛查
	哺乳动物骨髓细胞微核试验	筛查干扰细胞有丝分裂的物质
	黑腹果蝇可遗传易位试验	啮齿类动物显性致死试验
	检测诱发生殖细胞突变的物质	评价生殖细胞效应及遗传风险
	哺乳动物生殖细胞的细胞遗传学试验	评价生殖细胞效应及遗传风险
	小鼠可遗传易位检测	评价生殖细胞效应及遗传风险

表6－2－9　检测DNA效应的试验方法

试验系统水平	试验系统名称	测试目的
真核微生物	啤酒酵母有丝分裂重组试验	致突变剂和致癌剂筛查
体外	哺乳动物体外细胞遗传学试验	致突变剂和致癌剂筛查
	程序外DNA合成试验	致突变剂和致癌剂筛查
	体外哺乳动物细胞姊妹染色单体交换试验	致突变剂和致癌剂筛查
体内	体内姊妹染色单体交换试验	致突变剂和致癌剂筛查

2. 样品制备方法选择　适当时，浸提液应采用两种适宜的溶剂，即采用极性溶剂和非极性溶剂或适合于医疗器械性质和使用的液体，两种溶剂均应与试验系统相容。应按照GB/T16886.12的要求制备样品。

注：与经典的化学物全身毒性试验不同，医用材料一般得不到LD_{50}的剂量值。若采用浸提液进行试验，可考虑单剂量组试验（即试验样品原液或100%的浸提原液），但宜对试验所采用的剂量范围提供相应的支持性数据。如怀疑样品可能对试验菌株或细胞产生抑制作用时，应进行预试验来确定适宜的试验液浓度。

为了评估器械或材料遗传毒性的风险，合理的样品制备设计是在该试验系统中提取到总的可溶出物。日本MHLW文件规定了获取器械或材料可溶出物的方法，根据该测试样品中可溶出物的百分比确定合适的浸提溶剂。将测试样品置于浸提溶剂如甲醇和丙酮溶液中（甲醇主要浸提水溶性物质，丙酮主要浸提脂溶性物质），分别蒸发干燥甲醇和丙酮来测定试验样品在每一溶剂中可溶出物的百分比。如果测试样品不溶于浸提介质且不能获得足量的可溶出物（质量<0.5g的器械如接触镜，试验样品中可溶出物的百分比<1%；质量≥0.5g的器械，试验样品中可溶出物的百分比<0.5%），将测试样品分别置于乙醇或DMSO中，在37℃浸提48h或72h后进行Ames试验，置于细胞培养基中37℃浸提48h或72h后进行染色体畸变和小鼠淋巴瘤试验。如果测试样品不溶于浸提介质且可获得足量的可溶出物（质量<0.5g的器械可溶出物的百分比≥1%；质量≥0.5g的器械可溶出物的百分比≥0.5%），则将经浸提、蒸发的试验样品残留物溶解于或悬浮于某一与遗传毒性试验系统相容的溶剂中进行试验。这种样品制备方法可以选择与试验系统相容的浸提介质，最大限度地检测器械或材料潜在的遗传毒性。

（七）植入试验（见 GB/T 16886.6 - ISO 10993 - 6）

该试验是用外科手术或介入法，将材料或最终产品的样品植入或放入预定植入部位或组织内，在肉眼观察（宏观）和显微镜（微观）检查下，通过比较试验样品与已确立临床可接受性和生物相容性的医疗器械所用对照材料产生的组织反应，对局部作用进行评价。试验应与接触途径和作用时间相适应。植入后局部反应试验对植入材料引起的局部组织反应进行生物学评价时，试验周期应根据临床接触时间来确定，或是持续至相应的生物学反应达到一稳定状态时或之后。

1. 植入部位和样品制备 试验材料应植入到材料在临床使用中最相关的组织。对组织的选择应有正当理由。对样品数量、组织和植入部位的选择理由要有文件记录。在 GB/T 16886.6 - ISO 10993 - 6 附录中给出了常用植入部位的试验方法（皮下组织、肌肉和骨），如选择其他植入部位，仍应遵循常用试验方法中给出的基本科学原理，并给出理由。

物理特性（例如形态、密度、硬度、表面）可能影响试验材料对组织的反应，因此应予以记录并在评价组织反应时考虑这些因素。应按照 ISO 10993 - 12 制备试验样品和参照或对照材料，并根据植入部位不同选择和制备合适的植入物。根据最终产品预期所用方法对每个植入样品进行加工、处理、清洗污染物和灭菌，并应在试验研究中详细记录。植入样品在最终制备和灭菌后，应进行无菌操作，以保证植入样品在植入前和植入时不会以任何方式被损坏或污染。

注：对照材料是已确立临床可接受性和生物相容性的医疗器械所采用的材料。对照品的物理特性如形状特别是表面状况，如实际可行应与植入试验样品相似，任何差异都应说明并论证。应在同样条件下将试验和对照材料样品植入相同年龄、性别和品系的同一种属动物的对应解剖部位，根据动物种属大小和解剖位置情况确定植入物的数量和尺寸。在可能的情况下，参照或对照样品和试验样品宜植入同一只动物。

2. 试验周期的选择 对非降解和非吸收材料，短期试验为 1 ~ 4 周，长期试验为 12 周以上。通常情况下，根据试验材料的预期用途选择植入试验周期。选择的试验周期应能使相应的生物学反应达到稳定的状态。植入材料的局部生物反应与材料的特性和手术创伤有关。术后植入样品周围组织结构的改变随时间而变化。通常情况下，1 周观察期内发现细胞活性增高，两周时可能很难区分是外科手术所致的反应，还是植入物引起的组织反应，取决于动物种属和手术创伤的严重程度。接着转入过渡期，在 9 ~ 12 周肌肉和结缔组织中的细胞群呈稳定状态，随动物品种的不同而异。骨植入则可能需要较长的观察期才能达到稳定阶段。一般来说，对可降解材料的评价实验需要达到或超过材料被完全吸收。

3. 生物学反应评价 通过记录不同时间点的肉眼观察结果和组织病理学反应来评价生物学反应，比较试验样品、对照样品或假手术部位的反应。对相对应部位的每一对照和试验植入物进行比较，这样可将组织与植入物之间相对运动造成的影响降至最低。

评价内容应包括植入物、组织和器官的大体观察结果。肉眼观察应包括对每一植入物的观察结果以及对植入物周围组织的目测情况。适宜时，应包括引流淋巴结的观察结果。用于组织学评价的记分系统应考虑受影响部位的程度，采用定量（以微米计）或半定量评价。

（八）血液相容性试验（见 GB/T 16886.4 - ISO 10993 - 4）

该试验用于评价血液接触器械、材料或一个相应的模型或系统对血液或血液成分的作用。特殊的血液相容性试验，还可设计成模拟临床应用时器械或材料的形状、接触方式和血流动态。

与循环系统接触的器械、材料要考虑进行血液相容性评价。血液相容性试验目前还处于发展阶段，缺乏标准化和被认可的血液相容性试验方法（目前 ISO/TC194 工作组正在积极对体外血栓试验、溶血试验的标准化试验方法进行验证工作），因此标准中只是概括性阐述了器械和血液相互作用的评价指导原则，给出了试验选择指南以及这些试验的原理和科学依据，而具体器械试验方法的选择和设计以及判定指标则必须根据器械的特性、材料、临床有效性、应用环境和风险受益等情况规定具体要求。

血液相容性试验方法，按其主要过程或被测体系分为五类：血栓形成、凝血、血小板和血小板功能、血液学、免疫学（补体系统）。试验类型分为体外、半体内和体内试验。为了全面评估一种生物材料的血液相容性，通常进行多项血液相容性的测试，GB/T 16886.4 - 2003 中的图 1 “与血液相互作用试验选择判定流程图” 详细列出了用于确定是否需要进行血液相互作用试验的选择流程。表 6 - 2 - 10 和表 6 - 2 - 11 给出了与循环血液接触器械或器械部件和适用试验分类选择合适的试验类别。

表 6 - 2 - 10 与循环血液接触的器械或器械部件和适用试验分类——外部接入器械

器械举例	试验分类				
	血栓形成	凝血	血小板	血液学	补体系统
动脉粥样硬化切除术器械				×[a]	
血液监测器	×			×[a]	
血液贮存和输注设备、血液采集器械、延长器		×	×	×[a]	
体外膜式氧合器系统、血液透析器或血液过滤器、经皮循环辅助系统	×	×	×	×	×
导管、导丝、血管内窥镜、血管内超声器械、激光系统、冠状逆行灌注导管	×	×		×[a]	
细胞贮存器		×	×	×[a]	
血液特异性物质吸附器械		×	×	×	×
血液成分采输器		×	×	×	×

注：a 只作溶血试验。

表 6-2-11 与循环血液接触的器械或器械部件和适用试验分类——植入器械

器械举例	试验分类				
	血栓形成	凝血	血小板	血液学	补体系统
瓣膜成形环、机械心脏瓣膜	×			×[a]	
主动脉内球囊泵	×	×	×	×	×
人工心脏、心室辅助器械	×			×	
栓塞器械				×[a]	
血管内植入物	×			×[a]	
植入式除颤器和复律器	×			×[a]	
起搏器导线	×			×[a]	
去白细胞滤器	×	×	×	×[a]	
人工（合成）血管移植物（片）、动静脉分流器	×			×[a]	
支架	×			×[a]	
组织心脏瓣膜	×			×[a]	
组织血管移植入物（片）、动静脉分流器	×			×[a]	
静脉腔滤器	×			×[a]	

注：a. 只作溶血试验。

表 6-2-10 和表 6-2-11 源自 GB/T 16886.4-2003（ISO 10993-4：2002）表 1 和表 2，但 ISO/TC 194 工作组于 2006 年发布了修改单，对表 1 和表 2 的表格中的试验分类做了修订，但此修订版本一直未在我国正式实施。

在设计血液相容性试验方案时，应尽量采用一个模拟临床应用中器械与血液接触的几何形态和条件的模型或系统，这些条件包括接触时间、温度、无菌状态和血液流动条件等。不模拟器械使用条件的试验可能不能准确预示临床应用中发生的血液与器械相互作用的性质，如有些短期体外试验或半体内试验很难预测长期体内器械的应用情况。器械的预期应用决定了试验条件，如半体内（外部接入）器械最好进行半体内试验，植入器械则最好采用模拟临床应用条件的动物模型进行体内试验。在必须使用动物模型时，应考虑种属间血液反应的差异性，在试验程序或方案中给出选择体内试验动物种属的说明和理由，并应给出所选试验种属与人类血细胞和血液成分反应性的相似性和差异性。在试验方案中应包括对照品，如证明可以不设的情况下除外。如可能，试验应包括一种同类型、同材质已经临床认可的器械作为阴性对照品，有些试验还应包括适宜的阳性对照品，以证实试验系统的适宜性。试验程序或方案应包括足够数量的试验和适当的对照试验，以使结果数据的评价具有统计学意义。

虽然其他研究通常要求进行更全面的评估，但是因为测试时间短和成本低，对潜在的溶血性的评估已经成为最通用的评估生物材料血液相容性的筛查方法之一。作为血液相容性试验之一，溶血试验用于在体外测定由医疗器械、材料和（或）其浸提液导致的红细胞溶解和血红蛋白释放的程度。溶血试验是最为常用的血液相容性试验。目前国际上常用的溶血试验有三种标准方法：ASTM 法、NIH 法和日本 MHLW 法。溶血试验有两种方式：浸提液法和直接接触法。

值得注意的是，由于目前仅溶血试验建立了被广泛接受的合格指标外，其他血液相容性试验均没有可参照的合格判定指标。血液相互作用试验无法统一规定一个合格与不合格的量值。在很多情况下，器械与血液相互作用的可接受性评价是在与上市同类型产品进行比较，并在风险与受益评价的基础上做出的，需根据具体情况调整试验方案。当前一些与血液成分有特异性相互作用的新材料、新器械不断问世，如已上市的一些带药物涂层的心血管器械，因其良好的抗凝血和抗血栓性能受到临床的广泛关注，但该类器械在进行溶血试验时局部高浓度的药物作用可能会产生溶血现象，这样势必要对一些已有的试验方案进行适当的调整。同时，目前大部分血液相容性试验是基于临床检验方法，由于临床方法是针对人体检验设计而成，因此在用于医疗器械的检验时不宜完全照搬，而是要根据器械具体特性进行适当的修改，使之能反映器械对血液及血液成分产生的影响。

（九）其他试验

这些试验具有以下特点：①试验不具有普遍性，如生殖与发育毒性、生物降解；②试验复杂、周期长、费用高；③试验方法不成熟，还处于发展阶段。

选择做这些试验时宜在风险评定的基础上根据具体接触性质和接触周期慎重考虑，考虑的试验有以下6个。

1. 慢性毒性试验（见GB/T 16886.11 - ISO 10993 - 11） 该试验是在动物的主要寿命期内反复或持续将器械、材料和（或）其浸提液作用于试验动物，测定对动物的影响。试验应与接触途径和作用时间相适应。慢性全身毒性试验一般是亚慢性试验在时间上的再延长，根据人体接触周期来确定，记录和报告的很多参数是相同的。慢性全身毒性试验可增加剂量组，包括卫星剂量组，可观察其中的一些项目或全部项目。

为减少试验动物数量，可将慢性全身毒性试验方案扩展为包括植入试验方案，来评价慢性全身和局部作用。

2. 致癌性试验（见GB/T 16886.3 - ISO 10993 - 3） 该试验是在试验动物的寿命期内，一次或多次将器械、材料和（或）其浸提液作用于试验动物，测定潜在的致肿瘤性。在专项实验研究中，该试验还可检验慢性毒性和致肿瘤性。只有极少数的医疗器械并在从其他方面获取到有建议性的信息时才考虑进行致癌性试验，试验应与接触途径和作用时间相适应。

3. 生殖与发育毒性试验（见GB/T 16886.3 - ISO 10993 - 3） 该试验用于评价器械、材料和（或）其浸提液对生殖功能、胚胎发育（致畸性）以及对胎儿和婴儿早期发育的潜在影响。只有在器械有可能影响应用对象的生殖功能时才进行生殖、发育毒性试验。试验应考虑器械的应用位置。

与生殖组织、胚胎或胎儿直接长期、永久接触的器械，可吸收或可溶出的材料，储能器械可能考虑做该试验。

4. 生物降解试验（见GB/T 16886.6 - ISO 10993 - 6） 宜描述生物降解机制，并模拟这些机制在体外测定降解速率和潜在毒性化学物的释放来估计其作用，然后再考虑用体内试验来评价一种材料的生物降解。如果可能的降解产物是在预知量以内，并且降解的速率与具有安全临床使用史的产品相似；如果降解微粒的物理状态（即尺寸分布和形状）与具有安全临床使用史的产品相似；或有足够的关于预期使用中该物质和降解产物的降解数据时，则可不必进行生物降解试验。

与其他生物学试验不同，降解试验首先是评价生理环境对器械或材料的浸蚀而破坏器械应用所应有的物理机械性能（这一过程为降解过程），其次是评价器械或材料的降解产物反过来对人体生理环境的危害。

GB/T 16886. 6 - ISO10993 - 6 中给出了生物降解试验的基本框架。可降解、可吸收材料的试验周期应与试验样品估计的降解时间相关。GB/T16886. 6 - ISO10993 - 6 附录 A 给出了对可降解、可吸收材料基本需考虑的因素（附录 A 也适合于评价所用可降解材料（比如用于药物缓释载体、组织工程医疗产品的可降解支架或非降解植入物的吸收性表面涂层）的局部反应。在开始动物研究和确定样品最终评价时间之前，应先进行材料降解时间的评估。可通过体外试验或加速降解试验，在某些情况下采用数学模型方法。通常情况下，对可降解材料的评价需要将实验延续到或超过材料被最终完全吸收。对可降解材料的评价时间段取决于材料的降解速率。一般对降解材料的评价需要超过 12 周的长期试验。评价植入物降解过程中与局部组织反应各时间点应包括以下时段：在未降解或微降解时，一般在植入后 1 ~ 12 周进行评价；发生降解时；达到稳定状态时，即组织修复或接近完全降解。试验材料即使未完全降解、吸收或者未修复致正常的组织结构和功能，也应该充分收集材料植入后对局部影响的资料。

注：体内降解可能需要相当长的时间，有时 1 年以上。植入物在预期试验期内未完全降解时，可利用附加动物延长观察期。可考虑体外预降解材料植入法（如质量损失 50% 或机械强度损失 50%），以模拟植入后的晚期发生状态。但是，这种探测性研究不能替代其他要求充分表征材料体内实时降解属性的植入研究。

GB/T 16886. 13、GB/T 16886. 14 和 GB/T 16886. 15 分别描述了聚合物、陶瓷和金属的体外降解试验。

5. 毒代动力学研究（见 GB/T 16886. 16 - ISO 10993 - 16） 该试验用于评价某种已知具有毒性或其毒性是未知的化学物的吸收、分布、代谢和排泄（ADME）。

在下列情况下应考虑毒代动力学研究：①器械被设计成生物可吸收性的；②器械是持久接触的植入物，并已知或可能是生物可降解的或会发生腐蚀和（或）可溶出物由器械向外迁移；③在临床使用中可能或已知有实际数量的潜在毒性或反应性降解产物和可溶出物从器械上释放到体内。

如果根据有意义的临床经验，已经判定某一特定器械或材料的降解产物和可溶出物所达到或预期的释出速率提供了临床接触的安全水平，或已经有该降解产物和可溶出物的充分的毒理学数据或毒代动力学数据，则不需要进行毒代动力学研究。

若可行，在开展毒代动力学研究之前宜采用体外试验方式（如组织、组织匀浆或细胞）来研究理论降解过程，并根据体外降解研究的结果来考虑是否需要用体内毒代动力学研究来测定医疗器械、材料和（或）其浸提液的可溶出物或降解产物的吸收、分布、代谢和排泄。

从金属、合金和陶瓷中释出的可溶出物和降解产物的量一般都太低，不能用于开展毒代动力学研究，除非将材料设计为生物可降解的。

6. 免疫毒理学试验（见 ISO/TS 10993 - 20） 由于许多医疗器械的过敏反应在临

床前评价时均为阴性结果，而在临床使用中出现过敏不良反应，例如乳胶产品、金属植入材料和牙科材料等医疗器械产品。对于一些异种动物来源的产品，例如猪纤维蛋白原止血胶（纤维蛋白封闭剂）、牛白蛋白胶（生物胶）等产品，具有潜在诱导人体产生抗体的作用。根据制造材料的化学性质和提示免疫毒理学作用的原始数据，或如果任何化学物的潜在免疫原性是未知的情况下，应考虑免疫毒性试验。

ISO/TS 10993－20 给出了免疫毒理学综述以及医疗器械潜在免疫毒性的一些参考信息，还给出了用于检验医疗器械的免疫毒性方法指南。标准给出了医疗器械（包括塑料制品、金属、陶瓷、玻璃和其他聚合物、生物材料等）诱导的免疫变异临床指征，涉及免疫抑制、免疫刺激作用、超敏反应、慢性炎症和自体免疫等方面。

（山东省医疗器械产品质量检验中心　侯丽　王昕）

第三节　口腔医疗器械生物学评价与试验

学习要点

掌握 YY/T 0268-2008《牙科学　口腔医疗器械生物学评价　第 1 单元：评价与试验》，生物学评价中口腔医疗器械的分类。

熟悉口腔医疗器械生物学评价程序，口腔医疗器械生物学评价试验项目的选择。

了解口腔医疗器械生物学评价标准。

一、口腔医疗器械生物学评价标准

（一）口腔医疗器械

口腔医疗器械包括口腔器械、口腔设备和口腔材料。口腔疾病中很大一部分是牙齿的疾病。据统计，我国 95% 以上的人群患有牙病。而牙齿的缺损和缺失（如龋齿、无牙颌列）的治疗又主要依靠牙科材料来完成，例如用银汞或复合树脂充填龋齿造成的窝洞缺损、佩戴假牙（义齿）或种植义齿修复缺损的牙列等。其他一些口腔疾病，如颌面部因外伤、肿瘤或先天缺陷造成的骨缺损或软组织缺损等还需用植入材料进行治疗。在口腔疾病治疗过程中除口腔材料外，还需要借助一些设备（如牙科综合治疗台、牙科涡轮钻机、牙科超声洁治器）和器械（如牙科钻针、刮治器、根管扩大器）以及其他牙科辅助材料的配合。由于很多口腔材料长期与口腔组织接触，因此口腔医疗器械的生物学评价主要是评价与口腔组织直接接触的口腔医疗器械，尤其是与口腔组织接触的口腔材料。

口腔材料按应用可分为牙体修复材料、义齿修复用材料、根管内材料、牙周材料、正畸材料、口腔颌面外科用材料、预防保健材料以及牙科技工室中制作义齿的辅助材料等。多年以来，口腔专业主要借助于一些较为惰性的材料进行工作，这些材料与机体的接触有限，因而对机体局部及全身造成危害的机会较少。随着材料科学的发展，大量新材料、新技术和新方法以及新的器械和设备不断被用于口腔临床，这些新材料、器械和设备在临床应用前面临对人体安全性评价的问题。同时随着检验技术的进步，人们对一些老材料的生物安全性也有了重新的认识。

（二）国际口腔医疗器械生物学评价标准

由于用于口腔的医疗器械具有其应用领域的特殊性，因此口腔医疗器械与其他医疗器械的生物学评价有所不同。美国是最早制定牙科材料生物学评价标准的国家，1979 年发布了 ADA/ANSI Document No. 41 - 1979《牙科材料生物学评价推荐标准》。ISO/TC 106“牙科学技术委员会”于 1984 年发布了 ISO/TR 7405 - 1984《牙科材料生物学评价》技术报告，1997 年制定并发布了 ISO 7405：1997《牙科学　用于牙科的医疗器械生物相容性临床前评价　牙科材料试验方法》国际标准，现行的国际标准是 ISO 7405：2008《牙科学　牙科医疗器械生物相容性临床前评价　牙科材料试验方法》。

ISO/TC 194 成立后，自 1997 年起相继制定了 ISO 10993 系列医疗器械生物学评价标准。由于很多生物学评价试验方法适用于所有医疗器械包括口腔医疗器械，因此，ISO 7405 - 2008 标准前半部分是有关口腔材料生物学评价的指南，后半部分是只针对牙科材料的特殊试验方法，其他试验方法等同 ISO 10993 标准。因此，口腔医疗器械的生物学评价遵循医疗器械生物学评价的总原则。在使用时 ISO 7405 需与 ISO 10993“医疗器械生物学评价”系列标准结合使用。

除美国外，英国、德国、瑞士等也分别制定了其本国的牙科材料生物学评价标准（BS 5828：1989；DIN 13930 - 1990；SN 119 - 800）。现在，欧盟国家基本等同采用相应的医疗器械生物学评价国际标准，EN ISO 7405 和 EN ISO 10993。美国牙科材料生物学评价标准是 ANSI/ ADA Document No. 41 - 2005。

（三）我国口腔医疗器械评价标准

我国 SAC/TC 99 口腔材料、器械和设备标准化技术委员会自 1989 年始相继制定了一系列我国口腔材料生物学评价的标准。有关口腔材料生物学评价的指南性标准是 YY/T 0268。迄今已发布了 3 版，即 YY 0268 - 1995《口腔材料生物学评价　第 1 单元：口腔材料生物学性能评价导则》、YY/T 0268 - 2001《口腔材料生物学评价　第 1 单元：口腔材料生物学评价与试验》以及现行的 YY/T 0268 - 2008《牙科学　口腔医疗器械生物学评价　第 1 单元：评价与试验》。YY/T 0268 - 2008 在口腔医疗器械生物学评价的原则上等同采用 ISO 7405 - 2008《牙科学　牙科医疗器械生物相容性临床前评价　牙科材料试验方法》的前部分内容，但不包含 ISO 7405：2008 中的具体试验方法。

我国口腔医疗器械生物学评价标准由两大部分组成：第一部分是 YY/T 0268，是口腔医疗器械生物学评价的指南性文件，包括评价的原则、试验项目的选择、试样制备要求等；第二部分是有关口腔医疗器械的各类具体的生物学评价试验方法。

现有的口腔材料生物学评价及试验方法标准

1. YY/T 0268 - 2008 牙科学 口腔医疗器械生物学评价 第1单元：评价与试验

2. YY/T 0127.1 口腔材料生物试验方法 溶血试验

3. YY/T 0127.2 口腔医疗器械生物学评价 第2单元：试验方法 急性全身毒性试验：静脉途径

4. YY/T 0127.3 口腔医疗器械生物学评价 第3部分：根管内应用试验

5. YY/T 0127.4 口腔医疗器械生物学评价 第2单元：试验方法 骨埋植试验

6. YY/T 0127.5 口腔医疗器械生物学评价 第5部分：吸入毒性试验

7. YY/T 0127.6 口腔材料生物学评价 第2单元：口腔材料生物试验方法 显性致死试验

8. YY/T 0127.7 口腔材料生物学评价 第2单元：口腔材料生物试验方法 牙髓牙本质应用试验

9. YY/T 0127.8 口腔材料生物学评价 第2单元：口腔材料生物试验方法 皮下植入试验

10. YY/T 0127.9 口腔医疗器械生物学评价 第2单元：试验方法 细胞毒性试验：琼脂扩散法及滤膜扩散法

11. YY/T 0127.10 口腔医疗器械生物学评价 第2单元：试验方法 鼠伤寒沙门氏杆菌回复突变试验（Ames 试验）

12. YY/T 0127.11 口腔医疗器械生物学评价 第11部分：盖髓试验

13. YY/T 0127.12 牙科学 口腔医疗器械生物学评价 第2单元：试验方法 微核试验

14. YY/T 0127.13 口腔医疗器械生物学评价 第2单元：试验方法 口腔黏膜刺激试验

15. YY/T 0244 口腔材料生物试验方法 短期全身毒性试验：经口途径

16. YY/T 0127.14 口腔医疗器械生物学评价 第2单元：试验方法 急性经口全身毒性试验

17. YY/T 0127.15 口腔医疗器械生物学评价 第2单元：试验方法 亚急性和亚慢性全身毒性试验：经口途径

18. YY/T 0127.16 口腔医疗器械生物学评价 第2单元：试验方法 哺乳动物细胞体外染色体畸变试验

19. YY/T 0127.17 口腔医疗器械生物学评价 第17部分：小鼠淋巴瘤细胞（TK）基因突变试验

注：以前各试验方法标准均归为第2单元，现已逐步修订为第XX部分。

在上述口腔材料生物试验方法标准中均规定了具体的操作步骤和评价指标，使该套标准具有可操作性。

除了上述标准外，口腔医疗器械生物学评价还可采用 GB/T 16886 - ISO 10993 中适宜的试验方法。

二、YY/T 0268：2008 牙科学 口腔医疗器械生物学评价 第1单元：评价与试验标准简介

为了更好地了解口腔医疗器械的生物学评价，有必要对口腔医疗器械的生物学评价指南性标准 - YY/T 0268 - 2008“牙科学 口腔医疗器械生物学评价 第1单元：评价与试验”进行重点介绍。

YY/T 0268 - 2008 等同采用 ISO 7405 - 2008 的前半部分内容，即标准的范围、术语和定义、材料的分类、试验的选择和依据以及生物学评价应遵循的原则、试样制备应注意的事项。而在 ISO 7405 - 2008 中包含的具体的试验方法已转化为我国医药行业标准，因此在 YY/T 0268 中不涉及具体的试验方法。

YY/T 0268 在前言中对该标准进行了如下说明：

口腔医疗器械生物学评价系列标准由两大部分组成。YY/T 0268 作为第一单元，是口腔医疗器械生物学评价与试验项目的选择，为指南性标准。第二单元是口腔医疗器械具体生物学试验方法。有些试验方法是针对口腔医疗器械的特定试验方法，这些方法在口腔领域已有丰富的应用经验，并已知在口腔领域是特别需要的。

YY/T 0268 内容中不包含具体的试验方法，有关的试验方法可选用相应的医药行业标准、国家标准及国际标准。应用 YY/T 0268 时应与 GB/T 16886 - ISO 10993《医疗器械生物学评价》系列标准和（或）相关的生物试验方法医药行业标准结合使用。

YY/T 0268 包含口腔医疗器械的分类和生物学评价与试验应考虑的试验方法的选择。在推荐试验方法时，应优先考虑尽量减少动物的使用。只有在全面仔细分析后认为有证据表明同样的试验结果不可能用其他类型的试验所替代时，才考虑采用涉及动物的试验。为保证试验所需动物数量为最少，在保证能达到试验目的的情况下，可以同时在同一动物体上进行多种试验，如牙髓牙本质应用试验和盖髓试验。根据 GB/T 16886. 2 的要求，这些试验应以有效和人道的方式进行。在任何情况下，进行动物试验时均应富有同情心，并按各试验规定的标准程序进行试验。

YY/T 0268 遵循 GB/T 16886. 1 - ISO 10993. 1 的基本原则，强调生物学评价与生物学试验是两个不同的概念。YY/T 0268 附录 A 表 A. 1 中所列的试验项目是生物学评价的框架。在应用时，要根据材料的用途、与材料可能接触的组织及接触的时间按生物学评价的框架中所列项目进行生物学评价，但并非所列所有项目均要进行试验。因此，在进行生物学评价时，要注重合理的评价程序并充分利用现有信息进行评价。在生物学评价前，尽可能先对器械材料进行定性与定量分析，以尽量减少生物学试验；若选择进行生物学试验时，应先进行体外筛选试验，尽量减少体内试验，以保护动物。在评价材料、器械的生物安全性时，按照 YY/T 0316 医疗器械风险管理对医疗器械的应用，进行风险分析并综合考虑。

YY/T 0268 没有明确对与职业风险有关的试验方法的描述。

YY/T 0268 中附录 A 为资料性附录，是为使用者理解标准或使用标准时，提供一些推荐意见和建议，其中列出的项目是生物学评价时应考虑的项目，而不是符合标准规定的要求应遵守的“条款”。

上述前言内容明确表明了口腔医疗器械生物学评价应遵循的原则和标准制定的目的。特别是 YY/T 0268 同 ISO 7405 一样，将以往标准中评价与试验项目的选择表作为资料性附录，而非标准正文，目的就是强调在对口腔医疗器械进行生物学评价时应避免过度试验，而应重视评价。

三、口腔医疗器械生物学评价的范围

YY/T 0268 标准规定了口腔医疗器械的分类及其生物相容性评价与试验应考虑的项目。

YY/T 0268 中的口腔医疗器械也包括药物成分与器械为整体的复合器械。如含药的口腔材料，既含有治疗疾病不可缺少的药物成分，也含有口腔治疗不可或缺的材料成分，如碘仿根管封闭材料，对这类口腔医疗器械的生物学评价，YY/T 0268 也适用。

YY/T 0268 不涉及不直接或不间接与患者身体接触的材料及器械。如口腔技工室中使用的大量口腔材料，如模型材料、铸造包埋材料、不与患者组织接触的牙科用蜡、复制模型的印模材料、分离剂、研磨抛光义齿的研磨抛光材料等等。该标准也不涉及口腔材料的职业性危害的评价，也即口腔材料对口腔医生和技工室工作人员的潜在的危害的评价。

标准还规定最终产品（final product）是 处于“使用”状态的医疗器械。

“使用”状态的医疗器械视临床使用状态而定。如银汞合金、复合树脂、水门汀等材料均有使用时为未固化的状态，于作用部位后固化的特性，因此评价材料时不仅要考虑固化后的材料对机体的影响，也要考虑未固化的材料特性对机体的毒性作用。未固化状态材料的生物学评价可反映材料在应用初期对口腔组织是否具有危害作用，固化状态材料的生物学评价可反映材料长期应用对口腔组织是否具有危害作用。

四、生物学评价中口腔医疗器械的分类

为便于生物学评价试验项目的选择，YY/T 0268 将口腔医疗器械按器械与组织的接触部位和接触时间进行分类。分类原则同 GB/T 16886. 1 – ISO 10993. 1。

（一）按接触性质分类

根据器械是否与组织接触以及接触的部位分为非接触器械和接触器械。

1. 非接触器械 这些器械不直接或不间接接触患者身体，YY/T 0268 不涉及这些器械。

如口腔技工室中使用的大量口腔材料，如模型材料、铸造包埋材料、不与患者组织接触的牙科模型蜡、复制模型的复制印模材料、分离石膏等的分离剂、研磨抛光义齿的研磨抛光材料等等。

2. 接触器械

（1）表面接触器械　与完整或破损皮肤表面、与完整或破损口腔黏膜表面以及与牙齿硬组织外表面包括牙釉质、牙本质和牙骨质接触的器械。

注：牙本质及牙骨质可认为是表面，例如牙龈退缩后。

(2) 外部接入器械　穿过口腔黏膜、牙齿硬组织、牙髓组织或骨，或这些组织的组合，并与这些组织相接触，且暴露于口腔环境中的器械。

注：这组材料也包括用于修复体下方的任何种类的衬层或垫底材料。

(3) 植入器械　部分或完全埋植于下列组织之一或多个组织中的口腔种植体和其他口腔器械：①软组织，如骨膜下植入体和皮下植入体；②骨组织，如骨内植入体和骨替代物；③牙齿的牙髓牙本质系统，如根管内材料；④上述组织的任意组合，如穿经骨的植入体。

(二) 按与组织接触时间分类

1. 短期接触器械　一次或多次使用或接触时间在24h以内的器械。

2. 长期接触器械　一次、多次或长期使用或接触在24h以上30d以内的器械。

3. 持久接触器械　一次、多次或长期使用或接触超过30d的器械。

若一个器械或材料可以分在多个类别中，应执行较严格的试验要求。对多次接触的器械，分类时应考虑其潜在的累积作用，并考虑与组织接触的总时间。

在对材料进行分类时应注意，因用途不同，同一种材料可能分在不同类中。如氧化锌丁香酚水门汀，可以用作牙齿窝洞的暂时充填材料，也可以用作近髓窝洞的间接盖髓材料（垫底材料），还可作为牙齿根管封闭材料，此时既要考虑窝洞暂时充填材料的经口全身毒性作用和对口腔黏膜的刺激作用，又要考虑间接盖髓材料对牙髓牙本质的刺激作用，还要考虑根管封闭材料的根管内应用后对根尖周组织的刺激作用以及对周围牙槽骨组织的刺激作用。若产品说明书中仅限定某一个应用，则根据其用途选择相应的评价试验项目。

五、口腔材料分类

(一) 表面接触器械

1. 与组织表面短期接触的器械　一次或多次使用的总时间不超过24h的印模蜡、印模材料、牙齿美白材料、牙齿抛光材料和漱口液等。

2. 与组织表面长期接触的器械　一次或多次使用的总时间在24h以上30d以内的牙齿美白材料，氟化物凝胶，漱口液以及牙齿脱敏剂等。

3. 与组织表面持久接触的器械　一次或多次使用的总时间在30d以上的义齿材料如人工牙、义齿基托聚合物、义齿用合金、陶瓷和树脂；义齿/重衬材料、窝沟封闭剂、防龋涂料、正畸矫治器材料、牙膏或漱口水（患者用或反复使用）、牙齿美白材料等。

(二) 外部接入器械

1. 与组织短期接触的外部接入器械　一次或多次使用或接触时间在24h以内的根管清洗剂、牙齿窝洞清洗剂、直接嵌体蜡等。

2. 与组织长期接触的外部接入器械　一次、多次或长期使用或接触时间在24h以上、30d以内的牙周敷料，拔牙后外科敷料，窝洞暂时充填材料。

3. 与组织持久接触的外部接入器械　一次、多次或长期使用或接触时间在30d以上的牙齿窝洞充填材料，如银汞合金、复合树脂充填材料、水门汀充填材料等。

（三）植入器械

1. 短期植入材料 植入组织内小于24h的材料，如引流管。

2. 长期植入材料 一次、多次或长期使用时间在24h以上、30d以内的牙齿根管内暂封的消毒材料和根管暂封材料。

3. 持久植入材料 牙周或其他组织再生材料、骨填充材料、牙根种植体、骨膜下颌骨内植入体、根管内种植体、根管封闭材料、与牙髓接触的直接盖髓材料或其他材料、颌面部重建材料、窝洞衬层和窝洞垫底材料。

表6－3－2是生物学评价时部分口腔材料分类举例。

六、口腔医疗器械生物学评价程序

（一）总则

所有口腔医疗器械包括口腔材料均应按风险管理过程中的生物学评价程序框架进行生物学评价（见GB/T 16886.1）。YY/T 0316和GB/T 16886.1中有该评价程序指南。GB/T 16886.1医疗器械生物学评价试验选择通用指南同时也适用于口腔医疗器械包括口腔材料。如生物学评价的基本过程、试验应遵循的原则、生物学评价应考虑的因素、评价方法选择流程等均适用于口腔医疗器械。因此，在选择生物学评价试验时应遵循GB/T 16886.1生物学评价试验选择通用指南。生物学评价程序应包括与每个口腔医疗器械生物性能有关的数据资料的回顾，包括已做的试验结果、试验报告、已发表文章和临床使用情况的资料等。当这部分生物学评价过程表明某一个或多个数据资料不完善，需要进一步进行试验时，则试验方法应从YY/T 0268中推荐的GB/T 16886－ISO 10993系列标准、相应的生物试验方法医药行业标准或这几部分标准中选择。若所选用的试验不是这些标准中所规定的，则应声明指出曾考虑过这些标准中所描述的试验方法，说明未选用的原因，并说明选择其他试验的理由。

对复合器械，应结合YY/T 0268和相关的标准对最终产品进行评价。YY/T 0268中的复合器械是指任何包含或拟包含下列作为器械一部分物质的口腔器械：①若分别使用，可以是药物或生物制品；②辅助器械对患者机体产生作用。

如含有生长因子（即生物制品）的骨填充器械（器械和药物成分分别包装的复合产品，仅提供器械部分的测试信息。）

（二）试验方法的选择

试验方法的选择应考虑以下几方面：①器械的预期用途；②器械可能接触的组织；③器械与组织接触的时间。

若所选用的试验不是YY/T 0268中所推荐的，则在每一器械的检测报告中应有试验方法选择的理由。若YY/T 0268中同类方法中推荐了多个试验方法，则应说明选择某种试验方法的理由。

根据器械的分类，表6－3－1所列试验为生物学评价时应该考虑的试验项目。该表说明应该考虑哪种试验方法进行评价，但并不是说必须做这些试验。若决定不选用表

6-3-1中所列的某种试验，则在每一器械测试报告中加以说明。所列的各种试验是用于口腔的医疗器械生物学评价的框架。大多数试验规定了其特定的方法。对一些器械或许选用其他方法而非YY/T 0268中规定的方法可能更合适。

在每一器械的检测报告中应说明试验方法选择的依据，尤其对于选用非YY/T 0268中描述的试验方法时。

当器械的组成、性质及操作规格发生变化或修改时，或器械的质量及用途发生改变或有新用途时，均需对材料重新进行评价。此时应按YY/T 0268中第5条第4款的规定重新对器械的生物学性能进行评价。

（三）试验的选择及结果的全面评价

试验的选择及结果的全面评价应由专家进行，专家应具有一定的有关器械的化学、物理学、生物学方面的资料，并知道器械预期的用途。

有关器械的特性以及其可能的生物学效应是器械对人体生物相容性及安全性临床前评价设计成功的关键因素。在评价某个器械时，应考虑其化学组成、各组成之间可能的相互反应、物理特性、使用目的、使用途径和与机体相接触的部位及时间。之后根据这些特性对器械进行分类，然后进行生物学评价项目的选择，并制定出合理的试验方案。有时完全安全是不可能的，因而在给产品安全性下结论时，应将其可能的危害性与可能的利益相比较。厂家可协助专家选择符合国家法规的更切合材料或器械实际的生物学评价与试验程序。厂家应向专家提供产品说明，说明中应包括如下内容。

1. 器械的用途 如用于乳牙的暂时性充填材料，应说明该材料是用于儿童的窝洞暂时充填材料。

2. 器械的使用说明 应包括所用辅助材料，各组分的调和比例；如何调和或活化材料；使材料固化采用的外部能源及其能量；如何防止使用前材料固化的临床措施；如何使用材料；使用后的注意事项及其他有关信息。

3. 与器械接触的组织及接触的时间 短期（<24h）、长期（1~30d）、永久（>30d）接触；接触频率，如偶尔（1年不多于1次）、间断（若每年多于2次，说明频率）、持续接触。与组织表面接触、穿经组织并暴露于口腔内、植入组织内部。

4. 器械的化学组成 主要组成及添加剂、固化反应生成物等，如主要成分是甲基丙烯酸酯类或含有邻苯二甲酸酯增塑剂。

5. 可能出现的情况 如可能与口内其他材料反应，影响安全性及功能；可能的副作用；产品可能的可沥滤物、腐蚀、溶解及可能的生物学后果。

6. 以前的试验报告及文献。

表6-3-1为生物学评价时应评价的项目和考虑的试验。

表 6-3-1 口腔医疗器械生物相容性评价应考虑的试验项目（YY/T **0268** 附录 A 表 A.1）

接触性质	接触时间 A－短期接触（≤24h） B－长期接触（24h~30d） C－持久接触（>30d）	第一组			第二组						第三组		
		细胞毒性试验 YY/T 0127.9	细胞毒性试验 GB/T 16886.5	细胞毒性试验牙本质屏障试验	迟发型超敏反应 GB/T 16886.10	刺激或皮内反应 GB/T 16886.10	急性全身毒性 GB/T 16886.11 YY/T 0244	亚慢性（亚急性）、全身毒性 GB/T 16886.11	遗传毒性 GB/T 16886.3，YY/T 0127.10	植入试验 GB/T 16886.6，YY/T 0127.8，YY/T 0127.4	牙髓及牙本质应用试验 YY/T 0127.7	盖髓试验 YY/T 0127.11	根管内应用试验 YY/T 0127.3
表面接触器械	A	X	X		X	X							
	B	X	X		X	X							
	C	X	X		X	X		X	X				
外部接入器械	A	X	X	X	X	X						X	
	B	X	X	X	X	X	X	X	X	X	X		
	C	X	X	X	X	X	X	X	X	X	X		
植入器械	A	X	X		X	X						X	X
	B	X	X		X	X	X	X	X	X		X	X
	C	X	X		X	X	X	X	X	X		X	X

注：X 表示应考虑使用的试验。本表是建立评价计划的框架，而不是项目检查的清单。

七、口腔医疗器械生物学评价试验内容

根据器械的分类，生物学评价的试验项目应考虑选用表 6 - 3 - 1 中包含的试验方法。该表指出哪些类型的试验方法在评价时应予以考虑，而非必须进行的试验。若评价时决定不执行表 6 - 3 - 1 中的试验类型，在每一器械的检测报告中应说明理由。表 6 - 3 - 1 所列的试验类型是口腔医疗器械生物相容性评价时应考虑的框架。大多数试验类型都规定了特定的方法。尽管如此，对于某些器械而言，选用非 YY/T 0268 规定的其他方法也许更合适。

为方便起见，将各类试验分为以下三组。

（一）第Ⅰ组试验

为体外细胞毒性试验，应遵循 GB/T 16886.5 - ISO 10993.5 体外细胞毒性试验通用指南。适合口腔医疗器械的详细体外细胞毒性试验——琼脂扩散法和滤膜扩散法见相应的医药行业方法标准。体外细胞毒性试验方法包括：①琼脂扩散试验（YY/T 0127.9）；②滤膜扩散试验（YY/T 0127.9）；③GB/T 16886.5 中的直接接触试验或浸提试验，如 MTT 试验；④牙本质屏障试验；⑤牙片模型法。

并不是每一个医疗器械都要考虑进行上述全部的细胞毒性试验。所列顺序并不表明一种方法优于另一种方法。在选择试验时应根据材料的特性及试验方法的针对性从上述试验方法中选择最适合的试验。

（二）第Ⅱ组试验

此组试验为 GB/T 16886 - ISO 10993 中规定的试验，也可选用相应的其他生物学评价标准中的试验方法：①急性全身毒性，经口途径（GB/T 16886.11 或 YY/T 0244）；②急性全身毒性，吸入途径（GB/T 16886.11 或 YY/T 0127.5）；③亚急性及亚慢性全身毒性，经口途径（GB/T 16886.11 或 YY/T 0127.15）；④皮肤刺激及皮内反应（GB/T 16886.10 或 YY/T 0127.13 验）；⑤迟发型超敏反应（GB/T 16886.10）；⑥遗传毒性（GB/T 16886.3；Ames 试验见 YY/T 0127.10、微核试验见 YY/T 0127.12、体外染色体畸变试验见 YY/T 0127.16、小鼠淋巴瘤细胞（TK）基因突变试验见 YY/T 0127.17）；⑦植入后局部反应（GB/T 16886.6；皮下植入见 YY/T 0127.8；骨埋植见 YY/T 0127.4）。

这组试验主要是评价器械对全身组织的毒性，而植入后局部反应试验主要用于评价器械或材料对植入区局部组织的作用。

（三）第Ⅲ组试验

这组试验是专门适用于口腔医疗器械的，GB/T 16886 - ISO 10993 中未包含这些试验：①牙髓牙本质应用试验（YY/T 0127.7）；②盖髓试验（YY/T 0127.11）；③根管内应用试验（YY/T 0127.3）。

这组试验主要评价材料模拟临床应用时对相应的局部组织的毒性。

注：若适用时，也应考虑 ISO/TS 22911 规定的口腔种植系统应用试验。

上述试验为每种材料选择及评价应考虑的最基本的试验。第Ⅰ组及第Ⅱ组试验更似对新材料的初级筛选试验。第Ⅰ组试验（细胞毒性试验）及第二组试验中的刺激试

验和致敏试验是所有器械生物学性能评价时均需评价的项目（见试验项目选项表6－3－1）。第Ⅲ组试验为临床应用前试验，应根据材料的用途选择相应的试验。

表6－3－2 部分口腔材料生物学评价分类举例

1	牙体修复材料	分类
1.1	用于修复牙齿，使之恢复原始外形及功能的材料	外部接入＞30d
1.1a)	金属直接修复材料（不需水门汀粘着的合金）	
1.1b)	金属间接修复材料（需用水门汀粘着的合金）	
1.1c)	充填用水门汀	
1.1d)	复合树脂	
1.2	暂时和永久水门汀材料及垫底材料	外部接入＞30d
1.2a)	磷酸锌水门汀	
1.2b)	硅磷酸盐水门汀	
1.2c)	氧化锌－丁香酚材料	
1.2d)	氢氧化钙水门汀	
1.2e)	聚羧酸水门汀	
1.2f)	玻璃离子体水门汀	
1.3	洞衬剂	外部接入＞30d
1.3a)	洞漆（洞衬剂）	
1.4	用于预处理釉质及（或）牙本质的药剂及试剂	外部接入≤24h
1.4a)	酸蚀剂	
1.4b)	预处理剂（包括黏合剂）	
1.4c)	窝洞清洗剂	
1.4d)	氟化物	
1.4e)	脱敏剂（窝洞处理用）	
1.5	嵌体及冠用蜡	外部接入≤24h
1.6	自然牙齿及修复体外表面的涂层材料	表面接触＞30d
2	修复用修复材料	
2.1	印模材料	表面接触≤24h
2.1a)	水胶体（琼脂、藻酸盐）	
2.1b)	橡胶（硅橡胶、聚醚橡胶、聚硫橡胶）	
2.1c)	氧化锌丁香酚	
2.1d)	树脂	
2.1e)	蜡	
2.1f)	石膏	
2.2	咬合蜡及基底板	表面接触≤24h
2.3	义齿材料	表面接触＞30d
2.3a)	金属及合金（贵金属及非贵金属）	
2.3b)	焊料（焊接合金）	

续表

2.3c)	义齿基托聚合物	
2.3d)	人工牙（瓷、丙烯酸树脂牙、贴面）	
2.3e)	陶瓷	
2.3f)	修补及重衬材料	
2.3g)	冠桥树脂材料（含临时）	
2.4	段块、骨内、骨膜下及根管内植入材料	植入 >30d
2.4a)	金属及其合金	
2.4b)	陶瓷	
2.4c)	树脂	
2.4d)	玻璃碳（碳素材料）	
2.4e)	复合材料	
2.4f)	纯钛	
2.5	水门汀（冠桥粘接用）	表面接触 >30d
2.6	黏合剂	表面接触 >30d
3	根管内材料	
3.1	根管充填材料	植入（根管内放置） >30d
3.1a)	固体材料（牙胶、银针）	
3.1b)	糊剂（膏）	
3.1c)	封闭剂及水门汀	
3.1d)	液体根充材料	
3.2	液体内冲洗剂及清洗剂	植入（根管内放置） ≤24h
3.3	盖髓及切髓材料	
3.3a)	失活剂	植入（牙体内放置）24h～30d
3.3b)	盖髓剂	植入（牙体内放置） >30d
4	牙周材料	
4.1	塞治剂及敷料	外部接入 24h～30d
4.2	脱敏剂	表面接触≤24h
5	正畸材料	表面接触 >30d
5.1	水门汀	
5.2	金属及合金	
5.3	树脂	
5.4	橡皮圈	
5.5	陶瓷	
6	口腔颌面外科材料	
6.1	敷料	表面接触 24h～30d
6.2	组织黏合剂	植入 >30d
7	预防保健材料	

续表

7.1	窝沟封闭剂	表面接触 >30d
7.2	上光材料	表面接触 >30d
7.3	暂时性防龋材料	表面接触 24h ~ 30d

注：有些材料有几种不同的用途以及和组织的接触方式、接触时间，应分别予以分类，并进行相应的生物学评价。

（北京大学口腔医学院 林红 张金）

第四节 新型医疗器械的安全性评价与检测

学习要点

熟悉检测与评价部分关键项目，同种异体及动物源医疗器械的病毒清除灭活及病毒灭活验证方法。

了解纳米生物材料的相关法规与标准现状、风险管理，组织工程医疗器械的安全性评价原则。

一、纳米生物材料的安全性评价与检测

（一）概述

伴随纳米科学技术的发展，许多纳米材料和纳米技术被应用于医学领域。其中应用研究最多的有药物载体、癌症（肿瘤）的靶向治疗、影像诊断、骨诱导材料及抗菌敷料类产品等。有关可能用于医学领域的各种纳米材料的详细介绍请参考医疗器械监管人员培训教材：《无源医疗器械与医用材料》第七节 其他新型医用材料一、纳米材料（285 ~ 294 页）。除此之外，目前在医疗器械领域应用较多的是纳米银复合材料。纳米银具有粒径小、比表面积大和活性强的特性，通过释放大量的银离子诱导活性氧（ROS）的生成及纳米颗粒自身破坏细菌细胞壁的协同作用，能够发挥更强的抗菌杀菌作用。

目前在我国上市的纳米复合材料有纳米羟基磷灰石复合材料，如“医用纳米羟基磷灰石/聚酰胺 66 复合骨充填材料”；其他骨诱导复合材料，如进口产品“纳米复合树脂”、“Ceram X 通用纳米陶瓷修复材料（复合树脂）”、“光固化纳米离子充填材料”、“光固化复合树脂（商品名：3M ESPE FiltekTM Z350 XT 通用纳米树脂）”。另有含“纳米银”的各种抗菌杀菌类产品及其他“纳米”医疗器械类产品。

纳米材料的毒理学研究是世界科学家高度关注的问题。纳米材料由于粒径小、比表面积大和活性强的特性，由此引起的生物学效应和潜在毒性风险尚不十分清楚。而医疗器械类的医用纳米材料是人为地通过与破损的皮肤、黏膜及创面接触，甚至通过

植入直接应用于体内，越过了人体的自然屏障，因此所可能引起的潜在生物学效应和毒性风险更高。目前，医用纳米材料的安全性评价技术和方法尚在研究开发阶段，因此需要密切关注国内外研究新进展，时时跟踪国际相关标准发布和研发的新动向。只有采用最先进的科学手段对医用纳米技术产品进行全面科学的安全性评价（包括生物学效应和潜在毒性评价），才能科学地进行风险分析，有效地控制一切可能的风险，从而力争将风险降到最低，保证人民用械安全，让纳米高科技产品造福人类。

（二）法规与标准

我国从2002年开始有纳米生物材料类医疗器械产品在省、市级食品药品监督管理局注册。国家食品药品监督管理局于2004年发布了关于纳米医疗器械产品分类定界的通知，即“关于纳米银妇用抗菌器等产品分类定界的通知（国食药监械〔2004〕53号）”。相关内容为将纳米银妇用抗菌器：由纳米级银材料加工成栓剂配以塑料辅助器组成，用于治疗和预防妇科阴道炎、宫颈炎等，作为Ⅱ类医疗器械管理。

然而，随着纳米生物效应及纳米毒理学研究的进展，越来越多的研究结果显示纳米材料具有一定的特殊生物效应和毒性风险。鉴于此，国家食品药品监督管理局于2006年4月11日发布了“关于纳米生物材料类医疗器械产品分类调整的通知（国食药监械〔2006〕146号）”，主要内容为从发文之日起将纳米生物材料类医疗器械（如纳米金属银材料制成的医疗器械）调整为Ⅲ类医疗器械管理。

针对纳米生物材料类医疗器械产品缺乏相应评价技术和方法以及没有标准的现状，国家食品药品监督管理局批准立项起草《纳米银敷料通用技术要求》行业标准，该标准已于2011年12月以报批稿正式报批。今后还需要不断完善纳米生物材料类医疗器械产品的标准体系，逐步建立一系列通用标准和检测与评价的方法标准。

国际标准化组织，医疗器械生物学评价标准化技术委员会（ISO/TC 194）已经成立了“纳米材料”工作组（WG17“Nanomaterials”），但目前还没有看到具体的标准、修订计划。国际标准化组织，纳米技术标准化技术委员会（ISO/TC 229）已经颁布了一系列纳米技术及纳米材料相关的标准，同时也有一系列正在研发的标准。详细请查阅ISO网页http：//www. iso. org/iso/catalogue。

（三）纳米银敷料的安全性评价与检测

由于纳米材料的固有特性，常规的医疗器械生物学评价系列标准GB/T 16886（ISO 10993）不适合或不完全适合于纳米材料复合医疗器械的安全性评价。《纳米银敷料通用技术要求》行业标准（报批稿）在GB/T 16886的框架下，针对用于体表创面的纳米银敷料类产品的安全性评价与检测提出了通用技术要求，包括对纳米银原材料、基质材料和纳米银敷料终产品的物理、化学和生物性能的技术要求和试验方法。

以下根据目前的认知水平简要介绍纳米银敷料的安全性评价与检测相关的部分关键项目。

1. 敷料中纳米银颗粒的特性 敷料中纳米银颗粒的存在形式及释放特性的不同，会直接与其应用风险相关。因此，应提供足够的技术资料明确产品中纳米银的存在形式和体外释放特性，但目前尚无具体的通用检测方法和操作规程，需要依据产品的加工工艺设计科学合理的检测方案。建议制造商根据产品自身的特点，并参考国内外最新的研究进展，采用X射线衍射、X射线荧光分析、X射线光电子能谱分析、俄歇电子能谱分析或其他的技术分析手段分析测试纳米银敷料中银的存在形式。可以参考《中国药典》（2010年版二部）附录X D释放度测定法中第三法设计体外纳米银颗粒释放特性试验，明确纳米银敷料中的银在释放介质中的释放［和（或）脱落］速率及释放［和（或）脱落］程度。

纳米银敷料中银含量可以按照以下三种方法进行测定：原子吸收法、电感耦合等离子体发射光谱法、硫氰酸铵容量法，以电感耦合等离子体发射光谱法为仲裁法。

2. 细菌内毒素检测 凡是有被吸收进入体内可能性的纳米银敷料，需要进行细菌内毒素试验。

细菌内毒素检测可采用鲎试剂测定法，具体试验方法可参考ISO 29701规定的方法进行试验。在使用终点光度法或动态法时有可能实验样品的颜色或浊度引起干扰。宜根据实验样品的光学特性选择试验方法，确保在所有检测过程中能够排除纳米银颗粒的干扰。

3. 细胞毒性 可以通过MTT试验和LDH试验来评价纳米银的细胞毒性。

按照GB/T 16886－5：2003，ISO 10993－5：2009，并参考ASTM E 2526：2008实施MTT试验和LDH试验。

4. 全身毒性、遗传毒性、生殖毒性 对于所含纳米银成分能够被吸收进入体内的纳米银敷料，应根据其预期用途，进行全身毒性、遗传毒性、生殖毒性评价。

由于纳米银的固有特性，常规的GB/T 16886系列标准可能不适用或不完全适用于纳米银敷料的毒性评价。因此，宜密切跟踪国际新进展和发展动态，在GB/T 16886的框架中结合纳米银敷料的使用特点，选择合适的给样方式和评价技术进行相关的评价研究。鼓励增加分子生物学水平评价技术与方法及评价指标。鼓励在全身毒性评价时增加免疫学评价指标。

5. 体内吸收、分布与排泄 对于所含纳米银成分能够被吸收进入体内的纳米银敷料，应结合临床应用方式进行纳米银体内吸收、分布与排泄试验研究，需要明确吸收、分布、排泄等情况。报告应包括试验设计方案、试验步骤、试验结果、统计分析、结论等。

6. 其他 对于所含纳米银成分能够被吸收进入体内的纳米银敷料，根据产品的风险分析报告，必要时需要明确产品中纳米银的安全阈值。

（四）风险管理

制造商应根据YY/T 0316《医疗器械　风险管理对医疗器械的应用》的规定，参照国际标准“纳米技术—纳米材料风险评价”（ISO/TR 13121）对含纳米材料或使用了纳米技术的医疗器械（如纳米银敷料）进行风险分析和风险管理，并提供分析及风险管理报告。具体内容主要包括六个步骤：①描述组合成分中的纳米材料及医疗器械和预期使用用途；②提供纳米材料或医疗器械的特性、危害及暴露的概况；③进行风险评估；④评价风险管理方案；⑤做出决定、形成文件、开始实施；⑥复查、改进。

通过规律的程序复查及特殊事项的激动复查，管理部门可以更新风险评估，确保风险管理系统按照期待的运作，并不断修正和完善程序系统来应对新的信息（新的危害数据资料）或新的条件（如新的或改变了的暴露形式）。

二、同种异体及动物源医疗器械的安全性评价与检测

（一）概述

同种异体类医疗器械主要包括同种异体骨、同种异体血管等，因其避免了异种动物源性材料所带的免疫原性风险，具有很好的生物相容性及诱导组织再生修复的活性，被广泛用于骨或血管的修复和治疗。同种异体植入性医疗器械是以同种来源组织为原料经加工或组成的医疗器械；动物源性医疗器械是指某些可能含有动物来源的材料，可以构成该器械的主要部件（例如牛或猪源心脏瓣膜、羊肠缝合线、止血材料等）、涂层或者浸渗剂（例如肝素、明胶、胶原等），也可成为生产过程中所用的辅助材料（例如牛脂等）。

同种骨植入材料是组织库或骨库利用捐献人的合格供体组织，经深低温冷冻、成型、清洗、除病毒、灭菌等方法处理后加工而成。我国目前对同种异体植入性医疗器械产品组织供体的病毒筛选多采用检测血清中病毒特异性抗体或抗原的方法，其中对人免疫缺陷病毒（HIV）还要求检测血清中的病毒核酸。但是，尽管对供体进行了严格的筛选，仍然存在漏检和未知病毒污染的风险以及生产过程中带入外源病毒的风险。因此，要求同种异体植入性医疗器械产品在生产过程中要采用有效的病毒灭活工艺，并对病毒灭活工艺的有效性进行科学的验证。同时，同种骨移植免疫排斥尽管程度轻微却不能完全避免。

对于动物源性生物材料的感染病毒和传染性病原体的风险控制包括源头控制和病毒灭活两方面。其中，病毒灭活的工艺和有效性的验证是保证病原被有效去除的关键。为了降低动物源性材料带来的免疫原性风险，一般采用在生产工艺中降低其免疫原性的方法，包括脱细胞、去除杂蛋白以及使蛋白质变性等物理的和（或）化学的处理步骤，并且生产企业需对其降低材料免疫原性的有效性进行验证。

同种异体，动物组织及其衍生物医疗器械的使用可能会比非动物来源的材料（例如金属、塑料以及织物等）具有更好的性能，但是在另一方面，这些材料应用到人体则又会增加细菌、病毒的病原传播和免疫原性等方面的安全风险。因此，对于动物源性医疗器械安全性的评价，需要考虑比常规医疗器械更多方面的内容。本小节将阐述同种异体及动物源性医疗器械的病毒灭活与验证和免疫学评价技术与方法。

同种异体及动物源医疗器械的常规检测与评价项目请参照第六章第二节“常用医疗器械生物相容性评价试验介绍”。

（二）法规与标准

目前国内外关于同种异体、动物组织及其衍生物医疗器械的相关标准如下。

1. 国际标准

ISO 22442 - 1：2007 Medical devices utilizing animal tissues and their derivatives — Part 1：Application of risk management.

ISO 22442 - 2：2007 Medical devices utilizing animal tissues and their derivatives — Part 2：Controls on sourcing，collection and handling.

ISO 22442 - 3：2007 Medical devices utilizing animal tissues and their derivatives —

Part 3：Validation of the elimination and/or inactivation of viruses and transmissible spongiform encephalopathy（TSE） agents.

ISO 10993 - 20：2006　Biological evaluation of medical devices—Part 20：Principles and methods for immunotoxicology testing of medical devices.

2. 国内标准

YY/T 0771.1　动物源医疗器械　第1部分：风险管理应用（ISO 22442 - 1：2007，IDT）

YY/T 0771.2　动物源医疗器械　第2部分：来源、收集与处置的控制（ISO 22442 - 2：2007，IDT）

YY/T 0771.3　动物源医疗器械　第3部分：病毒和传播性海绵状脑病（TSE）因子去除与灭活的确认（ISO 22442 - 3：2007，IDT）

GB/T 16886.20　医疗器械生物学评价　第20部分：医疗器械免疫毒理学实验原则和方法（10993 - 20：2006，IDT）（报批阶段，尚未发布）

3. 国内有关法规文件

血液制品去除/灭活病毒技术方法及验证指导原则（国药监注〔2002〕160号）

同种异体植入性医疗器械病毒灭活工艺验证指导原则（2011年3月24日）

动物源性医疗器械产品注册申报资料指导原则（食药监办械函〔2009〕519号）

无源植入性医疗器械产品注册申报资料指导原则（食药监办械函〔2009〕519号）

关于禁止从发生疯牛病的国家或者地区进口和销售含有牛羊组织的医疗器械产品的公告（国药监械〔2002〕112号）

关于含有牛、羊源性材料医疗器械注册有关事宜的公告（国药监械〔2006〕407号）

（三）病毒清除灭活

生产企业需按照下列法规要求在同种异体及动物源性产品生产过程中做好病毒和（或）传染性病原体污染的预防，分析可能出现在加工工艺过程中的污染病毒、生产过程中可能带入的病毒，采取有效的病毒污染预防措施（如原材料病毒的检测、设备间交叉污染的预防等）。与此部分相关的法规文件有：《医疗器械生产企业质量体系考核办法》、《医疗器械生产质量规范》、《医疗器械生产质量管理规范无菌医疗器械实施细则》、《医疗器械生产质量管理规范植入性医疗器械实施细则》。

对同种异体及动物源性产品需进行病毒和（或）传染性病原体的去除。以下参考《同种异体植入性医疗器械病毒灭活工艺验证》及《血液制品去除/灭活病毒技术方法及验证指导原则》介绍具体的病毒灭活方法。

多种方法可用于同种异体及动物源性医疗器械的病毒灭活，此处仅对常用的病毒灭活方法进行简要叙述。企业应根据产品的特性选择合适的病毒灭活工艺。无论采用何种工艺，均应综合考虑以下问题：病毒灭活效果的验证；病毒灭活工艺对产品的影响；病毒灭活工艺本身的公认性、可靠性、重现性、易放大性及经济性。

1. 巴斯德消毒法（巴氏消毒法）　巴氏消毒法是湿热灭活法之一，是国内外公认的病毒灭活方法，已在人血白蛋白制品中成功应用了数十年，灭活条件已很完善。该灭活方法可灭活脂包膜和部分非脂包膜病毒。对生物材料医疗器械充分处理后（如同种异体植入性医疗器械在充分清洗血液及骨髓成分后），可用该方法进行病毒灭活。但是必须对巴氏消毒法所用设施进行验证，使巴氏消毒各参数符合要求（包括制品内温度分布的均一性和灭活时间）。由于材料的组成等不同，可能会对灭活病毒效果有一定的影响，因此在采用巴氏消毒灭活病毒方法时必须进行病毒灭活效果验证。

2. 干热灭活法 干热灭活法主要用于冻干制品的病毒灭活。该方法的病毒灭活效果已被实验室验证和临床应用所肯定，80℃加热72h，可灭活HIV、乙型肝炎病毒（HBV）、丙型肝炎病毒（HCV）和甲型肝炎病毒（HAV）等多种病毒。但应考虑制品的水分含量、制品组成（如蛋白质、糖、盐和氨基酸）对病毒灭活效果的影响。应确定允许的制品瓶间各参数的差异。病毒灭活用的干热箱至少每半年验证一次。验证时干燥箱内应设多个测温点（包括制品内、箱内最高和最低温度点）。干热灭活法的优势是可用于冻干后的同种异体植入性医疗器械。采用该方法时应考虑温度分布的均一性、冻干工艺和产品水分残留量等。

3. γ射线辐照灭活法 γ射线辐照灭活法的主要优点包括灭活效率高、穿透力强、剂量易控制、无有害物质残留、无明显温度升高等。该方法主要通过破坏核酸而灭活病毒。由于病毒在不同介质中对射线的抗性不同，应尽量去除产品中的宿主组织和细胞，例如同种异体骨应充分清洗血液及骨髓成分。采用该方法时应根据产品的特性确定辐照剂量，应考虑辐照剂量的分布和灭活时间。

4. 过氧乙酸－乙醇灭活法 过氧乙酸具有极强的病毒灭活能力，乙醇可降低溶液的表面张力，有助于消毒剂完全渗透入同种异体植入性医疗器械中。过氧乙酸－乙醇灭活法是一种可靠的病毒灭活方法，可灭活脊髓灰质炎病毒（PV）、HIV、伪狂犬病病毒（PRV）、牛病毒性腹泻病毒（BVDV）、猪细小病毒（PPV）等多种病毒。其中同种异体植入性医疗器械病毒灭活的效果已被实验室和临床试验所证实。采用该方法时应严格控制人用安全过氧乙酸残留量的限制。

5. 乙醇灭活法 乙醇是临床上最为常用的表面消毒剂。该方法对多数有包膜病毒，如单纯疱疹病毒、HIV等具有灭活作用。在用于同种异体骨的病毒灭活时，应充分清洗血液及骨髓成分；同时因乙醇具有强挥发性，应采用浸泡处理，注意防止高温和明火。

（四）病毒灭活验证

为了提高动物源医疗器械的安全性，除生产过程中需有特定的灭活以及去除病毒和（或）传染性病原体工艺之外。需要对这些工艺的去除或灭活病毒的有效性进行验证。本部分参考《同种异体植入性医疗器械病毒灭活工艺验证》、《血液制品去除/灭活病毒技术方法及验证指导原则》介绍病毒灭活验证的方法。

1. 基本原理 病毒灭活验证是采用模拟生产工艺（缩小的工艺）对病毒灭活方法的有效性进行验证的方法，即将已知量的指示用活病毒加入到模拟的生产工艺阶段的中间产品中，然后定量测定经特定工艺步骤或者技术方法处理后病毒滴度下降的幅度，由此评价工艺的去除或灭活病毒效果。

2. 去除或灭活病毒方法验证

（1）指示病毒的选择 ①一个典型的验证研究所选择的病毒，至少应包括单链和双链的 RNA 和 DNA、脂包膜和非脂包膜、强和弱抵抗力、大和小颗粒等病毒。例如 SD 法可选用脂包膜病毒，膜过滤法可选用粒径小的病毒，加热法可选用脂包膜和非脂包膜病毒，低 pH 孵放法可选用对理化因素比较耐受的指示病毒等。②首先应选择来源动物的相关病毒，特别是人兽共患病病毒，不能用相关病毒的，要选择与其理化性质尽可能相似的指示病毒。③应注意选择的指示病毒可能对操作人员造成的健康危害，并采取必要的防护措施，遵守国家有关的管理规定，属于烈性传染病毒不能使用。④指示病毒的滴度应该尽可能高（$\geqslant 10^6$lgTCID$_{50}$/0.1ml）。⑤加入的病毒与待验证样品体积不能高于 1:9。

应根据产品的特性及所采用的病毒灭活工艺，选择适宜的指示病毒，至少应包括 HIV、HBV 和 HCV 的指示病毒以及非包膜病毒。

已用于病毒清除研究的病毒请见《动物源性医疗器械产品注册申报资料指导原则》中表："已用于病毒清除研究的病毒举例"及《同种异体植入性医疗器械病毒灭活工艺验证》中表"可经同种异体植入性医疗器械传播疾病的相关病毒及可选用的指示病毒(举例)"。这些病毒根据生产工艺研究情况，对物理和（或）化学处理具有不同的耐受性。病毒的耐受性与特定的处理方式有关，只有在了解病毒生物特性和生产工艺特定情况下才能使用这些病毒，而且实际结果会随着处理情况的变化而变化。

（2）验证方法

①染毒方法　由于同种异体植入性医疗器械是固体，经清洗处理后不含游离蛋白质及细胞成分，建议采用浸泡法染毒。病毒灭活的零时滴度应至少$\geqslant 10^6$/ml，可根据产品和病毒的特点，选择合适的浸泡温度、时间及其他条件。

②试验分组　应进行合理分组，注意设置全面的对照组，以确保结果的科学性。建议至少包括细胞空白对照组、病毒对照组、病毒灭活方法细胞毒性对照组、病毒灭活方法终止效果验证组及试验组。其中，病毒对照组的滴度是计算灭活量的基础，应证实其病毒的零时滴度$\geqslant 10^6$/ml。病毒灭活方法终止效果验证组需采用稀释、中和或其他适宜方法终止病毒灭活方法的作用，其病毒滴度应与病毒对照组相当，以证实病毒灭活方法能够在设定的时间终止作用。试验组至少应有适宜的时间点（包括零时），以阐明病毒灭活的动力学，包括病毒灭活速率和灭活曲线。

参照《同种异体植入性医疗器械病毒灭活工艺验证》进行验证试验。

（3）效果的评价　应综合判断病毒灭活的有效性，除了考虑病毒灭活的量以外，还必须考虑所选择的病毒是否适宜，验证的设计是否合理，审慎评价每次验证结果。如果生产过程中包含了灭活原理不同的两种或两种以上的病毒灭活工艺，应该分别进行病毒灭活效果验证。

3. 病毒灭活工艺的再验证　生产过程发生改变且可能影响特定病毒灭活工艺的效果时；被灭活前产品的组成或 pH 发生改变时，均需对病毒灭活工艺的效果进行再验证。

4. 含有牛、羊源性生物材料的病毒灭活工艺验证　由于目前尚无朊蛋白（如疯牛病因子）的指示病毒或因子，而且对去除朊蛋白的工艺还很难验证，因此对牛、羊源性材料制品的安全性还主要是对源头进行控制。基于目前对朊蛋白灭活工艺验证的认知程度，对于牛、羊源性医疗器械，可以接受按照上述规定的原则所进行的病毒灭活有效性验证资料。随着对朊蛋白研究水平的不断提高，相应的要求也将随时调整。

（五）免疫毒理学试验

参考《医疗器械生物学评价　第20部分：医疗器械免疫毒理学试验原则和方法》（GB/T 16886－20），并根据具体同种异体骨或动物源性医疗器械的产品特性和免疫学风险分析与管理报告，选择合理的免疫学评价方法，设计科学合理的试验方案。

可采用体内和体外法进行免疫毒性试验。免疫毒性检验可分为非功能性和功能性检验两种类型。非功能性检验在测定中具有描述特性：形态学方面和（或）定量的术语、淋巴组织变化程度、淋巴细胞数目和免疫球蛋白水平或其他免疫功能标志物。相比而言，功能性检验则测定细胞和（或）器官活性，例如淋巴细胞对有丝分裂原或特异性抗原的增殖反应、细胞毒活性和特异性抗体形成。这一领域中的新发展是“组学”应用于涉及免疫功能的基因表达改变的检测。

可以按照GB/T 16886－20附录C中常规医疗器械免疫毒性试验流程图设计免疫毒理学危害的评价。免疫学评价试验方案设计的一般原则是首选体内试验。应注意统计学方法的适用性，综合考虑统计学意义和生物学意义。

（六）免疫毒性风险控制和管理

根据《无源植入性医疗器械注册申报资料指导原则》、《动物源医疗器械　第1部分：风险管理应用》、《动物源性医疗器械产品注册申报资料指导原则》等法规要求，无源植入性和动物源性医疗器械、组织工程医疗产品在申请注册时，应提交包括免疫原性或免疫毒性风险分析及控制措施在内的产品安全风险分析报告。风险评定包括危害识别、剂量反应评定和接触评定，同时进行风险的表征。应在风险表征的基础上按照YY0316进行医疗器械风险管理。

（七）免疫学评价技术的局限性

在上一节中介绍了一般的免疫学评价技术和方法，这些技术与方法是与其他非动物源性材料通用的。然而，动物和人有着显著的种属差异，用试验动物去评价动物源性材料的免疫原性显然不能正确反应用于人体时可能引起的免疫反应；而用试验动物去评价人源的同种异体材料则更是本末倒置，本来同种异体材料不该有的免疫学反应，在动物评价模型上可能出现异源性免疫反应。

动物源性材料用于人体时最大的免疫原性风险是免疫排斥反应。例如细胞外基质（extracellular matrix，ECM）是动物源性生物材料中广泛应用的一种。ECM除主要由胶原构成外，还含有其他抗原性的蛋白质。而脱细胞处理的方法和工艺及残留的细胞成分决定着免疫反应的发生。脱细胞处理是要除去细胞成分以及与细胞相关的抗原决定簇，但完全除去细胞膜及细胞核物质是困难的，或是不可能的。以非交联脱细胞的SIS进行的动物试验表明出现了Th2型免疫反应 。有研究对国际上已经上市的11种动物源性医疗器械的免疫学反应及对组织重建的影响进行了评价，结果发现生物材料的生产工艺在决定宿主反应中起到了重要作用，对组织重建的长期效果各异。文献中强调指出传统的组织学评价方法不能满足评价动物源性医疗器械的免疫学反应及对组织重建长期的影响。也有文献报道血管内皮细胞表面Gal抗原的存在是引起异种器官组织所引起的移植排斥反应的主要原因。由于人体的半乳糖苷转移酶基因有2个碱基错位变异而不表达Gal抗原，人体的血液循环中抗半乳糖（α-Gal）IgG抗体约占1%，因此在人体接触含有Gal抗原的动物源性生物材料时就会引起强烈的免疫排斥反应。如在猪源的生物心脏瓣膜、前十字交叉韧带、软骨及SIS-ECM都检测到了Gal抗原。据推测Gal抗原所引起的Gal抗体（IgM，IgG）可能会引起生物材料的降解和钙化，最终导致治疗失败。研究也表明，猪SIS含有少量半乳糖抗原决定簇，低剂量的半乳糖决定簇的持续存在是异种移植慢性排斥的原因。因此，有人试图利用基因敲除的猪来研究异种脏器移植的免疫排斥反应。有研究报道，将猪源的SIS-ECM移植到Gal基因敲除的小鼠体内（Gal-/-）及野生型（WT）小鼠体内，结果发现Gal-/-的小鼠产生了大量的IgM抗Gal抗体，组织重建完成时间比野生型（WT）小鼠延迟了10天。

面对众多的动物源性生物材料，很难用常规小鼠对其进行免疫毒性评价，因为常规小鼠含有Gal抗原，体内不能像人体一样具有抗Gal抗体，因而难以暴露动物源性生物材料的免疫毒性。因此，研究开发能够模拟人体条件、正确反映异种生物材料免疫学反应的动物模型以及人源细胞、组织或组织工程器官（如组织工程淋巴结）模型的创新性研究是迫切需要的。

三、组织工程医疗器械的安全性评价与检测

（一）概述

组织、器官的缺损或功能障碍是人类健康面临的主要危害之一，组织工程为解决这一问题提供了新的理论和技术方法。通常的组织工程研究都是结合细胞、生物材料支架、生物活性因子，去诱导组织修复或再生，因此多学科交叉是组织工程学的核心之一。在过去近20年的研究中，组织工程几乎已涉及人体的各种组织器官。组织工程骨、肌腱、韧带、血管、膀胱等处在临床试验阶段，而组织工程化皮肤、软骨（自体）已经商品化，展现了组织工程的巨大潜力。

但另一方面，如同组织工程学具有多学科交叉本质，组织工程医疗产品（tissue engineered medical products，TEMPs）也具有特殊的复杂性。传统上，一种医疗器械、生物制品或药品分别被认为是由一种生物相容的金属或塑料、一种蛋白质或单一的化合物构成，但TEMPs可含有活细胞、支架材料和生长因子，不能简单归为上述的任一类。组织工程医疗产品的支架材料主要有陶瓷类、高分子聚合物类、生物源性基质材料等。细胞的来源可以是自体、同种异体或异源性细胞。

因此，当生物医学不断发展，带来能治疗疾病和促进健康的新的医疗产品的同时，对这些新医疗产品的相关监督管理、质量规范、评审指南、标准、检测方法等的建立和发展成为必不可少的环节。

（二）相关法规与标准

适用于组织工程医疗产品的标准主要有：

1. 国际相关标准

ASTM F 1983-1999（2008）：Standard practice for assessment or compatibility of absorbable/resorbable biomaterials for implant applications

ASTM F 2450 - 2010：Standard practice for assessing microstructure of polymeric scaffolds for use in tissue - engineered medical products.

ASTM F 561 - 1997（2003）：Practice for retrieval and analysis of medical devices, and associated tissues.

ASTM F 2103 - 2001：Standard guide for characterization and testing of chitosan salts as starting materials intended for use in biomedical and tissue - engineered medical product application.

ASTM F 2212 - 08：Standard guide for characterization of type I collagen as starting material for surgical implants and substrates for tissue engineered medical products（TEMPs）.

ASTM F 2315 - 2003：Standard guide for immobilization or encapsulation of living cells or tissue in alginate gels.

ASTM F 2383 - 2005：Standard guide for assessment of adventitious agents in tissue engineered medical products.

ISO 14971 Medical devices—Application of risk management to medical devices.

2. 国内相关标准

YY/T 0606　组织工程医疗产品系列标准（已发布）：

YY/T 0606.3 - 2007（ASTM F 2211 - 2004）组织工程医疗产品　第3部分：通用分类

YY/T 0606.4 - 2007（ASTM F 2311 - 2003）组织工程医疗产品　第4部分：皮肤替代品（物）的术语和分类

YY/T 0606.5 - 2007（ASTM F 2450 - 2010）组织工程医疗产品　第5部分：基质及支架的性能和测试

YY/T 0606.7 - 2008（ASTM F 2103 - 2001）组织工程医疗产品　第7部分：壳聚糖

YY/T 0606.8 - 2008（ASTM F 2064 - 2000）组织工程医疗产品　第8部分：海藻酸钠

YY/T 0606.9 - 2007（ASTM F 2347 - 2003）组织工程医疗产品　第9部分：透明质酸钠

YY/T 0606.10 - 2008（ASTM F 04，44 - 2001）组织工程医疗产品　第10部分：修复或再生关节软骨的植入物体内评价指南

YY/T 0606.12 - 2007（ASTM F 2210 - 2002）组织工程医疗产品　第12部分：细胞、组织、器官的加工处理指南

YY/T 0606.13 - 2008（ASTM F 04，45 - 2004）组织工程医疗产品　第13部分：细胞自动计数法

YY 0316 - 2008（ISO 14971）医疗器械　风险管理对医疗器械的应用

2010年前报批，即将发布的标准：

组织工程医疗产品　第14部分　评价基质及支架免疫反应的实验方法——ELISA法（参照ASTM F 1905 - 2003，ASTM F 1906 - 2003）

组织工程医疗产品　第15部分　评价基质及支架免疫反应的实验方法——淋巴细胞增殖试验（参照ASTM F 1905 - 03，ASTM F 1906 - 2003）

组织工程医疗产品 第16部分 保存指南（ASTM F 2386－2004）

组织工程医疗产品 第17部分 外源因子评价指南（ASTM F 2383－2005）

组织工程医疗产品 第20部分 评价基质及支架免疫反应的试验方法：细胞迁移试验（参照ASTM F 1905－2003，ASTM F1906－2003）

（三）组织工程医疗器械的安全性评价原则

组织工程有三个要素：支架材料（相当于细胞外基质）、种子细胞（培养、增殖形成组织或器官的细胞）、生长因子（有助于种子细胞的增殖）。在组织工程研究中，需要对这三个要素及其相互作用的安全性进行评价。本小节主要讨论组织工程医疗产品中与医疗器械相关的支架材料的评价原则。

支架材料是组织工程医疗产品的组成部分之一。支架材料主要有陶瓷类、高分子聚合物类、生物源性基质材料等生物材料，目前，临床使用的长期植入性生物材料和产品基本是惰性生物材料，这类材料为达成其器械产品的功能，往往具有最大的化学和生物学惰性。换一种说法，这类生物材料的生物相容性即是将受体对植入材料和器械的组织反应降至最低。然而，随着生物材料的发展以及组织工程等领域对生物材料新的性能要求，新一代可降解吸收和具有生物活性的生物材料开始出现并得到了广泛应用。这类材料和器械在发挥功能作用时，需要在特定应用中，引起合乎要求的宿主反应。这为生物材料的生物相容性注入了新的内涵。

1. 组织工程医疗产品中与支架材料有关的风险及评价 表6－4－1中列举了由于组织工程医疗产品中含有生物材料可能带来的生物相容性方面的某些风险，所列举的分析方法或技术来自于目前的医疗器械安全性评价领域。

表6－4－1 与生物材料有关的风险及其分析方法或技术

	来源和处理过程中的危险	分析方法或技术
1	天然支架材料来源变异，或原材料、合成材料生产中的不一致性	高效液相色谱法（HPLC） 气相色谱－质谱联用 分光镜技术 差式扫描量热法（DSC） 动态热机械法 孔隙率测定 结晶度测定 端基分析 力学测试
2	（全身）毒性（急性、亚慢性和慢性）	体外细胞毒性测试 全身毒性测试
3	刺激	刺激测试
4	致敏（迟发超敏反应）	豚鼠最大剂量试验 局部淋巴结试验
5	处理过程中的残留物，体内释放产生副作用	高效液相色谱法 气相色谱法 X线荧光分析 感应耦合等离子体质谱法

续表

	来源和处理过程中的危险	分析方法或技术
6	支架降解速度不适当	体外降解测试 有或无预先降解情况下的植入试验
7	致热原性	兔热原试验 鲎试剂法 人全血热原分析
8	血液不相容性	溶血 凝血，如部分凝血酶原时间 补体激活 血小板激活，如β-血栓球蛋白
9	遗传毒性、致癌性	Ames 试验（沙门菌逆向突变分析） 姊妹染色单体交换测试 哺乳动物细胞致癌性测试 基因突变试验 染色体异常检测 体内致癌性研究
10	力学强度不足	压缩试验 张力强度测试 耐久性测试
11	微囊化产品扩散性能不足	体积排阻色谱法

注：本表引用自 RIVM. Pre－clinical safety assessment of tissue engineered medical products（TEMPs） – an investigation on assays and guidelines for biocompatibility testing. 2001. available at http://www.rivm.nl/bibliotheek/rapporten/640080002.pdf.

2. 支架材料的表征与评价 组织工程医疗产品的支架材料与一般生物材料类一样，一般按照 GB/T16886 系列标准以及本节中列出的组织工程医疗产品的相关行业标准、ISO、ASTM 标准中所介绍的方法进行生物学评价。组织工程中的生物材料支架可能是金属、陶瓷、聚合物、天然或复合材料。支架可以是实心的或多孔的，刚性的或凝胶状的，可吸收、可降解的或不可吸收、不可降解的。支架可能有或没有表面处理。支架材料其本体物理、化学、力学和表面特性等均可能影响细胞在支架上的存留、细胞活性和组织形成、生物活性因子的输送、最终产品生物相容性和生物活性等，对组织工程医疗产品的效果具有重要意义。对于这些材料本体和表面性能的评价和表征可参考本节中列出的相关国标、行标、ISO、ASTM 标准中已经发布的表征与评价方法。

生物材料支架在体内或细胞培养条件下降解时，取决于材料性质和处理过程，上述的许多化学、物理、机械或生物学性能将发生变化。应详尽表征在实际操作条件或预期使用条件下发生的性能变化。而且，支架的性能和体外降解会受到灭菌的影响。因此，推荐在灭菌后再次评价可能受影响的支架性能对设计的依从性。降解可在模拟预期用途的特定受控的体外或体内条件下进行。当材料的降解性质主要是水解时，可以 37℃、一定 pH 的条件来体外模拟生理条件，需要时也可进行支架降解加速试验。除了以上提到的适用的化学、物理、机械和生物学试验外，可能还需要其他的补充试验得出在预期使用条件下相关支架性能的改变。

支架材料的主要生物学评价包括细胞毒性试验、致敏试验、全身毒性试验（急性、亚急性、慢性）、遗传毒性试验、植入试验和降解试验等，以保证支架材料及其降解产物不会对人体造成危害。许多生物材料的体内反应已经通过长期的动物实验和临床使用进行了详尽表征。然而，当一种生物材料有新应用或材料物理形状改变时，要应用GB/T16886 指南和试验方法进行评价试验。生物学试验还包括微生物学试验（无菌检查法、热原检查法、细菌内毒素检查法等），应按《中国药典》（2010 年版二部）的要求进行。制造中使用的动物组织及其衍生物的试验评价应符合 YY/T 0771 系列标准的要求（请参考本节的第二部分——同种异体及动物源性医疗器械的安全性评价与检测）。这一系列标准描述了动物源性及其衍生物产品，如透明质酸、胶原、明胶等的特殊评价要求。根据产品的成分和用途还可参考更为密切的相应指南。

（四）组织工程医疗产品的风险管理

1. 组织工程医疗产品的风险等级 在组织工程医疗产品安全性评价中应参照 YY0316－2008（ISO14971）（详见本章第四节）及其他相关标准，在产品设计时就采用风险管理程序。风险管理程序是风险分析、评价、控制的一系列管理政策、程序、惯例的应用。

组织工程医疗产品在细胞来源及其处理、生物反应器培养或与支架的联合培养、保存或储存、产品植入体内等方面和过程中都存在对使用者的风险因素，但其相关的风险因素尚未完全阐明。从其他医疗产品的情况来看，最重要的风险因素是与疾病传播、产品的生物相容性和功效相关的。目前已经发布的一些相关标准主要是针对组织工程产品支架材料或细胞的安全性评价和要求，尚没有针对 TEMPs 终产品的安全评价标准，对 TEMPs 终产品的风险控制措施来自于目前药品、生物制品（血液和血液制品）、医疗器械规范和标准中可以通用于 TEMPs 的部分。

组织工程医疗产品风险管理的主要策略是根据预计的风险高低对 TEMPs 进行分级，对不同风险等级的 TEMPs 应用不同的评审规则。在欧盟的医疗器械管理和美国 FDA 对基于细胞和组织的产品的建议管理方法中已经应用了相同策略，已经提出了几项用于包含细胞的医疗产品的风险等级分类指标。初步的 TEMPs 风险等级分类指标如表 6－4－2 所示。

表 6－4－2 TEMP 风险等级分类指标

	低度风险	高度风险
细胞供者——受者的关系	自体	同种异体
免疫隔离能力	高	低
细胞处理	最低限度	超过最低限度
细胞组分的天然功能——细胞组分的应用功能间的关系	同源性使用	非同源性使用
作用机制	结构（局部）	代谢（全身）
接触部位	体外、皮下、肌肉内	腹腔内、血管内、中枢神经系统
恢复能力	有	无
曝露时间	短	长
使用指导信息	充分	不足
医疗人员技术、经验	高	低

注：本表引用自 RIVM. Tissue engineered medical products - a prelude to risk management. 2001：July. available at http：//www. rivm. nl/bibliotheek/rapporten/605148009. html.

2. 组织工程医疗产品风险来源、分析及应对 组织工程医疗产品用于修复、改善和重建组织或器官的结构和功能，缺少临床应用经历。表6－4－3中列出的与TEMPs有关的风险来源主要是从理论上估计或组织器官移植经验中得出的。与风险来源相关的一些具体风险因素也在表6－4－3中列出。目前，对具体风险的程度做到量化还不可能，但从器官移植和生物材料等相关产品应用经验判断，最重要的风险与疾病传播、生物相容性和产品效用相关。风险控制措施应贯穿于TEMPs寿命周期。虽然控制措施的性质多样，但都涉及三个基本方面：在TEMPs寿命周期的哪一时期应用、应用什么措施、谁来应用。控制措施应用在TEMPs整个寿命周期中，然而，制造和上市前期应更加关注，因为预防仍是风险管理的主要手段。

表6－4－3 TEMPs的风险来源、潜在危害和控制措施

风险来源	潜在危害	控制措施
1. 细胞和（或）培养基的微生物污染	局部、全身感染、疾病传染，有可能导致失去功能	来源的选择/筛选 除去污染的措施 无菌测试
2. 细胞和（或）培养基的病毒、寄生虫污染	局部、全身感染、疾病传染	来源的选择/筛选 灭活/消除处理 产品检疫处理
3. 细胞性质自然变异（如胰岛素的产生）	未能达到期望治疗效果（治疗不力或治疗过度）	原材料的质量控制
4. 天然原材料的变异（胶原的类型、比例）	未能达到期望效果	原材料的质量控制
5. 自体使用的细胞、组织与异体细胞污染	传播疾病 免疫反应或排斥导致失去功能	处理过程质量控制
6. 不必要的细胞类型污染	未能达到预期效果 副作用	细胞类型特异的培养条件
7. 细菌内毒素污染	热原反应	细菌内毒素检测
8. 细胞活性降低	未达到预期效果	细胞活性测试
9. 细胞基因表达改变，影响预期的合成	未达到预期效果 副作用	RNA测试
10. 致肿瘤性	产品中无控制的细胞生长	过程监测
11. 处理中的残留物	毒性、免疫效应	处理中或终产品的检测
12. 处理或操作：最小程度vs复杂	细胞功能改变	加强质量控制等级
13. TEMP制造时间	患者状况恶化	应用标准
14. TEMP活性、代谢功能不足（胰岛素释放）	潜在的全身效果	随访
15. 异源性使用（如输尿管周围出现软骨细胞），TEMP细胞类型与目标组织类型不相容性	未达到预期效果 局部组织反应致副作用	与同源性使用相比，加强控制
16. 细胞外基质结构强度改变（如包囊型TEMP的膜失败）	未达到预期效果 包被物质大量释放致过量 免疫反应	力学测试 吸收速度测试

续表

风险来源	潜在危害	控制措施
17. 组织不相容性	排斥，有可能失去功能	HLA 配型 免疫抑制
18. 生物材料（成分、代谢物）生物不相容性	副作用 交叉反应、自身免疫	生物相容性测试（细胞毒性、致突变性、血液相容性）
19. 致肿瘤性	患者新生物形成	随访
20. 吸收、扩散改变	未达到预期效果，物质积聚导致副作用	随访
21. 未能预见的危险	未知	随访
22. 与使用相关的危险	多种多样	标签、说明书 训练

注：1. 1～4 为原始材料期；5～13 为处理期；14～22 为上市后期。

2. 本表引用自 RIVM. Tissue engineered medical products - a prelude to risk management. 2001：July. available at http：//www. rivm. nl/bibliotheek/rapporten/605148009. html.

（中国食品药品检定研究院　徐丽明　陈亮　邵安良）

思考题

1. “生物学评价”与“生物学试验”有什么区别？

2. 在医疗器械标准中怎样规定生物相容性方面的要求？

3. 有企业认为按图 6－6－1 给出的程序进行生物学评价更麻烦，还不如按表 6－6－1 进行一次生物学试验，怎样看待这种做法。

4. 为什么要强调不再对已上市器械进行动物学试验？

5. 对已上市产品怎样按图 6－6－1 进行生物学评价？

6. 某医疗器械在临床中出现了高频次的不良反应后，从临床中抽取该器械进行动物试验，能否用出具的动物试验数据否决该器械在人体应用的临床数据。

7. 如何保证医疗器械所用材料的稳定性？我国是否有必要建立一个医疗器械原材料控制和管理体系？应怎样建立？

8. 对上市后器械进行动物学试验，被认为是既侵害患者利益又不利于保护动物的不负责任行为，这样的认识对吗？

9. 环氧乙烷对器械进行灭菌的同时，其残留会通过吸入、血液等接触途径摄入人体，会对患者有一定的毒害，通过“风险与受益”分析，你认为能否用环氧乙烷对生活日用品进行消毒，能否用其对外科口罩进行灭菌？

10. 本章介绍了哪几个生物学试验？

11. 医疗器械生物相容性试验样品制备的原则是什么？

12. 医疗器械细胞毒性试验的原理是什么？

13. 医疗器械刺激试验的原理是什么？

14. 医疗器械刺激试验试验方法与步骤设计和选择应遵循的基本原则。

15. 概述医疗器械急性全身毒性试验。
16. 一般认为哪些医疗器械需进行热原试验?
17. 医疗器械遗传毒性试验的原理。
18. 我国口腔医疗器械评价标准有哪两大部分组成?
19. 口腔医疗器械生物学评价的基本原则? 与 ISO 10993 标准的关系?
20. 在生物学评价中口腔医疗器械是如何分类的 ?
21. 在生物学评价中试验方法的选择应考虑哪些方面?
22. 组织工程医疗产品的主要风险点有哪些?
23. 针对 TEMPs 的风险来源、潜在危害的不同如何采取有效的控制措施?
24. 如何进行支架材料的表征?
25. 对组织工程医疗产品中的支架材料需要进行哪些项目的生物学评价?
26. 同种异体及动物源性生物材料的主要风险点有哪些?
27. 病毒清楚与灭活的主要方法有哪些?
28. 去除/灭活病毒方法验证时如何选择指示病毒?
29. 如何进行动物源性生物材料的免疫原性风险控制和风险管理?

第七章

临床诊断试剂及临床检验分析仪器

第一节　临床诊断试剂及临床检验分析仪器概述

学习要点

掌握临床诊断试剂及检验分析仪器的基本情况。

熟悉临床诊断试剂以及检测分析仪器命名和分类监管的基本原则。

了解临床诊断试剂和检验分析仪器的一些基本原理。

一、临床诊断试剂及临床检验分析仪器基本情况

诊断试剂从用途来分，可分为体内诊断试剂和体外诊断试剂两大类。除用于诊断的如旧结核菌素、布氏菌素、锡克氏毒素等皮内用的体内诊断试剂外，大部分为体外诊断试剂。

体外诊断是指将样本（血液、体液、组织等）从人体中取出后进行检测进而判断疾病或机体功能的诊断方法。进行体外诊断时，大部分会使用主要由检测仪器和试剂构成的检测系统。由于体外诊断能为医生提供大量的临床诊断信息，目前，体外诊断越来越成为人类疾病预防、诊断、治疗的重要组成部分。

体外诊断试剂包括可单独使用或与仪器、器具、设备或系统组合使用，在疾病的预防、诊断、治疗监测、预后观察、健康状态评价以及遗传性疾病的预测过程中，用于对人体样本（各种体液、细胞、组织样本等）进行体外检测的试剂、试剂盒、校准品（物）、质控品（物）等。

临床检验分析仪器多是集光、机、电于一体的辅助临床诊断试剂所使用的仪器。临床检验分析仪器种类繁多，其使用部件更加繁杂。尤其是随着仪器自动化、智能化的不断增强，各种自动检测、自动控制功能的增加，使临床检验分析仪器结构更加复杂。通过仪器对各种检验项目得出的检测结果，为临床医生和患者提供了真实可靠的检测数据，对疾病的诊断、治疗监测、预后判断和健康评价发挥着重要作用。随着高新技术和临床医学的飞速发展，极大促进了临床检验分析仪器和相应分析技术的创新。高灵敏度、多功能、智能化、自动化的检验分析仪器不断涌现，并广泛应用于临床医学和检验的各个领域，检验分析仪器已经成为临床不可缺少的重要诊断工具。

可以这样说，随着临床诊断试剂和相应的检测分析仪器的迅速发展，诊断试剂和相应检验分析仪器在医疗器械领域中，已绝不仅仅是一个小的门类，它已完全能够与

无源医疗器械、有源医疗器械三分天下，独树一帜，自立门户。

（一）临床诊断试剂的分类

临床诊断试剂按不同分类方法可分类如下。

（1）按品种分类　可以分为试剂、仪器、抗体、细胞株等。

（2）按实验动物分类　可以分为人、小鼠、大鼠、兔子、狗、猴子、猪、羊、豚鼠、马等诊断试剂。

（3）按标本类型分类　可以分为血清、血液、细胞、微生物、体液、基因等诊断试剂。

（4）按检验方法分类　大致可分为临床生化检测试剂、免疫学和血清学检测试剂、血液学及细胞遗传学检测试剂、微生物学检测试剂、体液排泄物及脱落细胞的检测试剂、基因诊断试剂等种类。其中以临床生化试剂所占市场份额最大，接近34%；其次为免疫学试剂，约占29%。新型免疫诊断试剂和基因诊断试剂是20世纪80年代后期发展起来的，无论技术还是市场，都是目前所有诊断试剂产品中发展最快的。

（5）按具体检验技术分类　可以分为酶联免疫/酶免法（ELISA）、层析金标法、免疫荧光法（IFA/DFA）、微色谱柱、乳胶法（Latex）、比浊法、PCR法、凝集法、培养法、酶法、化学法、斑点法、比色法、单克隆抗法、免疫印迹法（WB/Western Blot）、流式细胞术法、ELISPOT技术等。

（6）按检验项目分类

①细胞因子检测　白介素、集落刺激因子、肿瘤坏死因子、干扰素、转化生长因子、趋化因子、细胞因子受体、黏附分子、生长因子、凋亡因子、人细胞因子、小鼠细胞因子、大鼠细胞因子、兔细胞因子、猪细胞因子、狗细胞因子、羊细胞因子、选择素等。

②内分泌检测　甲状腺素、胰岛素、性激素、孕酮、睾酮、生长激素、生长抑素、内皮素、皮质醇、骨钙素、催乳素、促肾上腺皮质激素、促卵泡素、雌二醇、雌三醇、5-羟色胺、17-羟孕酮等。

③肝纤维化检测　纤维连接蛋白、透明质酸、胶原、基质金属蛋白酶抑制因子、基质金属蛋白酶、层粘蛋白等。

④心梗检测　肌钙蛋白、肌红蛋白、C反应蛋白等。

⑤肿瘤检测　肿瘤标志物、组织多肽抗原、肿瘤相关因子、细胞角蛋白片段、铁蛋白、糖链抗原、神经特异性烯醇化酶、上皮膜抗原、人抗小鼠抗体、前列腺抗原、甲胎蛋白、甲基苯丙胺、癌胚抗原、β_2微球蛋白等。

⑥传染病检测　幽门螺杆菌，乙脑、乙肝、丙肝、丁肝、戊肝和庚肝病毒，衣原体，腺病毒，微小病毒B19，水痘-带状疱疹病毒，生殖支原体，人型支原体，轮状病毒，淋球菌，柯萨奇病毒，抗解脲支原体，军团菌，结核菌，呼吸道合胞病毒，布鲁氏杆菌，艾柯病毒，EB病毒，A族链球菌等。

⑦自身免疫检测　盐水可提取核抗原抗体（ENA）、抗核抗体、DNA、抗心磷脂抗体、类风湿因子、循环免疫复合物、抗胰岛细胞抗体、胰蛋白酶原、蛋白酶、肌内膜抗体、角蛋白抗体、抗核抗体、抗核糖体蛋白抗体、抗聚角蛋白微丝蛋白抗体、抗链O、抗卵巢抗体、抗平滑肌抗体、抗线粒体抗体、抗心肌抗体、抗组蛋白抗体、粒细胞

弹性蛋白酶、肾上腺抗体、肾小球基底膜抗体、髓过氧化物酶、条纹肌抗体、网硬蛋白抗体、胃壁细胞抗体、胃蛋白酶、细菌性渗透性增强因子。

⑧细胞免疫检测　T淋巴细胞亚群、自然杀伤细胞、血清免疫抑制性蛋白等。

⑨聚合酶链反应检测（PCR）　乙肝病毒、丙肝病毒、沙眼衣原体、解脲支原体、结核杆菌。

⑩微色谱柱　尿香草杏仁酸、尿甲基肾上腺素、尿5－羟基吲哚乙酸、尿17－羟皮质类固醇、尿－原卟啉、儿茶酚胺、5－氨基乙酸丙酸卟啉色素原、17－酮类固醇等。

⑪毒品检测试剂盒　鸦片、海洛因、吗啡、麻黄、大麻、可卡因。

⑫特种蛋白　免疫球蛋白、抗链O－Aso、类风湿因子RF、C反应蛋白、微量白蛋白、β_2微球蛋白、铁蛋白、转铁蛋白等。

⑬优生优育检测（TORCH）　早早孕、新生儿TSH、胎膜早破检测，抗子宫内膜抗体，抗心磷脂抗体，抗透明带抗体，抗卵细胞透明带抗体，抗卵巢抗体，抗精子抗体，巨细胞病毒，弓形体抗体，风疹病毒，分娩预测，单核白细胞增多症，单纯疱疹病毒，促卵泡素，促黄体生成素，便隐血试纸，HCG。

⑭生化试剂　总胆汁酸、载体蛋白、锌、铜、钠、钾、肌酸激酶同工酶、β－羟丁酸、二氧化碳。

⑮其他试剂盒　吡啶酚、髓鞘碱性蛋白、铜蓝蛋白、同型半胱氨酸、妊娠相关血浆蛋白A、人体螨虫特异性、人白细胞抗原、凝集素、脑钠素、端粒酶、肠脂肪酸结合蛋白、胶原交联、免疫球蛋白、α_2－巨球蛋白等 。

（二）临床检验分析仪器的特点

近些年，随着微电子技术的进步、计算机仪器的发展，检验仪器具有了更强的数据处理能力和图像处理的功能。随着各种高灵敏度、多功能、智能化程度较高的检测仪器的不断涌现和广泛应用，其呈现出以下特点。

（1）涉及的技术领域越来越广　临床检验分析仪器涉及光学、机械、电子、计算机、材料、传感器、生物化学、放射等多技术领域，是多学科技术相互渗透和结合的产物。

（2）结构越来越复杂　高新技术的发展和应用，使得临床检验分析仪器基本实现光机电一体化和智能化。电子技术、计算机技术和光电器件的不断发展和功能的完善，更多的新技术、新器件的推广应用，使得临床检验分析仪器的结构变得更加复杂。

（3）技术越来越先进　临床检验分析仪器始终跟踪着各相关学科的前沿。计算机、新材料、新器件的应用，新的检验分析方法的使用等都在临床检验分析仪器中体现出来。

（4）精度越来越高　临床检验分析仪器是用来测量某些组织、细胞、体液和血液的存在、组成，结构及特性，并给出定性或定量的分析结果，所以要求精度非常高。临床检验仪器多属于比较精密的仪器。

（5）对使用环境要求严格　临床检验仪器的自动化、智能化、高精度、高分辨率以及其中某些关键器件的特殊性质，决定了检验仪器对使用环境条件要求很严格。

（三）临床检验分析仪器的种类

考虑到检测时，临床的使用习惯，将所介绍的以下几种临床检验仪器，按照系统类别，大体分为九类（表7-1-1）。

表7-1-1 临床检验分析仪器系统类别

序号	名称	品名举例
1	血液分析系统	血型分析仪、血型卡、全自动血细胞分析仪、全自动涂片机、半自动血细胞分析仪、半自动血凝分析仪、血凝分析仪、自动血库系统、血红蛋白测定仪、血小板聚集仪、血糖分析仪、血流变仪、血液粘度计、红细胞变形仪、血液流变参数测试仪、血栓弹力仪、流式细胞分析仪、全自动血栓止血分析系统、全自动凝血纤溶分析仪
2	生化分析系统	全自动生化分析仪、全自动快速（干式）生化分析仪、全自动多项电解质分析仪、半自动生化分析仪、半自动单（多）项电解质分析仪
3	免疫分析系统	全自动免疫分析仪、酶免仪、半自动酶标仪、荧光显微检测系统、特定蛋白分析仪、化学发光测定仪、荧光免疫分析仪
4	细菌分析系统	结核杆菌分析仪、药敏分析仪、细菌测定系统、快速细菌培养仪、幽门螺旋杆菌测定仪
5	尿液分析系统	自动尿液分析仪及试纸
6	生物分离系统	全自动电泳仪，毛细管电泳仪，等电聚焦电泳仪，核酸提纯分析仪，低、中高压电泳仪，细胞电泳仪
7	血气分析系统	全自动血气分析仪、组织氧含量测定仪、血气采血器、血氧饱和度测试仪、CO_2 红外分析仪、经皮血氧分压监测仪、血气酸碱分析仪、电化学测氧仪
8	基因和生命科学仪器	全自动医用PCR分析系统、精子分析仪、生物芯片阅读仪、PCR扩增仪
9	临床医学检验辅助设备	超净装置、血球记数板、自动加样系统、自动进样系统、洗板机

（四）临床诊断试剂和临床检验分析仪器的发展趋势

1. 临床诊断试剂的发展趋势

国际上，临床诊断试剂市场年增长速度为3%～5%，目前还处于持续发展时期，美国FDA已批准的诊断试剂超过700种，列世界各国之首，但同世界卫生组织所属全球疾病统计分类协会宣布的全球已确知的12000多种疾病相比，需求潜力和发展潜力都非常大。当前诊断试剂总体发展主要有以下特点。

（1）免疫诊断和分子诊断试剂将会逐渐超越临床生化试剂，成为诊断试剂发展的主流。

（2）诊断技术正在向两极发展：一方面是高度集成、大型化、自动化的仪器诊断；另一方面是简单、快速便于普及的快速和家庭诊断。

（3）检验产品的种类迅速扩大，呈几何增长。

（4）产品更新应用越来越快，由于遗传工程、基因重组以及单克隆抗体等现代生物技术的不断应用和发展，使这些新技术成果产生的诊断试剂能迅速由研究阶段进入临床阶段，缩短了开发时间。

2. 临床检验分析仪器发展趋势

伴随着诊断试剂的快速发展，临床检验仪器的发展也呈以下趋势。

（1）由计算机技术和通信技术相结合而发展的计算机网络，已渗透到临床检验中，形成了多用户共享的精度高、速度快、功能多、可靠性强的检验分析仪器。

(2) 伴随着多项高新技术及其成果而开发的新型高灵敏度、高稳定性、强抗干扰能力的新型传感器技术和纳米检测技术的广泛应用，一方面，临床检验仪器向着研制新型的、高精度、高分辨率和大型化的检验仪器的方向发展；另一方面，也向超小型、多功能、低价格、更新换代频繁、床边和家庭化的方向迈进。

(3) 模块式设计形成一个复杂的多功能的检验系统，充分实现一机多用。一台仪器可测定常规生化、特殊生化、药物治疗、滥用药物、特种蛋白、免疫检测等多种项目，还可以增添各种部件，扩展其功能。

(4) 专家系统技术更趋完善，使临床检验仪器具有更高级的智能。诊断自控、自调、自行判断决策等高智能功能的应用，使检验仪器的操作使用更加方便、快捷，并向全能型、全自动化和先进的智能方向迅速发展。

(5) 仪器更机器人化，自动化水平更高。由计算机控制的机械臂和数据处理分析系统能准确无误地完成各项任务，速度更加快捷；并能定期自动校检，排除人为因素和非标准干扰，结果存储便于查询，减少误差，缩短了发出报告的时间，使检测速度更快、准确度更高、重复性更好、交叉污染和消耗也更低。

(6) 检验结果更标准化。对于不同型号的同类型仪器，采用相同的技术标准非常重要，这将使得各个临床检测的数据具有可比性，使得各检测机构的化验结果能够互相认可。检验分析仪器的发展趋势是达到同类型仪器检测的结果标准化。

二、临床诊断试剂和临床检验分析仪器命名及分类监管的基本原则

(一) 临床诊断试剂命名和分类界定基本原则

1. 命名基本原则 体外诊断试剂2007年4月19日国家食品药品监督管理局发布了《体外诊断试剂注册管理办法（试行）》（以下简称《办法》)。该《办法》对申请注册的体外诊断试剂的命名确定了以下基本原则。

申请注册的体外诊断试剂应当采用符合命名原则的通用名称。通用名称的命名原则：体外诊断试剂的产品名称一般可由三部分组成。

第一部分：被测物质的名称。

第二部分：用途，如诊断血清、测定试剂盒、质控品等。

第三部分：方法或原理，如酶联免疫方法、胶体金方法等，本部分应当在括号中列出。

如果被测物组分较多或特殊情况，可以采用与产品相关的适应证名称或其他替代名称。

同其他医疗器械一样，临床诊断试剂分类界定也按照国家食品药品监督管理局局令第15号《医疗器械分类规则》进行分类和界定，目前根据风险级别将其分成Ⅰ、Ⅱ、Ⅲ类，Ⅲ类为最高风险级别。

2. 体外诊断试剂的分类界定基本原则

(1) 按药品进行管理的体外诊断试剂 ①用于血液筛查的体外诊断试剂；②放射性核素标记的体外诊断试剂。

(2) 按医疗器械管理的体外诊断试剂

第三类产品：

①与致病性病原体抗原、抗体以及核酸等检测相关的试剂；②与血型、组织配型相关的试剂；③与人类基因检测相关的试剂；④与遗传性疾病相关的试剂；⑤与麻醉药品、精神药品、医疗用毒性药品检测相关的试剂；⑥与治疗药物作用靶点检测相关的试剂；⑦与肿瘤标志物检测相关的试剂；⑧与变态反应（过敏原）相关的试剂。

第二类产品：

除已明确为第三类、第一类的产品，其他为第二类产品，主要包括：①用于蛋白质检测的试剂；②用于糖类检测的试剂；③用于激素检测的试剂；④用于酶类检测的试剂；⑤用于酯类检测的试剂；⑥用于维生素检测的试剂；⑦用于无机离子检测的试剂；⑧用于药物及药物代谢物检测的试剂；⑨用于自身抗体检测的试剂；⑩用于微生物鉴别或药敏试验的试剂；⑪用于其他生理、生化或免疫功能指标检测的试剂。

第一类产品：

①微生物培养基（不用于微生物鉴别和药敏试验）；②样本处理用产品，如溶血剂、稀释液、染色液等。

第二类产品中的某些产品，例如蛋白质、糖类、激素、酶类等的检测，如果用于肿瘤的诊断、辅助诊断、治疗过程的监测，或用于遗传性疾病的诊断、辅助诊断等，则按第三类产品注册管理。在药物及药物代谢物检测的试剂中，如果该药物属于麻醉药品、精神药品或医疗用毒性药品范围，则按第三类产品注册管理。

校准品、质控品等体外诊断试剂产品，如果不单独销售，则不需要单独申请注册；如果单独销售，则需要单独申请注册，其类别与其同时在临床使用的体外诊断试剂产品的类别相同。对于多项校准品、质控品，其类别与同时使用的高类别体外诊断试剂产品相同。

仅用于研究、不用于临床诊断的产品不需要申请注册，但其说明书及包装标签上必须注明“仅供研究，不用于临床诊断“的字样。

未经任何修饰，其自身并无诊断功能，需经过标记或者优化后才能成为体外诊断试剂组成部分的特殊物质，亦无需申请注册。该类物质单独上市销售时，应说明其来源、组成成分、效价或者活性单位等，同时注明“仅供研究，不用于临床诊断“的字样。

3. 体外诊断试剂部分试剂组件的分类界定基本原则 鉴于目前部分生产和销售企业将体外诊断试剂的各个组件分开在临床销售和使用，为避免这些分开的组件在注册和管理时，产生因分类错误而造成的监管混乱，国家食品药品监督管理局 2011 年 5 月 27 日又发布了国食药监械〔2011〕231 号通知，对部分试剂组件进行了具体分类和专门管理。下介绍该通知中列出的关于部分试剂组件的分类界定的基本原则，供大家在实际工作中借鉴。

（1）信号试剂　由含发光衍生物和 1%（*W/V*）叠氮化钠的缓冲液、含乙酰苯胺的替代品、过氧酸盐和 0.05%（*W/V*）叠氮化钠的缓冲液组成。用于在 VITROS 免疫诊断系统上生成发光信号。如包含反应组分则作为Ⅱ类医疗器械管理，如仅提供反应环境则作为Ⅰ类医疗器械管理。分类编码：6840。

（2）磁微粒试剂和发光底物　磁微粒试剂由抗 FITC 抗体的磁性微粒和含蛋白质的缓冲液组成，发光底物由 Liumigen APS－5 和含蛋白质的缓冲液组成。与化学发光免疫测试系统和试剂共同使用。管理类别与所配套使用的试剂盒管理类别相同。分类编码：6840。

（3）底物液　主要由化学发光底物 AMPPD 溶于含有化学发光增强剂 BDMQ 的二乙醇胺缓冲液组成。与化学发光检测试剂组合使用。管理类别与所配套使用的试剂盒管理类别相同。分类编码：6840。

（4）预激发液　含有 1.32%（*W/V*）过氧化氢的酸性溶液。配合全自动免疫分析仪使用，使标记物吖啶酯氧化形成 *N*－丙烯酸甲酯，并伴随能量释放。如包含反应组分则作为Ⅱ类医疗器械管理，如仅提供反应环境作则为Ⅰ类医疗器械管理。分类编码 6840。

（5）激发液　含有 0.35mol/L 的氢氧化钠溶液。配合全自动免疫分析仪使用，为氧化还原反应提供碱性环境。如包含反应组分作为Ⅱ类医疗器械管理，如仅提供反应环境作为Ⅰ类医疗器械管理。分类编码 6840。

（二）临床检验分析仪器分类界定原则

对照本节表 7－1－1，以下是根据国家食品药品监督管理局局令第 15 号《医疗器械分类规则》对表 7－1－2 中所列临床检验分析仪器进行分类界定的情况。

表 7－1－2　临床检验分析仪器分类界定

序号	名称	品名举例	管理类别
1	血液分析系统	血型分析仪、血型卡、全自动血细胞分析仪、全自动涂片机、半自动血细胞分析仪、半自动、血凝分析仪、自动血库系统、血红蛋白测定仪、血小板聚集仪、血糖分析仪、血流变仪、血液黏度计、红细胞变形仪、血液流变参数测试仪、血栓弹力仪、流式细胞分析仪、全自动血栓止血分析系统、全自动凝血纤溶分析仪	Ⅲ Ⅱ
2	生化分析系统	全自动生化分析仪、全自动快速（干式）生化分析仪、全自动多项电解质分析仪、半自动生化分析仪、半自动单（多）项电解质分析仪	Ⅱ
3	免疫分析系统	全自动免疫分析仪、酶免仪、半自动酶标仪、荧光显微检测系统、特定蛋白分析仪、化学发光测定仪、荧光免疫分析仪	Ⅲ Ⅱ
4	细菌分析系统	结核杆菌分析仪、药敏分析仪、细菌测定系统、快速细菌培养仪、幽门螺旋杆菌测定仪	Ⅲ Ⅱ
5	尿液分析系统	自动尿液分析仪及试纸	Ⅱ
6	生物分离系统	全自动电泳仪，毛细管电泳仪，等电聚焦电泳仪，核酸提纯分析仪，低、中高压电泳仪，细胞电泳仪	Ⅰ
7	血气分析系统	全自动血气分析仪、组织氧含量测定仪、血气采血器、血氧饱和度测试仪、CO_2 红外分析仪、经皮血氧分压监测仪、血气酸碱分析仪、电化学测氧仪	Ⅱ
8	基因和生命科学仪器	全自动医用 PCR 分析系统、精子分析仪、生物芯片阅读仪、PCR 扩增仪	Ⅲ Ⅱ
9	临床医学检验辅助设备	超净装置、血球记数板、自动加样系统、自动进样系统、洗板机	Ⅱ

相信对临床诊断试剂和检验分析仪器分类界定的日益成熟和完善，对其监管也会更加科学和合理。

第二节 常用体外诊断试剂及临床检验分析仪器的基本原理

一、常用体外诊断试剂的基本原理

按照检验方法，临床诊断试剂大致可分为临床生化检测试剂、免疫学和血清学检测试剂、血液学及细胞遗传学检测试剂、微生物学检测试剂、体液排泄物及脱落细胞的检测试剂、分子生物学诊断试剂等种类。我们就其中主要的临床生化、免疫学、细胞学和基因诊断试剂的基本原理进行阐述。

（一）临床生化检测试剂

根据用途不同对其纯度及技术均有一定的要求。例如酶试剂，有粗制酶、结晶酶、多次结晶酶以及不含某些杂酶的酶制剂等多种。生化试剂有3种生产方法：①从生物体中分离、提纯；②化学合成；③发酵。对生化试剂产品的技术要求有：含量、熔点、冰点、旋光度、含水量、光谱特征、折光、密度和生物活性等。

临床生化检测技术是在人体正常的生物化学代谢基础上，研究疾病状态下，生物化学病理性变化和相关代谢物的质与量的改变，从而为疾病的临床诊断、治疗监测、药物疗效、预后判断和疾病预防等方面提供信息及决策依据的检测方法。其主要任务是探讨疾病的发病机制，研究其病理过程中的特异性化学标志物或体内特定成分的改变。比色法和光度法对促进这一领域的发展起了根本性的推动作用。其后，临床生物化学的工作又增加了血清酶检测等内容，应用血清酶活力测定作为检测细胞、器官损害及肿瘤生长的指标。血清酶在诊断上的应用和研究日益活跃，方法学上又有了很大发展，同工酶的概念和检测以及酶谱分析，都大大地增加了诊断的特异性和灵敏度。血清酶检测已单独发展成为诊断酶学这一独立学科。下面重点介绍比色法、分光光度法和血清酶检测技术的基本原理。

（1）比色法　以生成有色化合物的显色反应为基础，通过比较或测量有色物质溶液颜色深度来确定待测组分含量的方法。比色分析对显色反应的基本要求是：反应应具有较高的灵敏度和选择性，反应生成的有色化合物的组成恒定且比较稳定，它和显色剂的颜色差别较大。选择适当的显色反应和控制好适宜的反应条件，是比色分析的关键。常用的比色法有两种：目视比色法和光电比色法，两种方法都是以朗伯-比尔定律（$A=\varepsilon bc$）为基础。常用的目视比色法是标准系列法，即用不同量的待测物标准溶液在完全相同的一组比色管中，先按分析步骤显色，配成颜色逐渐递变的标准色阶。试样溶液也在完全相同的条件下显色，和标准色阶作比较，目视找出色阶最相近的那一份标准，由其中所含标准溶液的量，计算确定试样中待测组分的含量。光电比色法是在光电比色计上测量一系列标准溶液的吸光度，将吸光度对浓度作图，绘制工作曲线，然后根据待测组分溶液的吸光度在工作曲线上查得其浓度或含量。与目视比色法相比，光电比色法消除了主观误差，提高了测量准确度，而且可以通过选择滤光片来消除干扰，从而提高了选择性。但光电比色计采用钨灯光源和滤光片，只适用于可见光谱区和只能得到一定波长范围的复合光，而不是单色光束，有其一定的局限，使它无论在测量的准确度、灵敏度和应用范围上都不如紫外-可见分光光度法。

(2) 分光光度法　分光光度法是通过测定被测物质在特定波长处或一定波长范围内光的吸光度，对该物质进行定性和定量分析的方法。在分光光度计中，将不同波长的光连续地照射到一定浓度的样品溶液时，便可得到与不同波长相对应的吸收强度。如以波长（λ）为横坐标，吸光度（A）为纵坐标，就可绘出该物质的吸收光谱曲线。用紫外光源测定无色物质的方法，称为紫外分光光度法；用可见光光源测定有色物质的方法，称为可见光光度法。它们与比色法一样，都以朗伯－比尔定律为基础。上述的紫外光区与可见光区是常用的，但分光光度法的应用光区包括紫外光区、可见光区、红外光区。

(3) 血清酶检测技术　酶是一种特殊蛋白质，由活细胞制造，具有极高效能的催化剂。比如肝脏是人体含酶最丰富的脏器。在肝有实质性损伤时，有些酶从中逸出，如 ALT 等。有些酶因肝功能不良而留滞血中，如 ALP 等。有些酶在肝细胞病变时生成减少，如胆碱酯酶。有些酶在人体发生病变的情况下生成增加，如单胺氧化酶等。因此血清酶的活性变化有助于反映人体的病理状态，是人体检查常用方法之一。

（二）免疫诊断试剂

免疫诊断试剂在诊断试剂盒中品种最多，根据诊断类别，可分为传染性疾病、内分泌、肿瘤、药物检测、血型鉴定等。从结果判断的方法学上又可分为 ELISA、胶体金、化学发光、放射性核素等不同类型试剂。其主要的作用原理是利用免疫学理论设计的一系列测定抗原、抗体、免疫细胞及其分泌的细胞因子的实验方法。随着学科间的相互渗透，免疫学涉及的范围不断扩大，新的免疫学检测方法层出不穷。如常用的免疫标记技术，就是为了提高抗原和抗体检测的敏感性，将已知抗体或抗原标记上易显示的物质，通过检测标记物，反映有无抗原抗体反应，从而间接测出微量的抗原或抗体。常用的标记物有酶、荧光素、放射性核素、胶体金等物质。免疫标记不仅大大提高了试验敏感性，若与光镜或电镜技术相结合，能对组织或细胞内的待测物质作精确定位，从而为基础与临床医学研究及诊断提供方便。免疫标记技术大致分为两大类：一类属于免疫组织化学技术（immunohistochemical technique），用于组织切片或其他标本中抗原的定位；另一类称为免疫测定（immunoassay），用于液体标本中抗原或抗体的测定。下面，我们将重点介绍 ELISA、胶体金、化学发光法的基本类型、原理和主要用途。

1. 免疫酶技术（immunoenzymatic technique）　最早应用的免疫酶技术是免疫酶组织化学染色，即用标记的抗体与标本中的抗原发生特异性结合，当加入酶的底物时，在酶的作用下经一系列生化反应产生有色物质，借助光镜作出定位判断。目前，应用最广泛的是酶联免疫吸附试验（enzyme linked immunosorbentassay，ELISA）。该方法的基本原理是酶分子与抗体或抗抗体分子共价结合，此种结合不会改变抗体的免疫学特性，也不影响酶的生物学活性。此种酶标记抗体可与吸附在固相载体上的抗原或抗体发生特异性结合。滴加底物溶液后，底物可在酶作用下使其所含的供氢体由无色的还原型变成有色的氧化型，出现颜色反应。因此，可通过底物的颜色反应来判定有无相应的免疫反应，颜色反应的深浅与标本中相应抗体或抗原的量呈正比。此种显色反应可通过酶标仪进行定量测定，这样就将酶化学反应的敏感性和抗原抗体反应的特异性结合起来，使 ELISA 方法成为一种既特异又敏感的检测方法。该法既可检测抗体，又能测定可溶性抗原。ELISA 常采用的酶为辣根过氧化物酶（horsadish peroxidase，HRP），其底物是二氨基联苯胺（DAB），底物被分解则呈棕褐色，可目测或借助酶标仪检测。由于酶免疫测定操作简便，利于普及，因此，在免疫标记技术中，该法应用最为广泛；此外，在原有方法基础上加以了改良，使得众多新的、更敏感的方法应运而生。

（1）生物素－亲和素放大系统（biotin－avidin system，BAS） 通过将酶标记在生物素或亲和素上，借助生物素与亲和素的高亲和力和生物素能与抗体结合的特点应用于 ELISA，显著提高了检测的敏感性。

（2）双表位 ELISA（two－site ELISA） 其方法同双抗体夹心法，只是将包被的抗体和酶标抗体换成针对两个不同抗原决定簇的单抗，用于检测单抗的亲和性及表位特异性，亦可用于标本中抗原的快速检测，即在试验时可将待测抗原与酶标单抗同时加入反应体系，减少检测步骤。

（3）斑点免疫渗滤试验（dot immunofiltration assay，DIFA） 其原理与 ELISA 相同，但以微孔膜（如硝酸纤维素膜、尼龙膜等）代替聚苯乙烯板作载体。试验时，将包被有抗原或抗体的微孔滤膜贴置于吸水材料上，依次滴加标本、酶结合物、底物，分别进行洗涤，多余的标本和酶标抗体及洗涤液等可渗滤入吸水材料中，最后阳性标本在膜上呈现着色斑点。

（4）酶联免疫电转移印渍法 该法将免疫转印技术与酶标技术相结合，有利于分析和检测更加复杂的抗原成分。酶联免疫电转移印渍法分三阶段进行：第一阶段为 SDS－聚丙烯酰胺凝胶电泳，先将抗原分成不同的区带（肉眼不可见）；第二阶段为转移电泳，即将凝胶上的电泳区带经电泳转移至硝酸纤维素膜上；第三阶段为酶免疫定位，用特异性抗体和酶标抗抗体作间接 ELISA，阳性区带呈显色反应。

2. 免疫胶体金标记技术（immunologic colloidal gold signature technique，ICS）

胶体金是由氯金酸（$HAuCl_4$）在还原剂如白磷、抗坏血酸、枸橼酸钠、鞣酸等作用下，聚合成为特定大小的金颗粒，并由于静电作用成为一种稳定的胶体状态。胶体金在弱碱环境下带负电荷，可与蛋白质分子的正电荷基团形成牢固的结合，由于这种结合是静电结合，所以不影响蛋白质的生物特性。胶体金除了与蛋白质结合以外，还可以与许多其他生物大分子结合，如 SPA、PHA、ConA 等。根据胶体金的一些物理性状，如高电子密度、颗粒大小、形状及颜色反应，加上结合物的免疫和生物学特性，使得胶体金广泛地应用于免疫学、组织学、病理学和细胞生物学等领域。胶体金是分散相粒子的金溶液，经凝聚法制成的金溶胶颗粒表面带有较多电荷，能吸附抗体形成金标记的抗体。用这种金标记抗体与组织或细胞标本中的抗原反应，借助显微镜观察颜色分布即可定位、定性测定组织或细胞中的抗原。该法最早用于免疫胶体金标记电镜技术，利用胶体金颗粒高电子密度，经衬染后对超微切片中的抗原做定量或定位研究。继后又应用于光镜并根据金催化还原银离子的原理，结合摄影技术以银增强金标抗体的可见性，建立了免疫金银法（IGSS）。此外，将荧光素吸附于胶体金，在荧光显微镜下作定向分布及定位观察荧光染色标本，可增强荧光效果。胶体金标记技术发展很快，如胶体金斑点渗滤试验和胶体金斑点免疫层析试验，尤其是后者检测敏感度高，操作简单，时间短，几分钟即可出现结果，试验用的均为干试剂，多个试剂被组合在一狭长的试剂条上，条上端（A）和下端（B）分别为吸水性材料，胶体金标记的特异性抗体干片粘贴在B的近D处，紧接着为硝酸纤维膜，其上有两个反应区域，测试区（T）包被有与待检抗原相应的特异性抗体，对照区（C）包被有对应的抗IgG抗体（二抗）。测试时将试纸下端浸入液体标本中，通过吸水材料虹吸作用吸引标本液向上移动，经过D处时如标本中有与金标抗体相应的抗原，两者即结合，胶体金颗粒发生聚集而显色。反之则不发生变化。过剩胶体金标记的抗体继续向前，与对照区的二抗结合，出现显色的质控条带。

3. 化学发光免疫分析（chemiluminescence immunoassay，CLIA）　是将具有高灵敏度的化学发光测定技术与高特异性的免疫反应相结合，用于各种抗原、半抗原、抗体、激素、酶、脂肪酸、维生素和药物等的检测分析技术。是继放免分析、酶免分析、荧光免疫分析和时间分辨荧光免疫分析之后发展起来的一项最新免疫测定技术。20世纪70年代中期Arakawe首先报道CLIA，至今已经发展成为一种成熟的、先进的超微量活性物质检测技术，应用范围广泛，近10年发展迅猛，是目前发展和推广应用最快的免疫分析方法，也是目前最先进的标记免疫测定技术，灵敏度和精确度比酶免法、荧光法高几个数量级。主要具有灵敏度高、特异性强、试剂价格低廉、试剂稳定且有效期长（6~18个月）、方法稳定快速、检测范围宽、操作简单、自动化程度高等优点。其实该方法检测抗原或抗体，标记物仍使用的是酶等标记物，只不过其底物发生了变化，如含鲁米诺的底物。底物在酶的催化作用下，形成激发态的中间体，当激发态的中间体回到稳定的基态时，发射出光子，测定其相关值，根据临界值就可以进行结果判断。

4. 免疫比浊分析法（immunonephelometry）　在一定量的抗体中分别加入递增量的抗原，经一定时间后形成抗原抗体复合物，用浊度计测量反应液体的浊度，并由此推算样品中的抗原含量。

免疫比浊法是抗原抗体结合动态测定方法。其基本原理是：当抗原与抗体在特殊稀释系统中反应而且比例合适（一般规定抗体过量）时，形成的可溶性免疫复合物在稀释系统中的促聚剂（聚乙二醇等）的作用下，自液相析出，形成微粒，使反应液出现浊度。当抗体浓度固定时，形成的免疫复合物的量随着检样中抗原量的增加而增加，反应液的浊度也随之增加。通过测定反应液的浊度与一系列标准品对照，即可计算出检样中抗原的含量。抗体（Ab）与可溶性抗原（Ag）反应，形成一定结构的免疫复合物，成为悬浮于反应溶液中的微粒。在沉淀反应中形成的复合物微粒具有特殊的光学性质，可用仪器检测，提高了检测的速度、灵敏度和易操作性。免疫比浊法测定注意事项：①抗原或抗体量大大过剩，可出现可溶性复合物，造成误差；②应维持反应管中抗体蛋白始终过剩；③易受到血脂的影响。

（1）免疫透射比浊法　抗原抗体结合后，形成免疫复合物，在一定时间内复合物聚合出现浊度。当光线通过溶液时，可被免疫复合物吸收。免疫复合物量越多，光线吸收越多。光线被吸收的量在一定范围内与免疫复合物的量呈正比。利用比浊计测定吸光度值，复合物的含量与吸光度值成正比，同样当抗体量一定时，吸光度值也与抗原含量呈正比。本法较单向琼脂扩散试验和火箭电泳等一般免疫化学定量方法敏感、快速简便，但要求免疫复合物的数量和分子量达到一定高度，否则就难以测出。

(2) 免疫散射比浊法 一定波长的光沿水平轴照射，通过溶液使遇到抗原抗体复合物粒子，光线被粒子颗粒折射，发生偏转，光线偏转的角度与发射光的波长和抗原抗体复合物颗粒大小及多少密切相关。散射光的强度与复合物的含量呈正比，即待测抗原越多，形成的复合物也越多，散射光也越强。散射光的强度还与各种物理因素，如加入抗原或抗体的时间、光源的强弱和波长、测量角度等密切相关。散射比浊法又分为速率散射比浊法和终点散射比浊法。

(3) 免疫胶乳比浊法 是将待测物质相对应的抗体包被在直径为15~60nm的胶乳颗粒上，使抗原抗体结合物的体积增大，光通过之后，透射光和散射光的强度变化更为显著，从而提高试验的敏感性。

(三) 细胞学检测试剂

1. T细胞功能的体内测定法 在临床上常用的方法是体内皮试法，细胞免疫功能正常者可出现硬结、红斑等阳性反应，细胞免疫功能低下者常呈弱阳性或阴性反应。临床上常作为某些病原微生物感染的诊断和观察肿瘤患者的细胞免疫状态、疗效及其预后的指标。

(1) 生物性抗原皮肤试验 分为特异性与非特异性两类，前者包括以结核菌素(OT)、纯蛋白衍生物（PPD）及链激酶-链道酶（SK-SD）等为抗原的皮肤试验，其中以旧结核菌素皮肤试验应用最为普遍。定量注射上述抗原于前臂屈侧皮内，24~48h观察结果，局部出现红肿，硬结者（>0.5cm）为阳性。后者多用有丝分裂原如植物血凝素（PHA）做皮肤试验，一般在注射后6~12h局部出现红斑、硬结，24~48h可达高峰，硬结大于1.5cm为阳性。在特异性抗原皮试中，若受试者从未接触过所试抗原，则多不出现阳性反应，因而往往做两种以上抗原皮试，以对受试者的细胞免疫功能作出综合评价。

(2) 化学性半抗原皮肤试验 此类半抗原常用二硝基氯苯（DNCB）和二硝基氟苯（DNFB），皆系小分子物质，进入皮肤后即与组织蛋白结合，构成完全抗原并引起迟发型超敏反应。试验时先将受试者致敏，即将1% DNCB或DNFB丙酮溶液涂于前臂皮肤，24h后洗去并于2~3周后再以小剂量DNCB或DNFB涂于同侧或对侧皮肤，以24~48h后发生红肿、硬结、水泡或溃疡为阳性。细胞免疫功能低下或缺陷者，常呈弱阳性或阴性反应。

2. B细胞功能的检测 空斑形成细胞（plaque formingcell，PFC）检测：是体外检测B细胞功能的一种方法。该法最早用于实验动物的PFC测定。是以SRBC作为抗原免疫小鼠，从免疫小鼠脾脏分离淋巴细胞或直接用脾细胞，将其与高浓度SRBC混合于琼脂中，经37℃、5% CO_2 温育后，在补体参与下抗体形成细胞周围的SRBC溶解而形成溶血小区，即溶血空斑（plaque）。一个空斑代表一个抗体形成细胞，空斑的数量表示抗体形成细胞的多少。IgM参与本反应，固定补体能力强，可直接激活传统途径，导致SRBC溶解，称直接法。若检测其他类别免疫球蛋白的抗体形成细胞，需在试验系统中加入相应的第二抗体才能使SRBC溶解形成空斑，称间接空斑形成试验。近年来，已应用SPA致敏的SRBC结合抗人球蛋白来检测人的抗体形成细胞，此法称SPA-SRBC溶血空斑试验。在此检测系统中加入抗人Ig抗体，能与受检细胞产生的Ig抗体结合成复合物，并通过复合物中抗人Ig-

Fc 段与致敏 SRBC 上的 SPA 结合，激活补体而使 SRBC 溶解。空斑形成细胞的检测，有助于免疫应答动力学的研究和探讨药物对机体免疫状态的影响，是目前研究 B 细胞抗体产生功能的重要手段。

3. ELISA－空斑试验（ELISA－plaque assay） 又称酶联免疫斑点试验（enzyme linked immunospot，ELISPOT）。细胞受到刺激后局部产生细胞因子，此细胞因子被特异单克隆抗体捕获。细胞分解后，被捕获的细胞因子与生物素标记的二抗结合，其后再与碱性磷酸酶标记的亲和素结合。BCIP/NBT 底物孵育后，PVDF 孔板出现“紫色”的斑点表明细胞产生了细胞因子，通过 ELISPOT 酶联斑点分析系统对斑点的分析后得出结果。该法与 ELISA 不同之处是，加入的待检标本是细胞，而非可溶性物质；所使用的底物可形成不溶性终产物。ELISPOT 不仅可应用于 B 细胞分泌抗体功能的测定，也能检测分泌细胞因子的 T 细胞和巨噬细胞。ELISPOT 法源自 ELISA，又突破传统 ELISA 法，是定量 ELISA 技术的延伸和新的发展。它们最大的不同在于：①ELISA 通过显色反应，在酶标仪上测定吸光度，与标准曲线比较得出定量的可溶性蛋白总量。②ELISPOT 通过显色反应，在细胞分泌这种可溶性蛋白质的相应位置上显现清晰可辨的斑点，可直接在显微镜下人工计数斑点或通过 ELISPOT 分析系统对斑点进行计数，1 个斑点代表 1 个活性细胞，从而计算出分泌该蛋白质或者细胞因子的细胞的频率。③由于是单细胞水平检测，ELISPOT 比 ELISA 和有限稀释法等更灵敏，能从 20 万～30 万 细胞中检出 1 个分泌该蛋白质的细胞。④捕获抗体为高亲和力、高特异性、低细菌内毒素单抗，在研究者以刺激剂激活细胞时，不会影响活化细胞分泌细胞因子。

（四）分子诊断试剂

临床已经使用的分子诊断试剂主要有分子杂交技术、核酸扩增技术（PCR）产品和当前国内外正在大力研究开发的基因芯片产品等。PCR 产品灵敏度高、特异性强、诊断窗口期短，可进行定性、定量检测，广泛用于传染性疾病、优生优育、遗传病基因、肿瘤等的检测，基因芯片是分子生物学、微电子、计算机等多学科结合的结晶，综合了多种现代高精尖技术，目前产品种类也越来越多。

1. 分子杂交技术 分子杂交技术的基本原理是根据双链 DNA 经高温解链成两条互补的单链，降温后又可恢复原来的双链。两条不同的单链分子可根据碱基配对的原则，只要它们的碱基序列同源或部分同源，即可全部或部分复性，此称核酸杂交。用来探测 DNA 的已知互补片段称为 DNA 探针，通常是应用已预先经标记的 DNA 单链来识别另一核酸分子中与其同源的部分，其特异性和敏感性极高。实验方法有印迹杂交（southern blot）、斑点杂交和原位杂交。目前分子杂交技术已应用于免疫球蛋白分子、T 细胞受体、补体、细胞因子以及 MHC 分子的基因结构、功能及表达等方面的研究。

2. 聚合酶链反应 聚合酶链反应（polymerase chain reaction，PCR）又称体外核酸扩增技术，即对特定 DNA 片段进行非细胞依赖性扩增，其基本过程是将已提取的待测 DNA 在一对寡核苷酸引物、三磷酸核苷及耐热 DNA 聚合酶存在的情况下，体外酶促合成特异 DNA 片段的一种方法，由高温变性、低温退火（复性）及适温延伸等几步反应组成一个周期，循环进行，使目的 DNA 得以迅速扩增，具有特异性强、灵敏度高、操作简便、省时等特点。它不仅可用于基因分离、克隆和核酸序列分析等基础研究，还可用于疾病的诊断或任何有 DNA、RNA 的地方。聚合酶链反应又称无细胞分子克隆或特异性 DNA 序列体外引物定向酶促扩增技术。PCR 通常应用于癌基因、凋亡相关基因的表达、HLA 的定型与基因分析、免疫球蛋白和 T 细胞受体多样性研究以及细胞因子、黏附分子的检测。PCR 的方法有 30 余种，如多重 PCR、巢式 PCR、二次 PCR、共享引物 PCR、逆转录 PCR、锚定 PCR 等等。现在重点介绍一下临床检测非常普及的实时荧光聚合酶链式检测试剂，其反应原理是：标记有荧光素的 Taqman 探针与模板 DNA 混合后，完成高温变性、低温复性、适温延伸的热循环，并遵守聚合酶链反应规律，与模板 DNA 互补配对的 Taqman 探针被切断，荧光素游离于反应体系中，在特定光激发下发出荧光，随着循环次数的增加，被扩增的目的基因片段呈指数规律增长，通过实时检测与之对应的随扩增而变化荧光信号强度，求得 CT 值，同时利用数个已知模板浓度的标准品作对照，即可得出待测标本目的基因的拷贝数。因此是一种用于定量检测 DNA 或 RNA 的检测方法。

二、常用临床检验分析仪器的基本原理

（一）临床检验分析仪器常用的性能指标

①灵敏度；②误差；③噪声；④最小检测量；⑤精度；⑥可靠性；⑦重复性；⑧分辨率；⑨测量范围和示值范围；⑩线性范围；⑪响应时间；⑫频率响应范围。

（二）临床检验分析仪器的主要部件

1. 取样（或加样）装置 取样装置是把待检测的样品加入仪器。

2. 预处理装置 预处理装置是将样品预先进行一系列处理，以满足检测系统对样品的各种状态的要求。预处理装置一般包括冷却器或恒温器、过滤器、净化器和保持仪器选择性的某种物理方法、化学方法、生物学方法的处理装置。其任务就是要求进入检验仪器的是一份有能够符合检验技术要求、没有任何干扰成分的样品。

3. 分离装置 将样品各个组分加以机械分离或物理区分的装置都属分离装置。对分离装置的要求，主要是分辨率。各组分检测仪器的分辨率的高低主要取决于分离装置。

4. 检测装置 检测装置是检测仪器的核心部分。工作时根据样品中待检测组分的含量发出相应的信号，这种信号多数是以电参数输出。一台检测仪器的技术性能，特别是单组分检测仪器的技术性能，在很大程度上取决于检测装置。

5. 信号处理装置 信号处理装置是信号从检测器发出到显示出来过程中的一系列中间环节。对它的要求是确保信号不失真地传输给显示装置。

6. 显示装置 显示装置的功能就是把检测结果显示出来。一般有模拟显示和数字显示两种。数字显示是将信号处理后直接用数字显示检测数值。这是目前大力发展的一种显示方式。对于显示装置的要求是能精确显示出检测器发出的信号，响应速度快，能及时显示检测数据。

7. 补偿装置 补偿装置的作用是消除或降低客观条件或样品的状态对检测的影响，特别是样品的温度、环境的压力、温度的波动对检测结果的影响。

8. 辅助装置 辅助装置是为了确保仪器测量的精度，保证操作条件而设置的附加

装置，如恒温器、稳压电源、电磁隔绝装置、稳压阀等。目前，大多数检验仪器的辅助装置都采用微处理器（CPU）系统，各工作单元独立的 CPU 之间也采用无噪声干扰的网络连接及传送，大大提高其速度和准确性、稳定性。

9. 样品前处理装置 样品前处理装置的工作任务是将标本分类、离心、分装、编排、运送、存储等，不仅用于生化分析的样品处理，还可以用于免疫、血清、血液常规分析和尿液分析等各种标本的样品的分类和运送。

（三）临床检验分析仪器的选用和使用要求

随着对检测结果精度和可靠性要求的越来越高，对检验仪器质量的要求越来越严格，选用的标准也越来越全面。一般可从以下几个方面加以考虑。

（1）要求仪器的精度等级高、应用范围广、检测范围宽、稳定性好、灵敏度高、噪声小、响应时间短等。

（2）要求仪器的检测速度快、检测参数多，结果准确可靠，可靠性好。

（3）用户操作程序界面清晰显示，操作简便、快捷。

（4）最好有国内生产的配套试剂盒供应。

（5）仪器性能、寿命、可维修性和仪器的保存性能好，如仪器的装配合理、材料先进、采用标准件及同类产品通用零部件的程度高，售后维修服务好等。

（6）能充分体现高效益、低成本。

（四）临床检验分析仪器的工作原理

我们就其中主要的临床生化、免疫学、细胞学和基因诊断用检测仪器的基本原理进行阐述。

1. 临床化学检验分析仪器

（1）全自动生化分析仪 全自动生化分析仪是根据光电比色原理来测量体液中某种特定化学成分的仪器。由于其测量速度快、准确性高、消耗试剂量小，现已在各级医院、防疫站、计划生育服务站得到广泛使用。配合使用可大大提高常规生化检验的效率及收益。目前临床生化检验基本上都实现了自动化分析。自动化分析仪就是将原始手工操作过程中的取样、混匀、温育（37℃）检测、结果计算、判断、显示和打印结果及清洗等步骤全部或者部分自动运行。无论是当今运行速度最快（9600Test/h）的模块式全自动生化分析仪，还是原始手工操作用于比色的光电比色计，其原理都是运用了光谱技术中吸收光谱法，是生化仪最基本核心。

①终点法 完全被转化成产物，不再进行反应达到终点，取反应终点的吸光度来计算被测物质的浓度。生化检验中除酶和 BUN、CRE 外几乎都用终点法来进行检测。

一点终点法 取反应达终点时的一个点的吸光度来计算结果。

二点终点法 取反应尚未开始时读取一个点的吸光度，待反应达终点时再取第二点的吸光度。用第二点吸光度减去第一点吸光度的差值来计算结果。主要用于扣除试剂和样品空白。保证结果的准确性。一般双试剂用。

②固定时间法（两点法） 是取尚在反应中的两点间的差值来计算结果。此两点既不是反应起始点也不是终点。主要用于检测一些非特异性的项目，如肌酐。

③连续监测法（动力学法、速率法） 是在测定酶的活性或酶代谢产物时，连续

取反应曲线中呈线性变化吸光度值（△；$A/\min$）来计算结果。因在反应线性时间内各点间的吸光度差值为零，故又称为零级反应。

2. 免疫学检验分析仪器

（1）化学发光免疫分析仪　化学发光标记免疫分析又称化学发光免疫分析（CLIA），是用化学发光剂直接标记抗原或抗体的免疫分析方法。化学发光免疫分析仪包含两个部分，即免疫反应系统和化学发光分析系统。

①化学发光分析系统　是利用化学发光物质经催化剂的催化和氧化剂的氧化，形成一个激发态的中间体，当这种激发态中间体回到稳定的基态时，同时发射出光子（hM），利用发光信号测量仪器测量光量子产额。

②免疫反应系统　是将发光物质（在反应剂激发下生成激发态中间体）直接标记在抗原（化学发光免疫分析）或抗体（免疫化学发光分析）上，或酶作用于发光底物。化学发光免疫分析仪器中核心探测器件为光电倍增管（PMT），由单光子检测并传输至放大器，并加高压电流放大，放大器将模拟电流转化为数字电流，数字电流将发光信号由 R232 数据线传输给计算机并加以计算，得出临床结果。常用于标记的化学发光物质有吖啶酯类化合物——acridinium ester（AE），是有效的发光标记物，其通过启动发光试剂（$NaOH \cdot 2H_2O_2$）作用而发光，强烈的直接发光在 1 秒钟内完成，为快速的闪烁发光。吖啶酯作为标记物用于免疫分析，其化学反应简单、快速、无须催化剂；检测小分子抗原采用竞争法，大分子抗原则采用夹心法，非特异性结合少，本底低；与大分子的结合不会减小所产生的光量，从而增加灵敏度。

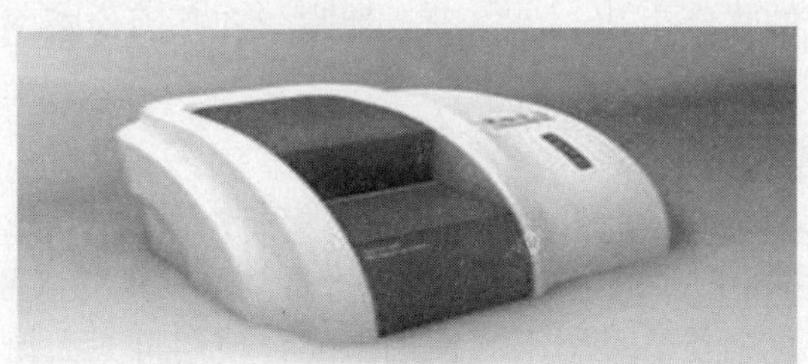

图 7－2－1　化学发光免疫分析仪

（2）发光酶免疫分析法　从标记免疫分析角度看化学发光酶免疫分析（ chemilum inescent enzyme immunoassay，CLEIA），应属酶免疫分析，只是酶反应的底物是发光剂，操作步骤与酶免分析完全相同：以酶标记生物活性物质（如酶标记的抗原或抗体）进行免疫反应，免疫反应复合物上的酶再作用于发光底物，在信号试剂作用下发光，用发光信号测定仪进行发光测定。目前常用的标记酶为辣根过氧化物酶（HRP）和碱性磷酸酶（ALP），它们有各自的发光底物。发光试剂 HRP 标记的 CLEIA 常用的底物为鲁米诺（32－氨基邻苯二甲酰肼，luminol），或其衍生物如异鲁米诺（42－氨基邻苯二甲酰肼），是一类重要的发光试剂。鲁米诺的氧化反应在碱性缓冲液中进行，在过氧化物酶及活性氧（过氧化阴离子、单线态氧、羟自由基、过氧化氢）存在下，生成激发态中间体，当其回到基态时发光，其波长为 425nm。早期用鲁米诺直接标记抗原（或抗体），但标记后发光强度降低而使灵敏度受到影响。近来用过氧化物酶标记抗体，进行免疫反应后利用鲁米诺作为发光底物，在过氧化物酶和启动发光试剂（$NaOH \cdot 2H_2O_2$）作用下，鲁米诺发光，发光强度依赖于酶免疫反应物中酶的浓度。Kodak Am erliteTM 半自动分析系统就是利用这一体系专门设计的。增强发光酶免疫分析（enhanced luminescence enzyme immunoassay，ELEIA）在发光系统中加入增强发光剂，如对二碘苯酚等，以增强发光信号，并在较长时间内保持稳定，便于重复测量，从而提高分析灵敏度和准确性。在全自动分析仪上，还可通过计算机严密控制，进行自动操作，如加试剂、混合、温育、洗涤、加发光试剂，发光计数，数据处理，绘制标准曲线，直至完成患者血清样品的分析并打印出结果。AmerliteTM 增强发光酶免分析系统用荧光素、噻唑等增强剂，其发光时间可持续长达 20min，试剂盒有检测甲状腺功能的促甲状腺素、三碘甲腺原氨酸、甲状腺素、甲状腺素结合球蛋白、游离甲状腺素，与性激素有关的有促黄体激素、促卵泡激素、人绒毛膜促性腺激素、甲胎蛋白、雌二醇、睾酮以及其他方面的如癌胚抗原、铁蛋白、地高辛等。

ALP 标记的 CLEIA 所用底物为环 1，22 - 二氧乙烷衍生物，这是一类很有前途的发光底物，用于化学发光酶免分析底物而设计的分子结构中包含起稳定作用的基团——金刚烷基，其分子中发光基团为芳香基团和酶作用的基团，在酶及启动发光试剂作用下引起化学发光。最常使用的底物是 AMPPD [32（2'，2 - spiroadaman - 2 - tane）42 - methoxy - 242（3'，2 - phosphoryloxy） - 2 - phenyl - 21，22 - dioxetane]，中文名为：32（2'，2 - 螺金刚烷） - 242 甲氧基 - 242（3'，2 - 磷酰氧基） - 2 - 苯基 - 21，22 - 环二氧乙烷）。在碱性磷酸酶（ALP）作用下，磷酸酯基发生水解而脱去一个磷酸基，得到一个中等稳定的中间体 AMPD（半寿期为 2 ~ 30min），此中间体经分子内电子转移裂解为 1 分子的金刚烷酮和 1 分子处于激发态的间氧苯甲酸甲酯阴离子，当其回到基态时产生 470nm 的光，可持续数十分钟。AMPPD 为磷酸酯酶的直接化学发光底物，可用来检测碱性磷酸酯酶或酶和抗体、核酸探针及其他配基的结合物。可检测到碱性磷酸酯酶的浓度为 10 ~ 15mol/L 。

（3）时间分辨荧光免疫分析　仪如图 7 - 2 - 2 所示。时间分辨荧光免疫法所用的标记物是镧系元素螯合物，利用这类荧光物质荧光寿命长等特点，通过波长和时间两种分辨技术，有效排除了非特异本底荧光的干扰。主要用于对人的血液和其他体液中的各种免疫检测项目进行定量分析，它可以适用于传染病检查、内分泌科检查、细胞学检查、肿瘤检查等。随着检验医学的发展，对微量、超微量的测定会越来越多，同时 RIA 的污染问题会越来越被重视，因此，时间分辨荧光分析法具有越来越大的应用空间。

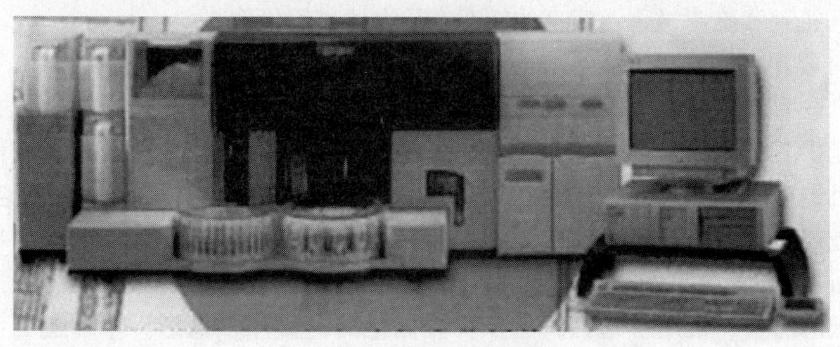

图 7 - 2 - 2　免疫分析系统

3. 临床核酸和基因检测仪器

（1）全自动核酸纯化系统 磁珠分离法是其高通量核酸纯化系统执行的自动核酸分离的基本原理。在纯化时，样本被移入一个拥有96个槽的处理盒中。纯化过程包括磁珠（MGP）纯化处理以及支持从各种样本材料中分离RNA、DNA和tRNA的纯化规程。首先，试剂加注头的条形码扫描仪检查是否存在所有必需的分离试剂、托架和一次性耗材，并且处于正确的位置。试剂加注头将分离试剂从试剂容器送入处理盒的槽中。根据指定的样本数，试剂加注头将分离试剂送入后几行槽中，直到达到样本数。处理头将分离试剂送入样本盒的槽中。样本在样本盒的槽中进行细胞裂解。根据所选纯化规程定义的反应步骤，将分离试剂送入盛放后续制备的分离试剂的样本盒中。通过使用分离板，从溶液中分离磁性玻璃颗粒和黏附核酸的复合物。通过重复执行使用各种清洗缓冲液的分离和重悬浮步骤，清洗掉蛋白质和其他杂质成分。将洗脱缓冲液与磁性玻璃颗粒和黏附核酸的复合物在样本盒中混合。通过加热和施加低盐条件，从磁性玻璃颗粒上脱去核酸。将经过洗脱和纯化的核酸从样本盒传送到输出板中，在输出板内可以冷却核酸直至后续使用。

（2）PCR分析系统

①普通的PCR仪 把一次PCR扩增只能运行一个特定退火温度的PCR仪叫传统的PCR仪，也叫普通PCR仪。如果要做不同的退火温度需要多次运行。主要是做简单的，对目的基因退火温度的扩增。该仪器主要应用于科研、教学、医学临床、检验检疫等机构。

②梯度PCR仪 把一次性PCR扩增可以设置一系列不同的退火温度条件（温度梯度），通常有12种温度梯度，这样的仪器就叫梯度PCR仪。因为被扩增的不同DNA片段，其最适退火温度不同，通过设置一系列的梯度退火温度进行扩增，从而一次性PCR扩增，就可以筛选出表达量高的最适退火温度，进行有效的扩增。主要用于研究未知DNA退火温度的扩增，这样节约成本的同时也节约了时间。主要用于科研、教学机构。梯度PCR仪在不设置梯度的情况下也可以做普通PCR扩增。

③原位PCR仪 用于从细胞内靶DNA的定位分析的细胞内基因扩增仪，如病原基因在细胞的位置或目的基因在细胞内的作用位置等。是保持细胞或组织的完整性，使PCR反应体系渗透到组织和细胞中，在细胞的靶DNA所在的位置上进行基因扩增，不但可以检测到靶DNA，而且能标出靶序列在细胞内的位置，对分子和细胞水平上研究疾病的发病机制和临床过程及病理的转变有重大的实用价值。

④实时荧光定量PCR仪 在普通PCR仪的基础上增加一个荧光信号采集系统和计算机分析处理系统，就成了荧光定量PCR仪。其PCR扩增原理和普通PCR仪扩增原理相同，只是PCR扩增时加入的引物是利用放射性核素、荧光素等进行标记，使用引物和荧光探针同时与模板特异性结合扩增。扩增的结果通过荧光信号采集系统实时采集信号连接输送到计算机分析处理系统，得出量化的实时结果输出，这种PCR仪叫做实时荧光定量PCR仪。实时荧光定量PCR仪有单通道、双通道和多通道。当只用一种荧光探针标记的时候，选用单通道，有多荧光标记的时候用多通道。单通道也可以检测多荧光标记的目的基因表达产物，因为一次只能检测一种目的基因的扩增量，需多次扩增才能检测完不同目的基因片段的量。该仪器主要用于医学临床检测、生物医药

研发、食品行业、科研院校等机构。

(3) 核酸提取仪(核酸提纯分析仪) SPRI - TE 核酸提取仪是一种全自动系统，可从多种样品类型［包括血浆、血清、病毒运送媒介、甲醛固定石蜡包埋组织(FFPE)和全血］中提取核酸。此仪器采用 Precision System Science 的磁过滤技术。

4. 临床血液及体液检验分析仪器

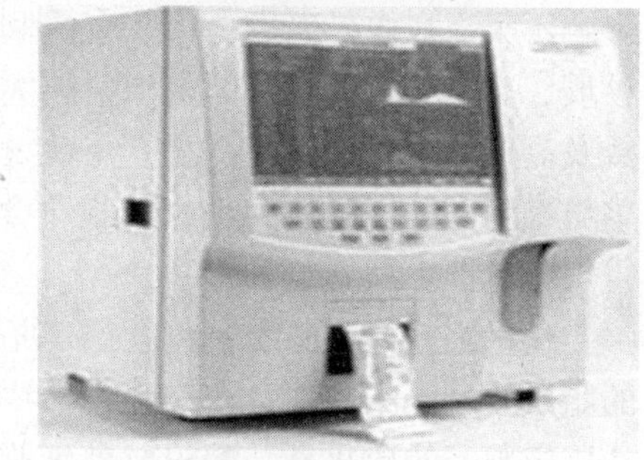

图 7-2-3 血细胞分析仪

(1) 血细胞分析仪 如图 7-2-3 所示。血细胞分析仪是医院临床检验应用非常广泛的仪器之一，随着近几年计算机技术的日新月异发展，血细胞分析的技术也从三分群转向五分群，从二维空间进而转向三维空间，而且我们也注意到现代血细胞分析仪的五分类技术许多采用了和当今非常先进的流式细胞仪相同的技术，如散射光检测技术、鞘流技术、激光技术等等。下面重点就五分群血细胞分析仪器的检测方法及其应用加以阐述。

①体积、电导、激光散射法(VCS) 这是血细胞分析仪所采用的经典分析方法，它集三种物理学检测技术于一体，在细胞处于自然原始的状态下对其进行多参数分析。该方法也称为体积、电导、激光散射血细胞分析法。此技术在标本中首先加入红细胞溶血剂溶解掉红细胞，然后加入稳定剂来中和红细胞溶解剂的作用，使白细胞表面、胞浆和细胞体积保持稳定不变，再应用鞘流技术将细胞推进到流动细胞计数池(flow-cell)中，接受仪器 VCS 三种技术的检测。

V 代表体积(volume)测量法，是采用经典的库尔特专利技术，用低频电流准确分析细胞体积。体积是区分白细胞亚群的一个重要的参数，它可有效区分体积大小差异显著的淋巴细胞和单核细胞。

C 代表高频电导性(conductivity)，采用高频电磁探针原理测量细胞内部结构间的差异。细胞膜对高频电流具有传导性，当电流通过细胞时，细胞核的化学组分可使电流的传导性产生变化，其变化量可以反映出细胞内含物的信息。该参数可用来区分体积相近而内部性质不同的细胞群体，如淋巴细胞和嗜碱性粒细胞，由于它们的细胞核特性不同而在传导性参数上有所区别。

S 代表激光散射(scatter)测量技术，采用氦氖激光源发出的单色激光扫描每个细胞，收集细胞在 10°~70°角度内出现的散射光(MALS)信号。该激光束可穿透细胞，探测细胞内核分叶状况和胞浆中的颗粒情况，提供有关细胞颗粒性的信息，可以区分出颗粒特性不同的细胞群体。例如细胞内颗粒粗的散射光要比颗粒细的散射光更强，因此可以用于区分粒细胞中的嗜中性、嗜酸性和嗜碱性三种细胞。

②电阻抗、射频与细胞化学联合检测技术 典型机型如 SysmexSE - 9000/SE - 9500/XE - 2100 等。这类仪器共有四个不同的检测系统，将标本用特殊细胞染色技术处理后再应用 RF 和 DC 技术对白细胞进行分类和计数，其共采用如下四个检测系统。

嗜酸性粒细胞检测系统：该系统是利用电阻抗方式计数。血液经分血器分血后部分与嗜酸性粒细胞计数溶血剂混合，特异的溶血剂使嗜酸性粒细胞以外的所有细胞均溶解或萎缩，这种含完整嗜酸性粒细胞的液体经阻抗电路计数。

嗜碱性粒细胞系统：该系统检测原理与嗜酸性粒细胞相同，不同的是其溶血剂只能保留血液中的嗜碱性粒细胞。

淋巴、单核、粒细胞（中性粒细胞、嗜酸性粒细胞、嗜碱性粒细胞）检测系统：该系统采用电阻抗与射频联合检测方式，使用作用较温和的溶血剂，对核及细胞型态影响不大。在内外电极上存在直流和高频两个发射器。由于直流电不能达到细胞质及核质，而射频电能透入胞内测量核大小和颗粒多少，因此这两种不同的脉冲信号的个数及高低综合反映了细胞数量、大小（DC）和核及颗粒密度（RF）。由于淋巴细胞、单核细胞及粒细胞的大小、细胞质含量、核形态与密度均有较大差异，故可通过扫描得出其比例。

幼稚细胞检测系统：该系统也是利用电阻抗方式计数。其原理是由于幼稚细胞上的脂质较成熟细胞少，在细胞悬液中加入硫化氨基酸后，由于脂质占位不同，结合在幼稚细胞上的硫化氨基酸较成熟细胞多，且对溶血剂有抵抗作用，故能保持幼稚细胞的形态完整而溶解成熟细胞，即可通过阻抗法检测。

③激光散射和细胞化学染色技术　在白细胞分类上，仪器采用两个通道进行，一个为过氧化酶检测通道，另一个为嗜碱性粒细胞检测通道。

过氧化物酶反应（peroxidase，POX）是血涂片染色的一个常用细胞化学染色方法，用于鉴别原始细胞与成熟的粒细胞，鉴别粒细胞与非粒细胞。染色后的细胞内无蓝黑色颗粒出现为阴性反应，出现细小颗粒或稀疏样分布的黑色颗粒为弱阳性反应，出现黑色粗大而密集的颗粒为强阳性反应。过氧化物酶主要存在于粒细胞系和单核细胞系中，各类白细胞对过氧化物酶的反应是这样的：早期的原始粒细胞为阴性，早幼粒以后的各阶段细胞都含有过氧化物酶，并随着细胞的成熟过氧化酶含量逐渐增强，中性分叶核粒细胞会出现强阳性反应，嗜酸性粒细胞具有最强的过氧化物酶反应，嗜碱性粒细胞不含此酶，呈阴性反应。在单核细胞系统，除早期原始阶段外，幼稚单核和单核细胞会出现较弱的过氧化物酶反应。淋巴细胞、幼稚红细胞、巨核细胞等都为过氧化物酶阴性反应。过氧化物酶检测通道就是根据这个原理设计的，它检测每一个通过流动计数池中的白细胞，经过激光照射所产生的过氧化物酶散射光吸收率。

a. 过氧化物酶最强阳性的嗜酸性粒细胞；

b. 过氧化物酶强阳性的嗜中性分叶核粒细胞；

c. 体积较大、过氧化物酶弱阳性的单核细胞；

d. 体积较小、过氧化物酶阴性的淋巴细胞；

e. 体积大于淋巴细胞且过氧化物酶阴性的未染色大细胞，此类细胞增加提示幼稚或原始的各类细胞可能出现。

在嗜碱性粒细胞通道中采用的检测原理是：专用的嗜碱性粒细胞试剂将除了嗜碱性粒细胞以外的白细胞除去细胞膜，使其裸核化并体积变小，仅将嗜碱性粒细胞保持原有状态，体积明显大于其他类的白细胞。

④多角度偏振光激光散射技术　美国雅培公司（ABBOTT）推出的血细胞分析仪，在白细胞分类中采用独特的多角度偏振光散射（multi - angle polatised scatter separation，MAPSS）技术，其所生产的血细胞计数仪有 CELL - DYN 3000，3200，3500，3700，4000 以及 Sapphire（蓝宝石），在白细胞分类上均采用了 MAPSS 技术。该技术基本原

理是细胞在激光束的照射下，在多个角度都产生散射光，仪器在四个角度的四个检测器上接收到相应的散射光信号，然后经过微处理器分析处理，将各类细胞安置在散点图上的相应位置，并计算出白细胞分类结果。

多角度偏振光散射白细胞分类技术的原理是将定体积的全血标本用鞘流液按适当比例稀释。其白细胞内部结构近似于自然状态，因嗜碱性粒细胞颗粒具有吸湿的特性，所以嗜碱性粒细胞的结构有轻微改变。红细胞内部的渗透压高于鞘液渗透压而发生改变，红细胞内的血红蛋白从细胞内游离出来，而鞘液内的水分进入红细胞中，细胞膜的结构仍然完整，但此时的红细胞折光指数与鞘液的相同，故红细胞不干扰白细胞检测。在鞘流系统的作用下，样本被集中为一个直径 30μm 的小股液流，该液流将稀释的血细胞单个排列，然后通过激光束，激光照射于细胞上，在各个方向都有其散射光出现。

a. 0°为前向角散射光，可粗略地测定细胞大小；

b. 10°为狭角散射光，可测细胞结构及其复杂性的相对特征；

c. 90°垂直光散射，主要对细胞内部颗粒和细胞成分进行测量；

d. 90°为消偏振光散射，基于颗粒可以将垂直角度的偏振光消偏振的特性，将嗜酸性粒细胞从中性粒细胞和其他细胞中分离出来。

e. 这四个角度同时对单个白细胞进行测量和分析后，即可将白细胞划分为嗜酸性粒细胞、中性粒细胞、嗜碱性粒细胞、淋巴细胞和单核细胞 5 种。ABBOTT 的五分类法定量很有意思，不用传统的体积定量，而是采用数量定量，每次计数时完成 10000 个细胞测定即停止。

（2）尿液分析仪　尿液分析仪是测定尿中某些化学成分的自动化仪器，它是医学实验室尿液自动化检查的重要工具，此种仪器具有操作简单、快速等优点。但是尿液分析仪人使用不当和许多中间环节及影响因素都直接影响自动化分析结果的准确性，不仅会引起实验结果的误差，甚至延误诊断，因此要求操作者对自动化仪器的原理、性能、注意事项及影响因素等方面的知识有充分的了解，正确地使用自动化仪器，这样才能使尿液分析仪得出的结果更可靠、准确。

20 世纪 50 年代即有人采用单一干化学试带法测定尿中蛋白质和葡萄糖，利用肉眼观察试带颜色的变化与标准板时进行比较，得出相应的数值。20 世纪 80 年代，由于计算机技术的高度发展和广泛使用，尿液自动化分析仪也得到迅速发展，逐步由原来的半自动化发展到现在全自动化。尿液分析仪常依测试项目将其分为二类：①主要用于初诊患者及健康检查使用的 8 ~ 11 项筛选组合尿试带。8 项检测项目包括蛋白质、葡萄糖、pH、酮体、胆红素、尿胆原、红细胞（潜血）和亚硝盐；9 项检测项目除上述 8 项检查外增加了尿白细胞检查。10 项尿液分析仪检测项目在 9 项基础上增加了尿比重检查。11 项检测项目则又增加了维生素 C 检查。②主要用于已确诊疾病的疗效观察，如肾病患者可用 pH、蛋白、隐血（红细胞）组合试带；糖尿病患者用 pH、糖、酮体组合试带；肝病患者用胆红素、尿胆原组合试带。

此类仪器一般用微型计算机控制，采用球面积分仪接受双波长反射光的方式测定试带上的颜色变化进行半定量测定。试剂带上有数个含各种试剂的试剂垫，各自与尿中相应成分进行独立反应，而显示不同颜色，颜色的深浅与尿液中某种成分呈比例关系，试剂带中还有另一个“补偿垫”，作为尿液本底颜色，对有色尿及仪器变化所产生的误差进行补偿。

将吸附有尿液的试剂带放在仪器比色槽内，试剂带上已产生化学反应的各种试剂垫被光源照射，其反射光被球面积分仪接收，球面积分仪的光电管被反射的双波长光（通过滤片的测定光和一束参考光）照射，各波长的选择由检测项目决定。

仪器按下列公式自动化计算出反射率，然后与标准曲线比较，自动打印出各种成分的相应结果，尿液中某种成分含量高，其相应试剂垫的反射光较暗，否则较强。

反射率公式：$R\ (\%) = T_m C_s / T_s C_m \times 100\%$

式中，$R\ (\%)$ 为反射率；T_m 为试剂垫对测定波长的反射强度；T_s 为试剂垫对参考波长的反射强度；C_m 为校准垫对测定波长的反射强度；C_s 为校准垫对参考波长的反射强度。

不同的干扰因素对上述三种方法的测量的比重结果影响也不同：第一是尿液中的非离子化合物增多时，可使悬浮法和折射仪法测得的比重结果偏高，而试带法只与离子浓度有关，不受其影响；第二是尿液中蛋白质增多时，三种方法都具有不同程度的增高，以试带法最为明显，折射仪法次之；第三是试带法易受 pH 的影响，当尿液的 pH >7 时，应在测定结果的基础上增加 0.005 作为由于尿液 pH 损失的补偿。

下面对照本节表 7-2-3 所列出的部分临床检验分析仪器，简单介绍其中一些仪器的基本工作原理。

表 7-2-3　部分临床检验分析仪器的工作原理

仪器	型号	管理类别	检测原理和用途
生化分析系统			
全自动生化分析系统 Cobas Integra 400 Plus	Cobas Integra 400 Plus	Ⅱ	基于光栅法，用于临床生化、特种蛋白质、药物检测及电解质项目的检测
全自动生化分析系统 Cobas C 111 System	Cobas C 111； Cobas C 111 with ISE	Ⅱ	基于光栅法，用于临床生化和电解质项目的检测
全自动生化分析系统 Cobas C 311	Cobas C 311	Ⅱ	基于光栅法，用于临床生化和电解质项目的检测
全自动生化分析系统 Cobas 8000 Modular Analyzer Series	Cobas 8000 C 702	Ⅱ	基于光栅法，用于临床生化项目的检测
免疫分析系统			
电化学发光全自动免疫分析仪 Cobas E 411	Cobas E 411	Ⅲ	基于电化学发光法（ECL），用于临床多种免疫项目的检测
生化免疫分析系统			
模块化生化免疫分析系统 Modular Analytics	Modular XYZ GS 多模块组合	Ⅲ	基于光栅法
模块化生化免疫分析系统 Cobas 6000 Analyzer Series	Cobas 6000	Ⅲ	
模块化生化免疫分析系统 Cobas 6000 Analyzer Series	Cobas 6000	Ⅲ	
全自动生化免疫分析仪 Cobas 8000 Modular Analyzer Series	Cobas 8000	Ⅲ	

续表

仪器	型号	管理类别	检测原理和用途
尿液分析系统			
半自动尿液分析仪 Miditron Junior Ⅱ	Miditron Junior Ⅱ	Ⅱ	基于比色法，配合罗氏试纸使用，对临床尿液进行化验检查
半自动尿液分析仪 Cobas U 411	Cobas U 411	Ⅱ	基于比色法，配合罗氏试纸使用，对临床尿液进行化学检测
尿液分析仪 Urisys 1100	Urisys 1100	Ⅱ	基于比色法，配合罗氏试纸使用，对临床尿液进行化学检测
全自动尿液分析仪 Urisys 1100	Urisys 2400	Ⅱ	基于比色法，配合罗氏试纸使用，对临床尿液进行化学检测
全自动尿有形成分分析仪 Cobised	URC - 9901 - 1	Ⅱ	基于比色法，与 Cobised 计数池配套使用，对临床尿液样本进行红细胞、白细胞检测
生物分离系统			
全自动核酸纯化系统 MagNA Pure 96	MagNA Pure 96	Ⅰ	基于磁性颗粒吸附和探针选择性分离的原理进行自动核酸分离
全自动核酸纯化系统 MagNA Pure Compact	MagNA Pure Compact	Ⅰ	
全自动核酸分离纯化仪 Cobas Ampli Prep	Cobas Ampli Prep	Ⅰ	
基因和生命科学仪器			
实时荧光定量 PCR 仪 Light Cycler 480	Light Cycler 480 Light Cycler 480 Ⅱ	Ⅲ	基于实时荧光聚合酶链式反应（PCR）原理，对靶核酸进行检测
全自动 PCR 分析系统 Light Cycler 2.0	Light Cycler 2.0	Ⅲ	
全自动医用 PCR 分析系统 Cobas TaqMan Analyzer 48	Cobas TaqMan Analyzer 48	Ⅲ	
全自动医用 PCR 分析系统 Cobas TaqMan	Cobas TaqMan	Ⅲ	
全自动核酸提纯及荧光 PCR 分析系统 Cobas 4800 System	Cobas 4800 System	Ⅲ	基于荧光探针 PCR 技术，对 HPV 进行体外检测

从全球诊断试剂销售额地区分布来看，诊断试剂市场规模与整个地区或者国家的经济发展水平呈现正相关的关系。因此，与全球体外诊断产品市场相对成熟不同，我国体外诊断市场仍处于发展的初级阶段。2010 年，我国体外诊断产品市场规模仅为 122 亿元，与全球 2010 年体外诊断产品市场 487 亿美元相比，仅占 3.8%，我国体外诊断市场总量明显偏低，人均消费量仅为全球人均消费量的 17% 左右。我国体外诊断试剂产业发展总体表现出一种发展中大国的特点，那就是市场大，市场潜力更大。目前，我国有 18000 多家医院、300 多个血站，同时，数以千计的体检中心以及数以百计的独立实验室正如雨后春笋般异军突起，一些独立的医学检验实验室也方兴未艾，这为体外诊断试剂的发展提供了广阔的市场空间。近年来，各种新技术、新方法的兴起和融合，又促进了临床诊断试剂的开发应用和更新换代。与此同时，随着人民群众收入的增加和生活标准的提高，人们对健康和医疗品质又有了更高的需求。在种种利好的条件下，我国体外诊断试剂产业的发展将迎来了“千载难逢”的好机遇。

（中国食品药品检定研究院　杨振）

第三节 体外诊断试剂及临床检验分析仪器质量检测要求

学习要点

掌握常用生化、免疫、体液、微生物、分子诊断试剂和仪器的技术指标及试验方法，GB 4793.1-2007 通用标准针对体外诊断仪器安全方面的术语和定义、总体安全原则、安全要求、试验方法等。

了解 YY 0648-2008 专用标准的基本内容和要求。

一、体外诊断试剂及临床检验分析仪器性能产品检测要求

体外诊断试剂及临床检验分析仪器的检测主要依据国家标准、行业标准以及企业的注册产品标准。经过国际上各标准化研究机构的多年研究协作，发布了许多体外诊断领域的标准或指南，可供参考。我国体外诊断试剂及临床检验分析仪器的标准也经历了从无到有的过程，经过 TC 136 标委会近年来的不懈努力，目前在体外诊断的主要领域如生化、免疫、体液诊断、微生物、分子诊断等相关的典型试剂及仪器产品都有了国家标准或行业标准。以下就主要产品和相关标准进行介绍。临床检验分析仪器的电气安全要求、环境试验要求及电磁兼容要求应符合相应的国家标准，分别在相应章节有专门介绍。

（一）生化仪器及试剂

生化仪器及试剂是临床实验室常用的仪器设备，主要产品有全自动、半自动生化分析仪，各种配套使用的生化测定试剂盒。全自动生化分析仪和半自动生化分析仪均有相应的行业标准。对生化试剂盒，有通用技术要求的国家标准，另外，针对一些常用品种也有相应的行业标准。

1. YY/T 0654 -2008　全自动生化分析仪　全自动生化分析仪具有高技术含量、高准确性、高精密度、高灵活性和高工作效率的特点，已成为现代临床检验科室中必不可少的设备之一。目前全自动生化分析仪以进口产品居多，近年来国内也有数家企业进行研发生产。全自动生化分析仪的工作原理基本都是比色分析法，由加样系统、比色系统、温控系统、数据处理系统、供排水系统等组成，主要技术指标有如下。

（1）杂散光（stray light）　杂散光指测定波长以外的，偏离正常光路而到达检测器的光。在行业标准中规定杂散光为吸光度不小于 2. 3。

试验方法：在 340nm 处测定 50g/L 的亚硝酸钠标准溶液吸光度或在 340nm 处测定 JB400 型截止型滤光片的吸光度。相当于光源的发射光被完全吸收的情况下，仪器可以测量得到的吸光度。

（2）吸光度线性范围　行业标准要求相对偏倚在 ±5% 范围内的最大吸光度应不小

于2.0。从标准的描述中可以看出有两方面的要求：① 吸光度线性范围至少应达到2.0以上；② 在吸光度2.0以下时候，线性误差不能大于±5%。

试验方法：在340nm和450~520nm范围内任一波长。色素原液的吸光度应比分析仪规定的吸光度的上限高5%左右，色素原液按0/10、1/10、2/10、3/10、4/10、5/10、6/10、7/10、8/10、9/10、10/10的比例稀释，共获得11个浓度梯度，用最小二乘法对0/10、1/10、2/10和3/10这4个点进行线性拟合，计算后5 ~ 11点的相对偏倚。

由试验方法的设计方法可以看出，在认为线性范围的低端吸光度测量准确、符合线性的前提下，考察高吸光度下的误差有无变大倾向。这种设计思路也是符合吸光度的朗伯－比尔定律和相关误差规律的。

（3）吸光度准确度　作为以分光光度法为基础的仪器，应该考察吸光度的正确性。但从生化仪的使用上看，并不直接用吸光度来定量，更多是用作比较器，因此吸光度的准确性要求在行业标准中相对于普通分光光度计要求并不高，因为根据不同的仪器设计，考察仪器吸光度准确性时，可能会引入其他误差分量。行业标准中要求在两个点上考察：吸光度值0.5，允许误差 ±0.025；吸光度值1.0，允许误差 ±0.07。

试验方法：340nm处测定吸光度约为0.5和1.0的重铬酸钾标准溶液的吸光度，与标准溶液的吸光度进行比较，获得生化仪的准确度。

（4）吸光度的稳定性　此项指标主要考察生化仪吸光度随时间变化的一致性，其试验方法：在340nm和600~700nm波长范围内任一波长进行吸光度稳定性测定。340nm的测定溶液为吸光度为0.5的重铬酸钾标准溶液。600~700nm波长范围内任一波长的测定溶液为吸光度0.5的硫酸铜标准溶液。测定时间为仪器标称的最长反应时间或10min，测定间隔为仪器的读数间隔或30s，计算其中最大值与最小值之差。

（5）吸光度的重复性　此项指标考察生化仪在测量吸光度稳定的标准溶液时的基础变异。其要求用变异系数表示，应不大于1.5%。试验方法如下：340nm的测定溶液为吸光度为1.0的重铬酸钾标准溶液。重复测定20次，计算变异系数。

（6）温度准确度与波动度　温度准确恒定是生化仪非常关键的指标，温度直接影响试剂的反应速度，对最终测量结果和结果的可比性影响显著，因而对温度值准确度与波动度在行业标准中提出了较高要求。

试验方法：将精度不低于0.1℃的温度检测仪的探头，或分析仪制造商提供的相同精度且经过标定的专用测温工装，放置于制造商指定的位置，在温度显示稳定后，每隔一个分析仪的读数间隔或30s测定一次温度值，测定时间为分析仪标称的最长反应时间或10min。计算所有次温度值的平均值和最大与最小值之差。平均值与设定温度值之差为温度准确度，最大值与最小值之差的一半为温度波动。

（7）携带污染（carry over）　按照定义，为由测量系统将一个检测样品反应携带到另一个检测样品反应的分析物不连续量，由此错误地影响了另一个检测样品的表现量。在生化仪上，表现为样品加样针、试剂加样针、搅拌装置、比色杯等，由于连续工作引起不同样品、试剂之间的相互影响，从而影响结果的可靠性。在行业标准中规定样品携带污染率应不大于0.5%。

（8）加样准确度与重复性　加样准确度与重复性是生化仪非常关键的指标。生化仪的精密性在此指标上可以具体体现。对于生化仪的加样针而言，最小加样量可以小至 1μl 附近。步进小至 0.1μl。加样的准确性和精密性是与测量结果直接相关的指标。因此行业标准要求对仪器标称的样品最小、最大加样量以及在 5μl 附近的一个加样量进行检测，并对仪器标称的试剂最小、最大加样量进行检测。当然，此指标实际测量也有较高难度。试验方法上给出了比色法和称量法两种。样本加样准确度与重复性试验可选择比色法和称量法两种方法之一，试剂加样准确度与重复性试验采用称量法。比色法适合于较小加样量的情况，通过吸光度的“放大”，实现微小体积的测量。称量法通过控制试剂针或样品针往该容器中加入规定量除气蒸馏水，再在电子天平上称量其质量。每次的实际加入量等于加入除气蒸馏水的质量除以当时温度下纯水的密度。最后计算重复测量的变异系数、加样误差。

(9) 临床项目的批内精密度　此项指标考察生化仪在临床实验室实际使用情况下发生的变异状况，使用最有代表性的 3 个试验项目，丙氨酸氨基转移酶、尿素和总蛋白质来进行测试。试验方法为用制造商指定的试剂、校准品及相应的测定程序，在规定浓度范围，使用正常值质控血清或新鲜患者血清进行重复性检测。重复测定 20 次，计算变异系数。

2. YY/T 0014－2005　半自动生化分析仪　半自动生化分析仪的特点和优势是体积小、结构简单、灵活性大，既可分开单独使用，又可与其他仪器配套使用，价格便宜。在一些基层临床检验科室被广泛采用。国内半自动生化分析仪的生产企业也较多。其工作原理基本都是比色分析法，一般由光源、单色器、比色池、恒温装置、数据输入和输出装置等组成，主要技术指标如下。

(1) 波长准确度与重复性　半自动生化分析仪的单色器大部分采用干涉滤光片，结构简单，成本较低。有的较高档半自动生化分析仪也采用光栅式单色器，还有的采用 LED 等的其他形式单色器。

干涉滤光片的半自动生化分析仪波长准确度与重复性测试可以用波长准确度优于 1nm 的近紫外－可见分光光度计，对分析仪所附滤光片逐片进行波长－透射比光谱特性曲线扫描，分别计算滤光片中心波长准确度偏倚、半宽度。干涉滤光片的半自动生化分析仪波长准确度与重复性测试可以汞灯特征光谱线或氧化钬玻璃特征吸收峰作参考波长，自短波向长波方向谱线扫描，计算中心波长准确度偏倚和半宽度。

(2) 杂光　半自动生化分析仪杂光要求和试验方法与前述全自动生化分析仪杂散光相似，不在赘述。

(3) 吸光度线性　行业标准要求：吸光度在 $0.2 < A \leqslant 0.5$ 范围内，偏倚不超过 ±5%；吸光度在 $0.5 < A \leqslant 1.0$ 范围内，偏倚不超过 ±4%；吸光度在 $1.0 < A \leqslant 1.8$ 范围内，偏倚不超过 ±2%。

试验方法：以 340nm 测得的吸光度为 0.3、0.6、0.9、1.2、1.5、1.8（最大允差为 ±5%）的重铬酸钾标准溶液或中性滤光片，在 340nm 处按浓度（吸光度）由低到高逐个进行测定，每个浓度（吸光度）测试 3 次，分别计算平均值，然后将所得数据按与标准吸光度比较计算线性偏倚。

由试验方法的设计方法可以看出，在线性范围的几个点上，进行逐个准确性测试，即同时考察了吸光度准确度和线性，这在半自动生化分析仪上有标准中性滤光片时更容易操作。

（4）重复性　此项指标考察生化分析仪在测量吸光度稳定的标准溶液或中性滤光片时的基础变异。其要求为重复测量的变异系数 CV≤1.0%。

试验方法：在 340nm 处，吸光度为 0.9～1.2 的重铬酸钾标准溶液连续测量 20 次；或对相应的中性滤光片重复测量 20 次，然后计算变异系数。

（5）稳定性　此项指标主要考察生化分析仪吸光度随时间变化的一致性。

试验方法：在 340nm 处，用蒸馏水或空白石英片为样本在 20min 内每隔 5min 观察 1 次过化分析仪的吸光度值并记录，取变化量值的最大值。

（6）温度准确性与波动　半自动生化分析仪的温度准确恒定也是非常关键的指标，温度直接影响试剂的反应速度，对最终测量结果和结果的可比性影响显著。

试验方法：用精度不低于 0.1℃的测温装置或制造商提供的经计量标定的相同精度的专用工装，分别测量吸收池的设定温度，当升至设定温度允许的范围内 10min 后，每隔 30s 记录 1 次温度测量值，连续记录 10 次，求算术平均值与设定温度值之差，即为吸收池温度的准确度，最大值与最小值之差为温度波动。

（7）交叉污染率　相对全自动生化分析仪，大多数的半自动生化分析仪的携带污染更为突出。在绝大多数半自动生化分析仪上，由于采用了连续流动比色池，表现为连续测量时，前一个样品在比色池或管路中的残留会对下一个样品吸光度测试引起影响，从而影响结果的可靠性。对于采用了一次性使用比色杯的半自动生化分析仪，此项要求不适用。

试验方法：依次循环对吸光度为 0.2 和 0.8 氯化钴标准溶液重复测量得 7 组测量值（即 4 组低浓度值和 3 组高浓度值），然后按公式将相邻两组数据进行计算，得到 3 个低浓度到高浓度的交叉污染率和 3 个高浓度到低浓度的交叉污染率，分别取算术平均值，取大者。

（8）临床项目的批内精密度　此项指标考察生化分析仪在临床实验室实际使用情况下发生的变异状况，使用最有代表性的 3 个试验项目，丙氨酸氨基转移酶、尿素和总蛋白质来进行测试。

试验方法：用与过化分析仪配套的试剂、校准品及相应的测定程序，对规定的项目和浓度范围，使用新鲜患者血清或质控血清进行重复性检测。每个项目重复测定 20 次，计算变异系数。

3．GB/T 26124－2011 临床化学体外诊断试剂（盒）　临床化学体外诊断试剂盒是医学实验室进行临床化学项目定量检验所使用的基于分光光度法原理的一大类试剂盒产品，可以在全自动生化分析仪、半自动生化分析仪或分光光度计上进行比色测定或免疫比浊，主要性能指标如下。

（1）试剂空白　针对不同类型的反应，试剂空白吸光度有不同的规定。对于一些试剂，试剂空白吸光度是一个背景值，背景值太大会影响最终读数，或者试剂中有随贮存条件和时间吸光度上升的不稳定成分，此时则应规定一个最高值；对于另一些试剂，试剂中某些底物或辅酶的浓度直接决定了试剂盒对高值样品的测量能力，此时应规定一个最低值。

试剂空白吸光度变化率反映试剂与不含反应所需活性成分的空白液在规定的反应温度下在规定时间内吸光度的变化值。如果此值大于相应测量项目的规定值，则表明这一混合物中有对测量产生干扰的因素，致使最终的测量结果不可靠。

试验方法：用指定空白样品测试试剂（盒），在测试主波长下，记录测试启动时的吸光度（A_1）和约5min后的吸光度（A_2），A_2测试结果即为试剂空白吸光度测定值；计算出吸光度变化值（$|A_2-A_1|/T$），即为试剂空白吸光度变化率（ΔA/min）。

（2）分析灵敏度（analytical sensitivity） 按照定义，分析灵敏度表示测量示值变化除以相应的被测量值变化所得的商。在这里，分析灵敏度不表示检出限或定量限，并且不表示诊断灵敏度。一个测量系统的分析灵敏度是校准曲线的斜率。在某些程度上，此值越大表示系统对被测物浓度的变化越敏感，可以反映出被测物浓度的微小变化。

试验方法：用已知浓度或活性的样品测试试剂（盒），记录在试剂（盒）规定参数下产生的吸光度改变。换算为n单位的吸光度差值（ΔA）或n单位的吸光度变化率（ΔA/min）。

（3）线性范围 线性范围表示试剂盒可测量的浓度范围，在此范围之内由试剂盒直接所得的测量结果是可信的。线性范围越大，表示试剂盒的可测量浓度范围越宽，在某种意义上讲表示其性能越好，但在另外一个方面，线性范围越宽的试剂盒生产成本越高，对于某些项目线性范围过宽会使得分析灵敏度降低。所以，一般情况下满足临床需要就可以了。评价线性范围的指标有线性相关系数（r）或其平方（r^2）和线性偏差，前两个评价指标表示测量值和稀释比例之间的相关程度；线性偏差则直接评价被测值与理论值之间的偏差（绝对偏差或相对偏差）。

试验方法：用接近线性范围上限的高浓度（活性）样品和接近线性范围下限的低浓度（活性）样品，混合成至少5个稀释浓度（x_i）。分别测试试剂（盒），每个稀释浓度测试1~3次，分别求出检测结果的均值（y_i）。以稀释浓度（x_i）为自变量，以检测结果均值（y_i）为因变量求出线性回归方程。按如下公式计算线性回归的相关系数（r）。

$$r=\frac{\sum[(x_i-\bar{x})(y_i-\bar{y})]}{\sum(x_i-\bar{x})^2\sum(y_i-\bar{y})^2}$$

将稀释浓度（x_i）代入求出线性回归方程，计算y_i的估计值及y_i与估计值的相对偏差或绝对偏差。

（4）精密度 精密度表示重复测量结果的一致性程度。在本标准中在3个方面进行重复性评价：重复性、批内瓶间差和批间差。批内瓶间差只适用于干粉状的试剂，各瓶间的测量结果差异评价分装及冻干过程可能带来的差异。

重复性试验方法：在重复性条件下，用控制血清测试试剂（盒），重复测试至少10次（$n\geqslant10$，分别计算测量值的平均值）和标准差（s），并计算变异系数（CV）。

批内瓶间差试验方法：用控制血清分别测试同一批号的10瓶，并计算10个测量值的平均值和标准差（s_1）。再用控制血清对该批号的1瓶重复测试10次，计算结果均值和标准差（s_2）按公式计算瓶间差的变异系数（CV）。

$$s_{瓶间}=\sqrt{s_1^2-s_2^2}$$

$$CV=s_{瓶间}/\bar{x}_1\times100\%$$

当 $s_1 < s_2$ 时，令 $CV = 0$

（5）准确度 准确度最初的定义是测量值与真值之间的一致程度。但真值是未知的，我们无法得到，所以现在使用“可接受的参考值”这一概念。根据这一概念，在标准中的试验方法中规定了几种方法供选择。首先是具有溯源性的参考物质，其测量值即可认为是可接受的参考值，评价测量值与其规定值的偏差即可评价试剂盒测量结果的准确性。然后是比对的方法，以公认的测量系统所得的值为可接受的参考值，被评价的试剂盒的测量值与这些参考值的相关性也反映了被测试剂盒的测量准确度。回收试验也是一个评价准确度的公认方法。此试验是将已知浓度的被测物加入到被测样品中，然后进行测量，计算测量值与加入值的符合性（回收率）即可以对试剂盒的测量准确度进行评价。

相对偏差的试验方法：用可用于评价常规方法的参考物质或有证参考物质（CRM）对试剂（盒）进行测试，重复检测 3 次，取测试结果均值（M），计算相对偏差（B%）；或用由参考方法定值的高、中、低 3 个浓度的人血清（可适当添加被测物，以获得高浓度的样品）对试剂（盒）进行测试，每个浓度样品重复检测 3 次，分别取测试结果均值，计算相对偏差。

比对试验的试验方法：参照 CLSI EP9 的方法，用不少于 40 个在检测浓度范围内不同浓度的人血清样品，以制造商指定的分析系统作为比对方法，每份样品按待测试剂（盒）操作方法及比对方法分别检测。用线性回归方法计算两组结果的相关系数（r）及每个浓度点的相对偏差。

回收试验的试验方法：在人血清样品中加入一定体积标准溶液（标准溶液体积与血清体积比应不会产生基质的变化，加入标准溶液后样品总浓度必须在试剂（盒）检测线性范围内）或纯品，每个浓度重复检测 3 次，按如下公式计算回收率。

$$R = \frac{C\ (V_0 + V)\ - C_0 V_0}{VC_S} \times 100\%$$

式中，R 为回收率；V 为加入标准溶液体积；V_0 为人血清样品的体积；C 为人血清样品加入标准液后的检测浓度；C_0 为人血清样品的检测浓度；C_s 为标准液的浓度。

（6）稳定性 可选用以下方法进行验证：①有效期稳定性，生产企业应规定产品的有效期，取到有效期后的样品检测试剂空白吸光度、试剂空白吸光度变化率、分析灵敏度、线性范围、重复性、批内瓶间差、准确度；②热稳定性试验，检测试剂空白吸光度、试剂空白吸光度变化率、分析灵敏度、线性范围、重复性、批内瓶间差、准确度。

热稳定性不能用于推导产品有效期，除非是采用基于大量的稳定性研究数据建立的推导公式；根据产品特性可选择有效期稳定性和热稳定性试验方法的任意组合，但所选用方法宜能验证产品的稳定性，以保证在有效期内产品性能符合标准要求。

（二）免疫试剂及仪器

免疫试剂和仪器是临床实验室最重要的部分之一。主要产品有酶标仪、洗板机、各种不同原理的免疫分析仪。测定试剂有各种 ELISA 试剂盒、化学发光试剂盒、免疫荧光试剂盒、磁酶免试剂盒、胶体金试剂盒等。目前发布了化学发光免疫分析仪的行业标准，常见免疫试剂盒的行业标准也在陆续制订和发布中。

1. YY/T 1174 -2010 半自动化学发光免疫分析仪 化学发光免疫分析法（chemiluminescenc immunoassay，CLIA）是将化学发光和免疫分析结合起来的技术，通过标记的抗原或抗体与待测物进行一系列免疫反应，最后以测定发光强度得出待测物含量。具有灵敏度高，特异性强，精密度好，线性范围宽，仪器设备简单，试剂价格低廉，方法稳定、快速等优点，已成为一种重要的非放射性核素标记的免疫分析方法。化学发光免疫分析包括四种主要类型：即标记化学发光物质的化学发光免疫分析、标记酶的化学发光酶联免疫分析、标记荧光物质的荧光化学发光免疫分析和电化学发光免疫分析。

半自动化学发光免疫分析仪是以手工或其他方式完成添加样本、添加试剂、混匀、洗涤、孵育等部分或全部工作，然后由仪器自动进行测试、计算、报告结果的化学发光免疫分析仪，主要性能指标如下。

（1）测光值重复性 测光值重复性反映分析仪测量发光相对稳定光源时候的基础变异。测试采用分析仪对接近线性范围下限的参考光源进行测试，连续测试10次，计算标准差和变异系数。

（2）测光值稳定性 测光值稳定性反映分析仪测量发光相对稳定光源时，随时间变化仪器测量值的变异情况。测试采用分析仪对接近线性范围下限的参考光源进行测试。每次测试时参考光源需进、出舱，连续测试10次，两次测试之间的间隔时间为3min，记录测光值。按公式计算相对极差。

（3）线性范围 化学发光分析仪测量范围较宽，发光值测量可以达到10^5数量级以上，行业标准中要求仪器线性范围在不小于3个发光数量级的范围内，线性相关系数（r）≥0.99。试验方法可以任选试剂法或参考光源法。

试剂法：将生产企业指定的发光底物与酶或发光促进剂及反应基质混合均匀，作为线性高值样品，然后用制造商指定的稀释液将线性高值样品按比例稀释成至少5个样品。样品的发光值要覆盖3个数量级，混合均匀后将各个样品用分析仪检测其发光值，每个样品重复测定3次。记录各样品的测量结果，计算线性回归的相关系数（r）。

参考光源法：按仪器规定的测量时间检测线性测试参考光源，以每只光源的标定功率为自变量，以仪器实际测量所得的发光值为因变量求出线性回归方程。计算线性回归的相关系数（r）。

（4）孔间干扰 孔间干扰也叫串扰（cross talk），指的是在周围有较强发光孔存在时候，在被测的孔受到的来自周围发光孔带来的干扰发光值。

（5）最低响应值 最低响应值反映分析仪能够与背景信号区分的发光值，标准要求可以采用试剂法或参考光源法来检测。

如果用试剂法，将三磷酸腺苷（ATP）、荧光素、萤火虫荧光素酶及其他反应基质混合均匀，使最终反应体系内三磷酸腺苷（ATP）的量为10^{-10}mol。同时单独取等量的荧光素、萤火虫荧光素酶及其他反应基质混合均匀作为本底噪声。用分析仪测定灵敏度样品和本底噪声的发光值，各重复测定3次，计算灵敏度样品和本底噪声测定结果的平均值，10^{-10}mol三磷酸腺苷（ATP）的发光值应≥本底噪声的2倍。

如果采用参考光源法，将最低响应值测试用参考光源放入反应位内，按仪器规定的测量时间分别连续测量3次该参考光源和空白反应杯，并取各自的平均值，最低响应值测试用参考光源发光值应≥本底噪声的2倍。

2. YY/T 1183－2010 酶联免疫吸附法检测试剂（盒） 酶联免疫吸附法（enzyme－linked immunoabsorbent assay，ELISA）是以酶作为标记指示物，以抗原抗体反应为基础，通过色原呈色程度进行结果判断的固相吸附测试方法。ELISA技术的可操作性强，不需要复杂的设备，通过完全手工加样、洗板和肉眼判断读数结果或酶标仪读取结果，便可以完成该技术的操作。随着人们对质量控制意识的加强，尽可能做到最低限度地减少系统误差以及减少劳动强度等观念不断改进，已开始解决ELISA技术中加样、温育、洗板及判断读数结果的系统误差问题及高效率运作问题，逐步引入自动化ELISA仪器。

ELISA试验在预包被了抗原或抗体的酶标板微孔内加入样品，反应后清洗，除去未结合的配体，然后加入酶结合物；孵育后，再次进行清洗，清除未结合的结合物；然后加入酶底物，反应后形成有色终产物；最后加入终止液终止反应。由酶标仪以设定的波长读取酶标板各微孔的吸光度。由样品的吸光度值和标准曲线计算出样品中被测物的浓度值，得到定量结果，或将样品吸光度与参考品吸光度比较后，得出阳性或阴性的定性结果。定量和定性酶联免疫吸附法试剂盒的主要性能指标如下。

（1）酶联免疫吸附法定量检测试剂（盒）的性能指标

①溯源性 溯源性（traceability）指的是通过文件规定的不间断的校准链将测量结果与参照联系起来的特性，每次校准均会引入测量不确定度。溯源性是保证实验室间结果可比性的基础。在酶联免疫吸附法试剂盒行业标准中其试验方法为检查生产企业提供的溯源性资料。

②准确度 对于酶联免疫吸附法试剂盒，绝大多数被测物目前还没有适合于作为准确度评价的参考品。即便个别项目有国际或国家标准品，由于其获得较困难，价格昂贵，在日常的评价中不易采用。而且由于免疫反应的特殊性，有些参考品对于不同厂家试剂盒的抗体反应还有一定程度变异。根据本行业标准，准确度评价可选择如下试验方法之一：a. 将参考物质作为样本按照说明书的步骤进行检测，重复测量3次后，其平均值结果记为M，根据公式［测量偏差＝（M－理论值）/理论值×100%］进行计算。b. 回收。将浓度已知的高水平待测物（A）加入到低浓度的血清（或其他体液成分）B中，所加待测物与血清（或其他体液成分）B之间的体积比例为不大于1∶9，根据公式计算结果。c. 比对。与已上市的试剂盒或参考方法进行比对。

③检测限 用零浓度校准品或样本稀释液作为样本进行检测，重复测定20次，得出20次测量结果的吸光度值（A值），计算其平均值（M）和标准差（SD），得出$M+2SD$（如果原理为竞争法，则为$M-2SD$）所对应的A值，根据试剂盒所用校准品的定标曲线方程或者根据零浓度校准品和相邻校准品之间的浓度－A值结果进行两点回归拟合得出一次方程，将$M+2SD$所对应的A值带入上述方程中，求出对应的浓度值，即为检测限。方程的拟合方法也可按照生产企业的相应规定执行。

④测量系统的线性 将接近线性范围上限的高值样本按一定比例稀释为至少5种浓度，其中低值浓度样本需接近线性范围的下限。按试剂（盒）说明书进行操作，将每一浓度样本重复检测2次，计算其浓度的平均值，将结果平均值和稀释比例用最小

二乘法进行直线拟合，并计算线性相关系数 r。

⑤重复性 用至少2个浓度水平的样本各重复检测10次，计算10次测量浓度结果的平均值 M 和标准差 SD，得出变异系数 CV。至少有一浓度水平的样本宜接近产品的医学决定水平。

⑥批间差 用3个批号的试剂（盒）分别检测同一份样本，各重复10次，计算30次测量浓度值结果的平均值 M 和标准差 SD，得出变异系数 CV。样本宜接近产品的医学决定水平。

⑦稳定性 可选用以下方法进行验证：a. 有效期稳定性，取失效期的试剂盒进行检测；b. 热稳定性试验，取有效期内试剂盒根据生产企业所声称的热稳定性条件检查。

（2）对酶联免疫吸附法定性检测试剂（盒）的性能指标

①阴性参考品符合率 对阴性国家参考品或生产企业提供的阴性参考品进行检测，按试剂盒的说明书进行操作，根据说明书中的临界值进行判定，根据公式进行计算。

阴性参考品符合率=（结果为阴性的参考品数量/总参考品数量）×100%

如没有国家参考品，可选用生产企业提供的参考品；生产企业提供的参考品的选用宜不少于10份。

②阳性参考品符合率 对阳性国家参考品或生产企业提供的阳性参考品进行检测，按试剂盒的说明书进行操作，根据说明书中的临界值进行判定，根据如下公式进行计算。

阳性参考品符合率=（结果为阳性的参考品数量/总参考品数量）×100%

如没有国家参考品，可选用生产企业提供的参考品；生产企业提供的参考品的选用宜不少于10份。

③检测限 对检测限国家参考品或生产企业提供的检测限参考品进行检测。

如没有国家参考品，可选用生产企业提供的参考品。

④重复性 用重复性国家参考品或生产企业提供的重复性参考品重复检测10次，计算10次测量吸光度（A）结果的平均值 M 和标准差 SD，得出变异系数 CV。

其所用样本浓度宜接近产品的临界值或医学决定水平；如没有国家参考品，可选用生产企业提供的参考品。

⑤批间差 用3个批号的试剂（盒）分别检测同一份样本，各重复10次，计算30次测量 P/N 或 S/CO 比值等结果的平均值 M 和标准差 SD，根据公式得出变异系数 CV。

3. GB/T 18990-2008 促黄体生成素检测试纸（胶体金免疫层析法） 促黄体生成素（LH）检测试纸是利用抗原抗体反应及免疫层析法原理，对妇女尿液样品中的LH水平进行快速测定的半定量干式试纸条。根据检测的LH水平及其变化规律，可以确定排卵时间，指导选择最佳受孕时机；对不孕症等女性疾病进行辅助性诊断及指导妇女使用“安全期”进行避孕。

该系列标准规定的主要指标包括灵敏度、特异性、精密度及稳定性。灵敏度即试纸的最低检测限，合格的试纸条应该对高于此浓度的样品显色；特异性是试纸条只与被测物（LH）起反应而不与结构类似的某一规定浓度范围内的其他物质起反应的能力。本标准规定了3个主要的交叉干扰指标，即FSH（卵泡刺激素）、HCG（人绒毛膜促性腺激素）和TSH（甲状腺刺激素）。精密度是评价重复测量结果的一致性，由于是半定量测量。本标准规定在相同浓度下试纸显色应均一。标准规定的稳定性是在37℃条件下放置20d后的试纸应满足灵敏度、特异性和精密度的特定要求。

（三）体液检验试剂及仪器

体液检验试剂及仪器是临床实验室最基础的部分。仪器产品有血细胞分析仪、尿液分析仪、流式细胞仪、凝血分析仪等。试剂产品有各种稀释液、染色液、尿液分析试纸条、荧光单克隆抗体试剂等。已颁布了很多相关行业标准。

1. YY/T 0456 - 2003　血细胞分析仪应用试剂　行业标准《血细胞分析仪应用试剂》适用于三分群血细胞分析仪使用的清洗液、溶血剂及稀释液，这3种试剂共同使用，完成血细胞计数、血红蛋白浓度、血细胞体积等血液常规检测；为血液系统造血功能状态、细菌或病毒感染等生理或病理状况提供基本信息。

（1）YY/T 0456.1 - 2003　血细胞分析仪应用试剂　第1部分：清洗液

血细胞分析仪用清洗液用于血细胞分析仪管路系统的清洁和冲洗，清除其中残余的血液成分和其他影响血细胞计数的颗粒。根据作用方式的不同可将清洗液分为A类清洗液和B类清洗液；A类清洗液能对测量通道和管路进行浸泡和冲洗，缓慢地清除血液蛋白质；B类清洗液本身含蛋白酶或次氯酸钠或其他对血液蛋白质具备强的清除作用的成分，能有效地清除沉积蛋白质。

影响清洗液作用的主要技术指标包括pH、空白计数、洗净率、批间差和稳定性。

①pH　清洗液pH必须保持一定的范围（±0.5），以保证清洗液中蛋白酶的活性；对于不含蛋白酶的清洗液来说，pH应≥7.0，以避免导致酸性介质产生气泡，影响细胞计数结果。

②空白计数　为保证血细胞分析仪的正常使用和测量结果的准确性，必须对清洗液的空白值进行控制。对于三分群血细胞分析仪，空白值主要包括3个指标：白细胞计数（WBC）、红细胞计数（RBC）和血小板计数（PLT）。由于清洗液不直接参与测试，只是用于清洗检测通道和管路，其空白值不必像稀释液或溶血剂那样严格，本标准规定 WBC $\leqslant 0.3\times10^{9}/L$、RBC $\leqslant 0.10\times10^{12}/L$、PLT $\leqslant 20\times10^{9}/L$。

③洗净率　洗净率主要评价清洗液对血液污渍的清洗效果，试验方法是模拟血液在血细胞分析仪管路中沉积后，由清洗液对其进行清洗的效率。本标准规定A类清洗液的洗净率不小于30%；B类清洗液的洗净率不小于90%。

④批间差　批间差是评价试剂类产品连续生产批之间产品质量的一致性，对于清洗液，批间差指标规定了对pH值的极差要求（$\Delta pH\leqslant 0.50$）。

⑤稳定性　稳定性是试剂类产品的一项重要指标，标准规定对到期后3个月内的清洗液留样产品进行所有规定项目的检验。该项目指标既可以检验清洗液本身的长期稳定性，也可以检验清洗液包装材料的长期稳定性，从而确保在有效期内清洗液质量符合标准要求。

（2）YY/T 0456.2 - 2003　血细胞分析仪应用试剂　第2部分：溶血剂

本标准适用于电阻抗法原理的血细胞分析仪用溶血剂。溶血剂作用于血液后，破坏了红细胞的细胞膜后将血红蛋白（HGB）释放出来，然后才可以进行血红蛋白含量的测定。评价溶血剂产品性能的主要技术指标包括：吸收峰波长、吸光度值、空白值、pH值、准确性、WBC直方图、批间差和稳定性。

①吸收峰波长　血细胞分析中血红蛋白测定一般是通过测量血红蛋白衍生物在540nm左右的吸光度来实现的。本条要求是结合血细胞分析仪滤光片中心波长λ_0和血红蛋白衍生物吸收波长λ_{max}制定的。血红蛋白衍生物吸收曲线的中心波长为λ_{max}，当测量滤光片中心波长λ_0等于λ_{max}时，血细胞分析仪具有最大的测量灵敏度。血细胞分析仪设计时滤光片中心波长也即HGB测量波长就是根据λ_{max}选择的。对于配套溶血剂，由于仪器的测量波长已定，溶血剂只能基于测量波长设计，作为指定血细胞分析仪的配套溶血剂应能产生与血细胞分析仪测量波长λ_0相一致的血红蛋白衍生物吸收峰，理想的是λ_{max}和λ_0一致。实际中，两者绝对一致不容易做到，只要具备一定的光吸收灵敏度，差额部分很容易校正。本标准规定的溶血后血红蛋白衍生物的吸收峰波长λ_{max}与标称值的偏差为±10nm，目的即在于确保产生必要的测量灵敏度。

②吸光度值　溶血剂作用于血液后，破坏了红细胞的细胞膜，才能将血红蛋白释放出来。如果溶血剂的使用量不够，或作用效果不好，不能将红细胞全部破坏，释放不出全部血红蛋白，产生的细胞膜碎片也比较大，就会对HGB测定结果产生不利影响。在750nm处测定溶血剂作用后的血液样本的吸光度值则可较好地反映溶血剂的作用效果，当A_{750}的值不大于0.012时，表明溶血剂作用完全。

③空白值　溶血剂应能满足有关血细胞分析仪空白值的要求。由于溶血剂只进入HGB/WBC通道，并不涉及RBC和PLT计数；对于WBC的计数，一般从30fl（约3.1μm）开始进行计数。溶血剂本身对测定HGB是否有影响，只能通过测定溶血剂的空白值才能确认，而测定HGB的空白值也只能在溶血剂适用的血细胞分析仪上进行，于是本标准规定溶血剂白细胞计数（WBC）$\leqslant 0.3\times10^9/L$，HGB≤2g/L。

④pH值　溶血剂应具备一定的缓冲容量，以便保持稳定的酸碱度。由于适配血细胞分析仪的要求不一样，不同溶血剂之间的pH值会有所不同，故本标准规定pH值允许范围为“产品标称值±0.20”。

⑤准确性　控制溶血剂上述各项指标并不能完全保证在实际测量中结果的可靠性，必须对其实际的分析性能进行验证。由于市场上存在原装试剂及替代试剂两种类型，本标准将此条要求分为两部分：原装试剂用有量值溯源的定值血，使用本部分规定的溶血剂在适用的血细胞分析仪上对HGB、WBC进行测量（允许偏差为HGB：±5%；WBC：±10%）；用显微镜计数作为参考方法，对白细胞分群结果进行了规定（允许偏差为大细胞群：±5%；小细胞群：±8%）；替代原装溶血剂的产品用原装溶血剂为新鲜血赋值后，由替代产品对相同样品进行测定，规定测定结果的允许范围（$\overline{X}\pm2SD$）。由于溶血剂只用于测定HGB、WBC及其分群，因此本条款只考察HGB、WBC及其分群指标。

⑥WBC直方图　正常人静脉血在同一种型号的血细胞分析仪上测定时其WBC直方图应具备与适用血细胞分析仪所规定的WBC分布特征（即各分群在坐标轴上的位置）。这些特征能准确地反映出溶血剂对血细胞作用的强度和效果，正常人静脉血在使用血细胞分析仪上测定WBC直方图时，应与血细胞分析仪所规定的WBC分布特征相一致。

（3）YY/T 0456.3－2003　血细胞分析仪应用试剂　第3部分：稀释液

血细胞分析仪用稀释液是一种具有酸碱缓冲作用、恰当的离子强度和电导率的电解质平衡液，在对人血样品进行血细胞计数、体积测量以及白细胞分类计数时使用。

评价溶血剂产品性能的主要技术指标：

①pH 值　稀释液应具备一定的缓冲容量，以便保持稳定的酸碱度。由于适配血细胞分析仪的要求不一样，不同稀释之间的 pH 值会有所不同，故本标准规定 pH 值允许范围为“产品标称值 ±0.20”。

②电导率　电阻抗法细胞计数是根据血细胞非传导性的性质，以对电解质悬浮颗粒在通过计数小孔时引起的电阻抗的变化而进行检测的，当电路接通后，位于小孔两侧的电极产生稳定的电流，稀释液通过有固定直径和厚度的小孔向小孔内部流动。当细胞通过小孔时，在电路中小孔感应区电阻增加，于瞬间引起了电压变化而出现一个脉冲信号。显而易见，稀释液的电导率应与所适用血细胞分析仪的设计相适应，太高或太低均会影响细胞计数的准确性和分辨率。本部分规定稀释液的电导率应控制在标称值 ±0.50 mS/cm 的范围内。

③渗透量　稀释液的渗透量是参照细胞的渗透量（280～300mOsm/kg）来确定的，同时也与不同型号血细胞分析仪的设计相关。稀释液的渗透量可以改变血细胞的大小，而血细胞大小的不同会直接影响血细胞分析仪计数结果，因此必须控制稀释液的渗透量值，根据不同型号血细胞分析仪的要求，稀释液应规定相应的渗透量值。

稀释液的渗透量和电导率密切相关，但渗透量除像电导率一样与电解质有关外，还与溶液中有渗透活性的其他物质有一定关系（如葡萄糖），所以仅仅控制电导率还不够，检测稀释液产品的渗透量十分必要。本标准规定允许范围为标称值 ±10mOsm/kg。

④空白值　根据有关血细胞分析仪对稀释液的空白值要求，本标准规定白细胞计数（WBC）$\leq 0.3\times10^9$/L、红细胞计数（RBC）$\leq 0.05\times10^{12}$/L、血小板计数（PLT）$\leq 10\times10^9$/L。在测量中同时也可能存在稀释液对血红蛋白（HGB）测量的干扰，因此应同时测量血红蛋白（HGB）的空白值（≤2g/L），以保证血红蛋白（HGB）在实际测量中的准确性。

⑤准确性　本指标确定的理由同 YY/T 0456.2－2003，但由于稀释液参与测量全过程，故本标准对白细胞（WBC）计数、红细胞（RBC）计数、血红蛋白（HGB）含量、血小板（PLT）计数、平均红细胞体积（MCV）的准确性都做了规定。

⑥菌落数　为了防止稀释液在贮存期间生长的微生物影响血细胞分析仪及其测定结果，必须控制稀释液的菌落数。本标准规定稀释液的菌落数应小于 50cfu/ml。

2. YY/T 0475－2004　尿液化学分析仪通用技术条件　本标准适用于利用光反射原理对尿液的 pH 值、比重、蛋白质、葡萄糖、血液、白细胞等参数进行分析的干化学尿液分析仪，通过半定量的试验结果提供基本的与泌尿系统及其他系统相关的生理及病理信息。

主要技术指标：

（1）重复性　重复性考查分析仪在重复性条件下检测结果之间的一致程度。对于可以用标准灰度条进行测试的机型，标准规定以其反射比的误差来表示（CV≤1%）；不能以标准灰度条进行测试的机型，标准规定以尿试条测试结果的符合率（≥90%）表示。

（2）准确度　准确度反映测量结果与可接受的参考值之间的接近程度，是反映测量结果可靠性的重要指标。由于尿液分析仪是与尿试条相配合，作为一个系统对尿液样品进行检测，本标准规定在尿液化学分析仪上使用尿试纸条对较接近其样本基质的参考溶液进行测量，以反映分析仪在实际应用过程中的准确度性能。由于尿液化学分析仪得到的结果不是一个准确的定量数值，是半定量结果，通常以“－（阴性）”和“＋（阳性）”表示，阳性可以有几个级别；本标准规定尿液化学分析仪的准确度为“尿试纸条所有检测项目各浓度的检测结果与相应参考溶液标示值相差同向不超过一个量级。阳性结果不得出现阴性，阴性结果不得出现阳性。”。

（3）稳定性　尿液化学分析仪的稳定性可以考查在连续工作期间所得到的测量结果的一致性。标准规定了两种方法供选择：①分析仪测试标准灰度条在8h内重复测量结果的误差（$CV \leqslant 1\%$）；②尿试纸条8h内对相同参考溶液重复测量结果的符合率（$\geqslant 90\%$）。

除了上述技术指标，对外观、仪器功能等都有相应的要求；此外，安全要求、环境试验要求及电磁兼容要求应符合相应的国家标准。

3. YY/T 0478－2004　尿液化学分析试纸条通用技术条件　尿液化学分析试条是以塑料或聚酯为基片，含有多个试剂区的干试剂带，可与尿液化学分析仪配合使用或单独使用，利用化学反应原理用少量尿液可在短时间内获得肾脏及其他疾病的多种生物学信息。

尿液化学分析试纸条的主要技术指标：

（1）准确度　该指标确定的理由同YY/T 0475－2004。由于尿试纸条检查法为半定量方法，标准中以各检测项目测量结果与可接受的参考结果之间的符合程度作为准确度的评价指标。

（2）精密度　精密度是考查尿试纸条重复检测的误差，标准对批间和批内精密度均进行了规定，以保证连续生产的尿试纸条产品能得到一致性的结果。

（3）分析特异性　分析特异性是考查尿试纸条抗干扰能力的指标，尿试纸条应有一定程度的抗反应抑制及反应干扰的能力，保证在规定条件下只有被测物才与尿试纸条起反应，避免出现假阳性及假阴性结果，引起临床医生的误诊。

（4）抗维生素C干扰　维生素C是常用药物，能干扰尿试纸条中的葡萄糖、亚硝酸盐、胆红素、潜血4个检测项目，使结果产生明显的偏差。对尿液化学分析试纸条进行抗维生素C干扰试验可以评价产品的抗干扰能力，避免其对上述项目引致的假阴性反应。

（5）灵敏度范围　灵敏度范围是区分阴性和阳性结果的一个数值区间，是评价尿液化学分析试纸条产品分析性能的重要指标，该数值越小，试纸条产品对少量待测物质的检出能力就越高。

（6）贮存期内稳定性　本要求考查尿试纸条产品在制造商声明的贮存期内产品产品的稳定性，保证其各项分析性能不会影响到检测结果的明显改变。

4. GB/T 19634－2005/ISO 15197：2003　体外诊断检验系统　自测用血糖监测系统通用技术条件。

自测用血糖监测系统主要是为非专业人员使用的体外诊断医疗器械，通常包括便携式血糖仪、一次性试条和质控物质，主要用于体外监测人体毛细血管全血和（或）

静脉全血中葡萄糖的浓度，在使用正确的情况下可方便糖尿病患者监测并采取措施来控制血液中的葡萄糖浓度。值得注意的是，自测用血糖监测系统只能用作体外监测，由其所得的测量结果不能用于诊断糖尿病。

该国家标准是非等效采用 ISO 15197：2003 而制定的。ISO 15197：2003 规定的对自测用血糖监测系统的要求包括设计要求［ISO 13485 通用要求、安全要求（电气安全、电磁兼容）、溯源性、人机工程学、风险分析、用户检定］、制造商提供的信息（血糖仪的标签、血糖监测系统的使用说明、试剂系统和质控物质的标签、试剂系统和质控物质的使用说明）、分析性能评价［精密度评价（重复性评价、中介精密度评价）、系统准确度评价］、用户性能评价（评价地点、用户评价、使用说明书的评价）。

在该国家标准中，主要考虑操作性强的、对血糖自测系统性能比较重要的条款。

（1）测量精密度　指在规定条件下，相互独立的测试结果之间的一致程度。精密度的程度是用统计学方法得到的测量不精密度的数字形式表示的，例如标准差（*SD*）和变异系数（*CV*），它们都与精密度成负相关。对精密度的定量测量依赖于所规定的条件，某些特定条件下的精密度被称为重复性和重现性。

对于自测用血糖监测系统来说，测量精密度是分段进行规定的：在样品浓度 < 5.5mmol/L（<100 mg/dl）时，其测量不精密度以标准差（以绝对值表示的测量结果的离散度）表示；在样品浓度≥5.5mmol/L（≥100 mg/dl）时，其测量不精密度以变异系数（以百分数表示的测量结果的离散度）表示。

（2）系统准确度　指由一个测量系统得到的一组有代表性的测量结果与它们各自参考值的一致性的接近程度。系统准确度可以表示为将被评价系统所得结果与其参考值之间差异的95%包括在内的区间。参考值是指由一个可以溯源至较高级水平参考测量程序的测量程序所赋的值。

系统准确度的评价方法有两种：一是测量结果与其参考值之间的允许偏差（低浓度时以绝对偏差表示，高浓度时以相对偏差表示）。评价时应包括 7 个浓度范围，从 < 2.8mmol/L（<50mg/dl）到 >22.2mmol/L（>400mg/dl），每个浓度范围的样品占有相应的比例。二是系统对葡萄糖标准液的回收率（即系统对加入的葡萄糖的检出率，以百分数表示），评价葡萄糖回收率时应注意静脉血样品中葡萄糖酵解所致的对测量结果的影响，可以加入不会影响检测的一定量的防腐剂，但应该在整个检测过程中的初始和最后阶段对检测结果的有效性进行确认。

有些自测用血糖监测系统设计只能用于检测毛细血管血，且要求不能使用静脉血做系统性能评价，则此时只能使用毛细血管血样品做系统准确度测试，至少需要 50 例新鲜毛细血管血，浓度范围同上所述静脉血样品。

5. YY/T 0588－2005　流式细胞仪通用技术条件　流式细胞术（flow cytometry，FCM）是对悬浮液中的单个细胞或其他生物微粒（微生物、染色体、人工合成微粒等）进行快速定量分析和分选的技术。流式细胞仪是集激光技术、电子计算机技术、电子物理技术、流体力学、细胞生物化学等技术于一体的仪器；主要优点是能够快速检测和记录颗粒、细胞甚至是微量颗粒的特性，进行高准确性的定量统计分析。

流式细胞术可对细胞相对大小、细胞表面标记和内部复杂度、细胞荧光染色的相对强度等进行检测，还可进行细胞的分选，是体内、外研究细胞生物学功能的有力工具。流式细胞技术已广泛应用于生物医学基础和临床研究领域，如免疫学、体细胞遗传学、生物化学、血液学、肿瘤学和放射生物学等。流式细胞仪的基本结构包括激光光源、流动系统、光学和电子系统、数据存贮和计算机控制系统，科研型流式细胞仪还提供细胞分选组件。

主要性能指标：

（1）前向角散射光（FSC）的检测灵敏度　用前向角散射光能检测到的最小颗粒直径表示。采用已知体积大小不同的标准微球于鞘液中上机检测，在直方图上得到各个峰的 FSC 平均强度，然后做 lg 微球直径与 lgFSC 平均强度的线性回归，其截距的反对数值为仪器的最小前向角散射光检测值，即为 FSC 的检测灵敏度。一般要求≤1μm。

（2）荧光灵敏度　仪器能检测到的最少荧光分子数称为荧光灵敏度。检测灵敏度用可溶性荧光色素分子当量（molecule eguivalent of soluble fluorochrome，MESF）表示。将已知 MESF 数的标准荧光微球于鞘液中上机检测，调节高电压的设置以确保所有的峰值都可以在直方图上分布与识别，以说明书提供的各个峰的标准微球的 MESF 数为 lg-MESF，与 lg 平均荧光强度做直线回归，其截距的反对数值为仪器的最小荧光检测值，即荧光灵敏度。FITC 的灵敏度应≤1000MESF。

（3）荧光强度的线性　即对不同 MESF 数的标准微球给出倍量荧光信号的程度。将不同 MESF 数的标准微球分别置于鞘液中上机测定，做 MESF 数与其相应平均荧光强度做线性回归，计算其相关系数（r），要求 $r \geq 0.95$。

（4）FSC 与 SSC 散射光分辨率　以能否把白细胞中的淋巴细胞、单核细胞、粒细胞 3 个亚群分开为标准。

（5）仪器的分辨率　为仪器测量所能达到的最大精度，通常用变异系数（$CV\%$）表示。将标准微球加入到径 0.2μm 滤膜过滤过的磷酸盐缓冲液中，充分混匀后，上机重复测定 10 次，于直方图上分析结果。计算各荧光通道标准微球的全峰宽或半峰宽 CV 值，要求 $CV \leq 2\%$。

（6）倍体分析线性　生物细胞中的 DNA 含量是一种比较恒定的参量，DNA 含量随着细胞周期的各时相（分 G_0、G_1、G_2、M 和 S 期）而发生变化。G_0 期和 G_1 期细胞的 DNA 含量相同，均为二倍体（2C），G_2 期和 M 期细胞的 DNA 含量均为四倍体（4C），S 期介于 2C 和 4C 之间。用荧光染料染色 DNA 后，其荧光强度与 DNA 含量呈正比。在 DNA 直方图上可分辨出 G_0/G_1 期细胞和 G_2/ M 期细胞。

采用正常人全血或经荧光染色的标准细胞核，上机检测 G_2/M 期和 G_0/G_1 期的平均荧光强度，计算两者的比值，应在 1.95～2.05 范围内。

（7）表面标志物检测的标准性　流式细胞仪对细胞（质控细胞）表达的 CD3、CD4 和 CD8 阳性百分率应在给定的靶值范围内。上机实测 30 次，计算它们阳性率百分比的平均值，并给定值相比较。

（8）携带污染率　低浓度样本会对高浓度样本产生稀释作用，反之高浓度样本的尾遗作用会导致低浓度样本的假性升高，谓之携带污染。先测标准微球 3 次，分别记录为 Hi－1、Hi－2、Hi－3，进行一次冲洗循环。再连续测试空白液 3 次，分别记录为 Li－1、Li－2、Li－3，依此步骤重复 3 次，用下式计算携带污染率（$CO\%$），应小于1%。

$$CO\% = \frac{[(Li-1)-(Li-3)]}{[(Hi-3)-(Li-3)]} \times 100\%$$

(9) 仪器稳定性 环境温度变化不超过校正温度的5%时，从起始至第8个小时连续开机条件下，两次检测标准微球的前向散射光（FSC）强度 FL_1、FL_2、FL_3、FL_4 荧光检测通道的峰值荧光强度，其波动范围应不超过10%。

6. YY/T 0659－2008 全自动凝血分析仪 凝血分析仪可用于凝血、抗凝和纤维蛋白溶解系统功能的测定，出血性疾病、血栓性疾病的诊断与鉴别，也可用于溶栓、抗凝治疗后疗效的检测。因其具有重要价值，20世纪90年代以来国内外在仪器、试剂的研制，生产，应用进展迅速。

凝血分析仪按自动化程度可分为半自动及全自动两种。手动加样的仪器称半自动凝血分析仪，可分为单、双、四通道仪器。具有自动加样、稀释样本、检测、结果储存等功能的仪器称为全自动凝血分析仪。

全自动凝血分析仪由样本和试剂的识别（条形码技术）系统、样本传送系统、冷藏试剂仓、样本和试剂分配（加液）系统、温控系统、混合装置、检测系统（光学系统由光源、透镜组合、单色器、比色杯、光电传感器等组成，磁珠物理测量系统由特制磁珠、测试杯、磁珠驱动线圈装置和测量线圈装置等构成）、计时装置和计算机系统（双向通讯、显示器、打印机）所组成。

主要性能指标：

(1) 温度控制 凝血试验对于温度要求敏感，不仅仅要求测量位置的温度恒定，而且对样本的吸取预温、反应前温育、试剂在机存放、试剂的预温等因所测量的项目也有特定要求。以此标准对检测部、温育位、试剂冷却位温度控制都做了要求。其试验方法可根据厂家提供的方法进行检测。

(2) 携带污染率 为了考查试验中可能存在的携带污染，行业标准对样品浓度的携带污染率以及 FIB 或 TT 对 PT 或 APTT 的携带污染率作出了一定要求。

(3) 测量重复性 此项指标考查凝血分析仪在临床实验室实际使用情况下发生的变异状况，使用PT、APTT、TT、FIB 4个典型试验项目，用正常水平和异常水平的样本来进行测试。试验方法为采用全自动凝血分析仪配套的试剂、质控品及相应的测定程序，对规定的项目和样本，每个项目重复测定10次，计算变异系数。

(4) 测量准确度 血凝实验项目目前还无法溯源到SI单位，既无原始参考测量程序，也无原始参考物，并且也没有国际约定的标准品，只有国际约定的参考测量程序。行业标准中规定使用FIB项目进行评价。方法为对FIB的定值血浆，连续测定3次，计算平均值与定值血浆的相对偏倚。

(5) 线性 血凝试验中有一些项目有线性关系存在，在行业标准中对线性要求以对FIB的测量线性形式给出。方法为测试FIB的5个浓度水平，计算相关系数，相关系数 r 值应大于0.975。

（四）微生物试剂及仪器

微生物试剂及仪器主要涉及微生物培养、鉴定、药敏试验，是临床实验室最重要的部分之一。主要产品有全自动、半自动微生物鉴定药敏分析仪，血培养仪及各种配套微生物鉴定试剂、药敏试剂、微生物培养基、染色剂等。自动血培养系统已颁布了行业标准。微生物培养基也已颁布了为数不少的行业标准。另外，根据国际标准 ISO 20776－1 和 ISO 20776－2 转化的行业标准 YY/T0688.1 和 YY/T0688.2 也已经发布，第 1 部分提出抗菌剂对感染性疾病相关的快速生长需氧菌的体外活性检测的参考方法，第 2 部分对抗菌剂敏感性试验设备的性能评价提出指南。

YY/T 0656－2008 自动化血培养系统

自动化血培养系统（Automated Blood Culture System）用于临床实验室在体外对人体血液或其他无菌体液中的微生物连续培养、自动检测和判断培养结果（阳性或阴性）的系统，该系统包括血培养仪及其相配套的培养基。血培养用培养基（blood culture media）是用于体外培养人体血液或其他无菌体液中的微生物培养基。

血培养系统采用的原理方法主要有 3 种：①荧光检测法，培养瓶内提供微生物生长的各种营养物质，微生物在生长过程中的代谢产物之一 CO_2 会激活瓶内底部荧光感应物质而发出荧光，荧光信号变化与 CO_2 变化呈正比。仪器瓶内的探测器探测到该荧光信号的变化并经一组运算公式的运算，得出荧光信号变化的各种参数，从而判断培养瓶内是否有微生物生长，如 BD 公司 BACTEC 9000 系列、BACTECT FX 。②颜色检测法，通过监测微生物代谢产生 CO_2 来检测细菌，当 CO_2 产生后，含有样本的培养瓶的底部感应器颜色产生变化，由灰变黄，系统随之以图像及声音报警有关实验室，如 bioMérieux 公司 Bact/ALERT 3D 。③压力感应检测法，通过监测微生物代谢引起培养瓶内气体压力改变来检测细菌是否生长，如 TREK 公司产品。

主要技术指标：

（1）阳性培养结果的重复性　通过接种有代表性的菌株在血培养系统中培养，考查全自动血培养系统能否对标准菌株的检测结果给出阳性报告。试验方法：将标准菌株配制成 0.5 麦氏单位浓度的菌液，再将 0.5 麦氏单位浓度的标准菌液配制成浓度约为 1000cfu/ml 的菌液，取该菌液 1ml 注入血培养用培养基中，并将此血培养用培养基按血培养系统说明书（或相关文件）规定的程序进行检测。每种标准菌株试验应在 2 个批号各 10 只的血培养用培养基内进行，在 72h 内读取所有培养基的培养结果，要求能够报出阳性而不应该出现假阴性。标准菌株按照需氧瓶和厌氧瓶区分，分别选用需氧菌和厌氧菌或兼性厌氧菌进行测试。值得注意的是：在本标准中，采用的菌种类别较多，个别菌种的生物危险性较大，如产气荚膜梭菌，致病性强，成长迅速且产生大量气体，控制不好易造成实验室或环境污染。

（2）血培养用培养基的无菌试验　血培养系统对未进行接种的血培养用培养基按产品说明书要求在血培养系统中进行培养，结果均应为阴性。试验采用未接种的血培养用培养基 2 个批号各 10 只，按血培养系统说明书规定的程序进行检测，在规定的培养周期读取所有培养基的培养结果。

（3）培养基的稳定性　此项指标主要考查培养基到有效期后有无自身长菌以及接种细菌后，营养能否支持细菌生长而报告阳性结果。试验采用到有效期后 1 个月内的血培养用培养基试验，每一标准菌株接种 5 只血培养用培养基，无菌试验采用 5 只血培养用培养基，结果应符规定。

（4）温度准确度及波动　细菌的生长需要一个适宜的温度，一般在 35～37℃范围。

但是并不像定量其他分析仪器那样对温度有很严格要求，标准要求血培养系统温度准确度偏差应不超过 ±1.5°C；温度波动应不超过 3.0°C。

试验方法：将周围环境温度控制在血培养系统说明书允许范围内，系统开机至设定温度后，稳定 2h，用精度为 0.1℃的温度计测试血培养用培养基所在位置的温度，每隔 30s 记录 1 次温度测量值，连续记录 10 次，最大值与最小值之差为温度波动；每天测量 2 次，间隔不少于 6h，连续测量 5d，计算所有 10 次测量结果与设定温度值之差，取最大值，为准确度偏差的测量结果。

（五）分子诊断试剂及仪器

分子诊断试剂及仪器是临床实验室近年来发展迅速的领域之一。分子诊断试剂及仪器很多，最主要的部分是聚合酶链反应（PCR）分析仪和试剂。PCR 仪颁布了行业标准。核酸扩增检测试剂（盒）通用标准和专用 PCR 试剂产品也颁布了行业标准。

1. YY/T 1173－2010　聚合酶链反应分析仪　聚合酶链反应（polymerase china reaction，PCR）是一种对特定核酸片段在体外进行快速扩增的方法。PCR 仪在分子生物学研究中有广泛应用，具有不同的应用模式，如套式引物（nested primer）PCR、复合 PCR、反向 PCR、标记 PCR 和彩色 PCR、定量 PCR 等。PCR 是体外酶促合成特异 DNA 片段的新方法，主要由高温变性、低温退火和适温延伸 3 个步骤反复的热循环构成。PCR 技术发展飞速，PCR 仪更新换代很快。PCR 仪的结构因不同厂家对实验方法设计不同而有较大差异，有的只能完成热循环，有的可通过各种方式实现定量或自动化。

主要性能指标：

（1）温度控制　PCR 仪最基础的功能是提供 PCR 反应所需要的温度循环。温度上升、下降速率越快，整体 PCR 反应过程的时间越短。另外，温度的准确、均匀也是保证反应结果准确性、精密性的必要条件。

①升温速率　不同厂家技术指标的含义有所不同，有的表达为最大升温速率，有的表达为在一升温过程的平均升温速率。最大升温速率是指升温过程中模块单位时间上升的最大温度度数；平均升温速率是指升温过程中模块单位时间内上升的平均温度度数。

测试方法是根据生产企业提供的操作方法，编辑并运行一个在 45℃（恒温 2min）和 95℃（恒温 2min）之间循环的文件。将温度传感器的感温头外涂上适量导热介质（例矿物油或导热硅脂等），放入模块的测试孔（该孔应尽量靠近仪器内部传感器）中，另一端连接数据采集仪。开启数据采集仪，确认仪器工作正常，运行编辑的文件，用数据采集仪记录仪器显示温度到达设定温度，恒温 10s 后至恒温结束这段时间内的温度变化。

平均升温速率：取 50℃ ±0.5℃范围内一温度点，温度记为 TA，取 90℃ ±0.5℃范围内一温度点，温度记为 T_B，从 T_A 到达 T_B 的时间记为 t，按照公式计算平均升温速率。

$$平均升温速率 = (T_B - T_A)/t$$

最大升温速率：设置温度采集时间间隔为 Δt，$\Delta t \leqslant 1s$ 并尽可能足够小，扫描温度从 50℃ ±0.5℃升至 90℃ ±0.5℃过程中的瞬时最大温度变化（ΔT_{max}），按照如下公式计算最大升温速率。

$$最大升温速率 = \Delta T_{max}/\Delta t$$

②降温速率　降温速率与升温速率意义相同。试验方法近似。

③模块控温精度（consistency of thermo control）　同一循环中，恒温计时开始10s内到计时结束之间数据采集仪所记录的最高温度与数据采集仪所记录的最低温度差值的一半。根据生产企业提供的操作方法，在55℃ ±5℃、72℃ ±5℃、95℃ ±5℃范围内各取一个温度点，编辑恒温2min，设置循环次数5次。将温度传感器的感温头外涂上适量导热介质（例矿物油或导热硅脂等），放入模块的测试孔（该孔应尽量靠近仪器内部传感器）中，另一端连接数据采集仪。开启数据采集仪，确认仪器工作正常，运行编辑的文件，显示温度到达设定温度，恒温10s后，计时30s，记录最高温度和最低温度，二者的差值的一半为ΔT_i。连续记录5个循环，取ΔT_i（i=1、2……5）的最大值。

④温度准确度（accuracy of thermo control）　同一循环中，恒温计时开始10s内到计时结束之间，每间隔一定的时间数据采集仪所记录温度的平均值与模块设置温度差值的绝对值。根据生产企业提供的操作方法，在55℃ ±5℃、72℃ ±5℃ 、95℃ ±5℃范围内各取一个温度点，编辑恒温2min。将温度传感器的感温头外涂上适量导热介质（例矿物油或导热硅脂等），放入模块的测试孔（该孔应尽量靠近仪器内部传感器）中，另一端连接数据采集仪。开启数据采集仪，确认仪器工作正常，运行编辑的文件，显示温度到达设定温度恒温10s后，计时60s，每10s记录一次温度为T_i（i=1、2……6），取其平均值T_m与设定温度的差值。

⑤模块温度均匀性（uniformity of thermo control）　模块温度均匀性是指模块对应的样本孔之间的温度一致性。根据生产企业提供的操作方法，在55℃ ±5℃、72℃ ±5℃ 、95℃ ±5℃范围内各取一个温度点，编辑恒温2min，设置循环次数5次。在模块上随机或均匀选取n（$n \geqslant 6$）个孔位，将温度传感器的感温头外涂上适量导热介质（例矿物油或导热硅脂等），放入模块的测试孔（该孔应尽量靠近仪器内部传感器）中，另一端连接数据采集仪。开启数据采集仪，确认仪器工作正常，运行编辑的文件，显示温度到达设定温度恒温10s后，计时60s，记录温度为T_i（i=1、2……n），取T_i最大值与最小值，计算各孔位的温度差值ΔT。

⑥温度持续时间准确度（duration accuracy of thermo control）　模块设定恒温时间与数据采集仪所记录恒温（符合温度显示准确度要求时即认为恒温）时间差值的绝对值。根据生产企业提供的操作方法，编辑并运行一个在45℃（恒温时间记为t，$t \geqslant$ 60s）和95℃（恒温时间记为t，$t \geqslant$60s）之间循环的文件。以95℃ ±0.5℃为计时参考点，自显示温度首次到达计时参考点，计时开始，至末次到达计时参考点结束，记录时间为t_i（i=1、2……5），连续记录5个循环，计算相对偏差。

（2）荧光强度检测重复性（repeatibility of fluorescent intensity）　对同一检测孔在同一荧光条件下重复荧光强度检测，其检测值的一致性。在仪器测定范围内，随机选取n（$n \geqslant 1$）个通道，分别配制各通道的校准荧光染料溶液进行检测，高、中、低浓度每种校准染料各随机选择1个检测孔，重复检测10次，光学系统收集目标通道的数据。分别计算各浓度校准染料测量结果的平均值M和标准差SD，计算变异系数CV。

（3）荧光强度检测精密度（precision of fluorescent intensity）　对多个检测孔在同一荧光条件下重复荧光强度检测，其检测值的一致性。在仪器测定范围内，随机选取n

（$n \geqslant 1$）个通道，随机选取 m（$m \geqslant 10$）个检测孔。分别配制各通道的校准荧光染料溶液进行检测，高、中、低浓度每种校准染料检测1次，光学系统收集目标通道的数据。分别计算各浓度校准染料测量结果的变异系数。

（5）不同通道荧光干扰　随机选取 n（$n \geqslant 2$）个通道进行检测，分别配制非目标通道的荧光染料溶液，光学系统收集所有通道的数据，结果应不高于目标通道荧光阈值。软件具有通道荧光串扰修正功能或颜色补偿功能的，取修正后或补偿后结果。

（6）样本检测重复性　选用生产企业规定的试剂盒对高、中、低浓度核酸样本进行检测，每一浓度重复检测10孔，计算其 C_t 值（或浓度对数值）的平均值M和标准差SD，得出变异系数CV。

（7）线性　分样本线性和荧光线性两个方面考查。①样本线性：将已知浓度核酸样本按照10倍或5倍数梯度稀释后（至少稀释5个梯度），按测试项目选用对应的试剂进行检测，每一浓度梯度平行测试3孔，取 C_t 均值与浓度对数值均值计算线性相关系数 r。②荧光线性：将已知浓度标准荧光染料梯度稀释后（至少稀释5个梯度），每一浓度梯度平行测试3孔，取稀释比例与荧光测定均值计算线性相关系数 r。

2. YY/T 1182－2010 核酸扩增用检测试剂（盒）　根据核酸扩增检测分析采用的方法学原理分为实时荧光PCR试剂（盒）、RT－PCR试剂（盒）、PCR杂交检测试剂（盒）、PCR－电泳法检测试剂（盒）等。根据对试验结果的判定可分为：定量和定性。

主要性能指标：

（1）测量系统的线性　线性指给出与样品中被测量的值直接成比例的测得量值的能力。测量系统的线性是描述测量示值或测量结果相关于样品的指定值符合直线的能力。在本标准中，PCR试剂盒的线性分样本线性和标准品线性两方面。①样本线性：在生产企业规定的线性范围内，取接近线性范围上限的高值样本按一定比例（例5倍或10倍）稀释为至少5种浓度，其中低值浓度样本需接近线性范围的下限。按试剂（盒）说明书进行操作，将每一浓度样本重复检测3孔，计算每一浓度的对数值和 C_t 均值，以浓度的对数值 Y_i、C_t 均值 X_i 进行线性拟合，计算其线性相关系数 r。②试剂（盒）系列标准品线性：按试剂（盒）说明书进行操作，试剂（盒）中每一标准品重复检测3孔，计算每一标准品的标示浓度的对数值与 C_t 值的均值，以浓度的对数值为 Y_i、C_t 均值为 X_i 进行线性拟合，计算其线性相关系数 r。

（2）准确度　对于定性试剂，对阳性参考品进行测定，检测结果应为阳性。

对于定量试剂，标准建议按绝对偏差法或回收试验来考查。①绝对偏差：标准中要求检测国家标准品（或参考品）、国际标准品（或参考品），绝对偏差不超过±0.5个对数数量级；试验方法为：用试剂（盒）对参考物质或有证参考物质（CRM）和相应的参考测量程序按照符合GB/T 21415－2008规定的溯源顺序进行测试，重复测定3次，取测试结果均值（M），计算绝对偏差。或用由参考方法定值的高、中、低3个浓度的样本（可参照EP6－A的要求适当添加被测物，以获得高浓度的样品）对试剂（盒）进行测试，每个浓度样品重复测定3次，分别取测试结果均值，计算绝对偏差。②回收试验：在样品中加入一定体积标准溶液，重复测定3次，取平均值，计算回收率。

不推荐采用回收的方法及判定，因为按照目前标准要求15%回收误差，在当前技术水平下几乎不可能达到要求。

（3）分析特异性　检测可能引起非特异反应的样本，如与被测物种属相近、感染部位相同或感染症状相似的其他样本。例如结核分枝杆菌 PCR 试剂盒的特异性可以使用鸟分枝杆菌验证。

（4）亚型检测能力　检测生产企业规定试剂检测范围内所包含亚型的国内常见亚型样本，样本个数应至少为一个亚型有一个样本。只有当分析物具有不同亚型时才满足此项要求。例如乙肝 PCR 试剂盒检测应能够检出国内的流行株。

（5）精密度　定性试剂（盒）：用至少高、低 2 个浓度水平的样本各重复检测 10 次，计算 C_t 值变异系数（CV,%）。

定量试剂（盒）：用至少高、低 2 个浓度水平的样本各重复检测 10 次，计算其浓度对数值变异系数（CV,%）。

（6）检测限或定量限　定性试剂：检测生产企业声称浓度值的样本 20 次，至少 17 次检测结果符合要求。

定量试剂：检测生产企业声称浓度值的样本 25 次，至少 22 次检测结果符合要求。

（7）干扰物质　对血液样本检测含有生产企业规定浓度的干扰物质，如血红素及其代谢产物、脂血等样本及含过量 EDTA 抗凝剂的样本，按照生产企业规定的方法进行检测，应能够满足声称的性能要求。

（北京市医疗器械检验所　毕春雷）

二、临床检验分析仪器的安全检测要求

临床检验分析仪器的安全要求应执行 GB 4793.1－2007《测量、控制和实验室用电气设备的安全要求　第 1 部分：通用要求》（IEC 61010－1：2001 IDT）和 YY 0648－2008《测量、控制和实验室用电气设备的安全要求　第 2－101 部分：体外诊断（IVD）医用设备的专用要求》（IEC 61010－2－101：2002）。

GB 4793.1－2007 通用标准是在 GB 4793.1－1995 的基础上，等同采用 IEC 61010－1：2001 的内容，并纳入了其技术勘误 1 和 2 的内容。GB 4793.1－2007 共 16 章，涵盖了临床检验分析仪器安全方面的术语和定义、总体安全原则、安全要求、试验方法、试验顺序、试验条件、设计方法、设计结构、工艺措施等，是制定体外诊断设备电气安全标准的基础。

YY 0648－2008 是临床检验分析仪器的专用标准，其等同采用 IEC 61010－2－101：2002，与 GB 4793.1－2007 配合使用。

（一）GB 4793.1－2007 测量、控制和实验室用电气设备的安全要求　第 1 部分：通用要求

1. GB 4793.1－2007 标准的范围　本标准适用的范围为电气试验和测量设备、电气控制设备和电气实验室设备，其中电气实验室设备是指测量、指示、监视或分析物质的设备，或者用于制备材料的设备，包括体外诊断（IVD）设备。这种设备也可用于实验室以外的地方，例如自我检查用的 IVD 设备就可以在家庭中使用。本标准还包括预定要与上述设备一起使用的附件（例如样品处理设备）。

本标准不适用于包括在下列标准范围内的设备：GB 8898（音频、视频和类似电子设备 安全要求）；GB 4706（家用和类似用途电器的安全）；GB 4943（信息技术设备的安全，但 1.1.3 规定的设备除外）和 GB 9706（医用电气设备）等。

2. GB 4793.1－2007 标准要求和试验 GB 4793.1－2007 标准共有 16 章的要求，规定了针对电击电灼伤、机械危险、火焰蔓延、过高温、液体危险、辐射危险和爆炸危险等的防护要求。下面针对一些与体外诊断设备关系较大的重点章节和内容进行介绍。

（1）标志和文件 产品的标识是一种提示性的安全技术措施，它可以通过用户使用手册的说明或规定标记和符号等形式简练地表明在什么条件下采取何种措施，才能安全地使用本产品。产品标识包括产品使用手册和产品铭牌等，其可以传达给使用者最起码的安全使用和维护的指示信息。因为标记和铭牌是保证设备安全安装、操作和维护的措施之一，因此设备上必须有能保持长久、容易辨认而且清晰的标志或铭牌。

GB 4793.1－2007 标准中第 5 章对体外诊断仪器的外部标识、内部标识、警告标识和随机文件均作出了规定。这些标识应给出安全使用本仪器所必需的主要特征，如额定参数（电源电压或电压范围、频率或频率范围以及功率或电流额定值等）、接线方式、保护接地标识、危险警告标识和特殊的操作规定等。对于能根据使用人员的选择置于不同运行或功能（如电源额定电压可供选择时）状态的仪器，必须具有能够清楚表明所选择的状态或标记。当受设备本身的条件所限，不能在其上标出时，则必须依据标准规范要求以其他方式清楚可靠有效地将应注意的事项告诉操作者，如用操作说明书、安装说明书或用户使用手册的形式。在此情况下，这种文件应被视为设备的组成部分，所以要对随机文件足够的重视，保证其中的信息准确完整。随机文件中应包括设备的预定用途、技术规范、使用说明、安全警告、注意事项、设备安装、设备的操作和设备的维护的信息等。其中所有涉及安全内容的警告和说明，都应使用产品销售国的官方语言。

GB 4793.1－2007 标准要求各种标志应当在正常使用条件下保持清晰可辨，并能耐受由制造厂规定的清洁剂的影响。对标志用布沾上规定的清洁剂（或者如果没有规定，则沾上异丙醇），用手不加过分压力地擦拭 30s 后，标志仍应当清晰可辨，粘贴标牌不得出现松脱或卷边。

（2）防电击 由于电击危险直接威胁着使用者的生命安全，所以防止电击危害是电气设备设计中重点考虑的问题，为此所有产品都必须具有足够的防触电措施，GB 4793.1－2007 标准中第六章对设备的电击危险防护作出了规定。

标准中规定体外诊断设备应在正常条件和单一故障条件下均应当保持防电击，设备的可触及零部件不得出现危险带电。从这一基本要求可以看出，设备不仅要在正常使用条件下，还应在标准规定的单一故障条件下避免电击的危险，这就需要设备提供两道防电击的措施：基本绝缘加附加保护措施。一旦基本绝缘失效时，附加保护措施将起到防电击的作用。通常可能产生电击的原因有：触及带电件，绝缘被击穿，泄漏电流过大或保护接地电阻偏大，大容量电容放电等。下面针对标准对导致电击发生的不同原因所规定的要求依次进行分析。

要避免触及带电件的危险发生，首先要对可触及零部件进行判定，接着再对其进行测试，判断其是否符合标准的允许限值。GB 4793.1－2007 规定通过标准 6.2 的要求和方法，通过铰接试验指、刚性试验指和金属试验针来确定是否是可触及的零部件。

如果经试验判定为可触及零部件，再依据6.3中的方法和限值判定可触及的零部件是否危险带电。在正常条件下，有关量值大于要求的限值即被认为是危险带电。电压的限值为有效值33V和峰值46.7V，或者直流值70V。只有当电压值超过限值时，才采用电流和电容的限值。当用图A.1的测量电路测量时，对正弦波电流为有效值0.5mA，对非正弦波或混合频率电流为峰值0.7mA，或者直流值2mA。如果频率不超过100Hz，可以用图A.2的测量电路。

在单一故障条件下，同样采用正常条件下的判断方法，只是相应的限值有所提高，电压的限值提高为有效值55V和峰值78V，或者直流140V。当电压值超过限值时，才采用电流和电容的限值。电流限值提高为对正弦波电流为有效值3.5mA，对非正弦波或混合频率电流为峰值5mA；或者直流15mA。

确定了危险带电的零部件，就需要考虑防止操作者触及到这些零部件了。体外诊断仪器在正常条件下可采用基本绝缘、外壳或挡板和阻抗三种措施中一个或一个以上的措施来防止可触及零部件成为危险带电。其中外壳或挡板应当满足第八章中对于刚度的要求。

设备在单一故障条件下依靠附加防护防止可触及零部件成为危险带电，该附加防护应当由保护连接、双重绝缘和加强绝缘、保护阻抗三种措施中的一种或多种防护措施组成，或者在出现故障的情况下自动切断电源。

保护连接即平时所说的“保护接地”，它是为了实现防电击目的而把可触及的导电部件与建筑物接地系统或大地相导通的一种系统结构。当电气设备绝缘损坏或产生漏电流时，保护接地能引起所配置的过流保护装置切断发生故障部分的供电，使人接触到外露的可导电部件时能免受电击危险。标准中规定，如果初级保护装置（基本绝缘）出现单一故障的情况下可触及导电零部件会危险带电，则可触及导电零部件应当与保护导体端子相连；另一种方法是应用与保护导体端子相连的导电保护屏或挡板将这些可触及零部件与危险带电的零部件隔离。标准中还针对保护连接的完整、保护接地端子和保护接地阻抗作出了具体的要求。

除了保护连接，还可以通过双重绝缘和加强绝缘的方式对设备提供附加的防护。对于双重绝缘，第一层防护为带电部件的基本绝缘，第二层防护为附加绝缘。对于加强绝缘，在防电击上与双重绝缘是同一级别，可以等效。绝缘的示意图如图7－3－1所示。

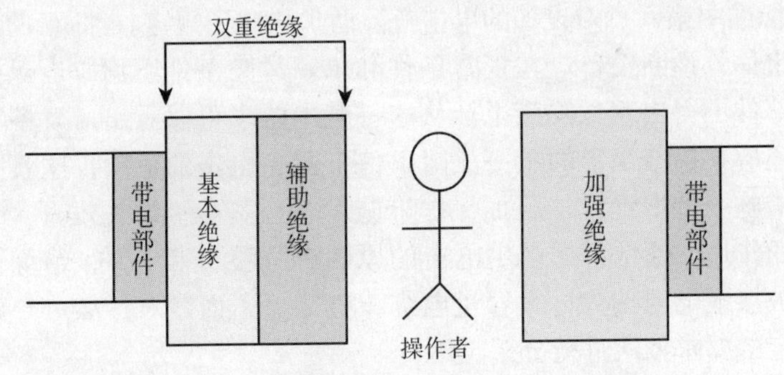

图7－3－1 绝缘示意

标准中规定可以通过6.7电气间隙和爬电距离、6.8介电强度试验和6.9.2对外壳的要求来检验双重绝缘和加强绝缘是否合格。

谈到电气间隙和爬电距离，首先要明白什么是电气间隙和爬电距离，标准中对电气间隙的定义是两个导电零部件在空气中的最短距离，而爬电距离是指两个导电零部件沿绝缘材料表面的最短距离。电气间隙是为使绝缘承受可能在电路中出现的，由外部事件（例如雷击或开关过渡过程）引起的，或者由设备运行引起的最大瞬态过电压。如果瞬态电压不可能发生，则电气间隙按最大工作电压来规定。爬电距离是考核绝缘在给定的工作电压和污染等级下的耐受能力。（图7-3-2）

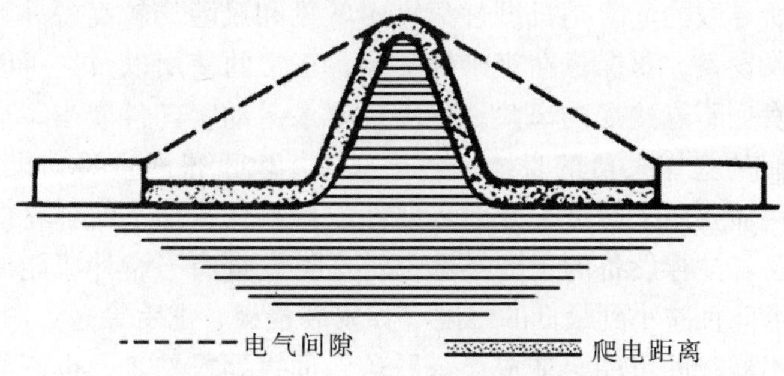

图7-3-2 电气间隙与爬电距离

电气间隙和爬电距离的量值是由多种因素决定的，主要有绝缘类型、环境污染等级、大气压力、材料组别和工作电压。在测量时参考GB 4703.1-2007附录C的测量示例确定正确的测量路径，采用尽量高精度的测量工具进行测量。

介电强度试验是评价设备中作隔离用的绝缘耐高压冲击的性能，也是考核电气设备带电部件与可触及部件之间的绝缘性能。为了评价绝缘在各种因素下能否安全可靠，必须对绝缘施加若干倍高于设备额定工作电压的外加试验电压进行介电强度试验，以考核设备绝缘承受瞬态过电压的能力。

标准中要求进行介电强度试验前先要进行潮湿预处理，设备在箱内保持48h，取出设备后使其在标准中4.3.1规定的环境条件下恢复2h，非通风设备的盖子要打开。

6.8.4规定的试验要在潮湿处理后恢复时间结束时的1h内进行和完成。试验期间设备不工作。如果两个电路之间或某个电路与某个可触及导电零部件之间彼此是连接在一起的，或彼此是不隔离的，则在它们之间不进行电压试验。与被试绝缘并联的保护阻抗和限压装置要断开。在组合使用两个或两个以上保护装置的情况下（见6.5和6.6.1），对双重绝缘和加强绝缘所规定的电压就可能会加在不必承受这些电压的电路零部件上。为了避免出现这种情况，这样的零部件在试验期间可以断开，或者对要求双重绝缘或加强绝缘的电路零部件分开进行试验。

进行电压试验要采用GB 4703.1-2007中的表9的规定值，不得出现击穿或重复飞弧。电晕效应和类似现象可忽略不计。对固体绝缘，交流试验和直流试验是可任选其一的试验方法。绝缘只要通过这两种试验之一即可。在进行试验时，电压要在5s或5s以内逐渐升高到规定值，使电压不出现明显的跳变，然后保持5s。双重绝缘或加强绝缘的试验值是GB 4703.1-2007中的表9中对基本绝缘试验值的1.6倍。

依据GB 4703.1-2007中的表9基本绝缘的试验电压中电气间隙为1.5mm时对应

的试验电压值为交流电压有效值（50/60 Hz）1390 V、直流电压或交流电压峰值（50/60Hz）1967V、脉冲试验的峰值电压（1. 2/50μs），依据表 9 双重绝缘或加强绝缘的试验值为交流电压有效值（50/60Hz）2224V、直流电压或交流电压峰值（50/60Hz）3148V、脉冲试验的峰值电压（1. 2/50μs）4080V。

（3）防机械危险　在临床检验分析仪器设备中，能够产生机械危险的包括运动零部件、设备的机械不稳定、飞散的零部件、粗糙的设备表面、锐边及尖角等，这些危险源在防护措施上出现不足或出现故障时就会导致相应的危险，所以对机械危险的防护是非常必要的。

运动零部件所导致的危险是机械性危害中常见和风险均较高的一种，对于有运动零部件的体外诊断设备，要保证在正确的安装、正常的使用以及在可以预见到的误操作情况下都不会发生不能接受的风险。标准中要求运动零部件应当不会挤破、划破或刺破可能接触它们的操作人员的身体的各个部位，也不得严重夹伤操作人员的皮肤。本要求不适用于明显要用来对设备外部零部件或材料进行加工的容易接触的运动零部件，例如钻孔设备和搅拌设备的运动零部件。这类设备应当设计成能使不留心接触这种运动零部件的可能性减小到最低的限度（如安装挡板、把手等）。

设备的机械不稳定性可能会造成设备跌落，危害到操作者，也可能导致设备跌落后的基本安全（例如外壳破损导致危险带电零部件变成可触及和降低了电气间隙等）。不稳定性的防护包括平面放置、受力、提起和搬运装置方面的要求。设备在搬运的过程中，会因为搬运时临时放置的位置存在很多不确定因素，容易导致失衡。这就要求设备在搬运中能实现一定范围内坡度的稳定性。标准中要求对除手持式设备以外的其他设备，应当从其正常位置向每一个方向倾斜 10°角；对高度等于或大于 1m 且质量等于或大于 25kg 的设备以及所有落地式设备，要在其顶部，或如果设备高度大于 2m，则在高度 2m 处施加一个力。该力为 250N 或设备重量的 20%，取其较小者。力沿所有方向施加，但不向上施加。正常使用时要使用的支撑物以及预定要由操作人员打开的门、抽屉等，要处于其最不利的位置。在进行试验时要注意容器装上正常使用时能造成最不利情况的规定量的物质。脚轮处在正常使用时最不利的位置。除另有规定者外，将门、抽屉关好。

设备的飞散零部件可以是设备高速运转的物料，也可以是设备部件的碎片，例如脱离限制的机械弹簧、喷射出来的高压气体、高速旋转的飞轮或爆炸的电池等都是飞散零部件。标准中要求如果一旦零部件损坏飞散开来，则设备应当能控制或限制可能会引起危险的零部件的能量。对飞散的零部件所采用的防护装置应当是不借助工具就不能拆除的。对这些零件的防护主要参考其飞散出来的概率和危害程度，保护方式多用外壳防护、隔离或在电路设计上实现。

（4）防止火焰蔓延　起火要有三要素，即燃料、热、氧气在同一个地点聚合时燃烧才可能发生，所以防火的防护也要从这三方面下手：尽可能采用阻燃材料；将发热比较厉害的部件进行散热处理或隔离处理；采用无氧密封等方式切断起火的根源或截断火焰的蔓延。

防止引燃和火焰蔓延有两种保护方法：方法一是选择和使用能将引燃源和火焰蔓延的可能性减小的元器件、配线和材料；方法二是使用防火防护外壳，将火焰控制在设备内。在仅使用方法一有困难或不能奏效时，就需要结合使用方法二。使用方法二前，先模拟所有可能出现的故障情况，以此来判断是否需要对设备整体或局部使用防火防护外壳。

标准中要求外壳底部应当无开孔，或应当在规定的范围内装有档板，或应当用金属材料制成，开孔符合 GB 4703.1－2007 中的表 12 的规定，或应当是金属隔离网，其网眼中心距不超过 2mm ×2mm，金属丝直径至少为 0.45mm，以便熔融的金属、燃烧的物质等不能掉落在防火防护外壳的外面；外壳以及任何档板或挡火板应当用金属（镁除外）材料制成，或者用可燃性等级为 GB/T 11020 规定的 FV－1 或更优的非金属材料制成；外壳以及任何档板或挡火板应当具有足够的刚性。

（5）过高温的防护　体外诊断设备连续运行时，有一部分电能将转换成有害的热能，会对设备的绝缘性能造成损伤，引起触电危险，或灼伤人员或引发火灾。一般来说，结构上的不合理设计、元器件选用不当是造成过热的重要原因。标准中要求设备的设计能够防止可触及零部件超过某一规定的温度，还要防止元器件、绝缘和塑料材料超过可能会降低设备预期寿命的正常使用期间的电气、机械或其他性能的温度。

标准要求在 40℃ 的环境温度或最高额定环境温度下（如果温度更高），易接触表面的温度在正常条件下不得超过 GB 4703.1－2007 中表 15 的规定值，或在单一故障条件下不得超过 105℃。

在正常工作条件下，设备应在规定的负载条件下，在不妨碍正常通风的条件下，放置在预定使用时所处的任何位置，供电的电源处在最不利的条件，保证设备的发热量最大，温升最高。在故障条件下，如在过载、过压或元器件出现失效，都不应该出现由于温度过高导致绝缘损坏引起着火而造成人身伤害或财产损失的危险。施加模拟故障时，应依次施加，一次模拟一个故障，正常工作的最不利组合加上一个故障实验条件，即为单一故障条件。设备的温度测量一般采用热电偶法，绕组的温升测量采用电阻法。

（二）YY 0648－2008　测量、控制和实验室用电气设备的安全要求 第 2－101 部分：体外诊断（IVD）医用设备的专用要求

1. YY 0648－2008 标准的范围　本标准适用于预期用作体外诊断（IVD）医用目的，包括自测体外诊断医用目的的设备。

标准中还对体外诊断医用设备的定义进行了阐述，体外诊断医用设备，无论单独或组合使用，是制造商预期用于体外样品的检查，这些样品包括来自血液和组织样本，其单独或主要用于以下相关信息者：关于生理或病理状态；或关于先天异常；或确定潜在受体的安全性和相容性；或治疗措施的监测。自测体外诊断医用设备是制造商预期由非专业人员在家庭环境中使用。

普通实验室使用的产品不是体外诊断医用设备，除非根据它们的特征，这些产品被制造商专门预期用于体外诊断检查。

2. YY 0648－2008 标准要求和试验　相比于通用标准，YY 0648－2008 中主要针对标识和随机文件作出了特殊的要求。在第五章中增加了两个新的标识，分别为生物危害符号和批号符号，如表 7－3－1 所示。

表 7-3-1 增加的新符号

编号	符号	出版物	描述
101	背景颜色 –黄色；符号和轮廓线 –黑色	ISO 7000-0659	生物危害
102	LOT	EN 980，第 4 章	批号

标准要求若体外诊断设备由于样本或所用试剂而具有潜在传染性，或正常使用时能够从设备中取下的装有生物危害废料的容器或袋子，则应明显地标记生物危害符号，警示操作者避免可能发生的危险。由于体外诊断设备经常会用到试剂，需要特殊的储存和运输环境条件，所以标准要求设备包装上应贴上标签用来指示任何特殊的运输或贮存条件。

上述要求的标志应永久贴附，并在正常使用条件下保持清晰可辨，能抵抗温度和磨擦及正常使用时可能遇到的溶剂和试剂的影响，包括制造商规定的清洁剂和消毒剂。如果规定与设备一起使用的溶剂或试剂能够对一个特定标记的耐久性产生影响，则那个标记也要用每一种溶剂或试剂擦拭 30s（或用溶剂或试剂类别中可能有类似效果的代表样品）。

在随机文件方面，增加了大量的有关对危害物质的处理、生物化学的物质可能产生危险的处理和废弃物处理的要求。

（北京市医疗器械检验所　刘培）

第四节　体外诊断试剂及临床检验分析仪器国内外质量标准现状

学习要点

了解体外诊断试剂及临床检验分析仪器有关的国内外标准化组织，国际标准化组织在医学实验室和体外诊断试验系统方面的标准化工作，国内体外诊断系统的国标、行标现状。

一、ISO/TC 212 标准研究现状和进展

ISO/TC 212《国际标准化组织/技术委员会 212：临床实验室检测和体外诊断试验系统》（Clinical laboratory testing and *in vitro* diagnostic test systems）负责医学实验室和体外诊断试验系统方面的标准化和指南性工作，由 4 个工作组组成，分别负责医学实验室的质量和能力、参考系统、体外诊断产品和抗菌敏感性试验的标准化工作。

ISO/TC 212 的第 1 工作组（WG1）负责医学实验室质量管理相关的国际标准的制订，目前已制定并出版的标准如下。

ISO 15189：2003　医学实验室　质量和能力的专用要求

ISO 15190：2003　医学实验室　安全要求

WG1 制定的技术报告还有：

ISO/TR 22367　医学实验室　通过风险分析和持续改进减少错误

ISO/TR 22870　即时检验（POCT）　质量和能力的要求

ISO/TR 22367 重点说明应将 ISO 15189 作为一个体系实施，以减少实验室错误，并且保障患者的安全。ISO/TR 22870 是针对 ISO 15189 在 POCT 测量中的实施而制定的要求，并且应与 ISO15189 共同使用。

ISO/TC 212 的第 2 工作组（WG2）是“参考系统”，已制定并出版了 5 个关于参考物质、参考测量实验室及参考测量程序的国际标准，分别是：

ISO 15193：2002　体外诊断医疗器械　生物源性样品中量的测量　参考测量程序的说明

ISO 15194：2002　体外诊断医疗器械　生物源性样品中量的测量　参考物质的说明

ISO 15195：2003　实验室医学　参考测量实验室的要求

ISO 17511：2003　体外诊断医疗器械　生物源性样品中量的测量　校准品和控制品赋值的计量学溯源性

ISO 18153：2003　体外诊断医疗器械　生物源性样品中量的测量　校准品和控制品赋值的计量学溯源性

这 5 个国际标准与体外诊断产品的标准密切相关，是保证整个测量系统所得结果的可靠性的前提条件。这些已形成国家标准，为国内的企业及相关的科研单位提供相关信息，促进我国在体外诊断参考系统这一领域的工作。

体外诊断仪器和试剂的国际标准主要由 ISO/TC 212 第 3 工作组（WG3）“体外诊断产品”和第 4 工作组（WG4）“抗菌素敏感性试验”制订。

WG3 出版的标准：

ISO 15197：2003　临床实验室检测和体外诊断试验系统　糖尿病管理中自测用血糖监测系统的要求

ISO 19001：2000　体外诊断医疗器械　制造商为生物染色用体外诊断试剂提供的信息

ISO 15198：2004　临床实验室医学　体外诊断医疗器械　对制造商为用户提供的质量控制建议的验证

ISO 17593　临床实验室检测和体外诊断试验系统　口服抗凝剂治疗自测用体外检测系统的要求

ISO 18113 -1　体外诊断医疗器械　制造商提供的信息（标示）　第 1 部分：术语、定义和通用要求

ISO 18113 -2　体外诊断医疗器械　制造商提供的信息（标示）　第 2 部分：专业用体外诊断试剂

ISO 18113 -3　体外诊断医疗器械　制造商提供的信息（标示）　第 3 部分：专业用体外诊断仪器

ISO 18113－4 体外诊断医疗器械 制造商提供的信息（标示） 第4部分：自测用体外诊断试剂

ISO 18113－5 体外诊断医疗器械 制造商提供的信息（标示） 第5部分：自测用体外诊断仪器

WG4制定的标准：

ISO 20776－1 临床实验室检测和体外诊断系统 感染病原体敏感性试验与抗菌剂敏感性试验设备的性能评价 第1部分：抗菌剂对感染性疾病相关的快速生长需氧菌的体外活性检测的参考方法

ISO 20776－2 临床实验室检测和体外诊断系统 感染病原体敏感性试验与抗菌剂敏感性试验设备的性能评价 第2部分：抗菌剂敏感性试验设备的性能评价

二、SAC/TC 136标准研究现状和进展

SAC/TC 136“全国医用临床检验实验室和体外诊断系统标准化技术委员会”是ISO/TC 212在国内的技术归口单位，主要负责体外诊断系统国际标准的转化及国家、行业标准的制定、修订工作。对应于ISO/TC 212、SAC/TC 136主要在医学实验室质量管理，参考系统，体外诊断产品及抗菌素敏感性试验等4个方面开展标准化工作。标准化技术委员会把工作重点放在体外诊断产品行业标准的制定工作上。针对市场上需求量大，应用广泛且质量参差不齐的体外诊断仪器及试剂逐渐制订出一系列标准，以满足市场监管机构及生产企业对体外诊断产品标准的需求。

SAC/TC 136已发布的国家标准见表7－4－1。

表7－4－1 SAC/TC 136归口国家标准汇总

序号	标准编号	标准名称	采标程度及编号	标准体系编号	备注
1	GB/T 18990－2008	促黄体生成素检测试纸（胶体金免疫层析法）		433.1	代替GB/T 18990.1－2003、GB/T 18990.2－2003、GB/T 18990.3－2003
2	GB 19082－2003	医用一次性防护服技术要求			体系外其他归口标准
3	GB 19083－2003	医用防护口罩技术要求			体系外其他归口标准
4	GB/T 19634－2005	体外诊断检验系统 自测用血糖监测系统通用技术条件	ISO/15197：2003，NEQ	33.2	
5	GB/T 19702－2005	体外诊断医疗器械 生物源性样品中量的测量 参考测量程序的说明	ISO/15193：2002，IDT	32.2	
6	GB/T 19703－2005	体外诊断医疗器械 生物源性样品中量的测量 参考物质的说明	ISO/15194：2002，IDT	32.1	
7	GB/T 19781－2005	医学实验室 安全要求	ISO/15190：2003，IDT	21.1	

续表

序号	标准编号	标准名称	采标程度及编号	标准体系编号	备注
8	GB/T 21415-2008	体外诊断医疗器械　生物源性样品中量的测量　校准品和质控物质赋值的计量学溯源性	ISO/17511：2003，IDT	22	
9	GB/T 21919-2008	检验医学　参考测量实验室的要求	ISO/15195：2003，IDT	32.3	
10	GB/T 22576-2008	医学实验室　质量和能力的专用要求	ISO 15189：2007，IDT	21.1	
11	GB/T 26124-2011	临床化学体外诊断试剂(盒)	33.2	2011年11月1日实施	

SAC/TC 136已发布的行业标准见表7-4-2。

表7-4-2　SAC/TC 136归口行业标准汇总

序号	标准编号	标准项目名称	采标程度及编号	备注
1*	YY 0027-1990	电热恒温培养箱		代替GB 4998-1985
2*	YY 0088-1992	微量进样器		
3*	YY 0156-1994	微量振荡器		代替ZBC 44003-1986
4*	YY 91037-1999	电热恒温水浴锅		代替GB 11240-1989
5*	YY 91038-1999	恒温水槽		代替GB 11241-1989
6	YY/T 0456.1-2003	血细胞分析仪应用试剂　第1部分：清洗液		
7	YY/T 0456.2-2003	血细胞分析仪应用试剂　第2部分：溶血剂		
8	YY/T 0456.3-2003	血细胞分析仪应用试剂　第3部分：稀释液		
9	YY 0469-2004	医用外科口罩技术要求		体系外其他归口标准
10	YY/T 0032-2004	血红蛋白计		代替YY 0032-1990
11	YY/T 0087-2004	电泳装置		代替YY 0087-1992
12	YY/T 0475-2004	尿液化学分析仪通用技术条件		
13	YY/T 0478-2004	干化学尿液分析试纸条通用技术条件		
14	YY/T 0501-2004	尿液分析质控物		
15	YY 0569-2005	生物安全柜		
16	YY/T 0588-2005	流式细胞仪		
17	YY/T 0589-2005	电解质分析仪		
18	YY/T 0014-2005	半自动生化分析仪		代替YY 0014-1990

续表

序号	标准编号	标准项目名称	采标程度及编号	备注
19	YY/T 0638 - 2008	体外诊断医疗器械 生物源性样品中量的测量 校准品和质控物质中酶催化浓度赋值的计量学溯源性	ISO/ 18153：2003，IDT	
20	YY/T 0639 - 2008	体外诊断医疗器械 制造商为生物学染色用体外诊断试剂提供的信息	ISO/ 19001：2002，IDT	
21	YY 0648 - 2008	测量、控制和试验室用电气设备的安全要求 第2 - 101 部分：体外诊断（IVD）医用设备的专用要求	IEC/ 60101 - 2 - 101，IDT	
22	YY/T 0653 - 2008	血液分析仪		
23	YY/T 0654 - 2008	全自动生化分析仪		
24	YY/T 0655 - 2008	干式化学分析仪		
25	YY/T 0656 - 2008	自动化血培养系统		
26	YY/T 0657 - 2008	医用离心机		YY 91046 与 YY 91100 - 1999 整合修订
27	YY/T 0658 - 2008	半自动凝血分析仪		
28	YY/T 0659 - 2008	全自动凝血分析仪		
29	YY/T 0688.1 - 2008	临床实验室检测和体外诊断系统 感染病原体敏感性试验与抗菌剂敏感性试验设备的性能评价 第1部分：抗菌剂对感染性疾病相关的快速生长需氧菌的体外活性检测的参考方法	ISO/ 20776 - 1：2006	
30	YY/T 0688.2 - 2008	临床实验室检测和体外诊断系统 感染病原体敏感性试验与抗菌剂敏感性试验设备的性能评价 第2部分：抗菌剂敏感性试验设备的性能评价	ISO/ 20776 - 2：2007	
31	YY/T 0689 - 2008	血液和体液防护装备 防护服材料抗血液传播病原体穿透性能测试 Phi - X174 噬菌体试验方法	ISO/ 16604：2004	体系外其他归口标准
32	YY/T 0690 - 2008	临床实验室测试和体外医疗器械 口服抗凝药治疗自测体外监测系统的要求	ISO 17593：2007，IDT	
33	YY/T 0691 - 2008	传染性病原体防护装备 医用面罩抗合成血穿透性试验方法（固定体积、水平喷射）	ISO 22609：2004，IDT	体系外其他归口标准
34	YY/T 0692 - 2008	生物芯片基本术语		
35	YY/T 0699 - 2008	液态化学品防护装备 防护服材料抗加压液体穿透性能测试方法	ISO 13994：1998，IDT	体系外其他归口标准
36	YY/T 0700 - 2008	血液和体液防护装备 防护服材料抗血液和液体穿透性能测试 合成血试验方法	ISO 16603：2004 IDT	体系外其他归口标准
37	YY/T 0701 - 2008	血细胞分析仪用校准物（品）		
38	YY/T 0702 - 2008	血细胞分析仪用质控物（品）		
39	YY/T 1150 - 2009	血红蛋白干化学测试系统通用技术要求		
40	YY/T 1155 - 2009	全自动发光免疫分析仪		
41	YY/T 1156 - 2009	凝血酶时间检测试剂（盒）		
42	YY/T 1157 - 2009	活化部分凝血活酶时间检测试剂（盒）		

续表

序号	标准编号	标准项目名称	采标程度及编号	备注
43	YY/T 1158－2009	凝血酶原时间检测试剂（盒）		
44	YY/T 1159－2009	纤维蛋白原检测试剂（盒）		
45	YY/T 1160－2009	癌胚抗原定量测定试剂（盒）		
46	YY/T 1161－2009	肿瘤相关抗原 CA125 定量测定试剂（盒）		
47	YY/1162－2009	甲胎蛋白定量测定试剂（盒）（化学发光免疫分析法）		
48	YY/1163－2009	前列腺特异性抗原定量测定试剂（盒）		
49	YY/1164－2009	人绒毛膜促性腺激素检测试剂（胶体金免疫层析法）的技术要求		
50	YY/T 1151－2009	体外诊断用蛋白质微阵列芯片		
51	YY/T 1152－2009	生物芯片用醛基基片		
52	YY/T 1153－2009	体外诊断用 DNA 微阵列芯片		
53	YY/T 1154－2009	激光共聚焦扫描仪		
54	YY/T 0575－2005	硫乙醇酸盐流体培养基		
55	YY/T 0576－2005	哥伦比亚血琼脂基础培养基		
56	YY/T 0577－2005	营养琼脂培养基		
57	YY/T 0578－2005	沙门、志贺菌属琼脂培养基		
58	YY/T 0665－2008	MH 琼脂培养基		
59	YY/T 1165－2009	沙保弱琼脂培养基		
60	YY/T 1166－2009	淋球菌琼脂基础培养基		
61	YY/T 1167－2009	厌氧血琼脂基础培养基		
62	YY/T 1168－2009	巧克力琼脂基础培养基		
63	YY/T 1169 －2009	麦康凯琼脂培养基		
64	YY/T 1170－2009	碱性蛋白胨水培养基		
65	YY/T 1171－2009	改良罗氏基础培养基		
66	YY/T 1172－2010	医学实验室质量管理术语		
67	YY/T 1173－2010	聚合酶链反应分析仪		
68	YY/T 1174－2010	半自动化学发光免疫分析仪		
69	YY/T 1175－2010	肿瘤标志物定量测定试剂（盒）（化学发光免疫分析法）		
70	YY/T 1176－2010	癌抗原 CA15－3 定量测定试剂（盒）（化学发光免疫分析法）		
71	YY/T 1177－2010	癌抗原 CA72－4 定量测定试剂（盒）（化学发光免疫分析法）		
72	YY/T 1178－2010	糖类抗原 CA19－9 定量测定试剂（盒）（化学发光免疫分析法）		
73	YY/T 1179－2010	糖类抗原 CA50 定量试剂（盒）（化学发光免疫分析法）		
74	YY/T 1180－2010	人类白细胞抗原（HLA）基因分型试剂盒（SSP 法）		

续表

序号	标准编号	标准项目名称	采标程度及编号	备注
75	YY/T 1181－2010	免疫组织化学试剂盒		
76	YY/T 1182－2010	核酸扩增检测用试剂（盒）		
77	YY/T 1183－2010	酶联免疫吸附法检测试剂（盒）		
78	YY/T 1184－2010	流式细胞仪用单克隆抗体试剂		
79	YY/T 1185－2010	脑心浸液培养基		
80	YY/T 1186－2010	MH 肉汤培养基		
81	YY/T 1187－2010	营养肉汤培养基		
82	YY/T 1188－2010	曙红亚甲蓝琼脂培养基		
83	YY/T 1189－2010	中国蓝琼脂培养基		
84	YY/T 1190－2010	乳糖胆盐发酵培养基		

注：＊为已向主管部门申请废止。

（北京市医疗器械检验所　毕春雷）

思考题

1. 临床诊断试剂的概念是什么？
2. 临床诊断仪器监管的分类是什么？
3. 临床诊断试剂监管的分类是什么？
4. 临床诊断仪器的发展趋势是什么？
5. 测量精密度评价的统计量常用的有哪些？
6. 简述全自动生化仪主要考查哪些性能指标？
7. 生化试剂盒线性如何评价？
8. 酶联免疫吸附法定量检测试剂（盒）的检测限如何评价？
9. ISO/TC 212（国际标准化组织/技术委员会 212）负责哪些方面的标准化和指南性工作？
10. GB 4793.1－2007 通用标准针对体外诊断仪器的防触电方面有哪些要求？如何通过试验验证要求的符合性？
11. YY 0648－2008 专用标准针对体外诊断仪器的标识和随机文件有哪些要求？

第八章

标准物质

第一节 医疗器械标准物质

学习要点

掌握国家医疗器械标准物质的概念及分类。
熟悉国家医疗器械标准物质研制过程。
了解国外医疗器械标准物质概况。

一、我国医疗器械标准物质概述

国家医疗器械标准物质系指供医疗器械质量标准中相关化学、物理学、生物学、医学检验用，具有确定特性，用以校准设备、评价测量方法或对供试医疗器械进行测量、定性、赋值的物质。

国家食品药品监督管理局发布的《中国食品药品检定研究院主要职责、内设机构及人员编制》中明确规定："中国食品药品检定研究院负责药品、医疗器械国家标准物质的研究、制备、标定、分发和管理工作"。

我国国家医疗器械标准物质主要分为两大类，即化学、物理学检测用医疗器械标准物质及生物学评价用医疗器械标准物质。

（一）化学、物理学检测用国家医疗器械标准物质

化学、物理学检测用国家医疗器械标准物质系指用于医疗器械质量标准中物理和化学测试用，具有确定特性，用以产品鉴别、检查、测量、含量测定、校准设备的标准物质，按用途分为下列5类（其中会有交叉）。

1. 含量测定 系指具有确定的量值，用于测定医疗器械中特定成分含量的标准物质。

2. 鉴别或杂质检查 系指具有特定化学性质，用于鉴别或确定医疗器械某些特定成分的标准物质。

3. 材料表征 系指用于鉴别和确定生物材料的某种物理和化学特征的标准物质。

4. 测量 具有特定的声、光、电、磁、力、热等物理参数，用于医疗器械量值测定或确定其使用特性的物质、装置或系统。

5. 校正仪器或系统适用性试验 系指具有特定物理、化学性质用于校正医疗器械检测仪器用的标准物质。

（二）生物学评价用国家医疗器械标准物质

生物学评价用国家医疗器械标准物质系指用于医疗器械产品或材料，判定其生物相容性、降解特性、免疫原性、血液反应等所用参照物质。

二、国外医疗器械标准物质概况

发达国家对医疗器械相关标准物质的研究非常重视，发展较为成熟，基本形成体系。世界卫生组织、美国国家标准和技术研究所、英国政府科学家实验室（LGC）、韩国标准科学研究院（KRISS）、日本国家高级工业科技研究院（AIST）等机构研制了大量的有证标准物质，约有150多种标准物质用于医疗器械产品的检验。

美国国家标准和技术研究所，美国国家卫生研究所（NIH），美国国家心脏、肺和血液研究所（NHLBI）是生物材料参照样品研究的创始者。1984年，NHLBI介绍低密度聚乙烯和聚二甲基硅氧烷（聚二甲基硅油）可以作为生物材料生物相容性评价用参考样品。20世纪90年代，国际纯粹与应用化学联合会（IUPAC）成立了一个工作组，研究聚合物与生物体的相互作用，研究结果认为，低密度聚乙烯和聚二甲基硅氧烷两种参考材料适用于生物材料的体内和体外生物相容性评价。研究遗传毒的阳性参照样品是尝试在聚氨酯基质上涂抹一层遗传毒物质，如苯并芘或二乙基亚硝胺。细胞毒阳性参照样品最早是添加有机锡的聚氯乙烯片材，随后日本国立医药品食品卫生研究院（NIHS）又研制了在聚氨酯基质上涂抹一层细胞毒性物质，如二甲基二硫代氨基甲酸锌或二丁基二硫代氨基甲酸锌（ZDEC或ZDBC）。超高分子量聚乙烯棒和超高分子量聚乙烯颗粒在植入部位的周围有相似的磨屑，已经被批准为整形外科的参考材料。近些年来，NIST又推出了一些新的整形外科用参考样品，包括超高分子量聚乙烯、钛及其合金、钴铬合金、氧化铝和氧化锆氧化物、羟基磷灰石和聚甲基丙烯酸甲酯等。此外，已获得证书的眼科用参考样品有聚二甲基硅氧烷、聚甲基丙烯酸甲酯和聚羟乙基丙烯酸甲酯，牙科用参考样品有磷酸钙、生物玻璃、阻隔膜、金属和羟基磷灰石等。

三、医疗器械标准物质的制备

在建立新的国家医疗器械标准物质时，研制部门应提交研制申请，新增标准物质应遵循适用性、代表性与易获得性的原则，研制申请获得批准后研制部门方可进行制备与标定。

（一）原材料的选择

除特殊情况外，理化检测用国家医疗器械标准物质原始物料的特性应与标准物质的使用要求相一致，物料的均匀性、稳定性以及特性量值范围应适合该标准物质的用途，每批物料应有足够的数量，以满足供应的需要。

生物学评价用国家医疗器械标准物质物料需经实验室进行相关项目表征确证，不含有对生物学试验结果产生干扰性的杂质，有足够的稳定性和高度的特异性，有足够的数量。

国家医疗器械标准物质物料的收集主要通过以下3种途径：

（1）对于新增医疗器械标准物质，该品种检验用标准物质的物料应尽可能符合相应级别（如医用级、优级纯等）要求，其获取途径应符合法规要求，物料提供方应报送该材料的技术规范，经检验或验证、审查后方可采用。

（2）通过国内或国外有生产能力的企业或机构，购买或委托制备原始物料，如适用，应向供应者索取如下相关技术资料：①物料质量标准和检验报告；②物料稳定性的实验数据或文献资料；③物料被官方批准为相应级别的证明文件；④物料获取途径，安全性试验或评价资料。

（3）对于特殊的标准物质，由研制部门自行制备或收集物料。

需要自行加工或者制备的物料，研究单位需提交加工环境、设备清单、工艺流程、标准操作规程（SOP）等质量控制文件，报标准物质委员会批准。

（二）分装

分（组）装候选物料前应按照相关质量标准并尽可能运用多种分析方法进行检测，符合要求后方可进行分（组）装。

1. 理化检测用国家医疗器械标准物质分（组）装前应进行的检测

（1）化学结构确证或组分的确认　对于已知结构的化合物应与权威文献值或图谱一致，如无权威文献记载，应采用光谱、色谱、质谱、X射线仪、电化学等手段进行结构确证。对于结构不能用精确的物理和化学测量方法确定的标准物质，应选用适当的方法对其组分或特性进行确证。

（2）物理性质检测　应根据标准物质的特性和具体情况确定物料的物理性质检测项目，如色泽、熔点、表面和结构物性、力学性能、电性质、热性质、光学性质、重力性质、特殊使用性能等。

（3）纯度与杂质检查　应根据标准物质的使用要求确定纯检测项目，可采用分离和确证技术对反应中间体、副产物、降解产物、挥发性组分、残留有害物质等进行分离和测定。

2. 生物学评价用标准物质分装前应进行的检测

（1）生物学特征的确证　生物标准物质原材料应与供试品生物相容性一致，物理形态一致，并应向国际标准物质溯源，或者与其他国家生物学评价标准物质进行等同性考核。采用相应的生物学或化学技术进行确证检测，以确定其符合制备预期用途的生物学评价标准物质的条件。

（2）理化性质检查　应根据生物学评价标准物质的特性和具体情况确定理化性质检验项目，以排除干扰，例如增塑剂溶出、溶出液有害元素、电导率、有机物残留、易氧化物、蒸发残渣、紫外吸光度等。

（3）纯度与有关物质含量的检查　应根据生物学评价标准物质的使用要求确定纯度与有关物质的检查项目。

（4）材料组成成分检查　应根据材料配方或组方要求确定相关检验项目，如合金元素、增塑剂、添加剂含量等。

（5）如适用，还要针对标准物质的性质和性能要求，进行材料机械性能、显微结构、尺寸等检验和考核。

实验室将符合要求的原料提交标准物质制备室，填写分包装报表和分装卡，医疗器械标准物质的分装条件必须符合其相关特性的要求。需要院外单位进行分、包装的品种，标准物质管理制备室组织相应的审核、批准。

国家医疗器械标准物质的包装容器必须保证能够保证内容物的稳定性。玻璃（塑料）安瓿主要用于易氧化及液体物料，常规品种可采用西林瓶包装。气体要易于取用，尽可能采用符合国家标准的钢瓶包装，无菌对照材料应采用易于灭菌和化学灭菌残留物解析的材质包装，固体材料可采用塑封方式包装。设备和系统组装后，采用适宜运送的方式包装。对于易于氧化或潮解的品种，必须控制分装间的湿度，并在氮（氩）气氛围下分装。

理化检测用标准物质最小包装单元的实际装量与标示的装量应符合规定的允差要求，固体物料的装量一般为标示量的±10%。

生物学评价用标准物质的配制、分装、冻干和熔封应根据品种的要求进行配制，稀释。需加保护剂等物质者，该类物质应对标准物质的活性、稳定性和试验操作过程无影响。聚合物、金属等性质相对稳定的标准物质，应加工成规则的块状和颗粒，以易于取用的方式分装。

凡成批制备并分（组）装成最小包装单元的医疗器械标准物质，应考虑加工、包装和环境影响，如适用，应进行均匀性检验。

四、国家医疗器械标准物质的定值

国家医疗器械标准物质的定值首先应确定是否有国际标准品或参考品，以其为标准标定待制备的国家医疗器械标准物质；如果没有国际标准品，采用医疗器械标准或其他经过验证的方法来制定该标准物质的定值方案和方法，采用多个试验平行测定均值来获得定值。定值方法应在理论上和实践上经检验证明是准确可靠的方法。应先研究测量方法、样品处理和测量过程所固有的系统误差和随机误差，如稀释、配制、切割、分（组）装等过程中被测样品的沾污和损失，对测量仪器要定期进行校准，选用具有可溯源的基准物，要有可行的质量保证体系，以保证测量结果的溯源性。

（一）理化检测用医疗器械标准物质的定值

理化检测用国家医疗器械标准物质的化学成分定值原则上采用质量平衡原理，即材料基体、合金元素、水分、有机溶剂、无机杂质、有机杂质含量的总和应为100.0%，必要时可对定值进行不确定度的评定。

物理性能的定值要确保材料和方法量值传递的准确无误。

理化检测用国家医疗器械标准物质量值测定选择的定值方法应考虑到其相关医疗器械标准及预期的用途，可选用下列方式对特性量值进行测定。

1. 用高准确度的绝对或权威测量方法定值 绝对（或权威）测量方法的系统误差是可估计的，相对随机误差的水平可忽略不计。测量时，要求有两个或两个以上分析者独立地进行操作，并尽可能使用不同的实验装置。

2. 尽可能采用两种以上不同原理的已知准确度的可靠方法定值 研究不同原理的测量方法的精密度，对方法的系统误差进行估计，采取必要的手段对方法的准确度进行验证。

3. 多个实验室协作标定 参加协作标定的实验室应具有检测医疗器械标准物质的必备条件，每个实验室采用统一的测量方法（例如医疗器械标准中规定的方法）。协作实验室的数目或独立定值组数应符合统计学的要求，协作标定的组织者必须对其他参加实验室进行能力考核，提供明确的实验方案和必要的指导。

（二）生物学评价用国家医疗器械标准物质的定值方法

1. 协作标定 新建标准物质的研制或标定，一般需经 3 个有经验的实验室协作进行。参加单位应采用统一的设计方案、统一的方法和统一的记录格式，标定结果须经统计学处理（标定结果至少需取得 10 次独立的有效结果）。

2. 收集整理 各协作单位的标定结果，整理统计，一般用各协作单位结果的均值表示。

五、国家医疗器械标准物质的审批

国家医疗器械标准物质研制报告应包括以下内容：综述报告、原始实验记录、协作单位提供协作标定原始记录、相关制备资料、标签与使用说明书底稿、相关技术文件。

国家医疗器械标准物质应确定品种编号与批号，一种标准物质对应一个编号。当该标准物质停止生产或停止使用时，该编号不可用于其他标准物质，该标准物质恢复生产和使用时仍启用原编号。标准物质一次制备（同批原料、同批精制、同批标定）作为一个批号。

国家医疗器械标准物质更换批号、停止使用及撤销的品种，应及时向社会公布。更换新批次后，根据品种监测情况，一般对上一批次设置 3 ~ 6 个月仍可使用的缓冲期。

国家医疗器械标准物质应附有标签或说明书，如果超出规定的用途时，使用者应对标准物质的适用性负责。

标准物质委员会对国家医疗器械标准物质报告从研制计划、原（材料）选择、制备方法、标定方法、标定结果、数据统计分析、定值准确性、稳定性等方面进行审核，并做出可否作为国家医疗器械标准物质的结论。经中检院标准物质主管领导批准后，方可进行外包装、供应与使用。

六、国家医疗器械标准物质的包装、贮存和稳定性监测

国家医疗器械标准物质包装过程中的各个阶段都应有明确规定和控制程序。

国家医疗器械标准物质的贮存条件应适合该标准物质的要求和有利于特性及特性量值的稳定。某些有特殊贮存要求的，应有特殊的贮存措施，并应在标签与使用说明书中注明。

国家医疗器械标准物质应定期进行稳定性监测。

根据国际药品标准物质管理的惯例，目前国家医疗器械标准物质不设“有效期”，由中国食品药品检定研究院对其进行监测。

第二节 体外诊断试剂标准物质

学习要点

掌握体外诊断试剂标准物质的概念。

熟悉传染病体外诊断试剂标准物质及免疫测定体外诊断试剂标准物质研制过程。

了解体外诊断试剂标准物质国外现状。

一、我国体外诊断试剂标准物质概况

国家食品药品监督管理局发布的《关于印发体外诊断试剂注册管理办法（试行）的通知》（国食药监械〔2007〕229号）中明确规定：体外诊断标准物质是指供体外诊断试剂试验用，具有确定特性量值，用于评价测定方法的物质。

国家食品药品监督管理局《关于实施体外诊断试剂注册管理办法（试行）有关问题的通知》（国食药监办〔2007〕230号）明确了中国药品生物制品检定所（现更名为中国食品药品检定研究院）负责组织体外诊断试剂国家标准品和参考品的制备、标定并提供。

目前中国食品药品检定研究院提供的体外诊断标准物质主要有两类，即传染病体外诊断标准物质及免疫测定体外诊断试剂标准物质。

二、国外体外诊断试剂标准物质现状

世界上最早开始研制标准物质的是美国国家标准和技术研究所（National Institute of Standards and Technology，NIST，其前身为美国标准局NBS），在19世纪50年代已研制了数百种各类标准物质，但体外诊断标准物质却只有SRM41右旋糖一种。1968年NIST推出纯试剂标准物质——尿酸，此后，在1968~1978年的10年间，先后研究生产了19种体外诊断标准物质，鉴于社会对体外诊断试剂要求的迫切性，NBS加速了这方面的研究，在1978~1993年间，新增加的体外诊断标准物质，每5年以成倍数的趋势增加。

欧洲标准局也非常重视体外诊断标准的研制。位于比利时的标准物质和计量研究所（Institute of Reference Materials and Metrology，IRMM）自1970年后期开始了体外诊断试剂的研制，1981年首先推出用于测定凝血时间的促凝血酶原激酶，随后，陆续研制出一系列标准物质。

英国国家生物制品检定所（National Institute for Biological Standards and Control，NIBSC）与世界卫生组织合作，研制了大量的体外诊断试剂方面的国际标准物质。其他国际组织和国家如国际原子能机构（International Agency of Atomic Energy，IAAE）、德国、挪威、日本等也先后开展了这方面的研究。

三、传染病体外诊断试剂标准物质

传染病体外诊断试剂是一类与致病性病原体抗原、抗体以及核酸等检测相关的试剂，传染病体外诊断试剂标准物质系指用于传染病体外诊断试剂质量评价的标准物质。该类标准物质含有传染性材料，应按传染性物品处理，操作时应按照《病原微生物实验室生物安全管理条例》执行。

（一）传染病体外诊断试剂标准物质原料选择

传染病体外诊断试剂标准物质的原材料应尽可能与使用的要求相一致或接近，主要来源于感染者样本和健康人群样本，也可来自基因工程构建产品及实验室培养物等等，需采用国内外公认的方法进行验证，并有足够的稳定性。

（二）传染病体外诊断试剂标准物质组成及确证

传染病体外诊断试剂标准物质通常由阳性参考品、阴性参考品、最低检出量参考品、精密性参考品及定量参考品等组成，用于全面控制诊断试剂的质量，主要控制试剂的特异性、灵敏度、精密度及定量试剂的准确性等。

阳性参考品由一定数量的阳性样品组成，通常从大量样品中根据不同目的筛选出来，要求覆盖面广，具有地域代表性、基因代表性或抗体谱代表性并尽量涵盖强阳性、中等阳性及弱阳性样品，经过反复论证确定为阳性参考品。

阴性参考品由一定数量的阴性样品组成，通常来自健康人群样品和（或）易产生交叉反应的样品，为了控制试剂的非特异反应，应尽可能选取检测值略低于试剂临界值的高值阴性样品，经逐一确证确定为阴性样本。阴性参考品用来控制试剂的特异性。

最低检出量参考品通常由一份或几份经过确证的系列稀释阳性样品组成，用来控制试剂的灵敏度，即试剂所能检出的样品中阳性物质的最低限度。

精密性参考品通常由一份经过确认的中等阳性样品组成，用来控制试剂的精密度。

定量参考品由一定数量经过确证的阳性样品组成，通常采用相应的国际定量标准品对样品进行标化，设置量值及线性标准，用于控制定量试剂的准确性。

（三）传染病体外诊断试剂标准物质的制备

应根据传染病体外诊断试剂标准物质的品种要求进行配制、稀释、分装、冻干和熔封。需加保护剂等物质者，所加的该类物质应对标准物质的活性、稳定性和试验操作过程无影响，并且其本身在干燥时不挥发。经一般质量检定合格后进行分装，并严格控制其分装精确度。需要干燥保存者应在分装后立即进行冻干和熔封。冻干者水分含量应不高于3.0%。整个分装、冻干和熔封过程，应保证对各安瓿间主要指标和稳定性的一致性不产生影响。

（四）传染病体外诊断试剂标准物质的标定

传染病体外诊断试剂标准物质的定值首先应确定是否有国际标准品或参考品，如有，以其为标准标定待制备的传染病体外诊断试剂标准物质；如没有，则依据国家相关标准或其他经过验证的方法来制定该标准物质的定值方案和方法。

定值通常采用协作标定的方法，一般需经 3 个以上有经验的实验室协作进行。参加单位应采用统一的设计方案、统一的方法和统一的记录格式，标定结果需经统计学处理（标定结果一般应至少取得5次独立的有效结果）。最后，组织者收集各协作单位的标定结果，整理统计分析，最终的结果一般用各协作单位结果的均值表示。

传染病体外诊断试剂标准物质主要控制的指标有阳性参考品符合率、阴性参考品符合率、最低检出量、精密性及准确性（适用于定量检测试剂）等，不同类型的传染病体外诊断试剂标准物质，对这些指标的考核标准也不尽相同，应依据各种传染病体外诊断试剂的特点建立其相应的考核标准。

传染病体外诊断试剂标准物质应尽可能进行适用性研究，以确定其在实际工作中的适用情况。另外，传染病体外诊断试剂标准物质的换批制备，应保证原（材）料特性的一致性和稳定性，其生物学特性指标应尽可能与上批标准物质相同或接近。

（五）传染病体外诊断试剂标准物质的稳定性研究

传染病体外诊断试剂标准物质稳定性研究应进行加速破坏试验，根据制品性质放置不同温度（一般放置-20℃、4℃、25℃、37℃等）、不同时间，测定考核指标，以评估其稳定情况。标准物质建立后应定期与国际标准物质比较，观察其稳定性，同时还应对其反复冻融稳定性进行考察。

根据国际惯例，目前传染病体外诊断试剂标准物质不设“有效期”，由中国食品药品检定研究院对标准物质进行定期监测。

（六）传染病体外诊断试剂标准物质的审批

相关要求同本章第一节中的五、国家医疗器械标准物质的审批。

（七）传染病体外诊断试剂标准物质的包装、储存与供应

标定完成后的传染病体外诊断试剂标准物质应进行贴标签及外包装工作，并附有使用说明书，如果超出规定的用途时，使用者应对标准物质的适用性负责。标签内容一般包括：中文名称、批号及标识量（如最低检出量限值等），说明书内容应包括：中文名称、英文名称、组成和性状、装量及标示量、批号、保存条件、使用方法及分发单位等。

标准物质的贮存条件应有利于特性及特性量值的稳定，通常为低温冷冻保存，其贮存情况应定期检查并记录。某些有特殊贮存要求的，应有特殊的贮存措施，并应在标签与使用说明书中注明。

传染病体外诊断试剂标准物质应由专人负责保管和发放，由中国食品药品检定研究院直接提供给各生产单位标定其工作参考品或用于产品检定。

四、免疫测定体外诊断试剂标准物质

免疫测定体外诊断试剂标准物质系指用于免疫测定体外诊断试剂质量评价的标准物质。通常由国际标准品标定，或由我国自行研制的（尚无国际标准品者），用于定量测定某一制品效价或毒性的标准物质，其生物学活性以国际单位（IU）或以单位（U）表示。

（一）免疫测定体外诊断标准物质的原材料选择

免疫测定体外诊断标准物质原材料需经实验室进行确证性检定，应与供试品同质，不含有干扰性杂质，有足够的稳定性和高度的特异性，有足够的数量。

分装候选原（材）料前应按照相关质量标准并运用多种分析方法进行检测，符合要求后方可进行分装。

1. 生物学特征的确证 生物标准物质原材料应遵循与供试品同质的原则。采用相应的生物学、免疫学或化学技术进行确证检测，如生物学方法鉴别、抗原性分析、免疫原性分析、生化分析等，以确定其符合制备预期用途的生物标准物质的条件。

2. 纯度与有关物质含量的检查 应根据生物标准物质的使用要求确定纯度与有关物质的检查项目，如 WB 电泳等。

（二）免疫测定体外诊断试剂标准物质的制备

免疫测定体外诊断试剂标准物质的配制、分装、冻干和熔封需根据品种的要求进行配制、稀释。需加保护剂等物质者，该类物质应对标准物质的活性、稳定性和试验操作过程无影响，并且其本身在干燥时不挥发。分装精确度应在 ±1% 以内。需要干燥保存者应在分装后立即进行冻干和熔封。冻干者水分含量应不高于 3.0%。凡成批制备并分装成最小包装单元的药品标准物质，原则上应进行均匀性检验。

（三）免疫测定体外诊断试剂标准物质的定值

免疫测定体外诊断试剂标准物质的定值首先应确定是否有国际标准品，如有，以其为标准进行标定；如没有，则依据相关标准或其他经过验证的方法来制定该标准物质的定值方案和方法。

免疫测定体外诊断试剂标准物质的定值通常采用协作标定的方法。新建标准物质的研制或标定，一般需经 3 个有经验的实验室协作进行。参加单位应采用统一的设计方案、统一的方法和统一的记录格式，标定结果需经统计学处理（标定结果至少需取得 5 次独立的有效结果）。中国食品药品检定研究院收集各协作单位的标定结果，整理统计，一般用各协作单位结果的均值表示标准物质的活性值。

免疫测定体外诊断试剂标准物质的换批制备，应保证原（材）料特性的一致性和稳定性，其生化特性和生物学特性指标应尽可能与上批标准物质相同或接近。

（四）免疫测定体外诊断试剂的稳定性研究、审批、包装、贮存和供应

同传染病体外诊断试剂标准物质的相关要求。

第三节 标准物质相关管理工作

学习要点

了解我国医疗器械及体外诊断试剂标准物质相关管理工作。

根据《药品管理法》和《药品注册管理办法》，中国药品生物制品检定所（现为中国食品药品检定研究院）负责标定国家药品标准物质，可以组织有关的省、自治区、直辖市药品检验所、药品研究机构或者药品生产企业协作标定国家药品标准物质。中国食品药品检定研究院负责对标定的药品标准物质从原材料选择、制备方法、标定方法、标定结果、定值准确性、量值溯源、稳定性及分装与包装条件等资料进行全面技术审核，并作出可否作为国家药品标准物质的结论。另外，根据《医疗器械监督管理条例》、《体外诊断试剂注册管理办法（试行）》及《关于实施体外诊断试剂注册管理办法（试行）有关问题的通知》（国食药监办〔2007〕230 号）精神，国家食品药品监督管理局把体外诊断试剂国家标准品和参考品的制备、标定并提供的任务也交给了中国食品药品检定研究院，中国食品药品检定研究院是国家药品、医疗器械、体外诊断试剂标准物质的合法提供单位。

2008 年 6 月，经国家食品药品监督管理局批准，中国食品药品检定研究院成立了标准物质管理处，承担国家药品标准物质工作的综合、组织、协调和管理职能，负责组织国家药品标准物质的原料征集、研究、制备、标定、审核、分装、分发、期间检查工作以及指导各全国省级药检所及口岸药检所的国家药品标准物质协作标定工作等等，并成立了第七届国家药品标准物质委员会，制定和完善了国家药品标准物质管理办法和一系列管理规范文件和技术规范文件，形成了比较完善的药品和医疗器械标准物质管理体系。

2011 年 10 月，经国家食品药品监督管理局批准，中国食品药品检定研究院内设标准物质与标准化研究所，承担药品、医疗器械国家标准物质管理工作；负责组织药品、医疗器械等标准物质研究、制备、标定、审核和分发等工作；负责相关培养基制备及供应工作；组织开展药品、医疗器械相关质量标准、快检技术等方面的新技术、新方法以及新检测仪器的标准化研究工作；承担对全国药品检验机构快检技术的业务指导工作；承担有关技术服务的组织、协调和管理工作；承担“中国药品生物制品标准化研究中心”工作；承办院交办的其他事项。

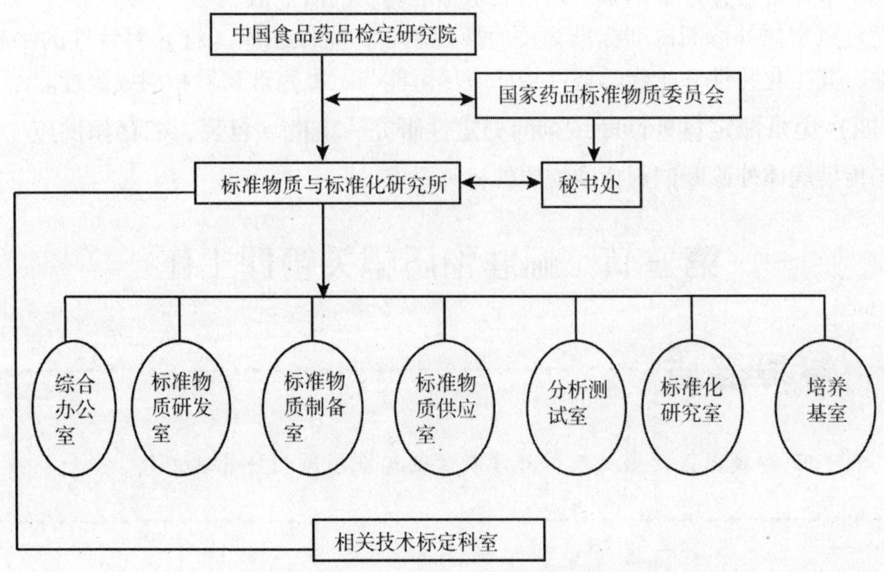

图 8－3－1 中国食品药品检定研究院标准物质管理组织机构

我国从1956年仅能提供3种标准物质，到2011年的2800多种，从药品到生物制品再到医疗器械，从满足药品、医疗器械标准到生产和研究，从容量分析、色谱分析到杂质检查和仪器校正，药品、医疗器械标准物质的品种及范围不断扩大，并严格按照国家药品、医疗器械标准的要求，参考、借鉴WHO、USP、EDQM、LGC、NIBSC技术规范执行，保证药品标准物质的准确性、稳定性、一致性和溯源性，研发水平不断提高，基本满足了国家药品、医疗器械监管工作的需要，在某些领域已经达到了国际先进水平。

（中国食品药品检定研究院　曹丽梅　冯晓明）

思考题

1. 什么叫国家医疗器械标准物质？我国医疗器械标准物质分为哪几类？
2. 国家医疗器械标准物质是否设定有效期？
3. 什么叫传染病体外诊断试剂标准物质？
4. 传染病体外诊断试剂的组成有哪些？
5. 传染病体外诊断试剂标准物质中的最低检出量参考品的作用是什么？
6. 传染病体外诊断试剂标准物质主要控制的指标有哪些？
7. 免疫测定体外诊断标准物质的定义是什么？
8. 我国大约有多少种药品、医疗器械标准物质？

参 考 文 献

[1] 黄嘉华．医疗器械注册与管理［M］．北京：科学出版社，2008，226－240.

[2] 徐秀林．无源医疗器械检测技术［M］．北京：科学出版社，2007，65－103.

[3] 曹谊林．组织工程的基本科学问题［J］．生命科学，2005，17（2）：106－111.

[4] Zhen Yang，Yong－Xin Yu，Jian－Dong Jiang，et al. HCV positivity rate in the sero-negative blood donors in China. Biomedicine and Pharmacotherapy，2009，63：319－320.

[5] 杨振，祁自柏，李河民，等．人类免疫缺陷病毒I型和丙型肝炎病毒（HCV）RNA双检试剂盒检测HCV RNA临床考核数据分析［J］．中华实验和临床病毒学杂志，2006，3（8）：43－45.

[6] 杨振，祁自柏，于洋，等．新发病毒病相关诊断试剂的发展趋势［J］．中国自然医学杂志，2009，11（4）：318－321.

[7] 杨振，祁自柏，李河民，等．丙型肝炎病毒（HCV）RNA血液筛查试剂盒检测HCV RNA临床考核数据分析［J］．中华现代医学与临床杂志．2006，8：43－45.

[8] 杨振，祁自柏，李河民，等．国内外抗HCV酶联免疫诊断试剂可信度比较［J］．中华现代中西医杂志，2007. 5（5）：330－333.

[9] 杨振，祁自柏，于洋，等．丙型肝炎病毒T细胞模拟表位的研究和应用［J］．中国预防医学杂志，2009，10（6）：913－916.

[10] 杨振，祁自柏，于洋，等．国产抗HCV酶联免疫诊断试剂批间稳定性和批内稳定性的分析研究［J］．中国自然医学杂志，2009，11（10）：321－323.

[11] 杨振，祁自柏，李河民，等．丙型肝炎病毒（HCV）核心总抗原试剂（Trak－C）对HCV感染窗口期样品检测数据分析［J］．中国预防医学杂志，2009，11（9）：1412－1415.

[12] 杨振，李河民．新发传染病诊断的研究进展［J］．中国预防医学杂志，2006，7（3）：238－240.

[13] 杨振，祁自柏，于洋，等．早期感染丙型肝炎病毒样本抗原和核酸检测比较数据分析［J］．中国自然医学杂志．2007，9（4）：293－297.

[14] 杨振，祁自柏，李河民，等．丙型肝炎病毒核心总抗原检测试剂的评价［J］．中国生物制品学杂志，2008，21（1）：51－53．

[15] 杨振，祁自柏，于洋，等．丙型肝炎病毒窗口期感染核酸阳性血清检测和基因型别分析［J］．中国预防医学杂志．2008，9（7）：602－605.

[16] 丁丽霞，周海钧．生物标准物质的研究和技术要求［J］．中国药师，2007，10（3）．

[17] 马玲云，宁保明，陈国庆，等．国家药品标准物质研制技术要求的介绍［J］．

药物分析杂志，2010，30（10）：1990－1992.

［18］曹丽梅，马双成，马玲云，等. 中检所药品、医疗器械标准物质管理新模式——从分散多头管理走向集中统一管理［J］. 药物分析杂志，2010，30（10）：1933－1934.

［19］曹丽梅，赵宗阁，马玲云，等. 试论国家药品标准物质的稳定性及期间核查［J］. 中国药事，2010，26（1）：57.

［20］曹丽梅，辛晓芳，周诚. 传染病体外诊断试剂标准物质研制技术要求的介绍［J］. 药物分析杂志，2011，31（11）：2196－2197.

［21］高尚先，黄杰. 体外诊断标准物质国内外现状［J］. 药物分析杂志，2008，28（7）：1207－1213.

［22］Badylak SF，Gilbert TW. Immune response to biologic scaffold materials［J］. Seminars in Immunology，2008，20：109－116.

［23］Badylak SF. Xenogeneic extracellular matrix as a scaffold for tissue reconstruction［J］. Transpl Immunol，2004，12（3－4）：367－377.

［24］Allman AJ，McPherson TB，Badylak SF，et al. Xenogeneic extracellular matrix grafts elicit a TH2－restricted immune response. Transplantation. 2001，71（11）：1631－1640.

［25］Tearle RG，et al. The alpha－1，3－galactosyltransferase knockout mouse. Implications for xenotransplantation［J］. Transplantation. 1996，61：13－19.

［26］McPherson TB，Liang H，Record RD，et al. Galalpha（1，3）Gal epitope in porcine small intestinal submucosa［J］. Tissue Eng. 2000，6（3）：233－239.

［27］Schussler O，Shen M，Shen L，et al. Effect of human immunoglobulins on the immunogenicity of porcine bioprostheses［J］. Ann Thorac Surg，2001，71（5 Suppl）：S396－400.

［28］Bonassar LJ，Vacanti CA. Tissue engineering：the first decade and beyond［J］. J Cell Biochem Suppl. 1998，30－31：297－303.

［29］Lamm P，Juchem G，Milz S，et al. Autologous endothelialized vein allograft：a solution in the search for small－caliber grafts in coronary artery bypass graft operations［J］. Circulation. 2001，104（12 Suppl 1）：1108－1114.

［30］L'Heureux N，Dusserre N，Konig G，et al. Human tissue－engineered blood vessels for adult arterial revascularization［J］. Nat Med. 2006，12（3）：361－365.

［31］Atala A，Bauer SB，Soker S，et al. Tissue－engineered autologous bladders for patients needing cystoplasty［J］. Lancet，2006，367（9518）：1241－1246.

［32］Naughton G. An industry imperiled by regulatory bottlenecks［J］. Nat Biotechnol，2001，19（8）：709－710.